Ralf Mikut

Data Mining

in der Medizin und Medizintechnik

Schriftenreihe des
Instituts für Angewandte Informatik / Automatisierungstechnik
an der Universität Karlsruhe (TH)
Band 22

Data Mining

in der Medizin und Medizintechnik

von
Ralf Mikut

universitätsverlag karlsruhe

Impressum

Universitätsverlag Karlsruhe
c/o Universitätsbibliothek
Straße am Forum 2
D-76131 Karlsruhe
www.uvka.de

Universitätsverlag Karlsruhe 2008
Print on Demand

ISSN: 1614-5267
ISBN: 978-3-86644-253-5

Kurzfassung

Dieses Buch wendet sich hauptsächlich an Doktoranden, Diplom- und Masterstudenten der Ingenieurwissenschaften und Informatik, die sich für den Einsatz von Data-Mining-Methoden in der Medizin und Medizintechnik interessieren, ist aber ebenso als Nachschlagewerk für gestandene Wissenschaftler mit den gleichen Interessen und für Anwender in technischen Projekten konzipiert. Es systematisiert Ziele, Einsatzszenarien, Vorgehensweisen, Methoden und Anwendungsfelder für eine automatisierte Datenanalyse in der Medizintechnik. Im Mittelpunkt steht dabei das Spannungsfeld zwischen medizinischen Anwendern und ihren Zielstellungen, den Potenzialen vorhandener Data-Mining-Verfahren sowie deren Integration in medizintechnische Geräte und Auswertetools.

Wesentliche Ziele des Buches sind

- klinische und medizintechnische Problemstellungen in einer für Ingenieure und Informatiker verständlichen Form darzustellen,
- eine Übersicht über Datenstrukturen, mit Data-Mining-Verfahren lösbare Problemstellungen und verfügbare Bewertungsmaße zu geben,
- die Problemstellungen zu formalisieren, um daraus ein universell anwendbares Einsatzszenario für medizinische und medizintechnische Problemstellungen aufzubauen,
- eine Übersicht über Data-Mining-Verfahren zu geben und ihre Eignung anhand typischer medizinischer Anwendungsbeispiele zu belegen,
- das Softwarepaket Gait-CAD als erweiterbares Rahmenkonzept zu präsentieren,
- den Einsatz der vorgestellten Methoden anhand von vier Anwendungen zu demonstrieren (Bewegungsanalyse, Anpassung von Unterarmprothesen, Brain Machine Interfaces, bildgestützte Diagnose von Mammakarzinomen) sowie
- eine systematische Vorgehensweise bei der Bearbeitung neuer medizinischer und medizintechnischer Projekte zu empfehlen.

Danksagung

Das vorliegende Buch entstand während meiner Tätigkeit am Institut für Angewandte Informatik (IAI) der Forschungszentrum Karlsruhe GmbH, einem Mitglied der Helmholtz-Gemeinschaft. Es basiert im Wesentlichen auf einer Erweiterung meiner Habilitationsschrift "Automatisierte Datenanalyse in der Medizin und Medizintechnik" [289], die ich bei der Fakultät für Maschinenbau an der Universität Karlsruhe (TH) einreichte. Das Habilitationsverfahren für das Fachgebiet "Wissensverarbeitung im Ingenieurwesen" wurde am 12. Dezember 2007 erfolgreich abgeschlossen.

Mein besonderer Dank gilt Herrn Prof. Dr.-Ing. habil. Georg Bretthauer, der mich zu diesem Weg ermutigte und ihn stets mit konstruktiven Diskussionen sowie seiner Begeisterung für alle interdisziplinären Projekte zwischen Medizinern und Informatikern begleitete.

Wesentliche Teile des Buches beruhen auf den bearbeiteten Projekten der Arbeitsgruppe Biosignalanalyse in unserem Institut. Hier danke ich insbesondere Dr. Tobias Loose, Dr. Markus Reischl, Ole Burmeister und Dr. Sebastian Beck, deren Dissertationen ich mit betreute, für viele gemeinsame Diskussionen. Aus der stets fruchtbaren methodischen Kooperation mit Dr. Lutz Gröll und Prof. Dr. Jens Jäkel resultierten unter anderem die neuen Algorithmen zum datenbasierten Entwurf von Fuzzy-Systemen. Die von der Fluidgruppe unseres Instituts unter Leitung von Dr. Stefan Schulz entwickelte Handprothese war stets eine spannende Herausforderung für die Entwicklung von Steuerungsalgorithmen.

Nicht minder wichtig waren externe Projektpartner, insbesondere an der Orthopädischen Universitätsklinik in Heidelberg und an der Universität Freiburg. Hier danke ich Prof. Dr. Hans Jürgen Gerner, Dr. Rüdiger Rupp, Dr. Sebastian Wolf, Dr. Matthias Schablowski, PD Dr. Rainer Abel, Dr. Leonhard Döderlein und Dr. Joachim Dieterle (Heidelberg) sowie Prof. Dr. Thomas Stieglitz und Thilo Krüger (Freiburg).

Aus einer Vielzahl von ehemaligen und gegenwärtigen Kollegen, Projekt- und Diskussionspartnern sowie Korrekturlesern möchte ich stellvertretend Christian Bauer, Sebastian Braun, PD Dr. Catherina Burghart, Sebastian Gollmer, Andreas Gommlich, Paul Görtz, Markus Grube, Melanie Herbst, Dr. Elmar Holler, Dr. Wilfried Jakob, Dr. Hubert Keller, Prof. Dr. Harro Kiendl, Dr. Ulrich Knapp, Ivan Kovynyov, Daniel Kraut, Prof. Dr. Andreas Kroll, Dr. Arne Lehmann, Dr. Urban Liebel, Mihai Lipovei, Dr.

Thomas Lotz, PD Dr. Hagen Malberg, Dr. Jan Martin, Dr. Jörg Matthes, Dr. Ingeborg Mikut, Dr. Reinhard Mikut, Dr. Séverine Mounier, Dr. Norbert Peter, Sebastian Pfeiffer, Dr. Christian Pylatiuk, Oliver Schill, Dr. Alois Schlögl, Dr. Rainer Stotzka, Bernd Voelkel und Prof. Jürgen Wernstedt hervorheben.

Allen Genannten, den Mitarbeitern und Studenten des Instituts für Angewandte Informatik am Forschungszentrum Karlsruhe gilt ebenfalls mein herzlichster Dank für die konstruktive und anregende Atmosphäre im Institut.

Die finanzielle Unterstützung durch die Deutsche Forschungsgemeinschaft (DFG) im Rahmen des Projektes "Diagnoseunterstützung in der Ganganalyse" und des SFB 588 "Humanoide Roboter - Lernende und kooperierende multimodale Roboter" trug ebenfalls wesentlich zum Erfolg der Arbeiten bei.

Karlsruhe, im August 2008 *Ralf Mikut*

Inhaltsverzeichnis

1 Einführung

1.1 Bedeutung und Einordnung

In den letzten Jahren hat bei der elektronischen Erfassung und Auswertung medizinischer Daten eine nahezu revolutionäre Entwicklung stattgefunden. Bisher war ein Arzt bei der Diagnose oder Therapieplanung ausschließlich auf eigene Patientenbeobachtungen oder die manuelle Auswertung von Daten aus Medizingeräten (wie Röntgenbildern) angewiesen. Heute besteht zunehmend die Möglichkeit, diese Aufgaben stärker durch computerbasierte medizintechnische Systeme zu unterstützen, die teilautomatisch aus medizinischen Daten entworfen werden.

Ähnlich ist die Situation bei der individuellen Anpassung von Medizingeräten an die speziellen Bedürfnisse und Besonderheiten einzelner Patienten (wie z. B. Funktionsprothesen oder Überwachungsgeräte in Intensivstationen), die bisher nur von Ärzten und Medizintechnikern mit langjähriger Erfahrung durchgeführt werden konnte. Aktuelle Studien sehen in der zunehmenden Erhebung und Auswertung dieser Daten sowie der zunehmenden Computerunterstützung aller medizinischen Abläufe eines der größten Innovationspotenziale in der Medizin (siehe z. B. [14, 16]).

In Deutschland wird der Einsatz von Medizingeräten durch das Medizinproduktegesetz (MPG) geregelt, das Medizinprodukte wie folgt definiert [8]:

Medizinprodukte sind alle einzeln oder miteinander verbunden verwendeten Instrumente, Apparate, Vorrichtungen, Stoffe und Zubereitungen aus Stoffen oder andere Gegenstände einschließlich der für ein einwandfreies Funktionieren des Medizinproduktes eingesetzten Software, die vom Hersteller zur Anwendung für Menschen mittels ihrer Funktionen zum Zwecke
a. der Erkennung, Verhütung, Überwachung, Behandlung oder Linderung von Krankheiten,
b. der Erkennung, Überwachung, Behandlung, Linderung oder Kompensierung von Verletzungen oder Behinderungen,
c. der Untersuchung, der Ersetzung oder der Veränderung des anatomischen Aufbaus oder eines physiologischen Vorgangs oder
d. der Empfängnisregelung
zu dienen bestimmt sind und deren bestimmungsgemäße Hauptwirkung im oder am menschlichen Körper weder durch pharmakologisch oder immunologisch wirkende

Mittel noch durch Metabolismus erreicht wird, deren Wirkungsweise aber durch solche Mittel unterstützt werden kann.

Die Medizintechnik beschäftigt sich einerseits mit einer Teilmenge der Medizinprodukte in Form von Instrumenten, Apparaten und Vorrichtungen inkl. der jeweiligen Software. Andererseits bezieht sie explizit die Forschung und Entwicklung mit ein, die im strengeren Sinne im Vorfeld des Medizinproduktegesetzes agieren [14, 16].

Die Deutsche Gesellschaft für Biomedizinische Technik (DGBMT) schlägt folgende Definition vor [107]:

Unter Biomedizinischer Technik BMT (Biomedical Engineering) versteht man die Bereitstellung und Anwendung ingenieur- und naturwissenschaftlicher Mittel und Methoden auf lebende Systeme in Biologie und Medizin in

- *Forschung und Entwicklung,*
- *im medizinischen Betreuungsprozess: Prophylaxe, Diagnose, Therapie, Rehabilitation, Nachsorge,*
- *im biomedizinischen Geräte- und Systembau,*
- *in der pharmazeutischen Industrie und in der Biotechnologie.*

Die vorliegende Arbeit behandelt die Auswertung von medizinischen Daten mit ingenieur- und naturwissenschaftlichen Methoden. In der Forschung zielt die Auswertung dieser Messdaten hauptsächlich auf die Modellierung bestimmter Teilsysteme des Menschen. Die daraus generierten Ergebnisse sollen in die Software von Medizingeräten integriert werden, um die Diagnose, Therapie und Rehabilitation im medizinischen Betreuungsprozess zu verbessern. Ein Hauptfokus ist dabei die möglichst weitgehende Standardisierung und Automatisierung aller Auswerteprozesse, um diese erfolgreich und effizient zu gestalten. Die Begriffe Standardisierung und Automatisierung beziehen sich auf die Bestimmung geeigneter Auswerteabläufe und -methoden, die Umsetzung aller qualitativen Auswerteziele in quantitative Bewertungsmaße und die Unterstützung des kompletten Auswerteprozesses durch geeignete Computerprogramme. Die Arbeit deckt damit entsprechend der obigen Definitionen einen Teilbereich der biomedizinischen Technik ab.

1.2 Entwicklungsstand

Der Trend zur elektronischen Datenerfassung und der Nutzung dieser Daten wird von mehreren Entwicklungsrichtungen getrieben [64, 383]. Zum einen sind heute viele medizinische Messverfahren rechnergestützt und damit in der Lage, die gewonnenen Daten zu archivieren und zu exportieren. Besonders zu nennen sind dabei bildgebende Verfahren (z. B. CT: Computertomographie, MRT: Magnetresonanztomographie,

Ultraschall, Videoaufzeichnungen), deren Datenerfassung zunehmend digital erfolgt und z. T. auch weltweit standardisiert ist. Weitere wichtige Datenquellen sind kontinuierliche zeitliche Aufzeichnungen von biologischen Messgrößen (z. B. EKG: Elektrokardiogramm, EMG: Elektromyogramm, EEG: Elektroencephalogramm, Blutdruck usw.).

Eine zweite Entwicklungsrichtung resultiert aus dem Trend der elektronischen Abrechnung zwischen Ärzten, Krankenhäusern und Krankenkassen, bei denen naturgemäß Patientendaten erfasst und archiviert werden. Ein dritter Grund ist die medizinisch und juristisch getriebene Tendenz zu einer stärker formalisierten Qualitätssicherung, die zunehmend alle medizinischen Aufgabenbereiche von der Medikamentenentwicklung bis zur standardisierten Behandlungsempfehlung erfasst. Hier ist es ratsam oder z. T. bereits gesetzlich vorgeschrieben, alle Schritte für eine spätere Überprüfung durch Zulassungsbehörden oder Gerichte zu dokumentieren. Im Zuge der sogenannten Evidenz-basierten Medizin (EBM) werden standardisierte Leitlinien [334] aufgebaut, die sich maßgeblich auf objektivierte klinische Studien stützen – allerdings mit subjektiv formulierten Hypothesen. Bei Einbeziehung aller vorliegenden Daten zur Generierung neuer Hypothesen ergibt sich mittelfristig ein gewaltiges Potenzial zur Entdeckung neuen Wissens [331].

Darüber hinaus gibt es eine Vielzahl von Daten, die zu Forschungszwecken erhoben werden und bisher nicht flächendeckend in den klinischen Alltag integriert sind. Hervorzuheben sind insbesondere genetische Daten, biochemische und mikroskopische Messungen zur Untersuchung von Zellkulturen, molekulare bioelektrische Messungen auf Zellniveau (z. B. Aktivierungsmessungen von Neuronen) usw. Auch hier ergeben sich umfassende Anwendungsfelder für computerbasierte Verfahren, die derzeit aber den Patienten noch nicht unmittelbar in breitem Maße zu Gute kommen. Auf die letztgenannten Anwendungsfelder soll in dieser Arbeit nur am Rande eingegangen werden – allerdings sind viele Verfahren auch auf solche Anwendungen übertragbar.

Zusammenfassend ist zu bemerken, dass die Entwicklung hin zu einer flächendeckenden Datenerfassung ihren Höhepunkt noch nicht erreicht hat und – allen Bedenken des Datenschutzes zum Trotz – bereits kurz- und mittelfristig zu einer umfassenden und gut vernetzten elektronischen Dokumentation aller klinischen und medizintechnischen Abläufe in den Industriestaaten führen wird (siehe z. B. [155] für detailliertere Prognosen).

Computerbasierte Verfahren, die allein aus gegebenen Daten bisher strukturell unbekannte Informationen entdecken können, werden unter dem Begriff Data-Mining-Verfahren [133] zusammengefasst. Inzwischen steht eine Vielzahl leistungsfähiger Verfahren bereit (z. B. explorative statistische Verfahren, Fuzzy-Logik, Entscheidungsbäume, Künstliche Neuronale Netze), die mit Standard-PCs auskommen und Problemstellungen mit Tausenden von Datentupeln und Datensätzen bewältigen. Eine große Teilgruppe unter diesen Verfahren (Fuzzy-Systeme, Künstliche Neuronale Netze, Evolutionäre Algorithmen) wird als Computational Intelligence bezeichnet, um deren Potenzial zur Umsetzung intelligenter Verfahren und zu Synergien durch verschiedene Verfahrenskombinationen zu betonen.

Dennoch fällt leider auf, dass die oben diskutierte Chance zur Nutzung der vorhandenen und entstehenden Datenmengen zur Verbesserung von Diagnosen, Therapien und Medizingeräten bisher nur in unbefriedigendem Maße genutzt wird. Das liegt an einer Vielzahl technischer (z. B. limitierte Austauschbarkeit und nicht standardisierte Archivierung der Daten), methodischer (z. B. Probleme bei der Suche nach komplexen Zusammenhängen bei gegebenen unvollständigen, heterogenen Daten), ethischer und datenschutzrechtlicher (ein Patient muss jeder Nutzung zustimmen) Probleme [100] – und natürlich auch an einem erheblichen Beharrungsvermögen gegenüber neuen Methoden zur Generierung klinischen Wissens.

Das wahrscheinlich größte Hindernis für die Nutzung dieser Daten sind schwerwiegende Kommunikationsprobleme zwischen Medizinern auf der einen Seite sowie Ingenieuren und Informatikern auf der anderen Seite. Mediziner haben den Wunsch, dass aus den vorliegenden Daten bestimmte Informationen extrahiert, verständlich dargestellt und erläutert werden. Sie sind allerdings meist nicht in der Lage, die sie interessierenden Problemstellungen in der Sprache der dazu prinzipiell geeigneten Data-Mining-Verfahren zu formalisieren, die entsprechenden Verfahren selbst kreativ anzuwenden und deren Ergebnisse zu bewerten. Zudem interessieren sie sich teilweise für Fragestellungen, die mit den vorliegenden Daten nicht beantwortet werden können, weil die entsprechende Information nicht oder nur teilweise in den Daten enthalten ist. Deshalb kann eine positive Grundhaltung oder gar Euphorie über die Möglichkeiten einer datengestützten Analyse schnell in Enttäuschung umschlagen, wenn mögliche Probleme nicht frühzeitig erkannt werden.

Ingenieure und Informatiker kennen sich zwar in den Data-Mining-Verfahren aus, haben oftmals aber zu geringe medizinische Kenntnisse, um die entsprechenden klinischen Probleme zu analysieren und geeignet zu formalisieren. Das führt beiderseits zwar zu Schritten in die richtige Richtung, die aber nur Teilziele erreichen können: Vielen Medizinern ist es gelungen, ein Verständnis von Basismethoden der medizinischen Statistik (wie z. B. bestimmten Hypothesentests) aufzubauen. Diese Hypothesentests sind weitgehend in der klinischen Praxis akzeptiert und bilden eine wichtige Grundlage für die Qualitätssicherung. Sie werden nun zwar in breitem Maße eingesetzt, sind aber in ihrer Leistungsfähigkeit beschränkt, wenn es darum geht, bisher unbekannte komplexe Zusammenhänge zu entdecken. Viele Ingenieure und Informatiker konzentrieren sich wiederum auf einfache medizinische Problemstellungen, die gut zu bekannten Data-Mining-Verfahren passen (z. B. Klassifikationsprobleme, Regressionsprobleme, Verknüpfung von Entscheidungsregeln usw.). Letzteres führt regelmäßig zu einer beiderseitigen Frustration, weil der Ingenieur stolz eine Lösung präsentiert, die allerdings nicht zu den wirklichen Problemen des Mediziners passt.

Ein Beispiel für dieses Dilemma sind computerbasierte medizinische Expertensysteme (siehe z. B. [18, 418] für einen Überblick), bei denen anfänglicher Optimismus auf beiden Seiten heute in eine Stagnation auf niedrigem Niveau mündete. Die Entwickler dieser Systeme versuchten, durch Befragung von Medizinern Entscheidungsregeln zu erheben und dann in eine Wissensdatenbank aufzunehmen. Ein Mediziner fragt nun dieses Wissen im Zusammenhang mit einem neuen Patienten ab. Die klinische Akzeptanz ist allerdings gering, weil die wichtigen unbewussten Regeln bei dieser Technik des Wissenserwerbs fehlen und somit eher triviale Zusammenhänge erkannt werden. Zudem ist die Abfrage zu aufwändig und die Verarbeitung der Regeln für den Mediziner nicht hinreichend transparent.

Ähnliche Schwierigkeiten gibt es bei einer Vielzahl von Diagnoseproblemen. Deren Lösung mit Data-Mining-Verfahren bringt dem Patienten erst dann einen direkten Nutzen, wenn eine geeignete Therapieoption zur Versorgung bereitsteht oder wenn eine Aussage zu erwarteten individuellen Chancen oder Risiken bei der Therapie gegeben werden kann. Zudem ist die Transparenz und somit die Interpretierbarkeit solcher Systeme oft unbefriedigend.

Zusammenfassend kommt es darauf an, für einen Patienten oder eine Patientengruppe nützliche Erkenntnisse so aus ohnehin existierenden Daten zu extrahieren, dass der behandelnde Mediziner oder Medizintechniker diese Erkenntnisse durch ein medizintechnisches Gerät ohne zusätzlichen Aufwand präsentiert bekommt, versteht und in seine eigenen Entscheidungen einbauen kann, ohne sich dabei entmündigt oder bevormundet vorzukommen. Gelingt das nicht, wird die Data-Mining-Anwendung klinisch nicht akzeptiert werden, auch wenn sie aus Sicht des Ingenieurs einen vollen Erfolg darstellt.

1.3 Ziele und Aufgaben

Die vorliegende Arbeit liefert einen Beitrag zu dem übergreifenden Ziel, Problemstellungen, Methoden und Anwendungsfelder so darzustellen, zu systematisieren und zu erweitern, dass einem interdisziplinären Team aus Medizinern, Medizintechnikern, Ingenieuren und Informatikern die Entwicklung erfolgreicher Data-Mining-Anwendungen erleichtert wird. Die Teilziele sind

- verschiedene Arten von klinischen und medizintechnischen Problemstellungen, ihre Besonderheiten und die zugrundeliegende Datenbasis aus technischer Sicht in einer für Ingenieure und Informatiker verständlichen Form darzustellen (Kapitel 2),
- eine Übersicht über verfahrensübergreifende Datenstrukturen, prinzipiell mit Data-Mining-Verfahren lösbare Problemstellungen und verfügbare Bewertungsmaße zu geben, diese systematisch darzustellen und bei Bedarf zu erweitern (Kapitel 3),
- die Problemstellungen aus Kapitel 2 aus Sicht der verfahrensübergreifenden Begriffe von Kapitel 3 zu formalisieren, um daraus ein universell anwendbares Einsatzszenario für medizinische und medizintechnische Problemstellungen aufzubauen, ohne hier schon auf spezielle Data-Mining-Verfahren einzugehen (Kapitel 4),
- eine Übersicht über wichtige spezielle Data-Mining-Verfahren zu geben, Bezüge zu den Bewertungsmaßen und Problemstellungen aus Kapitel 3 zu erläutern, ihre Eignung für verschiedene Schritte des Einsatzszenarios aus Kapitel 4 zu bewerten und anhand typischer medizinischer Anwendungsbeispiele aus der Literatur zu belegen (Kapitel 5),
- verfügbare Softwarelösungen zur praktischen Umsetzung des Einsatzszenarios aus Kapitel 4 mit den Verfahren aus Kapitel 5 zu bewerten und ein neues Softwarepaket als erweiterbares Rahmenkonzept zu präsentieren (Kapitel 6),
- den Einsatz der vorgestellten Methoden aus den bisherigen Kapiteln anhand von vier verschiedenen repräsentativen medizinischen und medizintechnischen Anwendungen zu demonstrieren (Bewegungsanalyse, Anpassung von Unterarmprothesen, Brain Machine Interfaces, bildgestützte Diagnose von Mammakarzinomen), um die einheitliche Vorgehensweise zu erläutern und zu evaluieren (Kapitel 7), sowie
- in Auswertung der bisherigen Ausführungen eine systematische Vorgehensweise bei der Bearbeitung neuer medizinischer und medizintechnischer Projekte zu empfehlen (Kapitel 8).

In vereinfachender Form beantworten die Kapitel folgende Fragen:

- Was braucht die Medizin (Kapitel 2) ?
- Was können Data-Mining-Verfahren im Allgemeinen (Kapitel 3) ?
- Wie kommt beides zusammen (Kapitel 4) ?
- Was können spezielle Data-Mining-Verfahren (Kapitel 5) ?
- Wie ist das auf dem Computer realisierbar (Kapitel 6) ?
- Wie funktioniert alles in der Praxis (Kapitel 7) ?
- Welche Empfehlungen ergeben sich für zukünftige Projekte (Kapitel 8) ?

Die Gliederung dieser Arbeit, die Inhalte der jeweiligen Kapitel und deren gegenseitige Bezüge werden in Bild 1.1 nochmals verdeutlicht. Dabei finden sich auf der linken Seite eher medizinisch, auf der rechten Seite eher datenanalytisch orientierte Kapitel. Die in der Mitte aufgeführten Kapitel widmen sich einer Fusion beider Gebiete. Die Pfeile erläutern wesentliche Informationsflüsse zwischen den betrachteten Kapiteln.

Im Rahmen der Arbeit werden mehrere neue Systematisierungen, Bewertungsmaße, Verfahren und Anwendungen vorgestellt, die den gegenwärtigen Entwicklungsstand erweitern:

- standardisierte Formalisierung einer Vielzahl medizinischer Fragestellungen als Klassifikations- bzw. Regressionsprobleme,
- konsequente Integration weicher Anforderungen wie Interpretierbarkeit und Implementierbarkeit in Bewertungsmaße,
- einheitliche automatisierte Vorgehensweise zur Klassifikation von Einzelmerkmalen und Zeitreihen durch Extraktion einer Vielzahl von potenziell relevanten Merkmalen und einer nachfolgenden bewertungsbasierten Merkmalsselektion, -transformation und Klassifikation inkl. einer Erweiterung ausgewählter Entwurfsverfahren (z. B. Fuzzy-Systeme),
- Implementierung des Konzepts in ein frei verfügbares Programmpaket und
- exemplarische Umsetzung dieser Vorgehensweise für drei komplexe medizinische Anwendungsbeispiele (Bewegungsanalyse, Unterarmprothesen und Brain Machine Interfaces).

Die genannten neuen Beiträge basieren auf Arbeiten des Autors bzw. auf umfangreichen Diskussionen mit Mitarbeitern aus der Arbeitsgruppe des Autors und mit weiteren Fachkollegen, die zu gemeinsamen Publikationen führten. Die vorliegende Arbeit stellt die neuen Erkenntnisse erstmals zusammenfassend und systematisch dar.

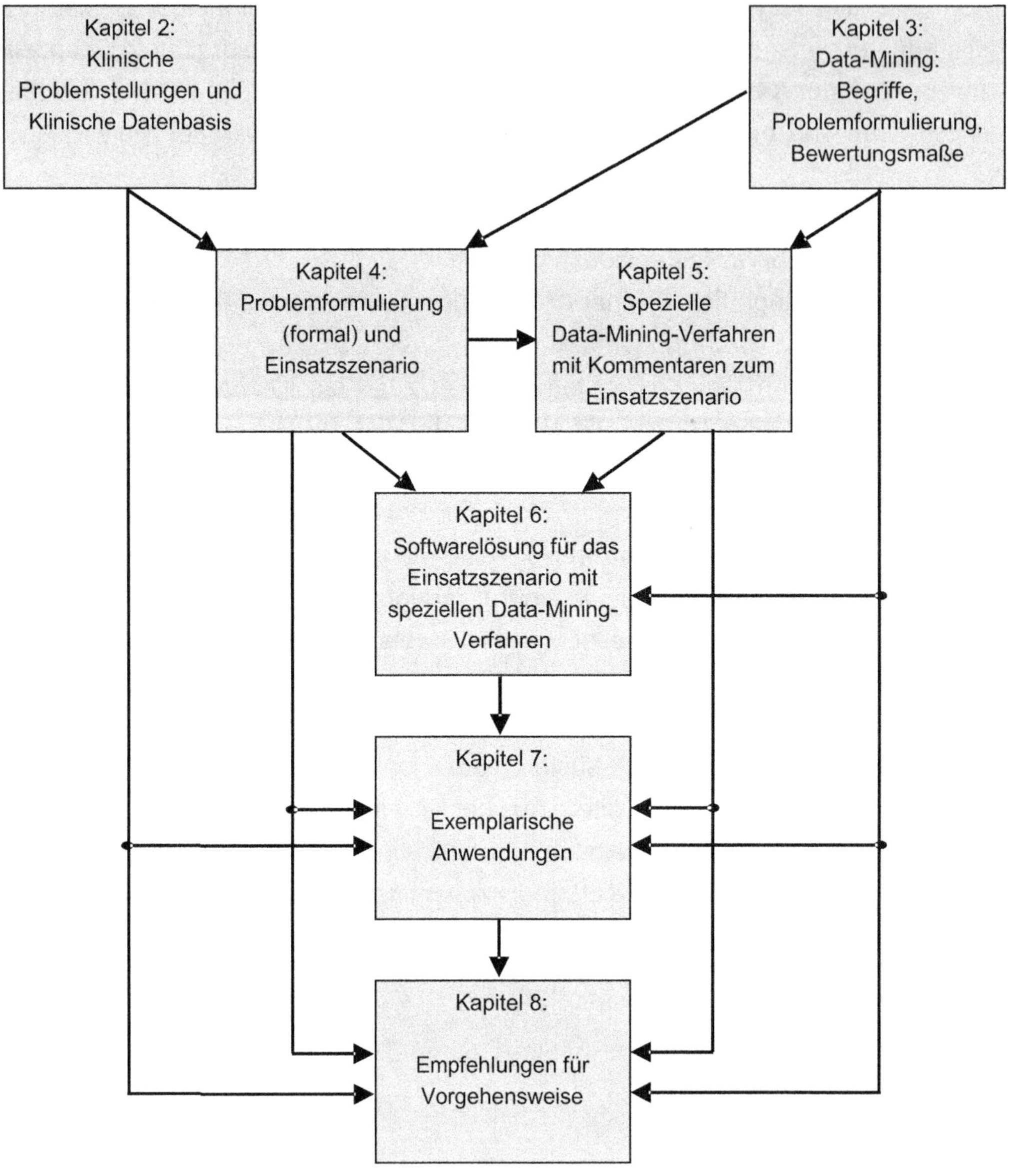

Bild 1.1: Gliederung der Arbeit, Inhalt der Kapitel und Bezüge zwischen den Kapiteln

2 Medizinische Problemstellungen und Rahmenbedingungen

2.1 Datenquellen und -archivierung

2.1.1 Datenquellen

Für einen Patienten fällt bei jeder medizinischen Behandlung eine große Menge an verbalen und formalisierten Daten an. Nach der enthaltenen Information können Patientendaten in

- Stammdaten (z. B. Name, Patienten-ID, Geburtsdatum, Geschlecht, Größe, Gewicht, Adresse, Versicherungsstatus),
- Anamnesedaten zu bisherigen Erkrankungen (verbal),
- Daten von Einzeluntersuchungen (z. B. Blutdruck, Herzfrequenz, Laborwerte),
- Zeitreihen von kontinuierlichen Aufzeichnungen (z. B. Blutdruck, Herzfrequenz, EKG – Elektrokardiogramm, EMG – Elektromyogramm, EEG – Elektroencephalogramm, ENG – Elektroneurogramm, Bewegungstrajektorien),
- zwei- oder mehrdimensionale Daten von bildgebenden Verfahren (z. B. Röntgenbilder, CT – Computertomographie, MRT – Magnetresonanztomographie (engl. MRI magnet resonance imaging), PET – Positronenemissionstomographie, SPECT – Single-Photon-Emission-Computertomographie, Ultraschalluntersuchungen, Videoaufzeichnungen, Übersicht siehe [123][1]) und
- Daten zu diagnostischen Einschätzungen und therapeutischen Eingriffen durch den behandelnden Arzt sowie Pflegeprotokolle (oft verbal)

eingeteilt werden (nach [246]). Die generierten Datenmengen sind in der Regel extrem groß – so entstanden im Jahr 2002 allein in der Universitätsklinik Genf 1 TerraByte kardiologische Daten und täglich 12000 radiologische Einzelbilder [314].

Eine weitere – aber weniger naheliegende – Informationsquelle sind wissenschaftliche Publikationen, die ihrerseits Erkenntnisse anderer klinischer Studien oder biologischer Modellbildungen verbal zusammenfassen. Deren Abstracts und teilweise auch entsprechende Langfassungen sind über internetbasierte medizinische Datenbanken (z. B. *www.medline.de*) oder entsprechende Verlage frei zugänglich. Sie ord-

[1]Andere Einteilungen und Bezeichnungen beziehen sich nicht auf die Art der Daten und der Bildgebung, sondern auf die Zielregion der Untersuchung (z. B. Kardiographie – Herz, Angiographie – Gefäße, Mammographie – Darstellung der weiblichen Brust).

nen sich als Spezialfall von diagnostischen Einschätzungen und therapeutischen Eingriffen in das oben aufgeführte Schema ein (siehe z. B. [224]). Einige Beispiele zur Aufbereitung teilweise strukturierter Informationen aus der medizinischen Datenbank MEDLINE mit einem internetbasierten Zugang namens MEVA zeigt [443].

Weitere Datenquellen aus der Bioinformatik (siehe [312] für eine Übersicht) sind noch im Grundlagenbereich anzusiedeln: Genexpressionsprofile werden klinisch bisher nur bei einigen konkreten Verdachtsfällen (z. B. bei prognostischen Aussagen für Brusttumore [451]) überprüft. Eine flächendeckende umfassende Erhebung von genetischen Daten für einzelne Patienten findet im klinischen Routinealltag bisher nicht statt. Anders ist die Situation bei Grundlagenprojekten (z. B. im Human Genome Project [348, 457]). Hier handelt es sich meist um Einzelaufnahmen oder kurze Zeitreihen von Mikroarraydaten. In der Grundlagenforschung existieren außerdem Studien, in denen im Vergleich zur klinischen Routine umfangreichere Daten (z. B. Zeitreihen mit kontinuierlichen Aufzeichnungen von Stoffwechselvorgängen) mittels Tierversuchen gewonnen wurden.

Bei allen Daten kann es sich sowohl um die selbst erhobenen Daten einer Klinik oder Forschungseinrichtung, um Auszüge aus einer verfügbaren Datenbank mit gesammelten Daten aus verschiedenen Einrichtungen oder um eine Mischung aus beiden Quellen handeln.

2.1.2 Standardisierung und Archivierung

Patientendaten werden zunehmend in Form elektronischer Patientenakten erfasst und archiviert, was eine Vielzahl technischer, sicherheitsbezogener und datenschutzrechtlicher Probleme verursacht. Der Umsetzungsstand reicht dabei von einer PC-basierten Erfassung der Texte konventioneller Papierakten mit rudimentärer Datenbankunterstützung über messgerätgebundene Erfassungssysteme bis hin zu innerhalb einer Einrichtung voll vernetzten Krankenhausinformationssystemen (siehe z. B. [33, 385]). Diese sind allerdings einrichtungsübergreifend kaum vernetzt.

Der Weg einer Integration und somit einer einheitlichen elektronischen Patientenakte wird von politischen Entscheidungsträgern unterstützt und gefordert [336, 463], so dass hier mittelfristig mit einer flächendeckenden Einführung zu rechnen ist. In einem ersten Schritt steht die Einführung eines umfassenden Systems elektronischer Gesundheitskarten in Deutschland unmittelbar bevor [330].

Neben der vergleichsweise einfachen Aufgabe einer hardwareseitigen Vernetzung kommt es hier insbesondere auf die Schaffung von Schnittstellen und Standards bei der Datenarchivierung durch einheitliche oder zumindest konvertierbare Datenformate an. Ein Beispiel für eine solche Standardisierung ist der DICOM-Standard (engl.

Digital Imaging and Communications in Medicine) [6, 10], der auf dem in der Informatik weit verbreiteten OSI (Open Systems Interconnect)-Modell aufbaut und sich inzwischen weltweit herstellerübergreifend durchgesetzt hat.

So standardisierte Bilder enthalten neben den eigentlichen Bilddaten auch spezielle medizinische Informationen über den Patienten, das Aufnahmegerät und die aufnehmende Einrichtung sowie über die weiteren Verarbeitungsschritte im Umgang mit dem Bild. Dennoch existieren noch herstellerspezifische Differenzen (nicht implementierte Teilfunktionen, unterschiedliche Implementierungen usw.), die eine hundertprozentige Kompatibilität verhindern [246].

Im Gegensatz zu technischen Diagnoseproblemen, bei denen in der Regel für jedes zu untersuchende Objekt die gleichen Messdaten zur Verfügung stehen, werden in der Medizin die meisten zu erfassenden Daten von den behandelnden Ärzten patientenindividuell festgelegt. Somit liegt von vornherein eine heterogene Datenstruktur mit fehlenden Werten vor, wobei sich aber innerhalb einer Patientengruppe diese Datenstrukturen zumindest ähneln.

Die Messsysteme zur Aufzeichnung der Zeitreihen und Bilddaten gewährleisten in der Regel eine zuverlässige Aufzeichnung, komfortable Visualisierung und Weiterverarbeitung der Daten innerhalb des Messsystems. Allerdings geben sie dem behandelnden Arzt kaum Unterstützung bei der Interpretation der Daten.

Neben der Standardisierung der einzelnen Datenquellen kommt es darauf an, auf bereits archivierte Daten komfortabel zugreifen zu können. Wichtig ist dabei, dass die Datenbank mit großen Datenmengen umgehen kann und einen unproblematischen Zugriff durch mehrere Applikationen ermöglicht – möglichst ohne aufwändige Konversionsroutinen. Sinnvoll sind hier fileorientierte Zugriffe auf XML- (engl. Extended Markup Language) oder Textdateien.

Allerdings dominieren bisher einrichtungsspezifische Lösungen unterschiedlicher Qualität. Besonders problematisch für eine spätere Suche und Auswertung sind verbale Freitexteingaben, die sich in nahezu allen Systemen finden [427]. Wünschenswert sind inhaltsbasierte Zugänge, die auf klar definierten Klassifikationen und Taxonomien beruhen. Einen Überblick über Ansätze in dieser Richtung gibt [314] für inhaltsbasierte Zugänge bei Bilddaten in radiologischen Archiven.

Zusammenfassend ist festzustellen, dass aus den genannten Gründen eine umfassende einrichtungsübergreifende Standardisierung bei der Erfassung und Archivierung aller Patientendaten derzeit nicht gegeben und auch mittelfristig illusorisch ist. Allerdings existieren innerhalb der Einrichtungen und bei bestimmten Datenarten zunehmend verwendbare Insellösungen für nachfolgende Datenanalysen.

2.2 Problemstellungen

2.2.1 Übersicht

Der folgende Abschnitt beschreibt mögliche Anwendungsgebiete für Data-Mining-Verfahren in der Medizin und Medizintechnik, die auf den Daten aus Abschnitt 2.1 basieren. Aus methodischer Sicht soll versucht werden, jeweils gegebene und gesuchte Informationen herauszuarbeiten, um den späteren Einsatz von Data-Mining-Verfahren vorzubereiten. Die Grenzziehung zwischen den Problemstellungen ist allerdings unscharf, wie die folgenden Erläuterungen zeigen.

Das momentan verbreiteste Anwendungsgebiet sind klinische Studien, die sich mit der Diagnose, Therapieplanung, -prognose und -evaluierung beschäftigen und sich in einer Vielzahl von Kriterien unterscheiden (Abschnitt 2.2.2). Sie beziehen sich in der Entwurfsphase bei der Erstellung der Studie auf ganze Patientengruppen, wobei in der Anwendungsphase Schlussfolgerungen sowohl für die Patientengruppe als auch für einzelne Patienten gezogen werden sollen. Die Entwurfsphase ist in den Bereich grundlagenorientierte Forschung einzustufen, während die Anwendungsphase der Ergebnisse idealerweise in den klinischen Alltag einzieht.

Problemstellungen in der biologischen Modellbildung (Abschnitt 2.2.3) sind stärker grundlagenorientiert und stellen eine Vorstufe zur Hypothesensuche für nachfolgende klinische Studien dar. Hier geht es darum, biologische Zusammenhänge zu verstehen und idealerweise mathematisch zu modellieren.

Während bei Modellbildungsproblemen im Rahmen klinischer Studien tendenziell einfache Ursache-Wirkungs-Mechanismen auf einem höheren Abstraktionsniveau überprüft werden, zielt die biologische Modellbildung auf detailliertere und theoretisch begründbare Mechanismen.

Deutlich anwendungsnäher ist die Regelung und Steuerung für individuell angepasste Medizingeräte, die sich meist auf Ergebnisse der biologischen Modellbildung stützt. Hier steht nicht ein möglichst allgemeingültiges Modell, sondern eine individuelle Anpassung der Modellparameter für einzelne Patienten im Vordergrund. Häufig geht diese Anpassung mit erheblichen strukturellen Vereinfachungen einher – bis hin zum vollständigen Neuentwurf des zugrundeliegenden Modells unter Verwendung einiger elementarer Erkenntnisse.

2.2.2 Klinische Studien

Wichtige Fragestellungen bei klinischen Studien sind [147]:

- die Charakterisierung von Erkrankungen (inkl. einzelner Subgruppen und Stadien im zeitlichen Verlauf, sowie der Suche nach Faktoren, die deren Entstehung und Verlauf beeinflussen),
- die Bewertung diagnostischer Verfahren und
- die Bewertung therapeutischer Maßnahmen (Medikamente, Behandlungsmethoden, neue Technologien).

Das Ziel solcher Studien besteht im Auffinden der Einflüsse von Eingangsgrößen (Merkmale x_l) auf Ausgangsgrößen (Merkmale y_j), wobei die Ausgangsgrößen y_j als deterministische Funktionen $y_j(x_1, \ldots, x_s)$ oder Funktionen von Zufallsgrößen angesetzt werden.[2] Die Merkmale und Ausgangsgrößen entstammen den Datenquellen von Abschnitt 2.1.

In einer regelbasierten Darstellung kann ein solcher Zusammenhang beispielsweise durch eine Regel vom Typ WENN Prämisse DANN Konklusion wie z. B.

WENN Patient zum Zeitpunkt t_1 mit Merkmal (Einflussfaktor) $x_1(t_1)$ und ... und $x_s(t_1)$
UND ...
UND Patient zum Zeitpunkt t_T mit Merkmal (Einflussfaktor) $x_1(t_T)$ und ... und $x_s(t_T)$
DANN Patient zum Zeitpunkt $t_{T+1} \geq t_T$ mit Merkmal $y_1(t_{T+1})$ und ... und $y_m(t_{T+1})$

formuliert werden. Andere Darstellungsformen sind aber selbstverständlich möglich.

Die Ausgangsgrößen y_j für eine Therapie (Therapieergebnisse, engl. outcome) können objektiv messbar (z. B. Laborparameter, Überlebenszeit, Auftreten von Komplikationen) oder subjektiv erfassbar (z. B. Lebensqualität, funktioneller Status) sein.[3] Subjektive Bewertungen basieren auf klinischen Fragebögen, die von Patienten und bzw. oder Ärzten zu erstellen sind. Sie gewinnen zunehmend an praktischer Bedeutung, weil viele objektiv angebbare Parameter (wie Laborwerte) kaum Aussagen über die verbesserte Lebensqualität des Patienten – und damit über ein wichtiges Behandlungsziel – geben [334]. Damit einher geht eine stärkere Orientierung am Nutzen der Therapie für einen Patienten. Etablierte Methoden in klinischen Studien sind parametrische und nichtparametrische Tests mit vordefinierten Merkmalen auf der Basis gegebener Hypothesen (z. B. t-Test zu Unterschieden zwischen verschiedenen (Patienten-) Gruppen in der Ausgangsgröße).

[2] Während der Auswertung einer solchen Studie kann die Zuordnung einer Größe als Ein- oder Ausgangsgröße wechseln.

[3] Anstelle von Aussagen für einzelne Patienten (z. B. Überlebenszeit) können auch Ausgangsgrößen für Patientengruppen (z. B. 5-Jahre Überlebensrate) untersucht werden.

Art der Studie	Erklärung
prospektiv	Daten werden erst nach Studienbeginn erhoben (Ziel: Vermeidung des parallelen Tests verschiedener Hypothesen, von denen zufällig eine bestätigt wird), Gegenteil: retrospektiv
kontrolliert	Vergleich einer Gruppe mit einer oder mehreren Kontrollgruppen, wobei jede Kontrollgruppe mit der untersuchten Gruppe möglichst gut übereinstimmen soll (Ziel: Vermeidung von zeitlichen Effekten, Erkennung Confounding)
randomisiert	zufällige Zuordnung der Patienten zu einer Gruppe (Ziel: Vermeidung von systematischen Auswahleffekten)
blind	Zuordnung des Patienten zu einer Gruppe ist dem Patienten nicht bekannt (Ziel: Vermeidung Placebo-Effekte beim Patienten), Gegenteil: offen
doppelt-blind	Zuordnung des Patienten zu einer Gruppe ist dem Patienten und dem behandelnden Arzt nicht bekannt (Ziel: Vermeidung Placebo-Effekte beim Patienten und Arzt)
Multi-Center	Durchführung von Studien mit gleichem Design an mehreren Kliniken (Ziel: Vermeidung lokaler Effekte durch klinikspezifische Patientengruppen oder nicht untersuchte klinikspezifische Behandlungsmethoden sowie Unterdrückung stochastischer Effekte)
Metaanalyse	indirekte Auswertung mehrerer Studien (Ziel: Vermeidung lokaler Effekte durch klinikspezifische Patientengruppen oder nicht untersuchte klinikspezifische Behandlungsmethoden sowie Unterdrückung stochastischer Effekte)

Tabelle 2.1: Strategieelemente beim Design klinischer Studien

Wichtige Unterscheidungskriterien für Studien (Tabelle 2.1) sind

- der Zeitpunkt der Datenerfassung (prospektiv: nach Studiendesign, retrospektiv: Verwendung von Daten, die zum Zeitpunkt des Studiendesigns bereits vorlagen),
- die Definition der Einschlusskriterien (aus Ein- oder Ausgangsgrößen),
- die Anzahl der Untersuchungszeitpunkte (Längsschnitt-Studien bzw. Longitudinal-Studien: mehrere Untersuchungen pro Patient und Auswertung des zeitlichen Verlaufs ($T \geq 1, t_{T+1} > t_T \geq \ldots \geq t_1$, y_j werden zeitlich nach x_l erhoben), Querschnitt-Studien bzw. Transversal-Studien: eine Untersuchung pro Patient: $t_1 = t_2 = t_T = t_{T+1}$),
- die Art der Beeinflussung von Eingangsgrößen (Experiment bzw. Interventionsstudie: mindestens ein Einflussfaktor x_l wird vom Arzt aktiv beeinflusst – damit immer Längsschnitt-Studie bei der nachfolgenden Auswertung, Beobachtungsstudie: kein Einflussfaktor x_l wird aktiv beeinflusst),

- die Zuordnung eines Patienten zu einer (Therapie-) Gruppe bei experimentellen Studien (vom Arzt, vom Patienten, zufällig),
- die Verfügbarkeit von Informationen über diese Zuordnung für Patient und Arzt sowie
- die Art des Vergleichs der Ergebnisse (mit oder ohne Kontrollgruppe).

Diese Systematik erlaubt die Einordnung häufiger Studientypen: Kohorten-Studien (engl. cohort studies) sind prospektive oder retrospektive Längsschnitt- und Beobachtungsstudien. Das Einschlusskriterium wird aus der Prämisse festgelegt (x_l, z. B. zwei Personengruppen mit hohem bzw. niedrigem Blutdruck, damit qualitative Eingangsgröße). In der Konklusion wird dann nach relevanten Unterschieden gesucht (y_j, z. B. durchschnittliche Lebenserwartung, Erkrankungshäufigkeiten usw.). Allerdings eignet sich dieser Studientyp nur bedingt zur Untersuchung seltener Erkrankungen, weil er extrem große Patientenzahlen im Studiendesign erfordert, um relevante Aussagen zu erzielen.

Fall-Kontroll-Studien (engl. case-control studies) sind retrospektive Längsschnitt- und Beobachtungsstudien, bei denen die Einschlusskriterien aus der Konklusion (y_j) festgelegt werden und nach Unterschieden in der Prämisse (x_l) gesucht wird. Das Hauptanwendungsgebiet ist die Suche nach Ursachen x_l für seltene Ereignisse y_j (z. B. Erkrankungen). Dabei wird versucht, eine (demografisch) möglichst ähnliche Kontrollgruppe zu finden und mit den erkrankten Personen zu vergleichen.

In einem einfachen Fall soll bei einer Wirksamkeitsstudie für eine Therapie

WENN	Patient vor Therapie (t_1) mit Diagnose A ($x_1(t_1)$)
UND	Festlegung: Behandlung mit Therapie B ($x_2(t_1)$) und nachfolgende Durchführung
DANN	Patient nach Therapie (t_2) mit Diagnose C ($y_1(t_2)$)

gelten. Mit dieser Formulierung verbindet sich implizit die Hoffnung, dass für *jeden beliebigen* Patienten mit Diagnose A zum Zeitpunkt t_1, der der Therapie B unterzogen wird, nach der Therapie zum Zeitpunkt t_2 die (hoffentlich günstigere) Diagnose C gilt und die Therapie ursächlich für eine Veränderung $A \rightarrow C$ verantwortlich ist. Da hier ein Einflussfaktor (Therapie B) vom Arzt festgelegt wird, handelt es sich um eine Interventionsstudie.

Allerdings ist es keineswegs einfach, diesen Zusammenhang zweifelsfrei aus Daten zu belegen. Es ist nicht auszuschließen, dass es zwar in der Studie Hinweise auf Zusammenhänge zwischen Therapie B und auf eine Veränderung der Diagnose A zu C gibt, diese Veränderungen aber ursächlich durch eine oder mehrere nicht erfasste Eingangsgrößen $x_3, \ldots, x_s$ hervorgerufen werden (Confounding). Das Problem besteht darin, dass ein Patient natürlich nicht nur durch die bekannte Diagnose A und die Therapie B, sondern stets durch eine Vielzahl weiterer Einflussfaktoren (zusätzliche Erkrankungen, Ernährungs- und Lebensgewohnheiten, parallel angewendete Therapien, Alterung,...) gekennzeichnet ist. Diese Einflussfaktoren sind nur zum kleinen Teil erfassbar und eröffnen weiten Interpretationsspielraum bei der Analyse der Zusammenhänge.

Auch bei miteinander korrelierten bekannten Eingangsgrößen, die auf Zusammenhänge mit der Ausgangsgröße hindeuten, ist eine Annahme von Ursache-Wirkungs-Mechanismen nicht ausschließlich aus Daten begründbar. Zudem gibt es eventuell Untersucherabhängigkeiten bei der Diagnose und der Therapiedurchführung. Besonders wichtig ist deshalb die klare Definition der Ein- und Ausschlusskriterien in Diagnose A. Ausführliche Diskussionen zu Fehlerquellen und Möglichkeiten zu deren Vermeidung durch ein geeignetes Studiendesign finden sich beispielsweise in [147, 447].

Im Folgenden sollen nur einige wenige drastische Beispiele kurz umrissen werden, um Strategieelemente im Studiendesign zu motivieren (Tabelle 2.1): Einige Erkrankungen klingen auch ohne Behandlung irgendwann ab oder verschlimmern sich (zeitliche Effekte). Folglich ist bei einer Erkältung eines 70-jährigen Patienten (Diagnose A) die Vergabe von Traubenzucker (Therapie B) nicht unbedingt ursächlich für das Abklingen der Erkältung (Diagnose C) nach sechs Wochen. Andererseits ist auch die eventuelle Verschlechterung des Allgemeinzustands des Patienten nach einigen Jahren (Diagnose C) kaum eine Wirkung der Traubenzuckertherapie.

Auch örtliche Effekte spielen u. U. eine Rolle: Eine besonders qualifizierte Klinik bekommt tendenziell auch schwerere Fälle mit geringeren Behandlungsaussichten – deshalb sind geringere Überlebensraten im Vergleich zu einem Kreiskrankenhaus weder kausal auf die Klinikzuweisung zurückzuführen noch repräsentativ für die Erfolgsaussichten einer Therapie.

Falsche Interpretationen können durch den Vergleich mit einer möglichst ähnlichen Kontrollgruppe vermieden werden, die der Therapie nicht unterzogen wird. Ein generelles Problem bei kontrollierten Studien sind allerdings ethische Bedenken: Jedem Patienten soll die bestmögliche Behandlung zukommen. Es ist also nicht zu verantworten, einem Patienten aus Gründen des Studiendesigns eine aussichtsreichere Behandlung zu verweigern (Zuweisung zur Kontrollgruppe) oder eine risikoreichere Behandlung zuzumuten (Zuweisung zur Therapiegruppe). Kontrollierte Studien sind also hauptsächlich in den Phasen interessant, in denen es erste unbestätigte Hinweise für die Überlegenheit einer neuen Therapie gibt.

Um verbindliche Aussagen zu gewinnen und systematische Auswahlfehler zu vermeiden, sollte diese Zuordnung allerdings weder vom Patienten noch vom Arzt abhängen. In beiden Fällen besteht das Risiko, dass die Auswahl von einem weiteren Merkmal abhängt, das wiederum das Ergebnis beeinflusst. Selbst eine wirkungslose, aufwändigere Therapieform (x_2) kann positiv evaluiert werden, wenn sich ein Arzt nur bei Patienten mit einem stabilen sozialen Umfeld (x_3) für diese Therapie entscheidet, aber allein das bessere soziale Umfeld die Erfolgsaussichten der Therapie positiv beeinflusst (y_1) (Beispiel: Tuberkuloseimpfungen in New York [164]). Somit dürfen sich die Gruppen idealerweise nur in einem Merkmal (z. B. der eingesetzten Therapie) signifikant unterscheiden. Bei allen anderen Merkmalen (weitere nicht untersuchte Therapien: Behandlungsgleichheit; charakteristische Merkmale wie Alter, Diagnosen: Strukturgleichheit; Erfassung der Ergebnisse: Beobachtungsgleichheit) sollen keine relevanten Unterschiede auftreten (Kapitel 6 in [246]).

Ein wichtiges Strategieelement zum Erreichen dieses Ziels ist die zufällige Auswahl der Gruppenzuordnung (Randomisierung), um solche Auswahleffekte zu vermeiden, wodurch randomisierte kontrollierte Studien entstehen (engl. RCT – Randomized Controlled Trials). Dabei wird zunächst mit Einschlusskriterien eine möglichst homogene Patientengruppe ausgewählt und die Therapieentscheidung zufällig getroffen. Bei einer hinreichend großen Anzahl von Patienten kann dann von Strukturgleichheit ausgegangen werden, bei kleineren Patientenkollektiven ist das durch geeignete Maßnahmen sicherzustellen (eingeschränkte Randomisierungen, Stratifizierungen usw. [246]). Patienten haben aber u. a. aus ethischen Gründen jederzeit das Recht, eine Therapie abzubrechen, eine andere Therapie zu verlangen oder Kontrolluntersuchungen nicht wahrzunehmen. Sie scheiden dann zwar aus der Studie aus und sind entsprechend zu dokumentieren, dennoch sind hier je nach Abbruchursache (z. B. Nebenwirkungen, schnelle Erfolge) systematische Fehler in der Studie kaum auszuschließen.

Zudem können subjektive positive oder negative Erwartungen des Patienten oder des Arztes die Ergebnisse verfälschen. Allein die positive Einstellung eines Patienten ist ein wesentlicher Erfolgsfaktor für eine Therapie. So ist der Effekt zu erklären, dass auch objektiv wirkungslose Therapien erfolgreich sein können ("Placebo-Effekt"), was u. U. eine Fehlinterpretation von Studien nach sich zieht. Ein Strategieelement zur Vermeidung von Placebo-Effekten ist die Verblindung, bei der der Patient (einfache Verblindung) und eventuell zusätzlich der Arzt (doppelte Verblindung) keine Informationen über die ausgewählte Therapie erhalten. Bei Medikamenten kann die Verblindung durch äußerlich gleiche Placebo-Medikamente erfolgen. Ein ähnliches Vorgehen ist auch bei der Evaluierung von chirurgischen Eingriffen mit Placebo-Operationen möglich [417], aber ethisch stärker umstritten.

Bei retrospektiven Studien besteht beim Testen einer Vielzahl von Hypothesen eine erhöhte Gefahr, dass ein gefundener Zusammenhang nur zufällig ist. Prospektive

Studien sind aufwändiger und langwieriger, weil erst geraume Zeit nach der Planung der Studie mit Ergebnissen zu rechnen ist. Da aufgrund des Studiendesigns nur eine Hypothese bereits vor der Studie zu formulieren ist, ist das Risiko zufälliger, irreführender Zusammenhänge reduziert.

Ein Strategieelement zur Verringerung des Einflusses von lokalen Besonderheiten sind Multi-Center-Studien, wodurch in der Regel ein repräsentativeres Patientenkollektiv erreicht wird.

In einer weiteren Hierarchiestufe kann eine Vielzahl klinischer Studien mit gleichen oder zumindest ähnlichen Fragestellungen durch Metaanalysen ausgewertet werden. Eine Metaanalyse beruht meist auf der teilautomatischen Auswertung von Zeitschriftenpublikationen der primären Studien, wobei zumindest eine automatisierte Auswahl durch Suchprozesse erfolgt. Eine Übersicht über die zugrundeliegende Methodik, wichtige Ressourcen und mögliche Fehlerquellen gibt [181].

Klinische Studien nehmen eine Schlüsselrolle in der sogenannten Evidenzbasierten Medizin (engl. Evidence-based Medicine – EBM) ein, die zunehmend an Bedeutung gewinnt. Die EBM klassifiziert klinische Studien entsprechend ihrer Qualität in Evidenzklassen und -grade (siehe Tabelle 2.2), wobei sich die genauen Definitionen und Bezeichnungen international etwas unterscheiden [334].

Evidenzklasse	Evidenzgrad	methodische Basis
A	Ia	Metaanalyse mehrerer randomisierter, kontrollierter Studien
A	Ib	mindestens eine randomisierte, kontrollierte Studie
B	IIa	mindestens eine gut angelegte kontrollierte Studie ohne Randomisierung
B	III	gut angelegte, nicht experimentelle deskriptive Studien (Fall-Kontroll-Studien, Kohorten-Studien)
C	IV	Berichte, Meinungen in Expertenkreisen, klinische Erfahrungen anerkannter Autoritäten

Tabelle 2.2: Evidenzklassen und -grade in Anlehnung an die Definitionen der Ärztlichen Zentralstelle Qualitätssicherung [334]

Eine wichtige Anwendung solcher Methoden ist die Formulierung von qualitativ hochwertigen Leitlinien (engl. guidelines), in denen fundierte Erfahrungen zur Diagnose und Therapie praxisorientiert und wissenschaftlich begründet zusammengefasst werden. Diese Leitlinien dienen als Entscheidungshilfen für Ärzte und Krankenkassen. Eine Übersicht über die entsprechenden deutschen Projekte der Arbeitsgemeinschaft der Wissenschaftlichen Medizinischen Fachgesellschaften (AWMF, einem Zusammenschluss von 140 Fachgesellschaften – Stand 2003) und der Ärztlichen Zentralstelle Qualitätssicherung (ÄZQ) findet sich in [334, 341] und im Internet (*www.leitlinien.de, www.awmf-online.de*). Ähnliche Projekte gibt es auch in den meisten europäischen Ländern, den USA, Kanada und Australien (Übersicht incl. Internetressourcen siehe [242]). Auch im Bereich der öffentlichen Gesundheitsvorsorge gibt es Bemühungen, wichtige Risikofaktoren für Krankheiten (wie z. B. Ernährungsgewohnheiten, ökologische Einflüsse) systematisch zu erfassen sowie die Effizienz von Therapien und deren wirtschaftliche Auswirkungen zu bewerten (z. B. Diabetes-Behandlung in [337]). Eine Übersicht über die Methodik der amerikanischen EBM-Studien auf diesem Gebiet ('Guide to Community Preventive Services') gibt [74].

Gesonderte Vorschriften gelten für die Zulassung von Arzneimitteln. Die Zulassungsvorschriften sind gesetzlich geregelt (Europäische Union [2], Arzneimittelgesetz [12]) und werden durch international nahezu einheitliche De-facto-Standards ergänzt [421, 431]. So schreibt beispielsweise die amerikanische Food and Drug Association (FDA) einen detaillierten Prüfprozess vor, der aus mehreren Phasen besteht (Tabelle 2.3). Nach vorklinischen Tests mit Tierversuchen folgt eine dreiphasige Erprobung des neuen Arzneimittels (engl. IND: Investigational New Drug) am Menschen, die bei Erfolg mit der Zulassung des Arzneimittels abschließt. Nach der Zulassung gibt es mit der Phase IV eine kontinuierliche Überwachungsphase, die insbesondere Langzeiteffekte und seltene Nebenwirkungen beobachtet. Zunehmend findet sich auch die Bezeichnung einer Phase V, die den Einsatz eines bereits zugelassenen Arzneimittels für neue Einsatzgebiete behandelt [431]. Bei den jeweiligen Wirksamkeitsstudien handelt es sich meist um kontrollierte und randomisierte Studien gegenüber alternativen Behandlungsformen.

2.2.3 Modellbildung, Simulation, Regelung und Steuerung biologischer Systeme

Problemstellungen bei der Modellbildung, Simulation, Regelung und Steuerung biologischer Systeme lassen sich nach den zu beschreibenden Systemen und den zu untersuchenden systemtheoretischen Fragestellungen einteilen.

Typische Modellbildungsprobleme sind die Beschreibung

- von molekularen Vorgängen (z. B. DNA, Proteine),
- von Zellen und Zellverbänden (z. B. Beschreibung von Zellzyklen, Stoffwechsel in Zellen, Signalübertragung in Nervenzellen),
- von Organen und Organsystemen (z. B. Herz-Kreislauf-System, Atmung, motorisches System mit dem Zusammenwirken von Skelett – Muskulatur und deren nervaler Ansteuerung) sowie

Phase	Erprobung	Zeitraum	Ziele	Erfolgsquoten FDA
-	Tierversuche	einige Monate	Verträglichkeit, Stoffwechsel	-
I	20-100 gesunde Probanden	einige Monate	Verträglichkeit, Stoffwechsel	ca. 70 %
II	100-500 Patienten	einige Monate bis 2 Jahre	Dosisfindung, Wirksamkeit, Verträglichkeit, Interaktionen	ca. 33 %
III	1500-5000 Patienten	1-4 Jahre	wie Phase II, Fokus: Langzeiteffekte, speziellere Indikationen	ca. 25-30 %
IV		nach Zulassung	Langzeiteffekte, speziellere Indikationen, Vergleich mit Konkurrenzprodukten	-

Tabelle 2.3: Arzneimittelzulassung bei der FDA mit durchschnittlichen Erfolgsquoten ab Start der Phase I (nach [421])

- von Individuen und Populationen (z. B. Ausbreitung von Infektionskrankheiten in der Bevölkerung)

(Übersicht siehe z. B. [246]). Eine weitere wichtige Unterteilung bezieht sich darauf, ob das zu erstellende Modell die normalen Wirkungsmechanismen innerhalb einer Art, pathologische Wirkungsmechanismen innerhalb einer bestimmten Gruppe (z. B. bei einer bestimmten Erkrankung) oder die Besonderheiten eines Individuums erfassen soll.

Mögliche Ziele bestehen darin, bisher strukturell unbekannte Ursache-Wirkungs-Mechanismen aufzudecken und qualitativ zu beschreiben sowie strukturell bekannte Ursache-Wirkungs-Mechanismen zu quantifizieren. Bei jedem Modell ist vorher die Frage zu klären, welche Aspekte des biologischen Systems das Modell in welchem Abstraktionsgrad beschreiben soll, sowie welche Ein- und Ausgangsgrößen von Interesse sind. Wichtige systemtheoretische Fragestellungen sind

- das Erlangen eines Grundverständnisses des biologischen Systems, bei dem relevante Eingangs-, Ausgangs- und Zustandsgrößen erst aus einer Vielzahl in Frage kommender Größen identifiziert werden müssen,
- die gezielte Analyse direkter und indirekter Wirkungen von bestimmten äußeren Einflussgrößen (z. B. für eine gezielte Regelung und Steuerung) sowie
- die Erzeugung eines möglichst einfachen Modells, das als Basis für einen nachfolgenden Steuerungs- oder Reglerentwurf bzw. für eine Online-Adaption und -Überwachung benötigt wird.

Ein Vergleich mit den Problemstellungen für klinische Studien zeigt, dass keine klare Trennung zwischen klinischen Studien und Aufgaben der biologischen Modellbildung existiert. Tendenziell geht es bei Modellbildungsproblemen allerdings eher um detailliertere Modelle auf der Basis von algebraischen Gleichungen, Differential- und Differenzengleichungen sowie ereignisdiskreter Beschreibungsmittel (Zustandsgraphen, Petri-Netze), während sich klinische Studien auf die qualitative Beschreibung von Unterschieden zwischen verschiedenen "biologischen Systemen" (wie Patientengruppen) konzentrieren.

Aus systemtheoretischer Sicht besonders interessant sind dabei Zusammenschaltungen einer Vielzahl vergleichsweise einfacher Modelle (z. B. für Stoffwechselvorgänge in Zellen [227]), um komplexe Systeme transparent und gut interpretierbar zu beschreiben. Ebenso wichtig ist der Versuch, Modelle von einer hohen Abstraktionsebene kommend zu verfeinern und so tiefere Einsichten in grundlegende Mechanismen zu gewinnen und umgekehrt (siehe [185, 477] am Beispiel von molekularen Interaktionen und regulatorischen Netzwerken in Zellen).

Jedes entstehende Modell eignet sich für eine nähere simulative Untersuchung, mit der unterschiedliche Experimente (z. B. zur Wirkungsweise äußerer Einflussgrößen, Robustheitsuntersuchung bei veränderlichen Parametern usw.) auf einem Computer ("in silico") durchgeführt werden können. Somit werden patientenbelastende Untersuchungen bzw. Tierversuche vermieden oder zumindest reduziert und zusätzliche Informationen über die untersuchten Systeme generiert.

Der hier verwendete Begriff der Regelung und Steuerung fasst unterschiedliche Problemstellungen zusammen. Bei Geräten in der Intensivmedizin oder bei Prothesen entstehen meist "klassische" Regelkreise. Bei einigen Problemstellungen (z. B. Prothesen) geht es hauptsächlich um den patientenindividuellen Entwurf von unterlagerten Steuerungen, weil keine oder nur eingeschränkte sensorische Möglichkeiten zur Verfügung stehen. Der Mensch übernimmt dann überlagerte Regelungen selbst.

Beispiel: Menschliche Bewegungen entstehen aus dem Zusammenwirken von reflex-, programmgesteuerten und geplanten Bewegungskomponenten [402], wobei der motorische Kortex, der Hirnstamm und das Rückenmark beteiligt sind. Alle Bewegungen sind durch eine Vielzahl sich gegenseitig beeinflussender neuronaler "Regelkreise" und ereignisdiskreter Aktionen gekennzeichnet. Obwohl einige Prinzipien der Abläufe bei der Bewegungsplanung und -ausführung bekannt sind, liegt bisher kein detailliertes Modell des Zusammenwirkens der verschiedenen Komponenten vor.

Beim Einsatz von Neuroprothesen [15] werden gestörte und verloren gegangene neuronale Strukturen und Funktionen moduliert, überbrückt bzw. ersetzt. Bei Neuroprothesen für Bewegungen werden Muskel-, Nerven- oder Hirnsignale durch geeignete Sensoren erfasst (Bild 2.1). Dabei zwei Anwendungsfälle zu unterscheiden [299]:

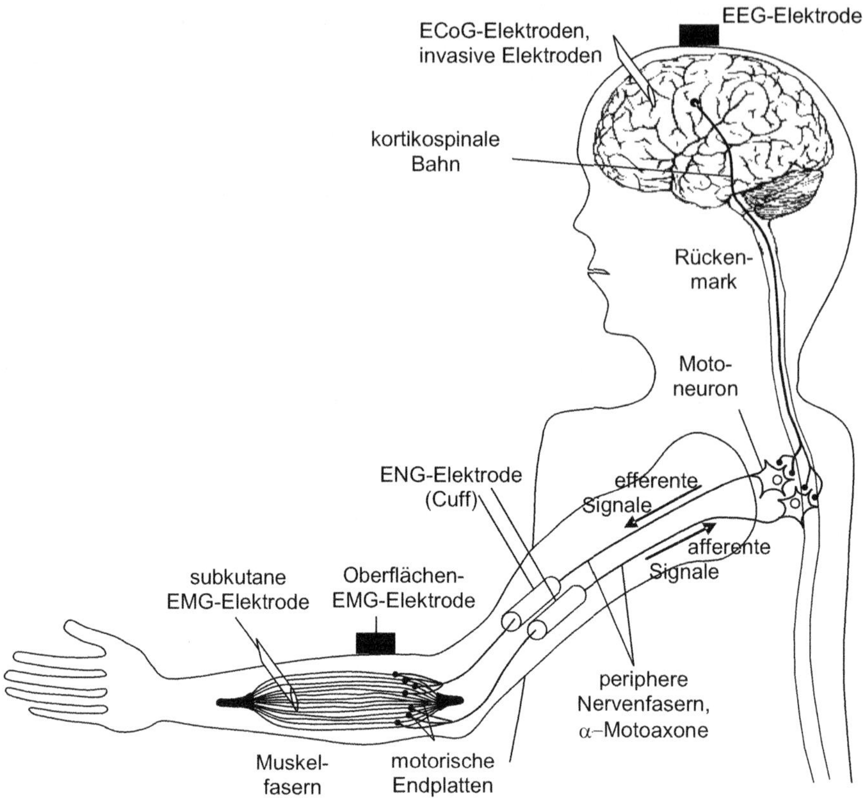

Bild 2.1: Möglichkeiten zur Erfassung bioelektrischer Signale [299], EMG: Elektromyographie, ENG: Elektroneurographie, EEG: oberflächliche Elektroencephalographie, ECoG: invasive Elektrokortikographie

1. Eine technische Prothese agiert als Aktor (z. B. Handprothese, Exoskelett, Bild 2.2a).
2. Die Neuroprothese überbrückt eine nicht funktionsfähige Strecke im Nervensystem, der eigentliche Aktor ist wieder ein biologisches System (z. B. die gelähmte Hand bei Querschnittgelähmten, siehe Bild 2.2b).

Bei anderen Neuroprothesen agiert eine technische Prothese lediglich als Sensor und leitet Informationen in das Zentrale Nervensystem weiter (z. B. Retina-Implantat, Cochlea-Implantat). Umfassende Übersichten über den Entwicklungsstand von Neuroprothesen geben z. B. [257, 323, 347, 436].

Eine Neuroprothese weist bis zu vier verschiedene Schnittstellen zum Nervensystem auf:

- Ableitung von Efferenzen (AE, vom Zentralnervensystem in Richtung Peripherie) zum Erfassen von Bewegungsabsichten (Sensor, unbedingt notwendig für Anwendungsfall 1 und 2),
- Stimulation von Efferenzen (SE) zum Stimulieren peripherer Nerven und der durch sie enervierten Muskeln (Aktor, unbedingt notwendig für Anwendungsfall 2),

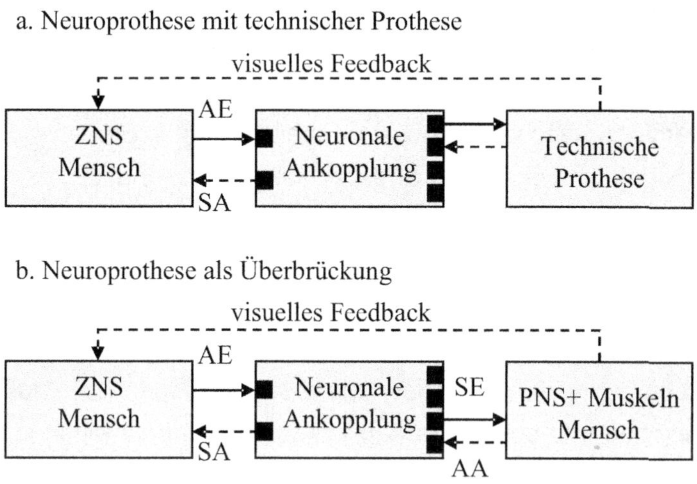

Bild 2.2: Strukturen beim Einsatz von Neuroprothesen: a. mit einer technischen Prothese, b. als Überbrückung neuronaler Strukturen, Abkürzungen: zentrales und peripheres Nervensystem (ZNS, PNS), Ableitung von Efferenzen (AE) oder Afferenzen (AA), Stimulation von Efferenzen (SE) oder Afferenzen (SA)

- Ableitung von Afferenzen (AA, von der Peripherie in Richtung Zentralnervensystem) zur Erfassung peripherer sensorischer Rückmeldungen (Sensor, wünschenswert für Anwendungsfall 2) und
- Stimulation von Afferenzen (SA) zum Einkoppeln von Informationen über den Prothesen- oder Umweltzustand in das zentrale Nervensystem (Aktor, wünschenswert für Anwendungsfall 1 und 2).

Ein Modell muss aus den abgeleiteten Efferenzen (Hirn-, Nerven- oder Muskelsignalen) Bewegungsabsichten erkennen und für eine Regelung oder Steuerung aufbereiten. Auf deren Anwendung für Muskel- und Hirnsignale wird später in Kapitel 7 eingegangen. Ein Beispiel für Nervensignale findet sich in [464] für erste Ergebnisse im Humanversuch mit Nadelelektroden. Ebenso wichtig ist eine Modellbildung bei der Ableitung von Afferenzen, um noch funktionsfähige körpereigene Sensoren einzubinden (erste Ergebnisse im Humanversuch in [27, 425] zur Erkennung des Bodenkontaktes des Fußes oder beim Greifen [187], Tierversuche zur selektiven Ableitung z. B. in [233, 299, 378]). Durch Nerven laufen viele parallele Informationen in beiden Richtungen, deren Erfassbarkeit und Zuordnung in jedem Fall stark vom Patienten und dem genauen Einbauort des Sensors abhängt. Ähnliche Probleme stellen sich für die modellbasierte Einstellung von Stimulationsmustern für die funktionelle Elektrostimulation. Hier sind Modelle zum Zuordnen von Stimulation und Bewegung (efferente Stimulation, experimentelle Ergebnisse beim Schwein in [413]) bzw. von Stimulation und kognitivem Feedback (afferente Stimulation, Akutversuche beim Menschen in [114]) aufzubauen. ■

Modelle ermöglichen eine vollständige oder teilweise Simulation des geschlossenen Regelkreises und unterstützen den Regler- und Steuerungsentwurf. Andere Wirkungsmechanismen (z. B. bei der Verabreichung von Medikamenten) entsprechen aus einer systemtheoretischen Sichtweise ebenfalls einer Steuerung, weil mangels geeigneter Sensorik und aus Aufwandsgründen keine unmittelbare automatische Rückkopplung von biologischen Messgrößen stattfindet. In allen genannten Bereichen ist zukünftig eine stärkere Rolle automatisierungstechnischer Ansätze zu erwarten [73].

Ein Modellbildungsproblem ist umso einfacher lösbar und weist umso leichter verständliche Lösungen auf, je besser die zugrundeliegenden strukturellen biologischen, chemischen und physikalischen Ursache-Wirkungs-Mechanismen bekannt sind. Deswegen sind Modelle anzustreben, die auf etablierten Naturgesetzen (z. B. Bilanzgleichungen – engl. first principles) oder wenigstens auf empirisch gut abgesicherten Zusammenhängen basieren. Dennoch existiert auch eine Vielzahl von Aufgaben, bei denen die zugrundeliegenden Mechanismen noch unbekannt sind. Hier besteht ein erheblicher Bedarf, aus gegebenen Daten Zusammenhänge automatisch zu extrahieren. Eine Übersicht zu so gearteten Fragestellungen und Lösungen findet sich in [17].

2.3 Einsatzpotenziale und Anforderungen für Data-Mining-Verfahren

Offene Fragen bei der Planung klinischer Studien ergeben sich insbesondere bei

- der Festlegung geeigneter Hypothesen für prospektive Studien und
- der Suche nach möglichen Confounding-Effekten.

Bei der Analyse des Studiendesigns fällt auf, dass alle prospektiven Studien eine fixierte Hypothese zu Studienbeginn voraussetzen. Dabei wird an einer kleinen Menge von vorher definierten Merkmalen mit statistischen Methoden geprüft, ob die erwartete Wirkung eintritt. Die Formulierung dieser Hypothesen bleibt bisher meist der klinischen Erfahrung des planenden Arztes überlassen. Hier eröffnet sich ein großes Potenzial für Data-Mining-Verfahren, um für komplexe Problemstellungen bei klinischen Studien relevante Hypothesen automatisiert zu generieren. So gefundene Hypothesen sind dann durch einen Arzt zu verifizieren, um Anregungen für ein nachfolgendes Studiendesign bei prospektiven Studien zu erzeugen.

Viele Studien beruhen auf einfachen Hypothesen. Ein weiteres Einsatzpotenzial von Data-Mining-Verfahren besteht darin, bisher unbekannte multivariate Hypothesen zu formulieren und so einen tieferen Einblick in Wirkungsmechanismen zu eröffnen.

Eine ähnliche Chance bietet die Analyse der Studienergebnisse zur Auffindung von Confounding-Effekten: Beim routinemäßigen univariaten und multivariaten Analysieren[4] aller verfügbaren Merkmale ergeben sich häufig Hinweise auf unerwartete Zusammenhänge. Wenn alle verfügbaren Informationen enthalten sind (auch scheinbar irrelevante wie Identifikationsnummern des behandelnden Arztes, Untersuchungsmonat und -jahr), kann das Auffinden und Interpretieren gefundener Zusammenhänge Hinweise auf zeitliche Abhängigkeiten, Untersucherabhängigkeiten und weitere Einflussgrößen geben. Diese Hinweise sind zwar statistisch kaum belastbar, können aber wiederum bei der Interpretation von Studienergebnissen mit in Betracht gezogen werden.

Bei der biologischen Modellbildung steht die Hypothesensuche nach bislang unbekannten Modellstrukturen für biologische Wirkungsmechanismen im Vordergrund. Data-Mining-Verfahren dienen hier hauptsächlich der Auswertung von Experimenten, wenn bisher keine fundierten biologischen, chemischen und physikalischen Ursache-Wirkungs-Mechanismen bekannt sind. Bei einem modellbasierten patientenindividuellen Entwurf von Regelungen und Steuerungen steht aus Effektivitätsgründen eine möglichst vollständige Automatisierung des Entwurfsprozesses von Modell und Regelung bzw. Steuerung im Vordergrund.

Eine langfristige Perspektive ist die Auswertung medizinischer und biologischer Literaturdatenbanken mit Textmining-Verfahren [64, 76]. Ein erfolgreicher Einsatz hängt von einem geeigneten Umgang mit unterschiedlichen Begriffen und Taxonomien und einer zumindest ansatzweise vorhandenen semantischen Analyse ab.

Zusammenfassend bietet die Entdeckung bisher unbekannter Zusammenhänge aus unterschiedlichen Datenquellen und dessen Formulierung als (durch statistische Verfahren) nachprüfbare Hypothese das vielversprechendste Einsatzpotenzial von Data-Mining-Verfahren in medizinischen und medizintechnischen Anwendungen.

Prinzipiell eignen sich Data-Mining-Verfahren für beliebige Problemstellungen. Dennoch treten bei vielen medizinischen Problemstellungen einige Besonderheiten auf, mit denen sie sich von den meisten technischen oder betriebswirtschaftlichen Problemen unterscheiden (siehe z. B. [18, 99, 100, 245]):

- Datensätze für medizinische Probleme enthalten oft nur geringe Datentupelzahlen (Patienten), aber eine hohe Anzahl potenzieller Einflussgrößen. Die zu untersuchenden Datenmengen sind wegen der Analyse von Zeitreihen und Bildern oftmals groß. Diese Eigenschaften erschweren die Anwendung von Data-Mining-Verfahren erheblich, weil die gefundenen Zusammenhänge statistisch nicht ab-

[4] univariat: jede Eingangsgröße separat, multivariat: Kombinationen mehrerer Eingangsgrößen

gesichert sind und die Gefahr besteht, zufällige Gemeinsamkeiten als kausalen Zusammenhang zu deuten.

- Die aufzufindenden Zusammenhänge sind oft nichtlinear, zeitvariant und durch unbekannte, aber relevante Eingangsgrößen gekennzeichnet. Beispielsweise spielen kaum erfassbare subjektive Einflüsse (z. B. Motivation, Angst, Tagesform bei Patienten) oft eine wesentliche Rolle.
- Wichtige Ausgangsgrößen (z. B. Patientenzufriedenheit, Lebensqualität) sind schwer zu quantifizieren.
- Scheinbar homogene Patientengruppen bestehen oft aus heterogenen Subgruppen mit signifikant unterschiedlichen Wirkungsmechanismen. Der Versuch, ein allgemeingültiges Modell für eine solche Patientengruppe zu ermitteln, führt stets zu unbefriedigenden Ergebnissen. Die Ursache dafür ist das Ermitteln eines "mittleren" Modells für alle Subgruppen, was aber in der Regel keine Subgruppe hinreichend beschreibt. Darüber hinaus können einzelne Patienten graduelle Zuordnungen zu mehreren Subgruppen ausweisen.
- Datensätze sind häufig unvollständig, weil bestimmte Merkmale für einige Patienten nicht erhoben wurden.
- Die Möglichkeiten für die aktive Beeinflussung der Versuchsplanung sind gering, weil die Zahl der beeinflussbaren Merkmale vergleichsweise gering ist und weitere Merkmale aus ethischen Gründen nicht beeinflusst werden sollen (z. B. beste Therapieoptionen oder selbst gewählte Lebensumstände für einen Patienten).
- Vorhandenes Expertenwissen ist häufig in verbaler Form gegeben, aber wegen einer stark unterschiedlichen Terminologie und Synonymen schwer auswertbar.
- Die Akzeptanz der Lösung hängt entscheidend von ihrer Interpretierbarkeit ab.
- Die Erhebung und Verwendung von Daten wird durch rechtliche und ethische Vorschriften eingeschränkt. Klinische Daten sind erst nach einer Anonymisierung, der Zustimmung der Ethik-Kommission und der Patienten verfügbar.

Diese Besonderheiten stellen hohe Anforderungen an Auswerteverfahren, insbesondere an die Validierung der Ergebnisse. Ein kritikloses Anwenden von Statistiken führt oftmals zu irreführenden Ergebnissen, weil systematische Fehler (z. B. durch sich ändernde Rahmenbedingungen und Patientengruppen) und zufällige Fehler kaum vermeidbar sind. Eine rein datengetriebene Validierung reicht hier nicht aus. Besser geeignet ist hingegen eine Vorgehensweise, bei der ein Data-Mining-Verfahren zunächst interpretierbare Lösungen und Lösungsverfahren erzeugt. Anschließend erfolgt unter Hinzuziehung von Experten eine umfassende Diskussion zur Hypothesenbildung, was eine Analyse möglicher Fehlerquellen einschließt.

3 Data Mining: Verfahrensübergreifende Begriffe

3.1 Übersicht

Das Ziel dieses Kapitels besteht darin, verfahrensunabhängige Begriffe, Problemstellungen und Bewertungsmaße zusammenzustellen. Dazu werden im Folgenden alle Problemstellungen und Verfahren, die auf die Suche nach unbekannten oder nur teilweise bekannten (strukturellen) Zusammenhängen in großen Datenmengen (engl. KDD: Knowledge Discovery from Databases) zielen, unter dem Begriff Data Mining zusammengefasst. Die bekannteste Definition geht auf Fayyad zurück [133]:

Data mining is a step in the KDD process that consists of applying data analysis and discovery algorithms that produce a particular enumeration of patterns (or models) over the data.

Der Begriff Muster (engl. pattern) beschreibt dabei typische (bedeutungstragende) Ausprägungen von Merkmalen in den Daten. Der Begriff Merkmale (engl. features) bezieht sich hierbei auf eine Definition im engeren Sinne für diejenigen Eingangsgrößen, die für die jeweilige Problemstellung relevant sind. In dieser Arbeit wird der Begriff im weiteren Sinne verwendet, bei der jede Eingangsgröße als (potenzielles) Merkmal betrachtet wird, das zur Lösung einer Problemstellung möglicherweise beiträgt.

In der Literatur gibt es allerdings unterschiedliche Definitionen. Neuere Sichtweisen fassen den Begriff weiter und beziehen den kompletten Prozess der Wissensentdeckung aus Datenbanken ein. Hier wird oftmals die originale Fayyad-Definition (ebenfalls aus [133])

KDD is the nontrivial process of identifying valid, novel, potentially useful, and ultimately understandable patterns in data.

als Data-Mining-Definition verwendet. Diese Definition bezieht Schritte zur Datentupelselektion, -vorverarbeitung, -transformation sowie zur Interpretation und Evaluierung explizit mit ein. In diesem Buch wird der Begriff in der allgemeineren Sicht verwendet.

Ausgangspunkt jedes Data-Mining-Verfahrens sind ein oder mehrere Datensätze, deren interne Strukturen und Bezeichnungen in Abschnitt 3.2 erläutert werden. Danach schließt sich Abschnitt 3.3 an, der verschiedene Problemstellungen anhand ihrer unterschiedlichen Ein- und Ausgangsgrößen einteilt. Die Datensätze können

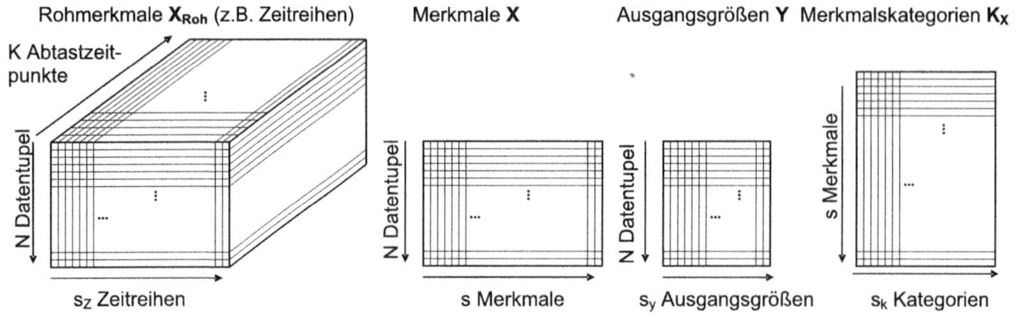

Bild 3.1: Veranschaulichung der Datenstrukturen in einem Lerndatensatz (nach [258])

verschiedene Arten von Informationsdefiziten und Ungewissheiten enthalten, die die Auswertung beeinflussen (Abschnitt 3.4). Im Anschluss werden diejenigen Bewertungsmaße eingeführt, die in verschiedenen Data-Mining-Verfahren verwendet werden (Abschnitt 3.5). Nach einigen grundsätzlichen Bemerkungen zu Optimierungsverfahren (Abschnitt 3.6), die explizit oder implizit bei nahezu allen Data-Mining-Verfahren eine Rolle spielen, folgt ein Überblick über wichtige Validierungstechniken (Abschnitt 3.7). In diesem Kapitel werden nur einige wichtige Bezüge zu medizinischen und medizintechnischen Problemstellungen skizziert. Eine umfassende Diskussion erfolgt in den späteren Kapiteln.

3.2 Daten und Datenstrukturen

Den Ausgangspunkt für datengestützte Analysen bildet ein Lerndatensatz mit $n = 1,\ldots,N$ Datentupeln (engl. samples). Er enthält $l = 1,\ldots,s$ Merkmale $x_l[n]$ und $j = 1,\ldots,s_y$ Ausgangsgrößen $y_j[n]$, die oftmals in einer (N,s)-dimensionalen Matrix $\mathbf{X}$ und einer (N,s_y)-dimensionalen Matrix $\mathbf{Y}$ angeordnet sind (Bild 3.1). Probleme mit mehrdimensionalen Ausgangsgrößen $s_y > 1$ werden im Folgenden meist in mehrere separate Probleme mit nur einer Ausgangsgröße y dekomponiert (N-dimensionaler Vektor $\mathbf{y}$). Auf spezifische Unterschiede bei Problemstellungen mit mehreren Ausgangsgrößen wird jeweils gezielt hingewiesen. Somit ergeben sich die folgenden Matrizen und Vektoren:

$$\mathbf{X} = \begin{pmatrix} x_1[1] & \cdots & x_s[1] \\ \vdots & \ddots & \vdots \\ x_1[N] & \cdots & x_s[N] \end{pmatrix}, \mathbf{Y} = \begin{pmatrix} y_1[1] & \cdots & y_{s_y}[1] \\ \vdots & \ddots & \vdots \\ y_1[N] & \cdots & y_{s_y}[N] \end{pmatrix} \text{ bzw. } \mathbf{y} = \begin{pmatrix} y[1] \\ \vdots \\ y[N] \end{pmatrix}. \quad (3.1)$$

Merkmale lassen sich in nominale (Synonym: kategorische), ordinale, intervallskalierte und rationalskalierte (Synonym: verhältnisskalierte) Merkmale einteilen. Nominale Merkmale unterliegen keiner Ordnungsrelation (größer als, kleiner als) (z. B. Geschlecht: männlich oder weiblich). Diese Ordnungsrelation existiert bei ordinalen Merkmalen (z. B. Größe mit Werten wie sehr klein, klein, mittel und groß). Die Rangnummern solcher Werte sagen aber noch nichts über die Semantik der Abstände aus. Wenn alle Abstände zwischen aufeinanderfolgenden Werten gleich sind, handelt es sich um intervallskalierte Merkmale (z. B. Temperatur in [°C]). Bei rationalskalierten Werten gibt es noch zusätzlich einen natürlichen Nullpunkt (z. B. Größe in [m], Temperatur in [K]).

Die entsprechenden Skalen werden als Nominalskala, Ordinalskala, Intervallskala und Ratioskala (Synonym: Verhältnisskala) bezeichnet [31]. Nominal- und Ordinalskala sind qualitative Skalen, Intervall- und Ratioskala metrische Skalen. Eine Übersicht über zulässige Operationen gibt Tabelle 3.1.

Skalenniveau	Häufigkeiten	Größenvergleich	Median	Mittelwert	Addition/ Subtraktion	Multiplikation/Division
Nominalskala	ja	nein	nein	nein	nein	nein
Ordinalskala	ja	ja	ja	nein	nein	nein
Intervallskala	ja	ja	ja	ja	ja	nein
Ratioskala	ja	ja	ja	ja	ja	ja

Tabelle 3.1: Zulässige Operationen auf verschiedenen Skalenniveaus (nach [31])

Eine weitere Einteilung betrifft wertekontinuierliche (z. B. reellwertige Körpergröße in [m]) oder wertediskrete Merkmale (z. B. groß, mittel, klein). Wertekontinuierliche Merkmale gehören entweder zur Intervall- oder Ratioskala, wertediskrete Merkmale zu einer der vier Skalen. Streng genommen sind auch wertekontinuierliche Merkmale häufig wertediskret gegeben, z. B. wenn die Körpergröße nur als ganzzahliger Wert in Zentimetern existiert.

Die m_l möglichen Werte eines wertediskreten (Synonym: qualitativen) Merkmals x_l werden im Folgenden mit $A_{l,i}, i = 1, \ldots, m_l$ bezeichnet. Für die Ausgangsgröße gelten entsprechende Werte $B_c, c = 1, \ldots, m_y$, die Klassen genannt werden. Die Anzahl der möglichen Werte m_l, m_y kann auch unendlich sein (z. B. bei einer Angabe als natürliche Zahl).

Eine Sonderstellung zwischen wertediskreten und wertekontinuierlichen Merkmalen nehmen unscharfe Merkmale ein, die aus (wertekontinuierlichen) Zugehörigkeitswerten aus dem Intervall $[0, 1]$ zu qualitativen Werten (bzw. Klassen) bestehen (z. B.

bei Größe=1.85 m: Zugehörigkeitswert zur Klasse mittel 0.4, Zugehörigkeitswert zur Klasse groß 0.6). Solche Zuordnungen werden mit Zugehörigkeitswerten $\mu_{A_{l,i}}(x_l)$ für Merkmale bzw. $\mu_{B_c}(y)$ für Ausgangsgrößen bezeichnet.

Zugehörigkeitswerte können ebenso matrizenorientiert dargestellt werden. Somit existiert für einen Lerndatensatz mit N Datentupeln eine (N,m)-dimensionale Matrix

$$\boldsymbol{\mu}_{\mathbf{X}} = \begin{pmatrix} \boldsymbol{\mu}_{\mathbf{x}_1} & \cdots & \boldsymbol{\mu}_{\mathbf{x}_s} \end{pmatrix} = \boldsymbol{\mu}_A(\mathbf{X}) = \begin{pmatrix} \boldsymbol{\mu}_{A_1}(\mathbf{x}_1) & \cdots & \boldsymbol{\mu}_{A_s}(\mathbf{x}_s) \end{pmatrix} \tag{3.2}$$

$$\text{mit } \boldsymbol{\mu}_{A_l}(\mathbf{x}_l) = \begin{pmatrix} \mu_{A_{l,1}}(x_l[1]) & \cdots & \mu_{A_{l,m_l}}(x_l[1]) \\ \vdots & \ddots & \vdots \\ \mu_{A_{l,1}}(x_l[N]) & \cdots & \mu_{A_{l,m_l}}(x_l[N]) \end{pmatrix} \tag{3.3}$$

und $m = \sum_{l=1}^{s} m_l$ für die Merkmale bzw. eine (N, m_y)-dimensionale Matrix

$$\boldsymbol{\mu}_{\mathbf{y}} = \boldsymbol{\mu}_B(\mathbf{y}) = \begin{pmatrix} \mu_{B_1}(y[1]) & \cdots & \mu_{B_{m_y}}(y[1]) \\ \vdots & \ddots & \vdots \\ \mu_{B_1}(y[N]) & \cdots & \mu_{B_{m_y}}(y[N]) \end{pmatrix} \tag{3.4}$$

für eine skalare Ausgangsgröße.

Allerdings lassen sich die Merkmale ineinander umwandeln – z. T. allerdings mit Informationsverlusten und dem Risiko der Anwendung unzulässiger Operationen für die ursprüngliche Skala. So können nominale und ordinale Merkmale als metrische Merkmale kodiert werden (z. B. sehr klein = 1, klein = 2, mittel = 3 und groß = 4; männlich = 0, weiblich = 1). In der entgegengesetzten Richtung können wertekontinuierliche Werte durch Angeben eines Intervalls diskretisiert werden (z. B. groß für Größe > 1.80 m). Die Umwandlungsoperation eines wertekontinuierlichen Merkmals in ein unscharfes Merkmal wird als Fuzzifizierung, die entgegengesetzte Operation als Defuzzifizierung bezeichnet. Der Vorteil solcher Umwandlungen besteht darin, die Methoden für die anderen Problemstellungen zu nutzen und heterogene Datensätze (mit wertediskreten und -kontinuierlichen Merkmalen) mit einheitlichen Methoden zu behandeln.

Merkmale können wiederum selbst zu Klassen gehören, die als Merkmalskategorien ($l_k = 1, \ldots, s_k$) bezeichnet und in eine (s, s_k)-Matrix $\mathbf{K}_{\mathbf{x}}$ geschrieben werden (siehe Bild 3.1 rechts). Die Werte dieser Matrix sind stets binär und geben die Zugehörigkeit eines Merkmals x_l zu einer Merkmalskategorie l_k an. Somit kann eine komplette Taxonomie der Merkmale kodiert werden. Beispiele solcher Merkmalskategorien sind Informationsquellen (z. B. mit Werten wie EKG, Bluttest, EMG, klinische Befragung, MRT-Bild) und unterschiedliche Berechnungsalgorithmen (z. B. mit Werten wie Spektren, Koeffizienten von Autokorrelationsfunktionen usw.). Die Intention

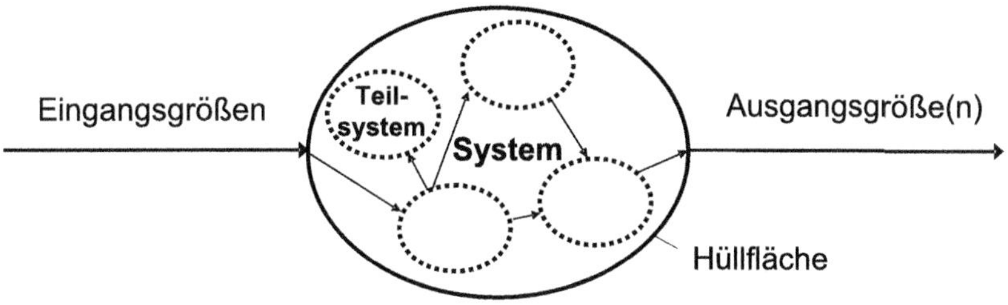

Bild 3.2: System mit Hüllflächen, Teilsystemen, Ein- und Ausgangsgrößen

ist, mit Hilfe dieser Kategorien eine Merkmalsbewertung nach Kriterien wie Messaufwand, -kosten, -zuverlässigkeit, Interpretierbarkeit usw. vorzunehmen (siehe z. B. [258, 260]).

Die Merkmale selbst können wiederum aus s_{Roh} Rohmerkmalen (Matrix $\mathbf{X}_{Roh}$ der Dimension (N, s_{Roh})) hervorgegangen sein. Rohdaten sind u. U. in sich strukturiert (siehe Tabelle 3.2), weil sie aufgrund ihrer Aufzeichnung als Zeitreihe, Bild oder Video interne Zusammenhänge enthalten (vgl. Abschnitt 2.1).

Oftmals gehören mehrere Einzelmerkmale (Anzahl s), Zeitreihen (s_z), Bilder (s_b) oder Videos (s_v) zusammen, weil sie bei einer Messung simultan oder zumindest kurz hintereinander aufgezeichnet werden, so dass sich in dieser Zeit das untersuchte Objekt oder Subjekt nicht signifikant ändert. Beispiele für Zeitreihen sind die Aufzeichnungen mehrerer Sensoren sowie daraus durch Filterung entstehende zusätzliche Zeitreihen. Bei Bildern und Videos sind hier zusätzlich unterschiedliche Farbkanäle (z. B. RGB – Rot, Grün, Blau) zu nennen. Weitere Quellen sind kurz hintereinander folgende Aufzeichnungen mit unterschiedlichen Messparametern (Verstärkungen, Beleuchtung usw.).

Alle geschätzten Größen werden durch ˆ gekennzeichnet. Beispielsweise bezeichnet $\hat{\mathbf{y}}$ eine Schätzung für den Vektor der Ausgangsgröße $\mathbf{y}$.

3.3 Problemstellungen

3.3.1 Systembegriff

Data-Mining-Problemstellungen unterscheiden sich aus methodischer Sicht hauptsächlich durch die Art und die Wertebereiche der gegebenen Eingangsgrößen und gesuchten Ausgangsgrößen. Sie werden im Folgenden durch Operatoren D_i (z. B. D_2: Entwurf einer Klassifikation, D_{2A}: Anwendung einer Klassifikation) formalisiert, um eine abgekürzte Schreibweise zu ermöglichen und die Zuordnung zu erleichtern.

Rohdaten	Dimension	Bestandteile	Anzahl Rohmerkmale
Einzelmerkmale	0-2	$x_l[n]$: $l = 1,\ldots,s$ Einzelmerkmale, $n = 1,\ldots,N$ Datentupel	$s_{Roh} = s$
Zeitreihen	1-3	$x_{ZR,l}[k,n]$: $l = 1,\ldots,s_z$ Zeitreihen, $k = 1,\ldots,K$ Abtastzeitpunkte, $n = 1,\ldots,N$ Datentupel	$s_{Roh} = s_z \cdot K$
Bilder	2-4	$x_{Bild,l}[i_x,i_y,n]$: $l = 1,\ldots,s_b$ Bilder, $i_x = 1,\ldots,I_x$ Bildspalten, $i_y = 1,\ldots,I_y$ Bildzeilen, $n = 1,\ldots,N$ Datentupel	$s_{Roh} = s_b \cdot I_x \cdot I_y$ (Pixel)
3D-Bilder	3-5	$x_{Bild,l}[i_x,i_y,i_z,n]$: $l = 1,\ldots,s_b$ Bilder, $i_x = 1,\ldots,I_x$ Bildspalten, $i_y = 1,\ldots,I_y$ Bildzeilen, $i_z = 1,\ldots,I_z$ Schichten, $n = 1,\ldots,N$ Datentupel	$s_{Roh} = s_b \cdot I_x \cdot I_y \cdot I_z$ (Voxel)
Videobilder	3-5	$x_{Video,l}[i_x,i_y,k,n]$: $l = 1,\ldots,s_v$ Videos, $i_x = 1,\ldots,I_x$ Bildspalten, $i_y = 1,\ldots,I_y$ Bildzeilen, $k = 1,\ldots,K$ Abtastzeitpunkte, $n = 1,\ldots,N$ Datentupel	$s_{Roh} =$ $s_v \cdot I_x \cdot I_y \cdot K$
3D-Videobilder	4-6	$x_{Video,l}[i_x,i_y,i_z,k,n]$: $l = 1,\ldots,s_v$ Videos, $i_x = 1,\ldots,I_x$ Bildspalten, $i_y = 1,\ldots,I_y$ Bildzeilen, $i_z = 1,\ldots,I_z$ Schichten, $k = 1,\ldots,K$ Abtastzeitpunkte, $n = 1,\ldots,N$ Datentupel	$s_{Roh} =$ $s_v \cdot I_x \cdot I_y \cdot I_z \cdot K$

Tabelle 3.2: Datensätze für verschiedene Arten von Rohmerkmalen, die niedrigeren Dimensionszahlen der Datensätze gelten für $s = 1$ bzw. $s_z = 1, s_b = 1, s_v = 1$ (nur ein Einzelmerkmal, eine Zeitreihe, ein Bild, ein Video) sowie ein Datentupel (N=1)

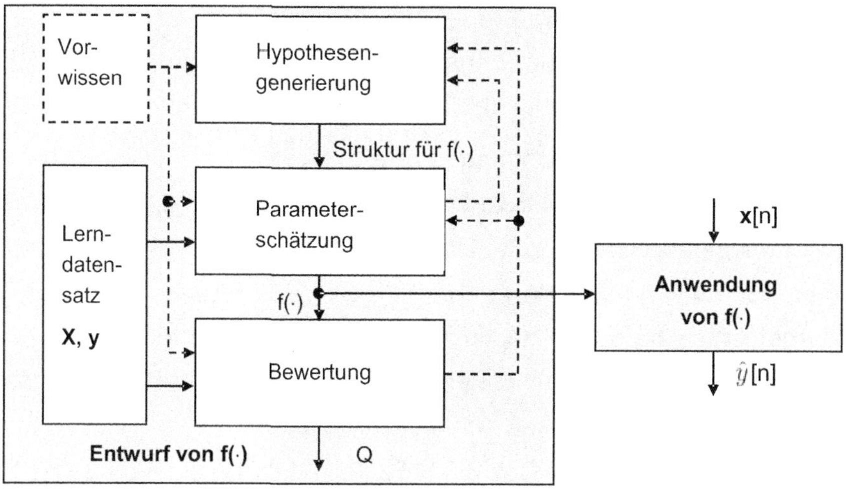

Bild 3.3: Überblick über den prinzipiellen Ablauf beim Entwurfsprozess von Data-Mining-Problemen und der Anwendung der gefundenen Lösungen

Alle folgenden Problemstellungen gehen von einem abstrakten Systembegriff aus. Laut [118] ist ein System (Bild 3.2) eine in einem betrachteten Zusammenhang gegebene Anordnung von Gebilden, die miteinander in Beziehung stehen. Diese Anordnung wird aufgrund bestimmter Vorgaben gegenüber ihrer Umgebung durch eine Hüllfläche abgegrenzt. Durch die Hüllfläche werden Verbindungen des Systems mit seiner Umgebung geschnitten. Die mit diesen Verbindungen übertragenen Eigenschaften und deren Beziehungen untereinander beschreiben das Systemverhalten. Die Gebilde können ihrerseits wieder Systeme sein. Große Systeme können durch das Zusammenfügen kleiner (Teil-) Systeme und kleine Systeme durch Unterteilen großer gebildet werden. In allen hier betrachteten Systemen werden die Verbindungen des Systems mit seiner Umgebung als gerichtete Verbindungen der Umgebung auf das System (Eingangsgrößen) und des Systems auf die Umgebung (Ausgangsgrößen) betrachtet. In einem System existieren u. U. (innere) Zustandsgrößen, aus denen zusammen mit den Eingangsgrößen das Systemverhalten eindeutig bestimmt werden kann. Diese Zustandsgrößen sind nur dann aus bekannten Ein- und Ausgangsgrößen vollständig rekonstruierbar, wenn das System beobachtbar ist.

Beim Entwurf eines Data-Mining-Verfahrens werden funktionelle Abbildungen $f(\cdot)$ als Modell eines Systems gesucht, wobei ein Lerndatensatz mit bekannten Eingangsgrößen und eventuell auch bekannten Ausgangsgrößen gegeben ist.

Funktionelle Abbildungen werden im Folgenden stets durch $(\cdot)$ gekennzeichnet und geben im zugehörigen Symbol die Ausgangsgröße der Funktion an (z. B. $\hat{y}(\cdot)$: Funktion zum Schätzen der Ausgangsgröße y, $d_c(\cdot)$: Distanzfunktion zur Klasse B_c usw.). Außerdem wird die Dimension von Eingangs- und Ausgangsgrößen durch Tiefstellung gekennzeichnet: $\underset{s \to 1}{\hat{y}}(\cdot)$ kennzeichnet beispielsweise eine Funktion zur Abbildung von s Eingangsgrößen auf eine Ausgangsgröße.

Der Entwurf erfolgt meist in drei Schritten durch

- eine Hypothesengenerierung zum Erzeugen einer möglicherweise geeigneten Struktur für den Zusammenhang $f(\cdot)$,
- eine Parameterschätzung zum Bestimmen geeigneter Parameter für $f(\cdot)$ und
- die Bewertung des gefundenen Zusammenhangs durch ein Bewertungsmaß Q, das entweder zu maximieren oder zu minimieren ist.

Einen strukturellen Überblick gibt Bild 3.3. Alle Teilaufgaben sind zunächst getrennt voneinander zu betrachten. In bestimmten Sonderfällen lassen sich die optimalen Parameter direkt aus der geschlossenen lösbaren Minimierung oder Maximierung des Bewertungsmaßes ermitteln. Strukturen werden in der Regel indirekt durch das Bewertungsmaß mit dem besten gefundenen Parametersatz bewertet. In allen Schritten des Entwurfs kann eventuell vorhandenes Vorwissen einbezogen werden.

Je nach Problemstellung ist zwischen prognoseorientierten Problemen (Abschnitt 3.3.2), Merkmalstransformationen als Hilfsverfahren (Abschnitt 3.3.3) und verschiedenen Bewertungsverfahren als Hilfsverfahren (Abschnitt 3.3.4) zu unterscheiden. Bei den korrespondierenden Anwendungen $D_{i\mathrm{A}}$ sind die beim Entwurf ermittelten funktionellen Abbildungen dann gegeben. Diese Unterschiede sollen im Folgenden näher erläutert werden.

3.3.2 Prognoseorientierte Probleme

Je nach der Art von Eingangs- und Ausgangsgrößen ergeben sich unterschiedliche Problemstellungen, zu deren Bearbeitung häufig auch unterschiedliche Algorithmen verwendet werden. Die Tabelle 3.3 erläutert den Entwurf für die Problemstellungen D_i, die korrespondierenden Anwendungen $D_{i\mathrm{A}}$ finden sich in Tabelle 3.4.

Bei der Prognose von Ausgangsgrößen wird im gegebenen Lerndatensatz nach einem Zusammenhang $\hat{y} = f(\mathbf{x})$ gesucht. Eine wichtige Unterscheidung besteht darin, ob für die jeweilige Aufgabe Datentupel mit bekannten Ausgangsgrößen zur Verfügung stehen (überwachtes Lernen, engl. supervised learning) oder nicht (unüberwachtes Lernen, engl. unsupervised learning). Problemstellungen, bei denen nur für einen Teil der Datentupel die Ausgangsgröße bekannt ist, werden als teilüberwachtes Lernen (engl. semi-supervised learning) bezeichnet. Beim überwachten Lernen besteht der Lerndatensatz folglich aus Daten für Ein- und Ausgangsgrößen (z. B. den

Matrizen $\mathbf{X}, \mathbf{y}$ mit einer bekannten Klasseneinteilung in der Klassifikation), beim unüberwachten Lernen nur aus Daten für Eingangsgrößen (z. B. Matrix $\mathbf{X}$ beim Clustering oder Fuzzy-Clustering ohne eine vorgegebene Klasseneinteilung der Ausgangsgröße).

Abb.	Problemstellung	gegeben	gesucht	Bemerkungen
D_1	Regression	$\underset{(N\times s)}{\mathbf{X}}, \underset{(N\times 1)}{\mathbf{y}}$	$\underset{s\to 1}{\hat{y}(\cdot)}$	$x_l[n] \in \mathbb{R}, y[n], \hat{y} \in \mathbb{R}$
D_2	Klassifikation	$\underset{(N\times s)}{\mathbf{X}}, \underset{(N\times 1)}{\mathbf{y}}$	$\underset{s\to 1}{\hat{y}(\cdot)}$	$x_l[n] \in \mathbb{R}$, $y[n], \hat{y} \in \{B_1, \cdots, B_{m_y}\}$
D_3	Fuzzy-Klassifikation	$\underset{(N\times s)}{\mathbf{X}}, \underset{(N\times m_y)}{\boldsymbol{\mu}_\mathbf{y}}$	$\underset{s\to m_y}{\hat{\boldsymbol{\mu}}_B(\cdot)}$	$x_l[n] \in \mathbb{R}$, $\mu_{B_c}, \hat{\mu}_{B_c} \in [0,1]$
D_4	Entscheidungsproblem	$\underset{(N\times s)}{\mathbf{X}}, \underset{(N\times 1)}{\mathbf{y}}$	$\underset{s\to 1}{\hat{y}(\cdot)}$	$x_l[n] \in \{A_{l,1}, \cdots, A_{l,m_l}\}$, $y[n], \hat{y} \in \{B_1, \cdots, B_{m_y}\}$
D_5	statistisches Entscheidungsproblem	$\underset{(N\times m_y)}{\hat{\mathbf{P}}}$	$\underset{m_y\to 1}{\hat{y}(\cdot)}$	$\hat{y} \in \{B_1, \cdots, B_{m_y}\}$, $\hat{P}_c[n] \in [0,1]$
D_6	Klassifikatorfusion	$\underset{(N\times m_y\times N_{Cl})}{\hat{\boldsymbol{\mu}}_\mathbf{y}}$, evtl. $\underset{(N\times s)}{\mathbf{X}}, \underset{(N\times 1)}{\mathbf{y}}$	$\underset{(m_y\times N_c(\times s))\to 1}{\hat{y}(\cdot)}$	$x_l[n] \in \mathbb{R}, \hat{\mu}_{B_c} \in [0,1]$ $y[n], \hat{y} \in \{B_1, \cdots, B_{m_y}\}$
D_7	Clustering	$\underset{(N\times s)}{\mathbf{X}}$, evtl. m_y	$\underset{s\to 1}{\hat{y}(\cdot)}$	$x_l[n] \in \mathbb{R}$, $\hat{y} \in \{B_1, \cdots, B_{m_y}\}$
D_8	Fuzzy-Clustering	$\underset{(N\times s)}{\mathbf{X}}$, evtl. m_y	$\underset{s\to m_y}{\hat{\boldsymbol{\mu}}_B(\cdot)}$	$x_l[n] \in \mathbb{R}, \mu_{B_c} \in [0,1]$
D_9	Distanz (Datentupel zu Klasse B_c)	$\underset{(N_c\times s)}{\mathbf{X}_c}$	$\underset{s\to 1}{d_c(\cdot)}$	$x_l[n] \in \mathbb{R}$ mit $y[n] = B_c$, $d_c \geq 0$
D_{10}	bedingte Verteilungsdichtefunktion für Merkmale	$\underset{(N_c\times s)}{\mathbf{X}_c}$	$\underset{s\to 1}{\hat{p}_c(\cdot)}$	$\hat{p}_c(\mathbf{x}) = \hat{p}(\mathbf{x}\mid y = B_c)$, $x_l[n] \in \mathbb{R}$ mit $y[n] = B_c$, $p_c \in \mathbb{R}, p_c \geq 0$, $\int \hat{p}_c(\mathbf{x})d\mathbf{x} = 1$
D_{11}	bedingte Wahrscheinlichkeit für Ausgangsgröße	$\underset{(N\times s)}{\mathbf{X}}, \underset{(N\times 1)}{\mathbf{y}}$	$\underset{s\to m_y}{\hat{\mathbf{P}}(\cdot)}$	$\hat{P}_c(\mathbf{x}) = \hat{P}(y = B_c\mid\mathbf{x})$, $\hat{P}_c \in [0,1], x_l[n] \in \mathbb{R}$, $y[n] \in \{B_1, \cdots, B_{m_y}\}$, $\sum_{c=1}^{m_y} \hat{P}_c(\mathbf{x}) = 1$ für alle $\mathbf{x}$
D_{12}	A-priori-Wahrscheinlichkeit	$\underset{(N\times 1)}{\mathbf{y}}$	$\underset{(m_y,1)}{\hat{\mathbf{P}}}$	$\hat{P}_c \in [0,1], \sum_{c=1}^{m_y} \hat{P}_c = 1$

Tabelle 3.3: Einteilung der Problemstellungen für den *Entwurf* von Data-Mining-Verfahren (Prognose von Ausgangsgrößen)

Abb.	Problemstellung	gegeben	gesucht	Bemerkungen
D_{1A}	Regression	$\underset{(s\times 1)}{\mathbf{x}[n]}, \underset{s\to 1}{\hat{y}(\cdot)}$ aus D_1	$\underset{(1\times 1)}{\hat{y}[n]}$	
D_{2A}	Klassifikation	$\underset{(s\times 1)}{\mathbf{x}[n]}, \underset{s\to 1}{\hat{y}(\cdot)}$ aus D_2	$\underset{(1\times 1)}{\hat{y}[n]}$	
D_{3A}	Fuzzy-Klassifikation	$\underset{(s\times 1)}{\mathbf{x}[n]}, \underset{s\to m_y}{\hat{\boldsymbol{\mu}}_B(\cdot)}$ aus D_3	$\underset{(m_y\times 1)}{\hat{\boldsymbol{\mu}}_y[n]}$	
D_{4A}	Entscheidungsproblem	$\underset{(s\times 1)}{\mathbf{x}[n]}, \underset{s\to 1}{\hat{y}(\cdot)}$ aus D_4	$\underset{(1\times 1)}{\hat{y}[n]}$	
D_{5A}	statistisches Entscheidungsproblem	$\underset{(m_y\times 1)}{\hat{\mathbf{P}}[n]}, \underset{m_y\to 1}{\hat{y}(\cdot)}$ aus D_5	$\underset{(1\times 1)}{\hat{y}[n]}$	
D_{6A}	Klassifikatorfusion	$\underset{(m_y\times N_{Cl})}{\hat{\boldsymbol{\mu}}_y[n]}$, evtl. $\underset{(s\times 1)}{\mathbf{x}[n]}$, $\underset{(m_y\times N_c(\times s))\to 1}{\hat{y}(\cdot)}$ aus D_6	$\underset{(1\times 1)}{\hat{y}[n]}$	
D_{7A}	Clustering	$\underset{(s\times 1)}{\mathbf{x}[n]}, \underset{s\to 1}{\hat{y}(\cdot)}$ aus D_7	$\underset{(1\times 1)}{\hat{y}[n]}$	
D_{8A}	Fuzzy-Clustering	$\underset{(s\times 1)}{\mathbf{x}[n]}, \underset{s\to m_y}{\hat{\boldsymbol{\mu}}_B(\cdot)}$ aus D_8	$\underset{(m_y\times 1)}{\hat{\boldsymbol{\mu}}_y[n]}$	
D_{13A}	k-Nearest-Neighbor-Problem	$\underset{(N\times s)}{\mathbf{X}}, \underset{(N\times 1)}{\mathbf{y}}, \underset{(s\times 1)}{\mathbf{x}[N+1]}$,	$\underset{(1\times 1)}{\hat{y}[N+1]}$	$x_l[n] \in \mathbb{R}$, $y[n], \hat{y}[N+1] \in \{B_1, \cdots, B_{m_y}\}$
D_{9A}	Distanz (Datentupel zu Klasse B_c)	$\underset{(s\times 1)}{\mathbf{x}[n]}, \underset{s\to 1}{d_c(\cdot)}$	$\underset{(1\times 1)}{d_c[n]}$	
D_{10A}	bedingte Verteilungsdichtefunktion für Merkmale	$\underset{(s\times 1)}{\mathbf{x}[n]}, \underset{s\to 1}{\hat{p}_c(\cdot)}$ aus D_{10}	$\underset{(1\times 1)}{\hat{p}_c[n]}$	
D_{11A}	bedingte Wahrscheinlichkeit für Ausgangsgröße	$\underset{(s\times 1)}{\mathbf{x}[n]}, \underset{s\to m_y}{\hat{\mathbf{P}}(\cdot)}$ aus D_{11}	$\underset{(m_y\times 1)}{\hat{\mathbf{P}}[n]}$	

Tabelle 3.4: Einteilung der Problemstellungen für die *Anwendung* von bereits entworfenen Data-Mining-Verfahren aus Tabelle 3.3 sowie von Distanzberechnungen

Eine **Klassifikation** ist durch wertekontinuierliche Eingangsgrößen (aus der Menge der reellen Zahlen $\mathbb{R}$) und wertediskrete Ausgangsgrößen gekennzeichnet. Bei strukturierten Merkmalen (z. B. Zeitreihen und Bildern) ist besonders darauf zu achten, worauf sich eine Klassenzuordnung bezieht (z. B. einzelne Abtastzeitpunkte oder ganze Zeitreihen, vgl. Diskussion in Abschnitt 4.5).

Statt einer wertediskreten Ausgangsgröße $\hat{y}$ können aber auch ihre bedingten Wahrscheinlichkeiten im Eingangsraum

$$\hat{\mathbf{P}}(y|\mathbf{x}) = \left(\hat{P}(y = B_1|\mathbf{x}) \quad \dots \quad \hat{P}(y = B_{m_y}|\mathbf{x})\right)^T \tag{3.5}$$

in Vorbereitung eines **statistischen Entscheidungsproblems** oder im Rahmen einer **Fuzzy-Klassifikation** ihre unscharfen Klassenzugehörigkeiten

$$\hat{\boldsymbol{\mu}}_y = \hat{\boldsymbol{\mu}}_B(\mathbf{x}) = \left(\hat{\mu}_{B_1}(\mathbf{x}) \ldots \; \hat{\mu}_{B_{m_y}}(\mathbf{x})\right)^T = \left(\hat{\mu}(y = B_1|\mathbf{x}) \ldots \; \hat{\mu}(y = B_{m_y}|\mathbf{x})\right)^T \tag{3.6}$$

geschätzt werden.

Die unscharfen Klassenzugehörigkeiten $\hat{\mu}_{B_c}$ können oftmals als Wahrscheinlichkeiten interpretiert werden, dass ein Datentupel zu einer Klasse gehört (probabilistische Interpretation, z. B. Patient mit Krankheit ja oder nein). Wenn hingegen eine graduelle Zugehörigkeit eines Datentupels zu mehreren Klassen vorliegt (z. B. Patient mit graduellen Symptomen einer Krankheit), handelt es sich um eine possibilistische Interpretation.

Die Schätzung erfolgt meist indirekt über die separate Schätzung der Verteilungsdichtefunktion der Merkmale $\hat{p}_c(\mathbf{x}) = \hat{p}(\mathbf{x}|y = B_c)$ für jede Klasse der Ausgangsgröße im Eingangsraum.

Verschiedene Dekompositionstechniken beruhen darauf, mehrere Klassifikatoren ($n_{Cl} = 1, \ldots, N_{Cl}$) zu berechnen sowie deren Ergebnisse durch eine **Klassifikatorfusion** zusammenzuführen (engl. voting). Das kann durch

- eine Dekomposition in mehrere 2-Klassen-Probleme,
- das Abspalten von Datentupeln,
- strukturell unterschiedliche Lösungsansätze und bzw. oder
- modifizierte Lerndatensätze (Verfahrensvergleich in [117])

erfolgen.

Bei Problemen mit mehr als zwei Klassen kommt es vor, dass die Lösung des Klassifikationsproblems in einem Verarbeitungsschritt (Polychotomie) nicht möglich ist oder zu unbefriedigenden Resultaten führt. Mögliche Ursachen sind u. a. Klassifikatoren, die nur 2-Klassen-Probleme unterstützen (z. B. Support-Vektor-Maschine), oder bestimmte Verteilungsfunktionen der Klassen, bei denen sich verschiedene Klassenpaare in unterschiedlichen Merkmalen unterscheiden. Eine Dekomposition in mehrere 2-Klassen-Probleme (Dichotomie) ergibt oft bessere Resultate (siehe z. B. Übersichten in [154, 278, 279, 368]).

Die 2-Klassen-Probleme entstehen durch

- einen paarweisen Vergleich von Klassen B_c gegen B_j (engl. one-against-one) oder
- durch einen Vergleich einer Klasse B_c gegen die ODER-Verknüpfung aller Klassen $\overline{B_c}$ (engl. one-against-all).

Eine elegante Technik zur Untersuchung solcher speziellen Teilprobleme (z. B. Trennen zweier Ausgangsklassen in einem Mehrklassenproblem) oder zum Aufbau von hierarchischen Klassifikatoren sind Datentupelselektionen, weil so keine neuen Lerndatensätze erzeugt werden müssen (siehe Beispiel später in Abschnitt 6.2.3).

Andere Zerlegungen mit einer Extraktion von Datensubgruppen werden auch als Teile-und-Herrsche-Algorithmen bezeichnet (engl. Separate-and-Conquer, Divide-and-Conquer [141]). Ein Beispiel hierfür ist das Abspalten bestimmter Datentupel mit einer eindeutigen Klassenzuordnung in der Ausgangsgröße. Hierbei werden aber nicht unbedingt alle Datentupel einer Klasse abgetrennt. Dieses Vorgehen eignet sich besonders dann, wenn eine Klasse der Ausgangsgröße aus mehreren Subgruppen besteht.

Bei strukturell unterschiedlichen Lösungsansätzen werden zunächst verschiedene Klassifikatoren entworfen (z. B. mit einem Fuzzy-Klassifikator und einer Support-Vektor-Maschine), die für jedes Datentupel n jeweils separate unscharfe Klassenzugehörigkeiten $\hat{\mu}_{B_c}[n, n_{Cl}]$ schätzen.

Eine mögliche Variante zur Erzeugung modifizierter Lerndatensätze ist das sogenannte Bagging (Abkürzung für bootstrap aggregating) [68], das mit Hilfe der Bootstrap-Methode verschiedene Lerndatensätze mit mehrfach auftretenden Datentupeln erzeugt (siehe Abschnitt 3.7). Alternativ dazu generiert das sogenannte Boosting [138] in einem iterativen Vorgehen neue Lerndatensätze, indem es Datentupel mit einer schlechten Bewertung mit höheren Wichtungsfaktoren versieht bzw. diese beim Ziehen mit einem Bootstrap-Verfahren bevorzugt. Somit führen auch strukturgleiche Data-Mining-Verfahren zu unterschiedlichen Lösungen, die nachfolgend fusioniert werden.

Aus allen so entstandenen Teillösungen wird durch einen Fusions- oder Selektionsmechanismus eine Schätzung für die Ausgangsgröße ermittelt (Bild 3.4). Ein mögliches Verfahren ist die Entscheidung zugunsten der Klasse mit der höchsten durchschnittlichen Zugehörigkeit über alle Klassifikatoren

$$\hat{y}[n] = B_c \text{ mit } B_c = \mathrm{argmax}_{B_c} \frac{1}{N_{Cl}} \sum_{n_{Cl}=1}^{N_{Cl}} \hat{\mu}_{B_c}[n, n_{Cl}]. \quad (3.7)$$

Bei scharfen Werten für $\hat{\mu}_{B_c}[n, n_{Cl}] \in \{0, 1\}$ entspricht dieses Vorgehen einer Mehrheitsentscheidung (engl. majority voting). Andere Verfahren verwenden ein endgültiges Auswählen oder Verwerfen (KO-Verfahren) einzelner Klassen pro Teillösung.

Zusätzlich können die Eingangsgrößen in die Entscheidung einbezogen werden, z. B. indem derjenige Klassifikator ausgewählt oder durch eine Wichtung besonders bevorzugt wird, der sich in einem bestimmten Einzugsgebiet der Eingangsgrößen durch eine hohe Zuverlässigkeit auszeichnet. Eine umfangreiche Übersicht über verschiedene Methoden findet sich in [237]. Bei bestimmten zeitvarianten Problemen

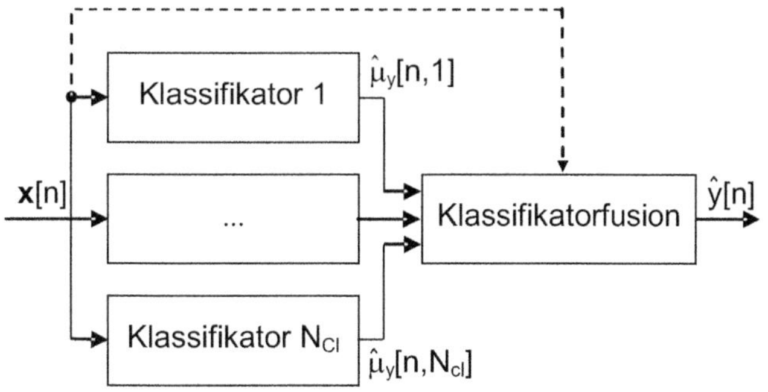

Bild 3.4: Struktur einer Klassifikatorfusion

erfolgt eine Wichtung der Entscheidung in Abhängigkeit vom Abtastzeitpunkt einer Zeitreihe (siehe [81, 116] für eine Übersicht). Dann resultiert eine Entscheidung für eine Zeitreihe aus der Fusion von Entscheidungen über alle betrachteten Abtastzeitpunkte.

Ein **Clustering** ähnelt einer Klassifikation, allerdings sind die Ausgangsgrößen beim Entwurf zunächst unbekannt. Hier werden Datentupel nach ihrer Ähnlichkeit zu Klassen zugeordnet. Ist diese Zuordnung graduell, handelt es sich um ein **Fuzzy-Clustering**.

Im Gegensatz zu einer Klassifikation weist eine **Regression** wertekontinuierliche Ein- und Ausgangsgrößen auf. Regressionsprobleme gehen von einer exakt zutreffenden Modellstruktur aus und betrachten Abweichungen als zufällige Störungen. Hingegen basieren Approximationsprobleme auf von der Realität abweichenden (meist vereinfachten) Modellstrukturen ohne signifikante Störungen [145]. Approgressionsprobleme lassen sowohl strukturelle Modellabweichungen als auch Störungen zu. Da sich die entsprechenden Algorithmen eher in ihrer Herleitung und Interpretation als in der Anwendung unterscheiden, werden entsprechende Problemstellungen im Folgenden stets als Regressionsprobleme bezeichnet. Ähnliche Dekompositionstechniken wie bei einer Klassifikatorfusion finden sich auch bei Regressionsproblemen, wenn eine übergeordnete Komponente (z. B. eine baumbasierte Struktur) einfachere lokal gültige Teilmodelle (z. B. lineare Teilmodelle) zusammenfügt.

Entscheidungsprobleme zeichnen sich durch wertediskrete Ein- und Ausgangsgrößen aus. In der Entscheidungstheorie wird häufig der Bezeichner $d(\cdot)$ für die Entscheidungsfunktion verwendet. Zum Erhalt der Einheitlichkeit wird in dieser Arbeit aber ebenfalls die Ausgangsgröße $\hat{y}(\cdot)$ benutzt.

Bei allen genannten Verfahren gibt es **Varianten mit Rückweisung**, bei denen sowohl in der Entwurfs- als auch in der Anwendungsphase bestimmte Datentupel gar

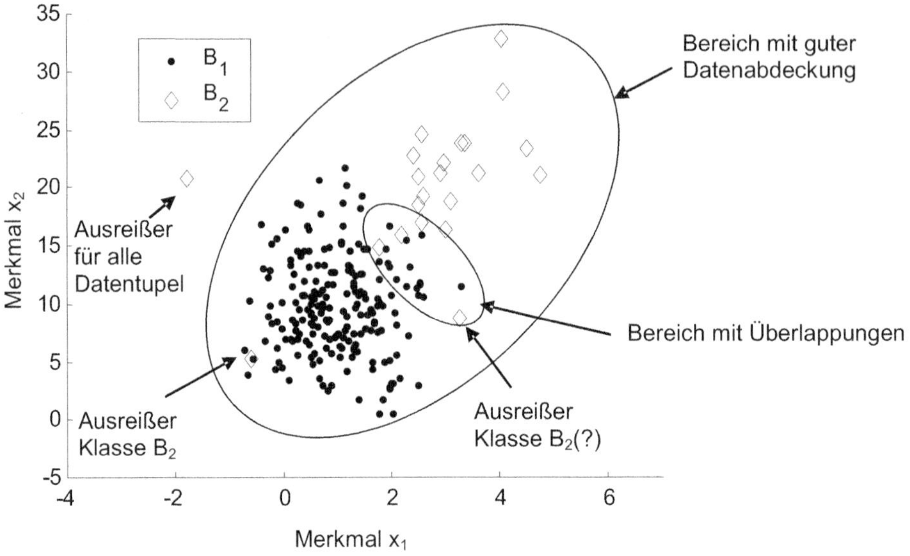

Bild 3.5: Mögliche Ursachen für Rückweisungen in einem 2-Klassen-Problem: Ausreißer und Überlappungen

nicht oder nur anteilig berücksichtigt werden. In der Anwendungsphase wird somit eine Information wie "Keine Entscheidung möglich" ausgegeben, wonach beispielsweise eine manuelle Entscheidung getroffen werden kann. Rückweisungen lassen sich als Datentupelselektion interpretieren. Die Hauptursache für eine Rückweisung sind Ausreißer, die sowohl beim Entwurf als auch bei der Anwendung ausgeschlossen werden müssen. Bei Klassifikationsproblemen ist noch zu unterscheiden, ob es sich lediglich um Ausreißer in Bezug auf eine bestimmte Klasse oder in Bezug auf alle Datentupel handelt (Bild 3.5). Entsprechende Algorithmen zur Rückweisung werten in der Regel die minimalen Abstände zu anderen Datentupeln oder repräsentativen Kenngrößen von Klassen im Lerndatensatz aus. Bei der Anwendung von Klassifikationsproblemen ist es häufig noch sinnvoll, die Datentupel zurückzuweisen, die wegen einer Überlappung der Klassen im Merkmalsraum zu mehreren Klassen gehören können und so keine sichere Entscheidung ermöglichen (Bild 3.5).

Verfahren zur Schätzung der **Distanz**, der **bedingten Verteilungsdichtefunktion für Merkmale**, der **bedingten Wahrscheinlichkeit für die Ausgangsgröße** und der **A-priori-Wahrscheinlichkeit** der Ausgangsgröße dienen als Hilfsverfahren.

Bei der Anwendung D_{iA} der so entworfenen Verfahren ist in der Regel ein Datentupel n mit bekannten Eingangsgrößen $\mathbf{x}[n]$ und unbekannter Ausgangsgröße $y[n]$ sowie die aus dem Entwurfsprozess stammende funktionelle Abbildung $f(\cdot)$ als Modell gegeben. Die Auswertung von Testdatensätzen mit mehreren Datentupeln erfolgt durch sukzessives Abarbeiten dieser Datentupel, ohne dass diese sich untereinander beeinflussen. Einen Sonderfall stellt das **k-Nearest-Neighbor-Problem** dar, bei dem kein expliziter Entwurfsprozess stattfindet. Stattdessen wird der komplette Lerndatensatz mit N Datentupeln gespeichert und ein Datentupel mit bekanntem $\mathbf{x}[N+1]$ der gesuchten Ausgangsgröße $\hat{y}_{N+1}$ zugeordnet. Weitere Sonderfälle sind Distanzen zwischen zwei Datentupeln, bei denen die Distanzfunktion $d(\cdot)$ nicht entworfen, sondern a priori festgelegt wird.

3.3.3 Merkmalstransformationen als Hilfsverfahren

Merkmale können durch unterschiedliche Problemstellungen von einem Merkmalsraum in einen anderen abgebildet werden (siehe Tabelle 3.5 für den Entwurf und Tabelle 3.6 für die Anwendung):

- **Merkmalsextraktion**: Aus hochdimensionalen Merkmalsräumen mit s_{Roh} Rohmerkmalen wie Zeitreihen oder Bildern werden meist niederdimensionale Räume mit s Merkmalen generiert.
- **Merkmalstransformation** (Synonym: Merkmalsaggregation): Aus einem Merkmalsraum mit s Merkmalen wird durch die Abbildung $\mathbf{x}_{Trans}(\cdot)$ ein (meist) niederdimensionaler Merkmalsraum mit s_d Merkmalen gebildet. Bei einer linearen Merkmalstransformation gilt

$$\underset{(N\times s_d)}{\mathbf{X}_{Trans}(\mathbf{X})} = \underset{(N\times s)}{\mathbf{X}} \cdot \underset{(s\times s_d)}{\mathbf{A}}, \tag{3.8}$$

  wobei die Matrix $\mathbf{A}$ wie die beiden anderen Matrizen nur reellwertige Elemente enthält.
- **Merkmalsselektion**: Aus einem hochdimensionalen Merkmalsraum mit s Merkmalen wird durch Auswahl von s_m Merkmalen ein niederdimensionaler Merkmalsraum gebildet. Formal lässt sich die Merkmalsselektion als Spezialfall der linearen Merkmalstransformation auffassen, wobei die Matrix $\mathbf{A}$ eine Nullmatrix mit Ausnahme der auszuwählenden Merkmale in einer Indexmenge $\mathbb{I}$ (Elemente: $\mathbb{I}_l, l = 1,\ldots,s_m$) darstellt:

$$\underset{(N\times s_m)}{\mathbf{X}_{\mathbb{I}}} = \underset{(N\times s)}{\mathbf{X}} \cdot \underset{(s\times s_m)}{\mathbf{A}} \text{ mit } x_{Trans,l}[n] = x_{\mathbb{I}_l}[n], a_{\mathbb{I}_l,l} = 1. \tag{3.9}$$

Auch hier sind die Grenzen fließend: Merkmalsextraktion und -transformation sind strukturell identisch, unterscheiden sich aber häufig in den eingesetzten Methoden und Intentionen. Zudem ist die Merkmalsextraktion häufig zunächst unüberwacht. Die Merkmalsselektion ist ein Sonderfall der linearen Merkmalstransformation, die wiederum einen Sonderfall der Merkmalstransformation darstellt.

Der **Entwurf von Zugehörigkeitsfunktionen** (siehe Abschnitt 5.5.2) kann streng genommen als Sonderfall der Merkmalstransformation interpretiert werden, bei dem ein Merkmal bei der **Fuzzifizierung** in m_l neue Merkmale mit den entsprechenden Zugehörigkeiten konvertiert wird. Beim **Entwurf von Diskretisierungsvorschriften** entsteht eine Umwandlungsvorschrift (**Diskretisierung**) von reellwertigen in wertediskrete Merkmale. In allen genannten Problemstellungen gibt es überwachte und unüberwachte Varianten.

Abb.	Problemstellung	gegeben	gesucht	Bemerkungen
D_{14}	Merkmalsextraktion (statisch)	$\underset{(N\times s_{Roh})}{\mathbf{X}_{Roh}}$	$\underset{s_{Roh}\to s}{\mathbf{x}(\cdot)}$	
D_{15}	Merkmalsextraktion (dynamisch)	$\underset{(K\times s_z)}{\mathbf{X}_{Roh}}, \underset{(K\times s_y)}{\mathbf{y}_{Roh}}$	$\underset{(s_{dx}\times s_{dy})\to s}{\mathbf{x}(\cdot,\cdot)}$	
D_{16}	Merkmals-transformation	$\underset{(N\times s)}{\mathbf{X}}, \underset{(N\times 1)}{\mathbf{y}}$	$\underset{s\to s_d}{\mathbf{x}_{Trans}(\cdot)}$	
D_{17}	Merkmals-transformation (linear)	$\underset{(N\times s)}{\mathbf{X}}, \underset{(N\times 1)}{\mathbf{y}}$	$\underset{(s\times s_d)}{\mathbf{A}}$	$a_{i,j}\in\mathbb{R}$, Spezialfall von D_{16}: $\mathbf{x}^T_{Trans}(\mathbf{x}) = \mathbf{x}^T\cdot\mathbf{A}$
D_{18}	Merkmalsselektion	$\underset{(N\times s)}{\mathbf{X}}, \underset{(N\times 1)}{\mathbf{y}}$	$\mathbb{I}$	$\mathrm{card}(\mathbb{I}) = s_m$, Spezialfall von D_{17} mit $a_{i,j}\in\{0,1\}, s_d = s_m$, $\mathbf{1}^T_s\cdot\mathbf{a}_j = 1$
D_{19}	Entwurf Zugehörigkeits-funktionen	$\underset{(N\times 1)}{\mathbf{x}_l}$, $\underset{(N\times m_y)}{\boldsymbol{\mu}_{\mathbf{y}}}$ (evtl.)	$\underset{1\to m_l}{\boldsymbol{\mu}_{A_l}(\cdot)}$	$x_l[n]\in\mathbb{R}, \mu_{A_{l,i}}\in[0,1]$
D_{20}	Entwurf Diskretisierungs-vorschrift	$\underset{(N\times 1)}{\mathbf{x}_l}$, $\underset{(N\times m_y)}{\boldsymbol{\mu}_{\mathbf{y}}}$ (evtl.)	$\underset{1\to m_l}{\boldsymbol{\mu}_{A_l}(\cdot)}$ bzw. $x_{Dis,l}(\cdot)$	$x_l[n]\in\mathbb{R}, \mu_{A_{l,i}}\in\{0,1\}$ bzw. $x_{Dis,l}\in\{A_{l,1},\cdots,A_{l,m_l}\}$
D_{21}	Datentupel-modifikation	$\underset{(N\times s)}{\mathbf{X}}, \underset{(N\times 1)}{\mathbf{y}}$	$\underset{(s\to s)}{\mathbf{f}_{mod}(\cdot)}$	
D_{22}	Datentupelselektion	$\underset{(N\times s)}{\mathbf{X}}, \underset{(N\times 1)}{\mathbf{y}}$	$\underset{(N_{mod},s)}{\mathbf{X}_{mod}(\cdot)}$	$N_{mod} < N, \mathbf{x}^T_{\mathbb{I}_i} = \mathbf{x}^T_{mod,i}$

Tabelle 3.5: Einteilung der Problemstellungen für den *Entwurf* von Data-Mining-Verfahren (Merkmals- und Datentupeltransformationen)

Anmerkungen: Bei allen Verfahren können anstelle der Ausgangsgröße $\mathbf{y}$ alternativ auch die fuzzifizierten Werte $\boldsymbol{\mu}_B$ gegeben sein. Wenn nur die Merkmalsmatrix $\mathbf{X}$ ohne eine Information über die Ausgangsgröße gegeben ist, handelt es sich um die jeweilige unüberwachte Variante.

Abb.	Problemstellung	gegeben	gesucht
D_{14A}	Merkmalsextraktion (statisch)	$\underset{(s_{Roh}\times 1)}{\mathbf{x}_{Roh}[n]}$, $\underset{s_{Roh}\to s}{\mathbf{x}(\cdot)}$ aus D_{14}	$\underset{(s\times 1)}{\mathbf{x}[n]}$
D_{15A}	Merkmalsextraktion (dynamisch)	$\underset{(n_x\cdot s_z\times 1)}{\mathbf{x}_{Roh}[n]}$, $\underset{(n_y\cdot s_y\times 1)}{\mathbf{y}_{Roh}[n]}$, $\underset{(s_{dx}\times s_{dy})\to s}{\mathbf{x}(\cdot,\cdot)}$ aus D_{15}	$\underset{(s\times 1)}{\mathbf{x}[n]}$
D_{16A}	Merkmalstransformation	$\underset{(s\times 1)}{\mathbf{x}[n]}$, $\underset{s\to s_d}{\mathbf{x}_{Trans}(\cdot)}$ aus D_{16}	$\underset{(s_d\times 1)}{\mathbf{x}_{Trans}[n]}$
D_{17A}	Merkmalstransformation (linear)	$\underset{(s\times 1)}{\mathbf{x}[n]}$, $\underset{(s\times s_d)}{\mathbf{A}}$ aus D_{17}	$\underset{(s_d\times 1)}{\mathbf{x}_{Trans}[n]}$
D_{18A}	Merkmalsselektion	$\underset{(s\times 1)}{\mathbf{x}[n]}$, $\mathbb{I}$ aus D_{18}	$\underset{(s_m\times 1)}{\mathbf{x}_{\mathbb{I}}[n]}$
D_{19A}	Fuzzifizierung	$\underset{(1\times 1)}{x_l[n]}$, $\underset{1\to m_l}{\boldsymbol{\mu}_{A_l}(\cdot)}$ aus D_{19}	$\underset{(m_l\times 1)}{\boldsymbol{\mu}_{x_l}[n]}$
D_{20A}	Diskretisierung	$\underset{(1\times 1)}{x_l[n]}$, $\underset{1\to m_l}{\boldsymbol{\mu}_{A_l}(\cdot)}$ bzw. $\underset{(1\to 1)}{x_{Dis,l}(\cdot)}$ aus D_{20}	$\underset{(m_l\times 1)}{\boldsymbol{\mu}_{x_l}[n]}$ oder $\underset{(1\times 1)}{x_{Dis,l}[n]}$
D_{21A}	Datentupelmodifikation	$\underset{(s\times 1)}{\mathbf{x}[n]}$, $\underset{(s\to s)}{\mathbf{f}_{mod}(\cdot)}$ aus D_{21}	$\underset{(s,1)}{\mathbf{x}_{mod}[n]}$

Tabelle 3.6: Einteilung der Problemstellungen für die *Anwendung* von bereits entworfenen Data-Mining-Verfahren zur Merkmalstransformation aus Tabelle 3.5

Bei dynamischen Problemstellungen stammen die Merkmale und Ausgangsgrößen aus Zeitreihen. Damit werden Zusammenhänge wie die Bestimmung eines Schätzwertes für den Zeitpunkt k der Zeitreihe der Ausgangsgröße gesucht[1]:

$$\hat{\mathbf{y}}_{ZR}[k] = f(\mathbf{x}_{ZR}[k-1],\ldots,\mathbf{x}_{ZR}[k-n_x],\mathbf{y}_{ZR}[k-1],\ldots,\mathbf{y}_{ZR}[k-n_y]), \tag{3.10}$$
$$n_x,n_y \geq 1, \mathbf{x}_{ZR}[k] = \begin{pmatrix} x_{ZR,1}[k] & \cdots & x_{ZR,s_z}[k] \end{pmatrix}^T, \mathbf{y}_{ZR}[k] = \begin{pmatrix} y_{ZR,1}[k] & \cdots & y_{ZR,s_y}[k] \end{pmatrix}^T.$$

Hierbei sind mehrdimensionale Ein- und Ausgangsgrößen zulässig. Die n_x vergangenen Werte der Eingangszeitreihe $\mathbf{x}_{ZR}$ sowie die n_y vergangenen Werte der Ausgangszeitreihe $\mathbf{y}_{ZR}$ bilden die Grundlage für eine Prognose.

Diese Problemstellungen werden bei der **Merkmalsextraktion für dynamische Probleme** meist explizit oder implizit in "statische" Problemstellungen $\hat{y}[n] = \mathbf{f}(\mathbf{x}[n])$ umgewandelt. Dazu wird für die Prognose der k-ten Abtastzeitpunkte der i-ten Ausgangsgröße ein neuer Lerndatensatz mit der Ausgangsgröße $y[n] := y_{ZR,i}[n]$ erzeugt. Die zugehörigen Merkmale sind die vergangenen Werte der Eingangs- und Ausgangszeitreihen, weshalb eine Umnummerierung der Datentupel entsprechend der

[1] Der Aspekt der Prognose zukünftiger Werte $k+1$ kann durch ein Ersetzen aller k in (3.10) durch $k+1$ betont werden.

zeitlichen Zusammenhänge für k und n erfolgt. Das entspricht einer Merkmalsextraktion D_{15} gemäß[2]

$$\mathbf{x}[n] := \left(\mathbf{x}_{ZR}^T[n-1] \;\ldots\; \mathbf{x}_{ZR}^T[n-n_x] \;\; \mathbf{y}_{ZR}^T[n-1] \;\ldots\; \mathbf{y}_{ZR}^T[n-n_y]\right)^T, \tag{3.11}$$

$$s = \underbrace{n_x \cdot s_z}_{s_{dx}} + \underbrace{n_y \cdot s_y}_{s_{dy}}. \tag{3.12}$$

Durch die Zeitverschiebungen in den neuen Merkmalen verringert sich die Zahl der Datentupel gemäß $N := K - \max(n_x, n_y)$, falls vergangene Werte mit $k < 1$ nicht zur Verfügung stehen. Eine Alternative zu diesem Datenverlust bietet eine Schätzung der vergangenen Werte. Die Konstanten s_{dx} und s_{dy} bezeichnen die Anzahl von Werten für die Eingangs- bzw. Ausgangsgrößen, die in die Berechnung eingehen. Da nur vergangene Werte Berücksichtigung finden, handelt es sich um ein kausales Modell[3]. Beim Einbeziehen zukünftiger Werte in $\mathbf{x}$ resultiert hingegen ein akausales Modell, weil hierbei zukünftige Werte den gegenwärtigen Wert beeinflussen. Das Finden solcher Beziehungen deutet meist auf einen falschen Strukturansatz hin (z. B. vertauschte Ursache und Wirkung; Existenz einer dritten Größe, die sowohl die Eingangs- als auch die Ausgangsgröße beeinflusst).

Bei allen Datensätzen ist darauf zu achten, ob alle Merkmale und Ausgangsgrößen für alle Datentupel vorhanden und glaubwürdig sind. Wichtige Ursachen für fehlende Werte (engl. missing values) sind zufällig (Messfehler, Übertragungsfehler beim Eintrag in Datenbanken usw.) oder systematisch (fehlende klinische Notwendigkeit usw.) auftretende unvollständige Datenerhebungen. Besonders unangenehm für alle folgenden Verfahren ist das Ersetzen solcher fehlender Werte durch Standardeingabewerte wie Null, weil solche Datentupel wie Ausreißer wirken und die nachfolgenden Analyseergebnisse verfälschen. In großen Lerndatensätzen ist deren Erkennung nicht trivial und kann durch die gezielte Suche nach Standardeingabewerten oder durch Ausreißertests erfolgen (vgl. Abschnitt 4.3). Fehlende oder nicht plausible Werte sind durch eine **Datentupelselektion** D_{22} (Streichen der betroffenen Datentupel) oder eine **Datentupelmodifikation** D_{21} (Eintragen der wahrscheinlichsten Werte) mit einer entsprechenden Vorschrift $f_{mod}(\cdot)$ zu behandeln. Eine weitere Anwendung liegt im Reduzieren großer Lerndatensätze durch Streichen oder Fusionieren ähnlicher Datentupel, um den Rechenaufwand zu reduzieren.

---

[2] Strukturell ähnliche Merkmalsextraktionen sind auch für Videodaten denkbar, allerdings existieren kaum Problemstellungen für die Prognose zukünftiger Werte in Videos.

[3] Strenggenommen kann die Kausalität als eine Beziehung von Ursache und Wirkung aus den Daten nicht bewiesen werden. Der Strukturansatz in (3.10) geht aber von einem kausalen Zusammenhang aus.

3.3.4 Rollen von Bewertungsmaßen

Die bekannteste Bedeutung der Bewertungsmaße (Tabelle 3.7) ist ihre Rolle als "Hilfsfunktion" beim Finden der am besten geeigneten Strukturen und Parameter sowie bei der Einschätzung der Qualität gefundener Lösungen. Weniger offensichtlich ist ihre eigenständige Bedeutung bei der detaillierten Analyse von Lösungswegen und Substrukturen innerhalb eines Zusammenhangs $f(\cdot)$ sowie beim Aufzeigen alternativer Substrukturen. So können Fragestellungen zur Wichtigkeit verschiedener Merkmale D_{23} und Merkmalskombinationen D_{24} für die jeweilige Problemstellung beantwortet werden (Merkmalslisten).

Bewertungen können u. U. neben den eigentlichen Prognosezielen auch die dazu notwendigen funktionellen Abbildungen mit einbeziehen. Somit können beispielsweise besonders aufwändige Algorithmen bestraft oder Interpretierbarkeitsaspekte integriert werden (siehe Abschnitt 3.5.6).

Beim sogenannten Reinforcement-Lernen (engl. reinforcement learning) [201] wird zwar jede (geschätzte) Ausgangsgröße $\hat{y}$ durch eine nur als Blackbox gegebene und von weiteren Größen abhängige Funktion $Q(\cdot)$ bewertet (meist im Sinne einer Belobigung oder Bestrafung), allerdings wird die richtige Ausgangsgröße y nicht mitgeteilt. Zudem treten u. U. zeitliche Verzögerungen zwischen der Ausgabe der geschätzten Ausgangsgröße und der Bewertung $Q(\cdot)$ auf.

Alle genannten Aufgaben werden bei realen Problemstellungen auf komplexe Art und Weise miteinander kombiniert. So entstehen Abbildungsreihenfolgen wie z. B.

$$\underset{(s_{Roh},1)}{\mathbf{x}_{Roh}[n]} \overset{D_{14}}{\rightarrow} \underset{(s,1)}{\mathbf{x}[n]} \overset{D_{18}\text{ mit }D_{23}}{\longrightarrow} \underset{(s_m,1)}{\mathbf{x}_{\mathbb{I}}[n]} \overset{D_2}{\rightarrow} \underset{(1,1)}{\hat{y}[n]}, \qquad (3.13)$$

die eine Merkmalsextraktion, eine Merkmalsselektion auf der Basis einer univariaten Merkmalsbewertung und eine nachfolgende Klassifikation enthalten.

3.4 Informationsdefizite und Ungewissheit

Alle genannten Problemstellungen werden durch unterschiedliche Arten von Informationsdefiziten und Ungewissheiten beeinflusst [62, 65, 216], z. B.:

- Unsicherheit, Zufälligkeit (engl. randomness) als Defizit bezüglich des *Eintretens* einer Aussage: Diese Art von Ungewissheit beschreibt Aussagen, deren Zutreffen zufällig ist. Beispielsweise ist anhand von Merkmalen nicht sicher zu ermitteln, ob der Patient die Krankheit A hat oder nicht. Als Beschreibungsmittel bietet sich die Wahrscheinlichkeitstheorie an. Hier existieren weitere Unterteilungen, die nach der Art des Zufallsmechanismus (unbekannt – geschätzt – bekannt, zeitvariant – zeitinvariant) unterscheiden.

Abb.	Problemstellung	gegeben	gesucht	Bemerkungen
D_{23}	Merkmalsbewertung (univariat)	$\underset{(N\times s)}{\mathbf{X}}, \underset{(N\times 1)}{\mathbf{y}}$	$\underset{(s\times 1)}{\mathbf{Q}}$	$Q_l \in \mathbb{R}$
D_{24}	Merkmalsbewertung (multivariat)	$\underset{(N\times s)}{\mathbf{X}}, \underset{(N\times 1)}{\mathbf{y}}, \mathbb{I}$	$\underset{(1\times 1)}{Q_{\mathbb{I}}}$	$Q_{\mathbb{I}} \in \mathbb{R}$
D_{25}	Bewertung (Klassifikation)	$\underset{(N\times 1)}{\mathbf{y}}, \underset{(N\times 1)}{\hat{\mathbf{y}}}$ u. U. $\underset{s\to 1}{\hat{y}(\cdot)}$ aus D_2	$\underset{(1\times 1)}{Q}$	$\hat{y}[n], y[n] \in \{B_1, \cdots, B_{m_y}\}$, $Q \in \mathbb{R}$
D_{26}	Bewertung (Fuzzy-Klassifikation)	$\underset{(N\times m_y)}{\boldsymbol{\mu}_{\mathbf{y}}}, \underset{(N\times m_y)}{\hat{\boldsymbol{\mu}}_{\mathbf{y}}}$ u. U. $\underset{s\to 1}{\hat{\mu}_B(\cdot)}$ aus D_3	$\underset{(1\times 1)}{Q}$	$\mu_{B_c}[n], \hat{\mu}_{B_c}[n] \in [0,1]$, $Q \in \mathbb{R}$
D_{27}	Bewertung (Regression)	$\underset{(N\times 1)}{\mathbf{y}}, \underset{(N\times 1)}{\hat{\mathbf{y}}}$ u. U. $\underset{s\to 1}{\hat{y}(\cdot)}$ aus D_1	$\underset{(1\times 1)}{Q}$	$\hat{y}[n], y[n], Q \in \mathbb{R}$
D_{28}	Bewertung (Reinforcement-Lernen)	$\underset{(N\times s)}{\mathbf{X}}, \underset{(N\times 1)}{\hat{\mathbf{y}}}$	$\underset{(N\times 1)}{\mathbf{Q}}$	
D_{29}	Distanz (Datentupel zu Datentupel)	$\underset{(s\times 1)}{\mathbf{x}[n_1]}, \underset{(s\times 1)}{\mathbf{x}[n_2]}$	$\underset{(1\times 1)}{d}$	$x_l[n_1], x_l[n_2], d \in \mathbb{R}$, $d \geq 0$
D_{9A}	Distanz (Datentupel zu Klasse B_c)	$\underset{(s\times 1)}{\mathbf{x}[n]}, \underset{s\to 1}{d_c(\cdot)}$	$\underset{(1\times 1)}{d}$	$x_l[n], d_c \in \mathbb{R}, d_c \geq 0$
D_{30}	Separation (Klasse B_i zu Klasse B_c)	$\underset{(s\to 1)}{p_i(\cdot)}, \underset{(s\to 1)}{p_c(\cdot)}$	$\underset{(1\times 1)}{d}$	$d \in \mathbb{R}, d \geq 0$

Tabelle 3.7: Einteilung der Problemstellungen für die *Bewertungsmaße beim Entwurf* von Data-Mining-Verfahren, die beim Entwurf der Verfahren in den Tabellen 3.3, 3.5 verwendet werden

Anmerkung: Bei allen Verfahren der Merkmalsbewertung können anstelle der Ausgangsgröße $\mathbf{y}$ alternativ auch die fuzzifizierten Werte $\boldsymbol{\mu}_B$ gegeben sein.

- Impräzision, Ungenauigkeit (engl. imprecision) als Defizit bezüglich der *Genauigkeit* einer Aussage: Eine Aussage kann sich noch auf mehrere Werte beziehen und lässt keinen eindeutigen Rückschluss auf einen Wert zu. Beispielsweise ist bekannt, dass der Patient nicht gesund ist, aber unbekannt, ob er die Krankheit A oder B hat. Unter diese Kategorie fallen auch Intervallangaben bei Messgrößen, die aus Quantisierungseffekten existieren, und fehlende Werte, die letztlich eine ungenaue Angabe über den kompletten Definitionsbereich bedeuten. Als Beschreibungsmittel bieten sich die Intervallarithmetik oder Aufzählungen von mehreren Elementen in der (gewöhnlichen bzw. scharfen) Mengenlehre an. Zusätzlich kann die *Aussagekraft* einer Aussage unnötig eingeschränkt sein, wenn sie sich über einen so großen Wertebereich erstreckt, dass Einschränkungen des Wertebereichs noch nicht zu falschen Aussagen führen. So ist beispielsweise die Aussage wahr aber wertlos, dass eine gesunde Körpertemperatur des Menschen im Wertebereich zwischen 0°C und 100°C liegt. Eine scharfe Aussage, dass dieses Intervall zwischen 35°C und 37°C liegt, ist zweifellos wertvoller. Eine Aussage ist somit nicht nur impräzise, sondern auch impräziser als notwendig.
- Vagheit, Unschärfe (engl. vagueness, fuzziness, possibilistic) als Defizit bezüglich der *Gültigkeit* einer Aussage: Die Aussage lässt eine graduelle Zuordnung zu Wahrheitswerten der Aussage zu. Eine Aussage ist somit weder komplett falsch noch komplett richtig. So ist es z. B. problematisch und nur bedingt sinnvoll, einen scharfen Grenzwert zur Definition der Diagnose Bluthochdruck abzugeben. Diese Art von Informationsdefiziten wird durch die Fuzzy-Logik beschrieben.
- Mehrdeutigkeit (engl. ambiguity) als Defizit bezüglich der *(semantischen) Eindeutigkeit* einer Aussage: Diese Art von Informationsdefiziten bezieht sich auf unvollständige Definitionen von Aussagen. Damit können bei einer Informationsübertragung Sender und Empfänger die Begriffe unterschiedlich deuten und somit auch zu unterschiedlichen Aussagen, z. B. zu Wahrscheinlichkeiten, kommen. Ein Beispiel für diese Informationsdefizite sind unterschiedliche Meinungen von Ärzten, wie Krankheit A zu definieren ist.

Alle genannten Arten können auch kombiniert auftreten. So können z. B. unscharfe Aussagen (Fuzzy-Mengen) wiederum unsicher sein oder Wahrscheinlichkeiten impräzise sein (z. B. obere und untere Schranken für Wahrscheinlichkeiten in der Evidenztheorie). In der Regel sind außerdem Transformationen möglich: So können z. B. gleichverteilte Werte in einem Intervall zwischen Null und Eins als wahre Aussage mit einem unscharfen Intervall (Ungenauigkeit) oder als Verteilungsdichtefunktion über reellwertigen Zahlen (Unsicherheit) weiterverarbeitet werden.

In der Literatur existieren unterschiedliche und leider oftmals widersprüchliche Bezeichnungen für unterschiedliche Arten von Informationsdefiziten. Insbesondere die Begriffe Unsicherheit, Ungewissheit (engl. uncertainty) sind zu hinterfragen und meinen entweder alle oder nur bestimmte Informationsdefizite.

3.5 Bewertungsmaße

3.5.1 Wahrscheinlichkeiten und Häufigkeiten

Wahrscheinlichkeiten und Häufigkeiten spielen in vielen Bewertungsmaßen eine Rolle. Sie existieren sowohl für wertekontinuierliche, wertediskrete und unscharfe Merkmale.

Bei wertekontinuierlichen Merkmalen [75] werden zunächst strukturelle Annahmen über eine Verteilungsdichtefunktion $p(\mathbf{x})$ mit

$$\int_{-\infty}^{\infty} \cdots \int_{-\infty}^{\infty} p(\mathbf{x})\, dx_1 \ldots dx_s = 1 \text{ mit } \mathbf{x} = \begin{pmatrix} x_1 & \ldots & x_s \end{pmatrix}^T \tag{3.14}$$

getroffen und dann deren Parameter geschätzt (siehe z. B. Normalverteilung in Abschnitt 5.2.1). Daraus ergibt sich dann die Verteilungsfunktion

$$F_p(\mathbf{x}) = \int_{-\infty}^{x_s} \cdots \int_{-\infty}^{x_1} p(\boldsymbol{\xi})\, d\xi_1 \ldots d\xi_s \text{ mit } \boldsymbol{\xi} = \begin{pmatrix} \xi_1 & \ldots & \xi_s \end{pmatrix}^T. \tag{3.15}$$

Bei wertediskreten Größen wird eine A-priori-Wahrscheinlichkeit in der Regel über die relative Häufigkeit geschätzt, indem die Anzahl des Auftretens der jeweiligen Ereignisse $N(\cdot)$ durch die Anzahl aller Datentupel N geteilt wird. Für die Eingangsgröße, die Ausgangsgröße und deren Verbundverteilung gelten somit die folgenden Abschätzungen:

$$\hat{P}(x_l = A_{l,i}) = \frac{N(x_l = A_{l,i})}{N}, \tag{3.16}$$

$$\hat{P}(y = B_c) = \frac{N(y = B_c)}{N}, \tag{3.17}$$

$$\hat{P}(x_l = A_{l,i} \cap y = B_c) = \frac{N(x_l = A_{l,i} \cap y = B_c)}{N}. \tag{3.18}$$

Bei Merkmalen mit Fuzzy-Mengen folgt unter Verwendung der unscharfen Zugehörigkeitsgrade entsprechend

$$\hat{P}(x_l = A_{l,i}) = \frac{1}{N} \sum_{n=1}^{N} \mu_{A_{l,i}}(x_l[n]), \tag{3.19}$$

$$\hat{P}(y = B_c) = \frac{1}{N} \sum_{n=1}^{N} \mu_{B_c}(y[n]). \tag{3.20}$$

Die Schätzung der Verbundverteilung erfolgt entweder über einen geeigneten Verknüpfungsoperator $\cap$ (vgl. Abschnitt 5.5.3) mit

$$\hat{P}(x_l = A_{l,i} \cap y = B_c) = \frac{1}{N} \sum_{n=1}^{N} \mu_{A_{l,i}}(x_l[n]) \cap \mu_{B_c}(y[n]) \tag{3.21}$$

oder indirekt über das Schätzen der Matrix der bedingten Verteilungen [189]. Mit den Matrizen der fuzzifizierten Werte für alle N Datentupel von x_l in $\boldsymbol{\mu}_{A_l}$ mit der Dimension (N, m_l) und y mit der Dimension (N, m_y) folgt ein restringiertes Optimierungsproblem

$$Q(\hat{\mathbf{P}}(y|x_l)) = \frac{1}{2} ||\boldsymbol{\mu}_\mathbf{y} - \boldsymbol{\mu}_{A_l} \cdot \hat{\mathbf{P}}^T(y|x_l)||_F^2 \rightarrow \min_{\hat{P}(y|x_l)} \tag{3.22}$$

$$\text{mit } \hat{\mathbf{P}}(y|x_l) = \begin{pmatrix} \hat{P}(y = B_1|x_l = A_{l,1}) & \cdots & \hat{P}(y = B_1|x_l = A_{l,m_l}) \\ \vdots & \ddots & \vdots \\ \hat{P}(y = B_{m_y}|x_l = A_{l,1}) & \cdots & \hat{P}(y = B_{m_y}|x_l = A_{l,m_l}) \end{pmatrix}, \tag{3.23}$$

wobei $||\cdot||_F$ die Frobenius-Norm

$$||\mathbf{X}||_F = \sqrt{\sum \mathrm{diag}(\mathbf{X}^T \cdot \mathbf{X})} \tag{3.24}$$

bezeichnet. Die Restriktionen fordern positive Matrixelemente (3.25) mit Spaltensummen von Eins (3.26):

$$\hat{\mathbf{P}}(y|x_l) \geq \mathbf{0}_{m_y \times m_l}, \tag{3.25}$$

$$\mathbf{1}_{m_y}^T \hat{\mathbf{P}}(y|x_l) = \mathbf{1}_{m_l}^T, \tag{3.26}$$

wobei $\mathbf{0}_{m_y \times m_l}$ eine $(m_y \times m_l)$-dimensionale Matrix mit Nullelementen und $\mathbf{1}_{m_l}$ einen m_l-dimensionalen Vektor mit Eins-Elementen bezeichnen. In Analogie zu Wahrscheinlichkeiten können damit keine negativen Häufigkeiten auftreten und es wird garantiert, dass die Summe aller (relativen) Häufigkeiten Eins ist – es tritt garantiert eine der möglichen Ausgangsklassen auf. Die Verbundverteilung lässt sich dann unter Verwendung der Ergebnisse aus (3.19) und (3.20) gemäß

$$\hat{P}(x_l = A_{l,i} \cap y = B_c) = \hat{P}(y = B_c|x_l = A_{l,i}) \cdot \hat{P}(x_l = A_{l,i}) \tag{3.27}$$

ermitteln.

Einige Wahrscheinlichkeiten werden in der medizinischen Literatur (insbesondere in der Epidemiologie, der Wissenschaft zur Beschreibung der Ursachen und der Verbreitung von Krankheiten in Populationen) mit speziellen Bezeichnungen versehen: Die Wahrscheinlichkeit einer Aussage $\hat{P}(y = B_c) = N_{\text{Diagnose } c}/N_{\text{Population}}$ wird in der medizinischen Statistik häufig als Prävalenz der Krankheit mit Diagnose c in einer

Gesamtpopulation mit $N_{\text{Population}}$ Personen bezeichnet. Sie entspricht der A-priori-Wahrscheinlichkeit der Klasse B_c im Sinne der Statistik. Deren Zunahme in einem Zeitraum $P(y[k] = B_c \cap y[k-1] = \overline{B_c})$ heißt hingegen Inzidenz, wobei nur die neu hinzukommenden Fälle und nicht deren Reduzierung berücksichtigt werden. Der Begriff Mortalität für eine Krankheit mit Diagnose c beschreibt die Wahrscheinlichkeit eines Todesfalles in einem Zeitraum bezogen auf die Gesamtpopulation, die Letalität bezieht die Todesfälle in einem Zeitraum hingegen nur auf die Erkrankten.

3.5.2 Distanzmaße und Separationsmaße

Distanzen quantifizieren den Abstand zweier Objekte (z. B. Datentupel, Vektoren von Ausgangsgrößen und deren Prognose usw.). Sie werden als Bewertungsmaße in einer Vielzahl von Verfahren (Klassifikation, k-Nearest-Neighbor, Clustering usw.) verwendet. Für Distanzen zwischen zwei Objekten (z. B. für D_{29} mit vektorwertigen Objekten $O_i = \mathbf{x}_i, O_j = \mathbf{x}_j, O_k = \mathbf{x}_k$, Elemente $x_{il}, x_{jl}, x_{kl} \in \mathbb{R}$) gilt stets

$$d(O_i, O_j) \begin{cases} > 0 & \text{für } O_i \neq O_j \\ = 0 & \text{für } O_i = O_j \end{cases} \qquad \text{(Definitheit)}, \tag{3.28}$$

$$d(O_i, O_j) = d(O_j, O_i) \qquad \text{(Symmetrie)}, \tag{3.29}$$

$$d(O_i, O_k) \leq d(O_i, O_j) + d(O_j, O_k) \qquad \text{(Dreiecksungleichung)}. \tag{3.30}$$

Beispiele für Distanzmaße mit vektorwertigen Objekten sind [416]

$$d_{Tr}(\mathbf{x}_i, \mathbf{x}_j) = \begin{cases} 0 & \text{für } \mathbf{x}_i = \mathbf{x}_j \\ 1 & \text{für } \mathbf{x}_i \neq \mathbf{x}_j \end{cases} \qquad \text{(Triviale Distanz)}, \tag{3.31}$$

$$d_{Mink}(\mathbf{x}_i, \mathbf{x}_j) = \left(\sum_{l=1}^{s} |x_{il} - x_{jl}|^p \right)^{\frac{1}{p}}, p \geq 1, \qquad \text{(Minkowski-Distanz)}, \tag{3.32}$$

$$d_{Man}(\mathbf{x}_i, \mathbf{x}_j) = \sum_{l=1}^{s} |x_{il} - x_{jl}| \qquad \text{(Manhattan-Distanz)}, \tag{3.33}$$

$$\begin{aligned} d_{Euk}(\mathbf{x}_i, \mathbf{x}_j) &= \left(\sum_{l=1}^{s} (x_{il} - x_{jl})^2 \right)^{\frac{1}{2}} \\ &= \sqrt{(\mathbf{x}_i - \mathbf{x}_j)^T (\mathbf{x}_i - \mathbf{x}_j)} \end{aligned} \qquad \text{(Euklidische Distanz)}, \tag{3.34}$$

$$\begin{aligned} d_{QF,\mathbf{W}_{QF}}(\mathbf{x}_i, \mathbf{x}_j) &= \sqrt{(\mathbf{x}_i - \mathbf{x}_j)^T \cdot \mathbf{W}_{QF} \cdot (\mathbf{x}_i - \mathbf{x}_j)} \\ \mathbf{W}_{QF} &: \text{ positiv definite Matrix} \end{aligned} \qquad \text{(Quadratische Form)}, \tag{3.35}$$

$$d_{Mah}(\mathbf{x}_i, \mathbf{x}_j) = \sqrt{(\mathbf{x}_i - \mathbf{x}_j)^T \cdot \mathbf{S}^{-1} \cdot (\mathbf{x}_i - \mathbf{x}_j)} \qquad \text{(Mahalanobis-Distanz)}. \tag{3.36}$$

	$d(\mathbf{x}_1,\mathbf{x}_2)$	$d(\mathbf{x}_1,\mathbf{x}_3)$	$d(\mathbf{x}_2,\mathbf{x}_3)$
d_{Tr}	1	1	1
d_{Euk}	$\sqrt{2}$	$\sqrt{1.25}$	0.5
$d_{Mink}, p = 1.5$	1.59	1.22	0.5
d_{Man}	2	1.5	0.5
d_{QF}, $\mathbf{W}_{QF} = \begin{pmatrix} 1 & 0 \\ 0 & 2 \end{pmatrix}$	$\sqrt{3}$	$\sqrt{1.5}$	$\sqrt{0.5}$

Tabelle 3.8: Zahlenbeispiele für ausgewählte Distanzen zwischen den Vektoren $\mathbf{x}_1 = (1 \quad 1)^T$, $\mathbf{x}_2 = (2 \quad 2)^T$, $\mathbf{x}_3 = (1.5 \quad 2)^T$

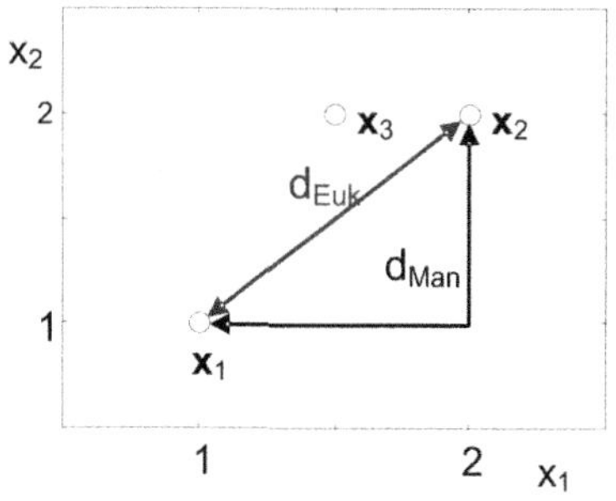

Bild 3.6: Visualisierung für ausgewählte Distanzen zwischen $\mathbf{x}_1, \mathbf{x}_2, \mathbf{x}_3$

Die Manhattan-Distanz ($p = 1$, Synonym: City-Block-Distanz) und die Euklidische Distanz ($p = 2$) sind Spezialfälle der Minkowski-Distanz. Die Euklidische Distanz ist auch ein Sonderfall der quadratischen Form mit $\mathbf{W}_{QF} = \mathbf{I}$. Die Mahalanobis-Distanz ist der häufigste Vertreter der quadratischen Form, bei der die Matrix $\mathbf{W}_{QF}$ die geschätzte inverse Kovarianzmatrix $\mathbf{S}^{-1}$ ist. Distanzen können sowohl rein geometrisch als auch über die Argumentation mit Kovarianzmatrizen eher wahrscheinlichkeitstheoretisch interpretiert werden. Eine Übersicht über weitere Distanzmaße (insbesondere für die Bewertung bei gemischt nominalen und wertekontinuierlichen Merkmalen und für Normalisierungen) findet sich in [468].

Einige Zahlenbeispiele für drei zweidimensionale Vektoren ($s = 2$ in D_{29}) und ausgewählte Distanzen geben Bild 3.6 und Tabelle 3.8.

Distanzen eines Datentupels zu einer Klasse D_9 (Schreibweise: $d_{c,\text{Distanztyp}}(\mathbf{x}_i)$ für die Distanz des Datentupels $\mathbf{x}_i$ zur Klasse B_c) werden als Distanz dieses Datentupels zu einem repräsentativen Punkt (z. B. dem Mittelpunkt $d_c(\mathbf{x}_i) = d(\mathbf{x}_i, \overline{\mathbf{x}}_\mathbf{c})$) der Klasse angegeben. Distanzwerte, die aus unterschiedlichen Distanzmaßen resultieren, sind dabei nicht direkt vergleichbar. Ein typisches Beispiel sind die Distanzen zweier Klassenmittelwerte, die jeweils als Quadratische Form (3.35) mit den inversen Kovarianzmatrizen ($\mathbf{S}_i^{-1} \neq \mathbf{S}_j^{-1}$) der jeweils anderen Klasse angegeben werden:

$$d_{i,QF,\mathbf{W}_{QF}=\mathbf{S}_i^{-1}}(\overline{\mathbf{x}}_j) = d_{QF,\mathbf{W}_{QF}=\mathbf{S}_i^{-1}}(\overline{\mathbf{x}}_i, \overline{\mathbf{x}}_j) \tag{3.37}$$

$$\neq d_{QF,\mathbf{W}_{QF}=\mathbf{S}_j^{-1}}(\overline{\mathbf{x}}_j, \overline{\mathbf{x}}_i) = d_{j,QF,\mathbf{W}_{QF}=\mathbf{S}_j^{-1}}(\overline{\mathbf{x}}_i). \tag{3.38}$$

Außerdem existieren Maße D_{30}, welche die Separation zweier Verteilungsdichtefunktionen p_i, p_j beschreiben. Solche Maße sind beispielsweise die Kullback-Leibler-Divergenz [235]

$$d_{KL}(p_i(\mathbf{x}), p_j(\mathbf{x})) = \int_{\mathbf{x}} p_i(\mathbf{x}) \ln \frac{p_i(\mathbf{x})}{p_j(\mathbf{x})} + \int_{\mathbf{x}} p_j(\mathbf{x}) \ln \frac{p_j(\mathbf{x})}{p_i(\mathbf{x})} \tag{3.39}$$

bzw. das Ähnlichkeitsmaß nach Bhattacharyya [49]

$$d_{Bat}(p_i(\mathbf{x}), p_j(\mathbf{x})) = -\int_{\mathbf{x}} \ln \sqrt{p_i(\mathbf{x}) \cdot p_j(\mathbf{x})}. \tag{3.40}$$

Die Kullback-Leibler-Divergenz beschreibt näherungsweise das kumulierte Verhältnis von richtig zu falsch klassifizierten Realisierungen bezüglich der Klasse B_i und bezüglich der Klasse B_j. Eine untere Abschätzung durch Aufspalten der Summe in (3.39) verhindert u. U. unerwünschte Kompensationseffekte [365]:

$$d_{KL,min}(p_i(\mathbf{x}), p_j(\mathbf{x})) = \min\left(\int_{\mathbf{x}} p_i(\mathbf{x}) \ln \frac{p_i(\mathbf{x})}{p_j(\mathbf{x})}, \int_{\mathbf{x}} p_j(\mathbf{x}) \ln \frac{p_j(\mathbf{x})}{p_i(\mathbf{x})}\right). \tag{3.41}$$

Die Dreiecksungleichung (3.30) ist für alle drei Maße in (3.39)-(3.41) allerdings nicht erfüllt, somit handelt es sich nicht um Distanzen. Alle genannten Maße bieten bei relativ kleinen Lerndatensätzen mit annähernd zuverlässig geschätzten Verteilungsdichtefunktionen eine Alternative zur Bewertung der Klassifikationsgüte, weil u. U. die direkte Wirkung der zufälligen Realisierungen der Datentupel auf die Klassifikationsgüte größer ist als die indirekte Wirkung über die Verteilungsdichtefunktionen.

3.5.3 Informationstheoretische Maße

Informationstheoretische Maße [422] basieren auf Wahrscheinlichkeiten (bzw. relativen Häufigkeiten als Schätzungen für Wahrscheinlichkeiten) und stellen Maße zur Beurteilung von Wahrscheinlichkeitsverteilungen und für Zusammenhänge zwischen Größen dar. In Bild 3.7a sind verschiedene Maße am Beispiel des Zusammenhangs zwischen einem wertediskreten Merkmal x_l und der wertediskreten Ausgangsgröße y dargestellt. Die Eingangsentropie $H(x_l)$, die Ausgangsentropie $H(y)$ und die Gesamtentropie $H(x_l, y)$ ergeben sich für wertediskrete Merkmale aus

$$H(x_l) = -\sum_{i=1}^{m_l} P(x_l = A_{l,i}) \cdot \log_2 P(x_l = A_{l,i}), \tag{3.42}$$

$$H(y) = -\sum_{c=1}^{m_y} P(y = B_c) \cdot \log_2 P(y = B_c), \tag{3.43}$$

$$H(x_l, y) = -\sum_{i=1}^{m_l} \sum_{c=1}^{m_y} P(x_l = A_{l,i} \cap y = B_c) \cdot \log_2 P(x_l = A_{l,i} \cap y = B_c). \tag{3.44}$$

Die Eingangsentropie beruht auf der Eingangsgröße x_l mit m_l linguistischen Termen, die Ausgangsentropie auf der Ausgangsgröße y mit m_y linguistischen Termen. Die

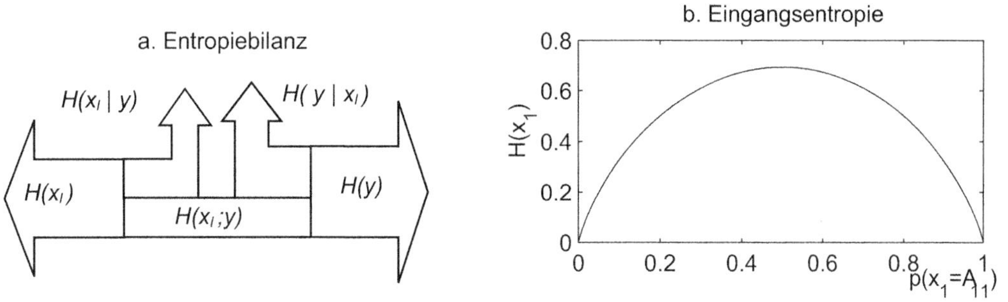

Bild 3.7: a. Entropiebilanz (links), b. Beispiel für Eingangsentropie für eine Eingangsgröße x_1 mit zwei Termen A_{11} und A_{12} mit der Beziehung $P(x_1 = A_{12}) = 1 - P(x_1 = A_{11})$

Gesamtentropie beschreibt die Kombination von x_l und y, die dann wie ein Merkmal mit $m_l \cdot m_y$ linguistischen Termen behandelt wird. Die maximale Entropie tritt auf, wenn die jeweiligen wertediskreten Merkmale gleichverteilt sind (Beispiel in Bild 3.7b). Die Entropie ist hingegen Null, wenn genau ein wertediskreter Wert die Wahrscheinlichkeit Eins und alle anderen die Wahrscheinlichkeit Null aufweisen.

Den Informationsfluss zwischen Ein- und Ausgangsgröße beschreibt die Transinformation $H(x_l;y)$ (engl. mutual information). Die Irrelevanz $H(y|x_l)$ und die Äquivokation $H(x_l|y)$ (Synonym: Rückschlussentropie) sind Maße für die Anteile der Ausbzw. Eingangsgröße, die nicht aus der jeweils anderen Größe resultieren.

Es gelten folgende Rechenregeln, die auf (3.42-3.44) basieren:

$$H(x_l;y) = H(x_l) + H(y) - H(x_l,y), \tag{3.45}$$

$$H(y|x_l) = H(x_l,y) - H(x_l), \tag{3.46}$$

$$H(x_l|y) = H(x_l,y) - H(y). \tag{3.47}$$

Die Schätzungen für die Entropie $\hat{H}(\cdot)$ mit $\hat{P}(\cdot)$ anstelle von $P(\cdot)$ sind nur asymptotisch erwartungstreu. Der entstehende systematische Schätzfehler (Bias) kann im einfachsten Fall für Ein- und Ausgangsentropie mit

$$\Delta\hat{H}(x_l) = H(x_l) - E(\hat{H}(x_l)) = \frac{m_l - 1}{2N\ln(2)}, \tag{3.48}$$

$$\Delta\hat{H}(y) = H(y) - E(\hat{H}(y)) = \frac{m_y - 1}{2N\ln(2)} \tag{3.49}$$

und für die Transinformation mit

$$\Delta\hat{H}(x_l;y) = H(x_l;y) - E(\hat{H}(x_l,y)) = \frac{(m_l - 1)(m_y - 1)}{2N\ln(2)} \tag{3.50}$$

abgeschätzt werden [305, 376][4]. Es existiert jedoch noch eine Reihe weiterführender und genauerer Abschätzungen (siehe z. B. [411]).

[4] Der $\ln(2)$-Term resultiert aus der Verwendung des dualen und des natürlichen Logarithmus.

Informationstheoretische Maße setzen keine explizite Verteilungsannahme voraus und sind in der Lage, nichtlineare Zusammenhänge zu erkennen. Deswegen bieten sie sich mit den Maßen

$$Q_l = \frac{H(x_l;y)}{H(x)}, Q_l \in [0,1] \quad \text{(Transinformation pro Eingangsentropie)}, \tag{3.51}$$

$$Q_l = \frac{H(x_l;y)}{H(y)}, Q_l \in [0,1] \quad \text{(Transinformation pro Ausgangsentropie)} \tag{3.52}$$

insbesondere zur univariaten Merkmalsbewertung D_{23} an, wenn ein Verdacht auf nichtlineare Zusammenhänge besteht. Ein Wert von Eins gibt ein besonders geeignetes, ein Wert von Null ein besonders ungeeignetes Merkmal an. Die Anwendung der vorgestellten wertediskreten Variante setzt bei wertekontinuierlichen Merkmalen und Ausgangsgrößen eine vorherige Diskretisierung D_{20A} oder Fuzzifizierung D_{19A} zur Berechnung der geschätzten Wahrscheinlichkeiten in (3.42)-(3.44) voraus. Diese Diskretisierung bzw. Fuzzifizierung kann die Ergebnisse deutlich beeinflussen (vgl. Beispiel in Abschnitt 5.4).

3.5.4 Klassifikationsorientierte Maße

Das am weitesten verbreitete klassifikationsorientierte Maß ist der (zu minimierende) Klassifikationsfehler

$$Q_K = \frac{1}{N}\sum_{c=1}^{m_y} N(\hat{y} = B_c \cap y = \overline{B_c}) = \frac{1}{N}\sum_{n=1}^{N} d_{Tr}(y[n], \hat{y}[n]), \tag{3.53}$$

der letztlich einen mittleren Fehler über alle betrachteten Klassen darstellt und der durchschnittlichen trivialen Distanz der Elemente der Ausgangsgröße und ihrer Schätzung (3.31) entspricht. Das Symbol $\overline{B_c}$ kennzeichnet die Negation der Klasse B_c bzw. die ODER-Verknüpfung aller anderen Klassen.

Neben dem Zählen der wertediskreten Klassifikationsfehler bietet sich als Verallgemeinerung auch die geschätzte Wahrscheinlichkeit für Fehlklassifikationen

$$Q_{Kp} = \sum_{c=1}^{m_y} \hat{P}(\hat{y} = B_c \cap y = \overline{B_c}) = \frac{1}{N}\sum_{n=1}^{N} \mu_{B_c}(\hat{y}[n]) \cap (1 - \mu_{B_c}(y[n])) \tag{3.54}$$

als Bewertungsmaß an. Die Verwendung unscharfer Klassenzugehörigkeiten und die Wahl der Schätzvorschrift (3.21) oder der Alternative (3.22, 3.27) erzeugt in weiten Gebieten stetige Gütefunktionen. Das erleichtert bei einer Parameteroptimierung von Klassifikatoren die numerische Lösung des Optimierungsproblems. Ähnlich wirkt ein Wichten der Wahrscheinlichkeiten (gewichteter Klassifikationsfehler) wie

$$Q_{Kw} = \sum_{c=1}^{m_y} f\left(\hat{P}(\hat{y} = B_c \cap y = \overline{B_c})\right) = \frac{1}{N} \sum_{n=1}^{N} f\left(\mu_{B_c}(\hat{y}[n]) \cap (1 - \mu_{B_c}(y[n]))\right) \quad (3.55)$$

$$\text{mit beispielsweise } f(P) = \begin{cases} 3P - 1 & \text{für } P > 0.5 \\ P & \text{für } P \leq 0.5 \end{cases} \quad (3.56)$$

in [365], das Fehlklassifikationen mit $\hat{P}(\hat{y} = B_c \cap y = \overline{B_c}) > 0.5$ verstärkt bestraft.

Als Bewertungsmaß eignet sich auch eine zu maximierende Klassifikationsgüte, die entweder den inversen Klassifikationsfehler oder dessen inverse Wahrscheinlichkeit angibt:

$$Q_{K,G} = 1 - Q_K \text{ bzw. } Q_{Kp,G} = 1 - Q_{Kp}. \quad (3.57)$$

Sowohl Klassifikationsgüte als auch Klassifikationsfehler können auch in Prozent angegeben werden.

Außerdem möglich sind relative Verbesserungen der Klassifikationsgüte im Vergleich zu einer Alternativlösung mit einem Klassifikationsfehler $Q_{K,0}$ bzw. $Q_{Kp,0}$, z. B.

$$Q_{K,GV} = 1 - \frac{Q_K}{Q_{K,0}} \text{ bzw. } Q_{Kp,GV} = 1 - \frac{Q_{Kp}}{Q_{Kp,0}}. \quad (3.58)$$

Alternativ können bestimmte Kombinationen von wirklichen Klassen $y = B_i$ (Synonym in der statistischen Entscheidungstheorie: Zustände) und Entscheidungen $\hat{y} = B_c$ durch Entscheidungskosten $L(\hat{y} = B_c | y = B_i)$ unterschiedlich bewertet werden. In die Entscheidungskosten fließen abgeschätzte Konsequenzen von Entscheidungen ein (z. B. Auswirkungen für den Patienten, resultierender Behandlungsaufwand). Hier ergeben sich schwerwiegende ethische Probleme, weil persönliche Konsequenzen für einen Patienten (z. B. Einbußen in der Lebenserwartung, Lebensqualität, aber auch unnötige Behandlungen) und kostenorientierte Aspekte (z. B. Medikamente, Behandlungsaufwand) auf einen einheitlichen Bewertungsmaßstab bezogen werden müssen. Als Bewertung ergeben sich dann die aus der Entscheidungstheorie (siehe z. B. [327]) stammenden erwarteten mittleren Entscheidungskosten

$$\begin{aligned} Q_D &= \frac{1}{N} \sum_{n=1}^{N} L(\hat{y}[n] \,|\, y[n]) \\ &= \frac{1}{N} \sum_{i=1}^{m_y} \sum_{c=1}^{m_y} L(\hat{y} = B_c | y = B_i) \cdot N(\hat{y} = B_c \cap y = B_i), \end{aligned} \quad (3.59)$$

die zu minimieren sind. Gl. (3.59) verallgemeinert somit (3.53), die einen Sonderfall mit

$$L(\hat{y} = B_c | y = B_i) = \begin{cases} 0 & \text{für } c = i \\ 1 & \text{für } c \neq i \end{cases} \quad (3.60)$$

darstellt. Daran zeigt sich, dass ein z. B. ethisch motivierter Verzicht auf Entscheidungskosten $L(\hat{y}=B_c|y=B_i)$ fragwürdig ist, weil er zu einer Gleichbewertung aller Fehlentscheidungen führt.

Ein klassifikationsorientiertes Maß für die Inhomogenität eines Lerndatensatzes ist der *Gini-Index* [69]

$$Q_{Gini} = \sum_{j=1}^{m_y} \sum_{\substack{c=1 \\ c\neq j}}^{m_y} \hat{P}(y=B_c)\cdot\hat{P}(y=B_j) = 1-\sum_{c=1}^{m_y}\hat{P}^2(y=B_c). \tag{3.61}$$

Er ist immer dann Null (optimaler Wert), wenn in einem Lerndatensatz nur noch eine Klasse vorkommt, und hat im ungünstigsten Fall einer Gleichverteilung den Wert $Q_{Gini}=1-\frac{1}{m_y}$.

In der medizinischen Statistik finden sich verbreitet die (zu maximierende) Sensitivität

$$\begin{aligned} Q_{Sens,c} &= \hat{P}(\hat{y}=B_c|y=B_c) = \frac{TP}{TP+FN} \\ &= \frac{N(\hat{y}=B_c\cap y=B_c)}{N(\hat{y}=B_c\cap y=B_c)+N(\hat{y}=\overline{B_c}\cap y=B_c)} \\ &= \frac{N(\hat{y}=B_c\cap y=B_c)}{N(y=B_c)} \end{aligned} \tag{3.62}$$

und die (ebenfalls zu maximierende) Spezifität

$$\begin{aligned} Q_{Spez,c} &= \hat{P}(\hat{y}=\overline{B_c}|y=\overline{B_c}) = \frac{TN}{TN+FP} \\ &= \frac{N(\hat{y}=\overline{B_c}\cap y=\overline{B_c})}{N(\hat{y}=\overline{B_c}\cap y=\overline{B_c})+N(\hat{y}=B_c\cap y=\overline{B_c})} \\ &= \frac{N(\hat{y}=\overline{B_c}\cap y=\overline{B_c})}{N(y=\overline{B_c})} \end{aligned} \tag{3.63}$$

für eine Klasse B_c und ihre Negation $\overline{B_c}$. Die englischen Abkürzungen bedeuten dabei TP: True Positive, TN: True Negative, FP: False Positive, FN: False Negative. Diese vier Werte bilden die sogenannte Vierfeldertafel. Sie kennzeichnen jeweils die Fallzahlen bzw. Datentupelzahlen $N(\cdot)$ für Kombinationen aus einer Klasse und einer Entscheidung in einem 2-Klassen-Fall. Dabei steht *Positive* für die Entscheidung $\hat{y}=B_c$ bzw. *Negative* für die Entscheidung $\hat{y}=\overline{B_c}$ sowie *True* und *False* für die Korrektheit der jeweiligen Entscheidung. Im 2-Klassen-Fall werden Sensitivität und Spezifität meist für die erste Klasse angegeben. Damit ergeben sich:

$$TP=N(\hat{y}=B_1\cap y=B_1), TN=N(\hat{y}=B_2\cap y=B_2), \tag{3.64}$$

$$FP=N(\hat{y}=B_1\cap y=B_2), FN=N(\hat{y}=B_2\cap y=B_1). \tag{3.65}$$

Durch eine unterschiedliche Wichtung von Spezifität und Sensitivität kann sich neben einer indirekten Bewertung unterschiedlicher A-priori-Wahrscheinlichkeiten verschiedener Klassen B_c implizit auch eine kostenorientierte Bewertung analog (3.59) ergeben. Die Sensitivität bewertet ausschließlich die Vermeidung von FN (z. B. bei hohen Entscheidungskosten $L(\hat{y} = \overline{B_c} \cap y = B_c)$), die Spezifität die Vermeidung von FP (z. B. bei hohen $L(\hat{y} = B_c | y = \overline{B_c})$).

Sensitivität und Spezifität hängen oft von weiteren Parametern $\boldsymbol{\theta}$ ab, z. B. einem frei wählbaren Schwellwert eines Klassifikators. Das Auftragen von Wertepaaren $\{Q_{Sens}(\boldsymbol{\theta}), Q_{Spez}(\boldsymbol{\theta})\}$ als funktioneller Zusammenhang $Q_{Sens} = f(1 - Q_{Spez})$ wird als ROC-Kurve (Receiver Operating Characteristic)[5] bezeichnet (Bild 3.8). Sie ermöglicht die Bewertung von Verfahren, die mit Hilfe variabler Parameter $\boldsymbol{\theta}$ unterschiedliche Kompromisse zwischen beiden z. T. widersprüchlichen Forderungen liefern. Somit stellt diese Funktion eine Pareto-Grenze des zweikriteriellen Optimierungsproblems

$$Q_{Sens} \to \max, Q_{Spez} \to \max \tag{3.66}$$

mit freiem Parametervektor $\boldsymbol{\theta}$ dar. Ein typisches Bewertungsmaß für das zweikriterielle Optimierungsproblem ist die Fläche unter der ROC-Kurve (engl. AUC – Area under curve, Synonym A_z-Wert)

$$Q = \int_1^0 \underbrace{f(1 - Q_{Spez})}_{Q_{Sens}} dQ_{Spez}, \tag{3.67}$$

das den Vergleich unterschiedlicher Klassifikatoren mit jeweils freien Parametern ermöglicht.

Alle genannten Maße eignen sich zur Beurteilung verschiedener Klassifikatoren C_r

$$Q(\hat{\mathbf{y}}(C_r)) \to \min_r \tag{3.68}$$

unterschiedlicher ausgewählter Merkmale (definiert durch ihre Indexmenge $\mathbb{I}$)

$$Q(\hat{\mathbf{y}}(\mathbb{I})) \to \min_{\mathbb{I}} \tag{3.69}$$

und unterschiedlicher Merkmalstransformationen (definiert durch die Matrix $\mathbf{A}$)

$$Q(\hat{\mathbf{y}}(\mathbf{A})) \to \min_{\mathbf{A}}. \tag{3.70}$$

Die Schätzungen im N-dimensionalen Vektor $\hat{\mathbf{y}}$ hängen dann von den jeweiligen variablen Größen ab.

[5] Äquivalente Formulierung: $Q_{Sens} = f(\frac{FP}{TN+FP})$. In einigen Arbeiten wird aber auch $Q_{Spez} = f^*(1 - Q_{Sens})$ als ROC-Kurve eingeführt, was bei asymmetrischen Kurven auf andere Ergebnisse führt.

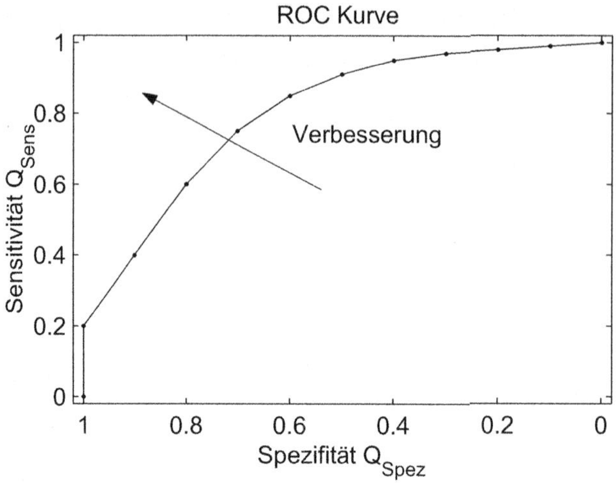

Bild 3.8: ROC-Kurve

3.5.5 Regressionsorientierte Maße

Die im Folgenden vorgestellten regressionsorientierten Maße (siehe z. B. [31, 442]) dienen der Bewertung einer geschätzten reellwertigen Ausgangsgröße (Synonym: abhängige Variable, Zielvariable), die im Allgemeinen von Merkmalen (Synonym: unabhängige Variablen, erklärende Variablen) abhängt. Das Ziel besteht darin, diese Schätzungen möglichst mit den bekannten Ausgangsgrößen im Lerndatensatz in Übereinstimmung zu bringen.

Das wichtigste Bewertungsmaß ist der Regressionsfehler

$$Q = \| \mathbf{Y} - \hat{\mathbf{Y}} \|^2 \tag{3.71}$$

mit einer beliebig wählbaren Norm $\| \cdot \|$, was wiederum distanzbasierten Ansätzen entspricht. Eine Schätzung ist umso besser, je kleiner der Regressionsfehler ist. Dieses Bewertungsmaß tritt strukturell auch bei Fuzzy-Klassifikationsproblemen mit

$$Q = \| \boldsymbol{\mu}_{\mathrm{y}} - \hat{\boldsymbol{\mu}}_{\mathrm{y}} \|^2 \tag{3.72}$$

auf, wobei $\boldsymbol{\mu}_{\mathrm{y}}$ der Matrix mit den Zugehörigkeitswerten der Ausgangsgröße und $\hat{\boldsymbol{\mu}}_{\mathrm{y}}$ dem zugehörigen Schätzwert entspricht.

Bei eindimensionalen Ausgangsgrößen vereinfacht sich (3.71) für N-dimensionale Vektoren $\mathbf{y}, \hat{\mathbf{y}}$ in D_1 zu

$$Q = \| \mathbf{y} - \hat{\mathbf{y}} \|^2 . \tag{3.73}$$

Hier ist es auch möglich, den Wert noch auf die Anzahl der Datentupel zu beziehen und auf das Quadrieren zu verzichten, um eine besser interpretierbare mittlere

Distanz zu erhalten:

$$Q = \frac{1}{N} \parallel \mathbf{y} - \hat{\mathbf{y}} \parallel . \tag{3.74}$$

Beispielsweise ergibt die Manhattan-Distanz in (3.74) den mittleren absoluten Fehler.

Meist wird in (3.73) die quadratische Euklidische Distanz (3.34)

$$Q = (d_{Euk}(\mathbf{y}, \hat{\mathbf{y}}))^2 = \sum_{n=1}^{N} (y[n] - \hat{y}[n])^2 = (\mathbf{y} - \hat{\mathbf{y}})^T \cdot (\mathbf{y} - \hat{\mathbf{y}}) \tag{3.75}$$

verwendet. Q von (3.75) wird als die Summe der Fehler-Quadrate (engl. RSS: Residual Sum of Squares[6] oder SSE: Sum of Squares Error) bezeichnet. Die Differenz $y[n] - \hat{y}[n]$ heißt Residuum (Synonym: Residualgröße).

Das Bestimmtheitsmaß (engl. coefficient of determination, Synonym: Determinationskoeffizient) mit Q aus (3.75)

$$R^2(\mathbf{y}, \hat{\mathbf{y}}) = 1 - \frac{(\mathbf{y} - \hat{\mathbf{y}})^T \cdot (\mathbf{y} - \hat{\mathbf{y}})}{(\mathbf{y} - \overline{\mathbf{y}})^T \cdot (\mathbf{y} - \overline{\mathbf{y}})} = 1 - \frac{Q}{(\mathbf{y} - \overline{\mathbf{y}})^T \cdot (\mathbf{y} - \overline{\mathbf{y}})} \tag{3.76}$$

beschreibt die Verbesserung der Regressionsschätzung im Vergleich zum Trivialmodell "Mittelwert der Ausgangsgröße": $\overline{y} = \frac{1}{N} \sum_{n=1}^{N} y[n]$. Die Werte liegen für sinnvolle Schätzungen zwischen Null (kein Zusammenhang) und Eins (deterministischer Zusammenhang). Wichtig ist hierbei die Berücksichtigung des Mittelwertes $\overline{\mathbf{y}}$, die eine Offset-Kompensation vornimmt. Für lineare Modelle heißt

$$r_{y,\hat{y}} = \frac{(\mathbf{y} - \overline{\mathbf{y}})^T \cdot (\hat{\mathbf{y}} - \overline{\hat{\mathbf{y}}})}{\sqrt{(\mathbf{y} - \overline{\mathbf{y}})^T \cdot (\mathbf{y} - \overline{\mathbf{y}})} \cdot \sqrt{(\hat{\mathbf{y}} - \overline{\hat{\mathbf{y}}})^T \cdot (\hat{\mathbf{y}} - \overline{\hat{\mathbf{y}}})}} \tag{3.77}$$

(empirischer) Korrelationskoeffizient mit Werten zwischen minus Eins und Eins und beschreibt eine lineare Regression zwischen y und $\hat{y}$ (vgl. Abschnitt 5.8). Nur wenn $\hat{y}$ aus einer linearen Regression mit gleichen Mittelwerten für y und $\hat{y}$ hervorgeht, gilt

$$r_{y,\hat{y}} = \pm\sqrt{R^2(\mathbf{y}, \hat{\mathbf{y}})}. \tag{3.78}$$

Der Spearman-Korrelationskoeffizient R_s verwendet in (3.77) anstelle der Werte $y[n], \hat{y}[n]$ deren Rangordnungen nach einer Sortierung (1 für das kleinste, N für das größte Merkmal). Bei mehreren gleichen Werten werden die Rangordnungen gemittelt. Er eignet sich somit auch für Merkmale mit Verteilungen, die von einer Normalverteilung abweichen, und ist weniger empfindlich gegenüber Ausreißern.

Darüber hinaus existieren z. B. noch partielle Korrelationskoeffizienten, die noch den Einfluss weiterer Merkmale berücksichtigen.

---

[6] Achtung: In der Literatur findet sich diese Abkürzung in seltenen Fällen auch für die Regression Sum of Squares, die die erklärte Streuung ESS und damit ein anderes Maß beschreibt (vgl. Seite 217)!

Die gleiche Philosophie wie beim Bestimmtheitsmaß lässt sich auf beliebige Normen anwenden. Damit entsteht ein Bewertungsmaß, das eine relative Regressionsgüte im Vergleich zu einem Trivialmodell angibt:

$$Q_{R^2,Norm}(\mathbf{y},\hat{\mathbf{y}}) = 1 - \frac{\|\mathbf{y}-\hat{\mathbf{y}}\|^2_{Norm}}{\|\mathbf{y}-\bar{\mathbf{y}}\|^2_{Norm}}. \tag{3.79}$$

Das Bestimmtheitsmaß ist ein Sonderfall von (3.79) mit der Euklidischen Norm:

$$R^2(\mathbf{y},\hat{\mathbf{y}}) = Q_{R^2,Euk}(\mathbf{y},\hat{\mathbf{y}}). \tag{3.80}$$

Teilweise finden sich auch gewichtete Ansätze mit einer Diagonalmatrix $\mathbf{W}_{QF}$, deren Diagonalelemente $w_{QF,n}$ eine Wichtigkeit der richtigen Prognose des n-ten Wertes bewerten:

$$Q = d_{QF,\mathbf{W}_{QF}}(\mathbf{y},\hat{\mathbf{y}})^2 = \sum_{n=1}^{N} w_{QF,n}\cdot(y[n]-\hat{y}[n])^2 = (\mathbf{y}-\hat{\mathbf{y}})^T\cdot\mathbf{W}_{QF}\cdot(\mathbf{y}-\hat{\mathbf{y}}). \tag{3.81}$$

Diese Ansätze können auch mit einer frei wählbaren Kostenfunktion $L(\cdot,\cdot)$ in eine kostenorientierte Betrachtung in Analogie zu (3.59) überführt werden:

$$Q_D = \sum_{n=1}^{N} L(y[n],\hat{y}[n]). \tag{3.82}$$

3.5.6 Merkmalskosten, Interpretierbarkeits- und Komplexitätsmaße

Bei vielen Problemen kommt es nicht nur darauf an, ein optimales Modell $\hat{y} = f(\mathbf{x})$ im Sinne eines regressions- oder klassifikationsorientierten Maßes als Lösung zu erzeugen, sondern dazu auch vorzugsweise bestimmte Merkmale und Merkmalskombinationen zu verwenden oder deren Anzahl zu reduzieren. Hierbei spielen Kosten-, Interpretierbarkeits- und Robustheitsaspekte die dominierende Rolle. Eine detaillierte Übersicht über verschiedene Kostenarten findet sich beispielsweise in [38, 39, 448].

Bei Kostenaspekten geht es darum, auf Informationen aus teuren Merkmalen zu verzichten und einen Kompromiss zur Minimierung der totalen Kosten

$$Q_T = Q_D + Q_F \rightarrow \min \tag{3.83}$$

$$\text{mit } Q_F = Q_{F0} + \sum_{l\in\mathbb{I}} Q_{F,l} \tag{3.84}$$

anzustreben. Die erwarteten mittleren Entscheidungskosten Q_D entstammen (3.59) oder (3.82). Die Modellkosten Q_F zur Berechnung des Modells $f(\cdot)$ umfassen die Kosten $Q_{F,l}$ jener Merkmale x_l in der Indexmenge $\mathbb{I}$, von denen das Modell abhängt, sowie optional weitere Kosten Q_{F0} zur Auswertung der Funktion $f(\cdot)$ selbst.

Die Merkmalskosten setzen sich aus fixen Kosten $L_{fix,l}$ und variablen Kosten $L_{var,l}$ für das Merkmal x_l pro Messung zusammen:

$$Q_{F,l}(N_{Anw}) = \frac{L_{fix,l}}{N_{Anw}} + L_{var,l}. \tag{3.85}$$

Fixe Kosten fallen einmalig an und beinhalten beispielsweise Anschaffungskosten für ein Messgerät oder einen Sensor, die Kosten für die Integration in einen Entscheidungsprozess sowie nutzungsunabhängige Wartungskosten. Sie werden auf die zu erwartenden N_{Anw} Datentupel in der Anwendungsphase des Modells umgelegt. Variable Kosten umfassen beispielsweise den Arbeits- und Materialaufwand für eine konkrete Messung (z. B. bei Laboruntersuchungen).

Die Berechnung von Merkmalskosten ist insbesondere bei Problemen mit einer sehr großen Anzahl von Merkmalen und bei gegenseitigen Abhängigkeiten von Merkmalskosten keine triviale Aufgabe. Solche Abhängigkeiten resultieren in der Regel aus Synergien in Form von Kostenreduktionen zwischen Merkmalen. Beispiele hierfür sind z. B. Laboruntersuchungen von Blutproben, bei denen nach Ermittlung eines Merkmals weitere Merkmale geringere Kosten verursachen, die Analyse mehrerer Merkmale aus CT- oder MRT-Bildern, wenn einmal eine entsprechende Bildgebung durchgeführt wurde, und die Verwendung von zusätzlichen Sensorinformationen bei Medizingeräten, wenn dieser Sensor vorhanden ist.

Ein denkbarer Ansatz zur komfortablen Erfassung solcher Abhängigkeiten ist die Kostenberechnung über Merkmalskategorien. Hierzu erfolgt in einem ersten Schritt für jedes Merkmal eine Kategorienzuweisung (z. B. nach der Art des notwendigen Sensors und dem auszuführenden Berechnungsalgorithmus). In einem zweiten Schritt werden den Merkmalskategorien (z. B. Sensor, Berechnungsalgorithmus) Kosten Q_{FK,l_k} entsprechend der Vorgehensweise in (3.85) zugewiesen (vgl. Abschnitt 3.2)[7]. Danach ist zur Berechnung der Modellkosten nach den Indizes jener Kategorien $\mathbb{I}_k$ zu suchen, die in der Indexmenge der Merkmale $\mathbb{I}$ wenigstens einmal vorkommen (z. B. ob mindestens ein Merkmal den Sensor benötigt). Oftmals fallen die entsprechenden Kosten nur einmalig pro Kategorie an (z. B. bei einem Sensor), weshalb

$$Q_F = Q_{F0} + \sum_{l_k \in \mathbb{I}_k} Q_{FK,l_k} \tag{3.86}$$

$$\text{mit } l_k \in \mathbb{I}_k \text{ wenn } K_{x,l,l_k} = 1 \text{ für mindestens ein } l \in \mathbb{I} \tag{3.87}$$

[7]Kostenzuweisungen zu Kombinationen von Kategorien erfolgen in der Weise, dass diese Kategorienkombinationen als neue Kategorie eingeführt werden.

gilt. In einigen Fällen vervielfachen sich die Kosten aber auch entsprechend der Anzahl der verwendeten Merkmale pro Kategorie (z. B. bei Berechnungsalgorithmen oder Verbrauchsmitteln).

Falls eine genaue Berechnung der Merkmalskosten nicht möglich ist, reicht oftmals auch eine qualitative Abschätzung mit einer heuristischen Kostenzuweisung aus. Diese Abschätzung ermöglicht immerhin noch eine Bevorzugung günstigerer Merkmale. Eine Feinjustierung der Ergebnisse kann interaktiv durch ein schrittweises Erhöhen oder Senken von Modellkosten durch einen Wichtungsfaktor erfolgen.

Bei einer Bewertung gemäß (3.83) nimmt der Nutzer für eine Reduktion der Modellkosten höhere Entscheidungskosten und somit eine geringere regressions- oder klassifikationsorientierte Güte in Kauf. Diese in der Technik weitgehend akzeptierte Vorgehensweise ist allerdings bei medizinischen Data-Mining-Problemen insofern ethisch kritisch, weil sie eine kostenorientierte Abwägung von Entscheidungen in Q_D und des dazu notwendigen Modellaufwands erfordert (vgl. Diskussion in Abschnitt 3.5.4 zur Einführung von unterschiedlichen Entscheidungskosten).

Ein wichtiges Kriterium für die Interpretierbarkeit einer gefundenen Lösung ist die Anzahl und Art der verwendeten Merkmale. Besonders günstig sind dabei Lösungen mit einem oder zwei Merkmalen, die eine besonders einfache Visualisierung ermöglichen. Zuweilen existieren Merkmalspräferenzen zugunsten besonders gut interpretierbarer Merkmale. Beispiele hierfür sind z. B. Extrem- oder Durchschnittswerte in Zeitreihen bzw. Amplituden von Leistungsdichtespektren gegenüber Koeffizienten von autoregressiven Modellen oder grauwert- bzw. geometriebasierte Merkmale in Bildern gegenüber Textur- oder Frequenzbereichsmerkmalen. Diese Präferenzen hängen stark von der Anwendung ab: Der Anwender bevorzugt stets jene Merkmale als Lösung eines Data-Mining-Problems, die er bei einer subjektiven Lösung selbst verwendet oder die wenigstens mit einer Visualisierung plausibel zu überprüfen sind. Auch hier ist eine geringere regressions- oder klassifikationsorientierte Güte zugunsten einer höheren Interpretierbarkeit akzeptabel. Interpretierbarkeitsaspekte können als Kosten kodiert werden, um so einen einheitlichen Bewertungsrahmen zu erzielen.

Eine weitere Motivation zur Bevorzugung bestimmter Merkmale resultiert aus a priori gegebenen Informationen über deren messtechnische Zuverlässigkeit oder eine zu erwartende (zeitvariante) Drift in der Anwendungsphase. Im Zweifelsfall besteht die Möglichkeit, bei ähnlich guten Merkmalen die messtechnisch zuverlässigeren oder weniger zeitvarianten zu bevorzugen. Damit wird tendenziell eine bessere regressions- oder klassifikationsorientierte Güte über unbekannten Datentupeln erreicht. Auch diese Aussagen sind als virtuelle Kosten auszudrücken.

Eine Alternative zu einer additiven Kostenbewertung in (3.83) ist eine UND-Verknüpfung von verschiedenen Präferenzen bei Entscheidungen und Merkmalen mit einem geeigneten Operator, z. B. einer Produktverknüpfung zum Berechnen einer Gesamtpräferenz

$$Q_{PT} = Q_{PD} \cdot Q_{PF} \rightarrow \max \tag{3.88}$$

mit

$$Q_{PF} = Q_{PF,0} \cdot \prod_{l \in \mathbb{I}} Q_{PF,l} \text{ bzw. } Q_{PF} = Q_{PF,0} \cdot \prod_{l_k \in \mathbb{I}_k} Q_{PFK,l_k}. \tag{3.89}$$

Q_{PD} ist eine problembezogene Bewertung (hier eine *Präferenz* der Lösung eines Klassifikations- oder Regressionsproblems bzw. eine univariate oder multivariate Merkmalsrelevanz, meist zwischen Null: ungeeignet und Eins: optimal geeignet) und Q_{PF} eine Bewertung im Sinne kostengünstiger oder gut interpretierbarer Merkmale bzw. Merkmalskombinationen (hier meist zwischen Null: ungeeignet und Eins: optimal geeignet). Entsprechende Maße müssen dann auch in Analogie zu (3.84) für die Präferenz von Funktionen $Q_{PF,0}$ und Merkmalspräferenzen $Q_{PF,l}$ bzw. in Analogie zu (3.87) für die Präferenz von Kategorien Q_{PFK,l_k} bereit gestellt werden. Dieser Ansatz bietet sich insbesondere zur Berücksichtigung von Interpretierbarkeitsaspekten oder bekannten messtechnischen Zuverlässigkeiten an (siehe Beispiele in Kapitel 7).

Verschiedene und unter Umständen gegenläufige Teil-Bewertungsmaße für die Präferenz können durch eine exponentielle Wichtung berücksichtigt werden [303]. Ein Beispiel hierfür ist eine Wichtung von Interpretierbarkeitsaspekten (gegeben durch eine Präferenz $Q_{PF,Int}$) und von Implementierbarkeitsaspekten (gegeben durch eine Präferenz $Q_{PF,Imp}$). Mit den jeweiligen Wichtungsfaktoren α_{Int} bzw. α_{Imp} ergibt sich die Gesamtpräferenz aus

$$Q_{PT} = Q_{PD} \cdot \underbrace{Q_{PF,Int}^{\alpha_{Int}} \cdot Q_{PF,Imp}^{\alpha_{Imp}}}_{Q_{PF}} \rightarrow \max \tag{3.90}$$

$$\text{mit} \quad Q_{PF,Int}, Q_{PF,Imp} \in [0,1], \quad \alpha_{Int}, \alpha_{Imp} \geq 0.$$

Große Wichtungsfaktoren bewirken einen hohen Einfluss der jeweiligen Forderung. Ein Wert von Null bedeutet hingegen, dass die Forderung ignoriert wird.

Komplexitätsmaße nehmen eine Stellung zwischen regressions- oder klassifikationsorientierten Maßen einerseits und Merkmalskosten andererseits ein. Sie bestrafen bei der Bewertung eines Modells $\hat{y} = f(\mathbf{x})$ dessen Komplexität und bevorzugen so einfachere Modelle, um ein Auswendiglernen des Lerndatensatzes im Sinne eines Overfittings zu verhindern. Beispiele hierfür sind die *Minimum Description Length* (MDL) [379, 380] oder die *Minimum Message Length* (MML) [461], die ursprünglich für wertediskrete Ausgangsgrößen definiert wurden. Sie betrachten ein fiktives Kommunikationsproblem, bei dem ein Modell und bzw. oder Werte der Ausgangsgröße y ("Ausnahmen") übertragen werden und minimieren hier die zu übertragende Informationsmenge. Die Betrachtungsweise ähnelt somit informationstheoretischen Maßen (vgl. Abschnitt 3.5.3). Für jede Modellklasse ist diese Berechnungsvorschrift geeignet zu konkretisieren. Eine gut lesbare und detaillierte Übersicht findet sich in [151]. Eine ähnliche Argumentation verwenden verschiedene statistische Abschätzungen, die die Wahrscheinlichkeit einer lediglich zufälligen Verbesserung durch ein komplizierteres Modell prüfen (vgl. Abschnitt 5.2.2).

Sortierte Merkmalslisten mit den relevantesten Merkmalen für eine Problemstellung sind ein wichtiges Werkzeug, um ein Problem zu verstehen. Allerdings haben univariate Bewertungsmaße bei Problemen mit vielen Merkmalen den Nachteil, u. U. viele ähnliche und hoch redundante Merkmale auf die vorderen Plätze zu stellen, was die Interpretierbarkeit der Liste einschränkt. Multivariate Bewertungsmaße verzichten hingegen auf Merkmale, die zwar keine zusätzlichen Aspekte zur Problemlösung beitragen, aber alternative Lösungswege aufzeigen. Solche Lösungswege zeichnen sich möglicherweise durch reduzierte Merkmalskosten oder eine bessere Interpretierbarkeit aus bzw. erhöhen den Einblick in die Struktur des Problems. Ein Beispiel dafür sind nahezu unkorrelierte Merkmale, die nach einer Merkmalsselektion auf ein Merkmal in etwa gleiche Klassifikationsfehler erreichen. Hier eignet sich ein Kompromiss aus einem univariaten und einem multivariaten Bewertungsmaß. Dieser sortiert die Merkmale und Merkmalsrelevanzen Q_l absteigend und stuft alle nachfolgenden Merkmale durch ein geeignetes Redundanzmaß $Q_{red}(x_l, x_i)$ zwischen den Merkmalen x_l und x_i zurück. Somit entsteht ein Bewertungsmaß Q_{RS}, das eine Rückstufung redundanter Merkmale vornimmt:

$$Q_{RS,l} = Q_l \cdot \prod_{i=1}^{l-1} (1 - Q_{red}(x_l, x_i)) \tag{3.91}$$

$$\text{mit } Q_{RS,1} \geq \ldots \geq Q_{RS,l-1}, Q_i \geq Q_l \geq Q_{l+1} \geq \ldots \geq Q_s, Q_{red}(x_l, x_i) \in [0, 1].$$

Geeignete Redundanzmaße basieren beispielsweise auf dem linearen Korrelationskoeffizienten oder der Transinformation pro Ausgangsentropie zwischen zwei Merkmalen. Oftmals nehmen die Redundanzmaße lediglich eine scharfe Rückstufung vor, z. B. wenn der Korrelationskoeffizient R eine kritische Schwelle α_{krit} überschreitet:

$$Q_{red}(x_i, x_j) = \begin{cases} 0 & \text{wenn } |R(x_1, x_j)| \leq \alpha_{krit} \\ 1 & \text{wenn } |R(x_1, x_j)| > \alpha_{krit}. \end{cases} \tag{3.92}$$

Hierbei handelt es sich bei der Rückstufung redundanter Merkmale dann konkret um eine Rückstufung korrelierter Merkmale.

3.6 Optimierungsprobleme und -verfahren

Bei Optimierungsverfahren ist ein skalares oder vektorielles Bewertungsmaß Q bzw. $\mathbf{Q}$ durch Wahl geeigneter Parameter $\boldsymbol{\theta}$ zu minimieren oder zu maximieren, wobei der Raum der zulässigen Lösungen durch Restriktionen auf eine Menge Θ eingeschränkt sein kann, z. B.

$$\mathbf{Q} = \mathbf{Q}(\boldsymbol{\theta}) \rightarrow \min_{\boldsymbol{\theta}\in\Theta} \text{ bzw. } Q = Q(\boldsymbol{\theta}) \rightarrow \min_{\boldsymbol{\theta}\in\Theta}. \quad (3.93)$$

Minimierungs- und Maximierungsprobleme können ineinander überführt werden, z. B. durch einen Vorzeichenwechsel (Multiplikation mit -1). Typische Restriktionen sind Minimal- und Maximalwerte von Parametern sowie Gleichungen oder Ungleichungen, die einzuhaltende Zusammenhänge zwischen Parametern beschreiben. Zudem gibt die Menge Θ noch den Zahlenraum der zulässigen Parameter an (z. B. reelle Zahlen, ganze Zahlen).

Optimierungsprobleme lassen sich nach verschiedenen Kriterien einteilen:

- **Art der Parameter und daraus resultierende Verfahrensarten**: Wertekontinuierliche und wertediskrete Parameter erfordern unterschiedliche Verfahren. Bei Aufgaben mit wertekontinuierlichen Parametern gilt für die erste Ableitung des Bewertungsmaßes nach den Parametern

  $$\frac{dQ}{d\boldsymbol{\theta}^T}\Big|_{\boldsymbol{\theta}=\boldsymbol{\theta}_{opt}} = \mathbf{0}, \quad (3.94)$$

  wenn die optimale Lösung $\boldsymbol{\theta}_{opt}$ nicht auf dem Rand der Menge Θ liegt (vgl. Q_2: durchgezogene Linie in Bild 3.9a) und $Q(\boldsymbol{\theta})$ stetig und differenzierbar ist.
  Eine geschlossene Lösung für (3.94) ist ein wichtiger Zugang für eine schnelle und sichere Lösbarkeit solcher Probleme, wobei auch hier eventuelle Restriktionen in Θ zu berücksichtigen sind. Gelingt das nicht, können immer noch gradientenbasierte Verfahren verwendet werden, die die erste Ableitung in (3.94) verwenden.
  Probleme mit wertediskreten Parametern müssen bis auf wenige Sonderfälle durch Ausprobieren aller oder ausgewählter Parameter gelöst werden. Je nach Problemstruktur existieren u. U. exakte Lösungsverfahren zum Finden des globalen Optimums, die nur einen Bruchteil der möglichen Lösungen auswerten müssen (z. B. in der ganzzahligen linearen Optimierung, wo die ganzzahligen Parameter linear in das Bewertungsmaß eingehen und lineare Gleichungs- und Ungleichungsrestriktionen erfüllen müssen). Da ansonsten bereits bei einer geringen Parameteranzahl der Aufwand für eine vollständige Suche unzumutbar ansteigt, kommen oft spezielle Heuristiken zum Einsatz (z. B. Genetische Algorithmen [174], sukzessives Festsetzen eines Parameters und nachfolgendes Lösen parameterreduzierter Probleme usw.). Gemischte Probleme mit wertediskreten Parametern (z. B.

zur Beschreibung von Strukturen) und wertekontinuierlichen Parametern können durch Dekomponieren mit Festsetzen der wertediskreten Parameter und Suchen des wertekontinuierlichen Optimums gelöst werden.

- **Anzahl der Lösungen**: Wenn für ein Problem genau eine Lösung für $\boldsymbol{\theta} = \boldsymbol{\theta}_{opt}$ existiert (Synonym: unimodales Problem), verbessert das die Aussichten auf das Finden dieser Lösung erheblich. Anderenfalls ist das Problem multimodal mit zusätzlichen lokalen Optima, für die ebenfalls (3.94) gilt und die bei einer numerischen Optimierung von der besten Lösung ("globales Optimum") nur schwer unterscheidbar sind (Bild 3.9a). Bei multimodalen Aufgaben empfehlen sich heuristische Suchverfahren, wie z. B. Evolutionäre Strategien [415] oder Kombinationen aus Evolutionären Strategien und gradientenbasierten Suchverfahren [193].

- **Bewertungsmaß**: Bei einem skalaren Q handelt es sich um einkriterielle, bei einem vektoriellen $\mathbf{Q}$ um multikriterielle Optimierungsprobleme (Synonyme: mehrkriterielle Optimierung, Polyoptimierung, Vektoroptimierung). Während bei einem einkriteriellen Optimierungsproblem immer eine oder mehrere Lösungen für $\boldsymbol{\theta}$ existieren, gibt es bei multikriteriellen Optimierungsproblemen noch sogenannte Pareto-optimale Lösungen: Dabei kann ein Element Q_i nur noch dadurch verbessert werden, indem die Verschlechterung zumindest eines anderen Elementes Q_j in Kauf genommen wird (Beispiel in Bild 3.9b). Multikriterielle Optimierungsprobleme werden häufig in einkriterielle Optimierungsprobleme transformiert, z. B. durch eine gewichtete Addition mit Wichtungsfaktoren α_i für die einzelnen Elemente Q_i:

$$Q = \sum_{i=1}^{m} \alpha_i Q_i(\boldsymbol{\theta}) \rightarrow \min_{\boldsymbol{\theta}}. \tag{3.95}$$

  Damit handelt es sich aber im engeren Sinne nicht mehr um ein multikriterielles Optimierungsproblem, wie in der Literatur gelegentlich fälschlich dargestellt wird, sondern um eine spezielle Pareto-optimale Lösung.

Diese Einteilungen beeinflussen die Wahl eines geeigneten Optimierungsverfahrens. Eine Übersicht über verschiedene statistisch motivierte Verfahren findet sich beispielsweise in [136].

Evolutionäre Algorithmen werden u. a. in [174, 193, 415] umfassend behandelt. Dieses Gebiet lässt sich in Teilgebiete zur Optimierung von Problemen mit binärer Kodierung (Genetische Algorithmen), reellwertiger Kodierung (Evolutionäre Strategien) und Probleme mit relativ freier Struktur (Genetische Programmierung) einteilen. Eine Übersicht über Begriffe und Definitionen gibt [11].

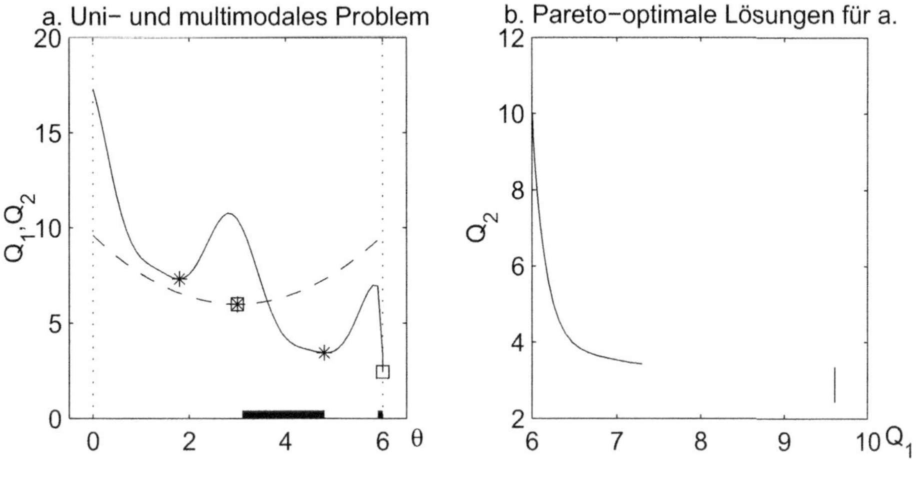

Bild 3.9: a. (links) Unimodales (Q_1, gestrichelte Linie) und multimodales (Q_2, durchgezogene Linie) Optimierungsproblem mit lokalen (*) und globalen (□) Lösungen bei Parameterrestriktion $\Theta : \theta \in \mathbb{R}, 0 \leq \theta \leq 6$, fett auf Nulllinie durchgezogen: Pareto-optimale Parameter bei Auffassung als zweikriterielles Optimierungsproblem mit $\mathbf{Q} = (Q_1 \quad Q_2) \rightarrow \min_\theta$, b. (rechts) Pareto-optimale Bewertungsmaße für zweikriterielles Optimierungsproblem aus Teilbild a.

3.7 Validierungstechniken

Data-Mining-Verfahren gehen davon aus, dass sowohl der Lerndatensatz als auch alle unbekannten Datentupel der gleichen statistischen Verteilung entstammen. Der Begriff unbekannte Datentupel umfasst hierbei alle Datentupel, die nicht im Lerndatensatz vorkommen, deren zugehörigen Ausgangsgrößen folglich unbekannt sind und die aber möglicherweise in der Anwendungsphase des Data-Mining-Verfahrens vorkommen können. Die Gültigkeit dieser Annahme ist in jedem Fall kritisch zu prüfen (Gegenbeispiel z. B. in [364]). Wenn sie erfüllt ist, gibt es zwar zufällige, aber keine systematischen Abweichungen zwischen den gelernten Zusammenhängen und der Realität. Das Verfahren steht dann aber noch vor der nicht trivialen Aufgabe, auch komplizierte relevante Zusammenhänge, aber keine zufälligen Störeinflüsse zu lernen. Ein wichtiges Strategieelement zum Ermitteln der Auswirkungen zufälliger Störeinflüsse sind Validierungstechniken, um die Güte über unbekannten Datentupeln abzuschätzen.

Viele Data-Mining-Verfahren tendieren zum Auswendiglernen der zufälligen Störeinflüsse eines Lerndatensatzes (engl. overfitting), wenn die Anzahl der Datentupel im Lerndatensatz N im Vergleich zur Anzahl freier Parameter eines Algorithmus zu klein ist. Bei der eigentlichen Anwendung mit unbekannten Datentupeln resultiert daraus eine unbefriedigende Güte. Zudem sind die gelernten Zusammenhänge zu kompliziert und u. U. irreführend. In nahezu allen medizinischen Problemstellungen ist mit entsprechenden Problemen zu rechnen, weil meist nur relativ wenige Datentupel (z. B. Patienten mit der gleichen Diagnose) zur Verfügung stehen. Zudem sind Patientengruppen häufig heterogen (z. B. durch unbekannte Subklassen, fehlerhafte Klassenzuweisungen im Lerndatensatz), was zu komplizierten Verteilungsdichtefunktionen führt.

Leider gibt es keine allgemeingültigen Empfehlungen, wie die Anzahl der freien Parameter zu wählen ist. Ebenso wenig kann die von Medizinern nahezu standardmäßig gestellte Frage pauschal beantwortet werden, wieviele Datentupel bzw. Patienten zum Erkennen eines Zusammenhangs erforderlich sind. Beide Fragestellungen hängen von den in der Regel unbekannten statistischen Eigenschaften (Typ und Parameter der mehrdimensionalen Verteilungsdichtefunktion) des zu untersuchenden Problems ab.

Wichtige Validierungstechniken sind

- statistische Fehlerabschätzungen im Lerndatensatz,
- eine einmalige Aufteilung in Lern- und Testdatensatz und
- mehrmalige Aufteilungen in Lern- und Testdatensätze durch n-fache Crossvalidierung oder Bootstrap.

Bei statistischen Fehlerabschätzungen im Lerndatensatz (siehe z. B. [447] und Abschnitt 5.2.2) werden alle verfügbaren Daten als Lerndatensatz verwendet. Anhand der Größe des Datensatzes und der Freiheitsgrade werden Konfidenzintervalle für Parameter (Bereiche, in denen der wahre Wert eines Parameters mit einer bestimmten Wahrscheinlichkeit liegt) und bzw. oder Irrtumswahrscheinlichkeiten (p-Werte) für Hypothesen (z. B.: "Die Mittelwerte eines Merkmals x_l sind für die Klassen $y = B_1$ und B_2 unterschiedlich!") angegeben. Konfidenzintervalle sind aussagekräftiger, weil sie im Gegensatz zu den meisten Hypothesentests Hinweise über das Ausmaß der Unterschiede geben. Zu den Hypothesentests gehören parametrische Tests (z. B. t-Tests für Normalverteilungen) und nichtparametrische Tests (z. B. Rangordnungstests). Bei der Auswahl der Tests ist zu berücksichtigen, ob es sich um statistisch unabhängige oder abhängige Datentupel handelt. Ein wichtiger Fall von statistisch abhängigen Datentupeln sind prä- und posttherapeutische Daten der gleichen Patientengruppe. Für multiple Hypothesentests, die bei der Merkmalsbewertung und bei der Struktursuche auftreten, existieren zahlreiche modifizierte Verfahren (z. B. Bonferroni-Tests). Die Grundidee besteht in der statistischen Abschätzung, wie wahrscheinlich ein nur zufällig positives Ergebnis beim mehrfachen Ausführen eines Tests mit verschiedenen Strukturannahmen ist. Diese Verfahren verursachen aber tendenziell zu pessimistische Bewertungen, weil sie vom ungünstigsten Fall statistisch unabhängiger Merkmale ausgehen. Ein weiteres Beispiel für einen statistisch motivierten Test ist die Vapnik-Chervonensky (VC) Dimension [77, 453], die Abschätzungen über das Generalisierungsverhalten anhand der Komplexität des verwendeten Klassifikators vornimmt.

Bei allen nachfolgenden Validierungstechniken werden die Daten einmal oder mehrfach in Lern- und Testdaten aufgeteilt, wobei Datentupelselektionen D_{22} mit $N_{mod} = N_{Lern}$ (neuer Lerndatensatz), $N_{mod} = N_{Test}$ (neuer Testdatensatz) stattfinden. Die Entwurfsverfahren arbeiten zunächst nur mit den neuen Lerndaten. Das so ermittelte Modell wird dann über dem neuen Testdatensatz mit unbekannten Datentupeln verifiziert. Wenn die Verifizierung ähnlich gute Ergebnisse ergibt, ist das Risiko gering, dass es sich nur um zufällige Zusammenhänge handelt. Allerdings ist auch hier zu prüfen, ob der jeweilige Testdatensatz für zukünftige unbekannte Datentupel charakteristisch ist. Diese Annahme wird z. B. dann verletzt, wenn bei mehrfachen Versuchen mit einem Patienten ein Teil der Datensätze in den Lern- und der andere Teil in den Testdatensatz eingeordnet wird. Daraus resultiert eine zu optimistische Abschätzung der Auswirkungen der individuellen Unterschiede zwischen verschiedenen Patienten.

Häufig anzutreffen ist die einmalige Aufteilung in einen Lern- und einen Testdatensatz. Bei Problemen mit Struktursuche findet gelegentlich auch eine Dreiteilung der Daten in einen Lerndatensatz für Parameter (DS 1), einen weiteren Lerndatensatz für Strukturen (DS 2) und einen Testdatensatz (DS 3) statt. Nach Vorgabe einer Vielzahl potenzieller Strukturen erfolgt mit DS 1 jeweils eine Parameterschätzung. Die Bewertung der besten Struktur und ihrer Parameter erfolgt über DS 2, der aus Sicht von DS 1 ein Testdatensatz ist. Allerdings beutet das Verfahren bei einer Vielzahl von Zugriffen auf DS 2 auch diesen Datensatz als Lerndatensatz aus. Deswegen muss das finale Ergebnis noch über DS 3 getestet werden, der bis dahin weder für die Parametersuche noch für die Strukturbewertung verwendet wurde.

Die n-fache Crossvalidierung (Synonym: Kreuzvalidierung) teilt den Lerndatensatz zufällig in n etwa gleich große Teile mit ca. N/n Datentupeln ein. Das Data-Mining-Verfahren benötigt n Durchläufe: Es verwendet immer $n-1$ Teile als Lerndatensatz und den anderen Teil als Testdatensatz des Durchlaufs (Bild 3.10 mit $n=5$). Eine optionale Stratifizierung sorgt dafür, dass die Verteilung der Datentupel in diesen Teilen möglichst vergleichbar ist (z. B. ähnliche Verteilungen der Klassen B_c bei Klassifikationsproblemen). Nach den n Durchläufen resultiert ein Testdatensatz, der jedes Datentupel genau einmal enthält. Der Extremfall mit $n=N$ wird als Jackknife-Methode (engl. auch Leave-one-out) bezeichnet. Die Crossvalidierung mit $n<N$ wird

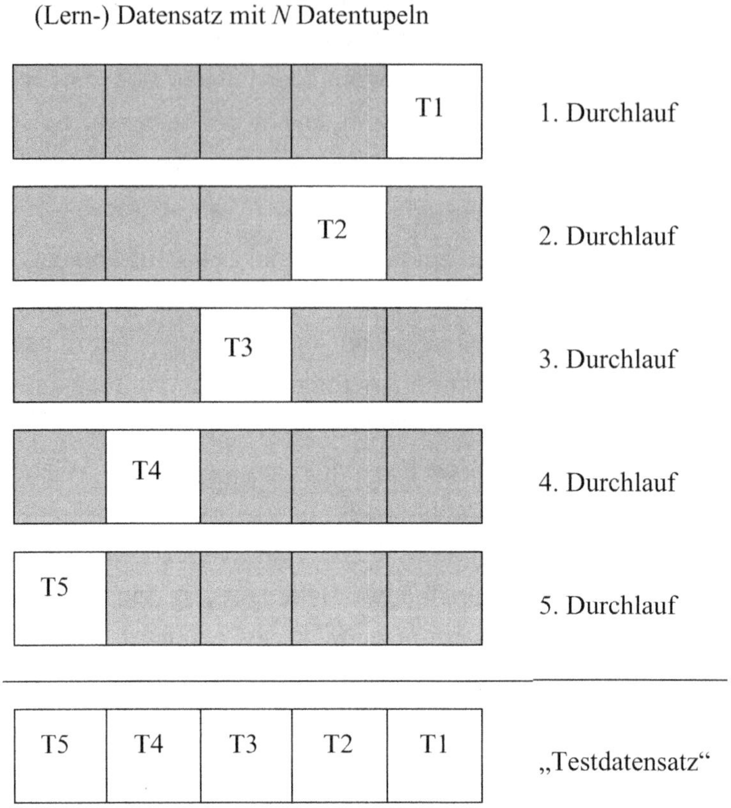

Bild 3.10: Zuordnung zu neuen Lern- (grau) und Testdatensätzen (weiß) am Beispiel einer 5-fachen Crossvalidierung

in der Regel mehrfach mit anderen zufälligen Einteilungen wiederholt. Das ermöglicht zusätzlich eine Auswertung der Varianzen bei diesen Einteilungen als Maß für die erwarteten Varianzen bei unbekannten Daten. Mit abnehmendem n tendiert die Crossvalidierung zu einer pessimistischen Abschätzung, weil sie nur jeweils kleinere Lerndatensätze und nicht die vollständige enthaltene Information verwendet (Bias). Mit $n \rightarrow N$ reduziert sich der Bias, allerdings steigt auch der Rechenaufwand an, was besonders bei aufwändigen Verfahren zu unakzeptablen Rechenzeiten führen kann. Der Vorteil besteht in einer sehr guten Ausbeutung des vorhandenen Datenmaterials.

Die Bootstrap-Methode [127, 465] ermittelt aus dem Lerndatensatz neue Lerndatensätze, indem sie zufällig N Datentupel mit Zurücklegen zieht. Damit entstehen Lerndatensätze der gleichen Größe wie der ursprüngliche Lerndatensatz, wobei diese Lerndatensätze aber einige Datentupel mehrfach enthalten. Die entsprechenden Testdatensätze beinhalten die für den jeweiligen Lerndatensatz nicht gezogenen

Datentupel (durchschnittlich $N/e \approx 0.368 \cdot N$ Datentupel). Durch das zufällige Ziehen kann auch diese Validierung mehrfach ausgeführt werden. Der Vorteil besteht ebenfalls in einer sehr guten Ausbeutung des vorhandenen Datenmaterials. Nachteilig ist das Verfahren bei einer extrem kleinen Anzahl an Datentupeln, weil dann zu wenige Informationen im Lerndatensatz vorliegen. In diesem Fall ist z. B. eine Jackknife-Methode oder eine Crossvalidierung mit einem großen n zu empfehlen.

Beispiel: Die genannten Validierungsverfahren sollen an einem kleinen illustrativen Beispieldatensatz mit $N = 10$ Datentupeln erläutert werden. Eine mögliche zufällige Aufteilung für eine 2-fache Crossvalidierung ist beispielsweise T1: Datentupel 2, 9, 3, 5, 8 und T2: 7, 4, 6, 10, 1. Im ersten Durchlauf wird mit T1 gelernt und T2 getestet, im 2. Durchlauf mit T2 gelernt und T1 getestet. Hierbei sind auch andere Aufteilungen möglich, z. B. T1: Datentupel 2, 7, 4, 5, 8 und T2: 9, 3, 6, 10, 1. Daraus können unterschiedliche Ergebnisse entstehen.

Eine 10-fache Crossvalidierung entspricht hier einer Jackknife-Methode. Jedes Datentupel bildet einen eigenen Datensatz (T1-T10), immer neun Datentupel werden zum Lernen und ein Datentupel wird zum Testen verwendet. Damit ist die Aufteilung eindeutig.

Bei der Bootstrap-Methode wird z. B. über einen Datensatz mit den Datentupeln 1, 3, 4, 5, 5, 6, 8, 8, 9 gelernt. Die Datentupel 2, 7 und 10 dienen als Test. Bei einem zweiten Datensatz werden die Datentupel 3, 3, 4, 5, 6, 7, 8, 8, 10, 10 als Lerndaten gezogen und die Datentupel 1, 2, 9 zum Testen verwendet. Dieses Ziehen wird mehrfach wiederholt. Anschließend werden die Ergebnisse über den Testdaten der einzelnen Aufteilungen gemittelt. ■

Oftmals werden zu pessimistische Schätzungen durch gewichtete Mittelungen der Ergebnisse für den Lern- und Testdatensatz korrigiert (z. B. 632-Bootstrap-Methode: $Q = 0.368 Q_{Lern} + 0.632 Q_{Test}$ [127]). Diese Schätzungen gelten allerdings nicht für Verfahren, die auf einem Auswendiglernen des Lerndatensatzes beruhen und folglich unrealistische Werte für Q_{Lern} ermitteln (z. B. k-Nearest-Neighbor-Verfahren).

Aufgrund z. T. unbekannter Verteilungen, verletzter Verteilungsannahmen und der Probleme beim für Data-Mining-Verfahren typischen Testen multipler Hypothesen sind statistische Fehlerabschätzungen mit Verteilungsannahmen kritisch zu bewerten. Bei der einmaligen Aufteilung in einen Lern- und einen Testdatensatz bleiben die Informationen in den Testdaten ungenutzt, was im Fall geringer Datentupelzahlen problematisch ist. Zudem sind die Testdatensätze zu klein, weshalb die aus ihnen gewonnenen Aussagen wiederum statistisch kritisch zu bewerten sind. Deshalb ist die Vorgehensweise einer einmaligen Aufteilung hauptsächlich bei großen Datentupelzahlen sinnvoll, während bei kleineren und mittleren Datentupelzahlen Verfahren mit einer mehrfachen Aufteilung zu bevorzugen sind. Bei der Bootstrap-Methode sind der Rechenaufwand und die Streuung der geschätzten Fehler tendenziell geringer als bei der Crossvalidierung [287]. Abschließende zusammenfassende Bewertungen über die statistischen Eigenschaften der Crossvalidierung und der Bootstrap-

Methode liegen bisher nicht vor, Diskussionen über Vor- und Nachteile finden sich z. B. in [32, 127].

Aufgrund dieser Eigenschaften bieten sich für Data-Mining-Probleme in der Medizin hauptsächlich die Crossvalidierung und die Bootstrap-Methode an. In einigen klar definierten Problemstellungen mit bekannten Verteilungen sind aber auch statistische Fehlerabschätzungen im Lerndatensatz mit Verteilungsannahmen sinnvoll.

4 Einsatzszenario für Data-Mining-Verfahren in der Medizin

4.1 Ablauf

In den vorigen Kapiteln der Arbeit wurden medizinische Problemstellungen und Data-Mining-Verfahren zunächst isoliert behandelt. Dieses Kapitel schlägt die Brücke zwischen beiden Gebieten und erläutert ein Einsatzszenario, das als Basis für die systematische Problemlösung bei neuen Anwendungen dienen soll. Dieses Szenario spezifiziert allgemeinere Data-Mining-Szenarien aus den ursprünglichen Arbeiten von Fayyad [133] oder den sogenannten "Cross-Industry-Standard for Data Mining" (CRISP-DM) [423] für die speziellen Anforderungen bei medizinischen Data-Mining-Verfahren.

Der Schlüssel für die erfolgreiche Lösung einer medizinischen Data-Mining-Aufgabe besteht darin, eine geeignete Formulierung für das medizinische Problem zu finden, passende Data-Mining-Verfahren und Bewertungsmaße aus der Menge aller möglichen Verfahren und Bewertungsmaße auszuwählen sowie diese geschickt miteinander zu verknüpfen. Bei allen Schritten kommt es darauf an, einen Kompromiss zwischen einer guten Lösung im Sinne des Data-Mining-Verfahrens (z. B. geringer Klassifikations- oder Regressionsfehler) und im Sinne des medizinischen Anwenders (z. B. interpretierbarer Lösungsweg) anzustreben. Im Folgenden sollen einige grundlegende Entwurfsprinzipien diskutiert werden, die sich in einer Vielzahl von Problemen bewährt haben.

Die Entwurfsphase einer Lösung für ein Problem geschieht selten vollkommen schematisch, sondern ist eher ein iterativer Prozess (siehe Bild 4.1). In den Prozess wird häufig interaktiv eingegriffen, indem anhand der bisherigen Ergebnisse Problemformulierungen (Abschnitt 4.2), Lerndatensätze (Abschnitt 4.3), Merkmale (Abschnitt 4.4) sowie Verfahren und Bewertungsmaße (Abschnitt 4.5) modifiziert werden. Die Bewertungsmaße basieren auf den Zwischen- und Endergebnissen der einzelnen Blöcke Datentupelselektion, Merkmalsextraktion, -selektion, -transformation und Klassifikation/Regression. Andererseits verändern sie wiederum die Ergebnisse in den Blöcken und bewirken somit eine modifizierte Ausgangsgröße.

Der Prozess bezieht zu unterschiedlichen Zeitpunkten sowohl Spezialisten für Data-Mining-Verfahren als auch klinische Experten ein. Hierzu ist insbesondere eine Visualisierung aller Ergebnisse und Zwischenergebnisse von entscheidender Be-

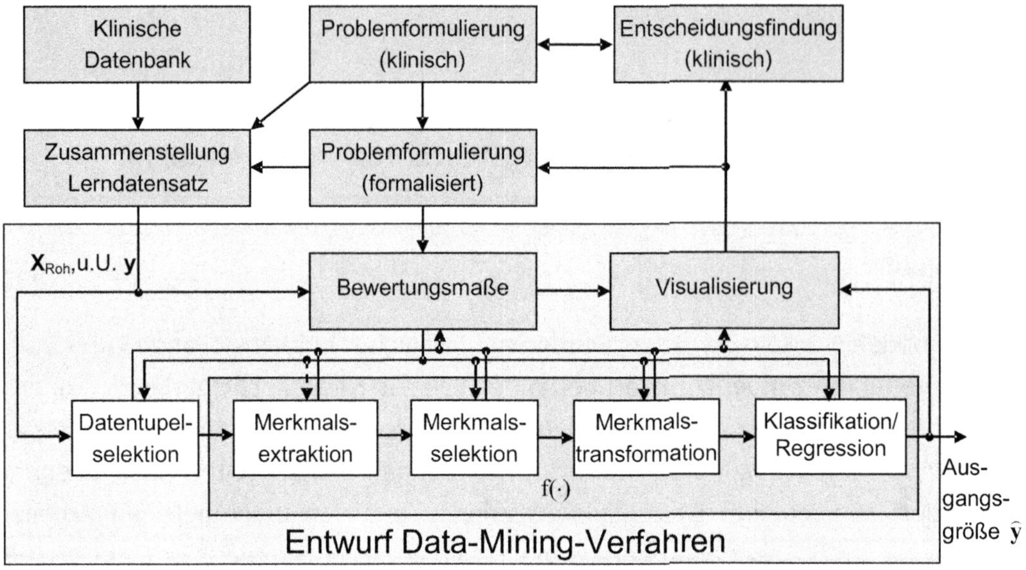

Bild 4.1: Typische Struktur der Signalflüsse in der Entwurfsphase eines medizinischen Data-Mining-Verfahrens (vereinfacht)

deutung, um die erhaltenen Ergebnisse überhaupt analysieren zu können und für die klinische Entscheidungsfindung aufzubereiten (Abschnitt 4.6). Das iterative Vorgehen bringt die Gefahr mit sich, die Verfahren und Bewertungsmaße zu stark auf den gegebenen Lerndatensatz zuzuschneiden. Hier ist ein geeigneter Kompromiss zu finden.

Eine bewährte Technik besteht in der Lösung bekannter Probleme mit einem Data-Mining-Verfahren und dem nachfolgenden Vergleich der automatisch gefundenen mit der empirisch bekannten Lösung. Die so gefundene Lösung kann dann auf ungelöste, aber strukturell verwandte Aufgaben übertragen werden.

Einige Zwischenergebnisse der Entwurfsphase (z. B. Merkmalsbewertungen und -listen für Diagnosen) sind klinisch wertvoller als die eigentliche Schätzung der Ausgangsgröße in der Anwendungsphase, weil sie das Problemverständnis erleichtern. Dieser Sachverhalt wird im Abschnitt 4.2 umfassender diskutiert.

Bereits in der Entwurfsphase besteht die Notwendigkeit, die Realisierbarkeit und den Aufwand späterer Implementierungen mit zu berücksichtigen und in kritischen Fällen auch explizit in die Bewertungsmaße mit einzubeziehen (Abschnitt 4.7). Besonders hohe Anforderungen in der Anwendungsphase stellen mobile Medizingeräte, die eine Implementierung in eingebettete Systeme (engl. embedded systems) erfor-

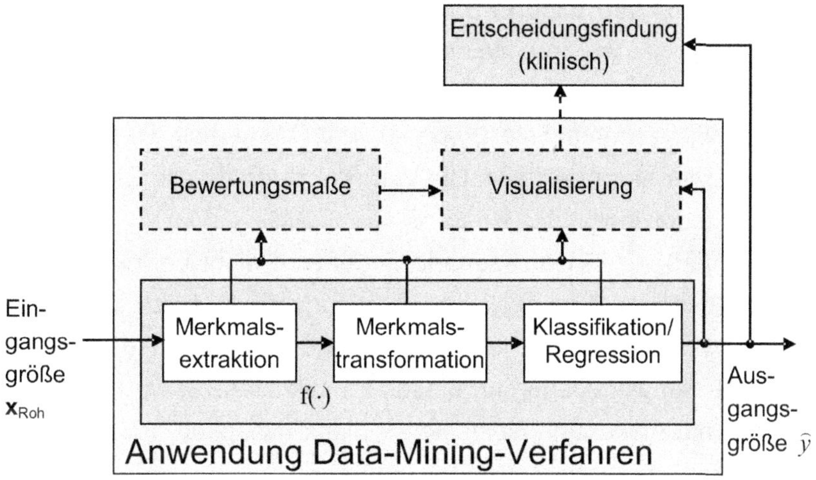

Bild 4.2: Typische Struktur der Signalflüsse in der Anwendungsphase eines medizinischen Data-Mining-Verfahrens (vereinfacht)

dern. Auch in der Entwurfsphase können zu lange Rechenzeiten die Akzeptanz eines Verfahrens beeinträchtigen.

In der Anwendungsphase wird das entworfene Modell (dunkel hervorgehobener Bereich mit Funktion $f(\cdot)$ in Bild 4.2) für unbekannte Datentupel abgearbeitet (vgl. auch Bild 3.3). Hierbei vereinfacht sich oftmals die Merkmalsextraktion, weil jetzt nur noch selektierte Merkmale zu berechnen sind. Zudem entfällt dadurch die Merkmalsselektion als separater Schritt.

Die in der Entwurfsphase benötigten Bewertungsmaße sind in der Anwendungsphase meist nur noch zur Visualisierung notwendig, weil Struktur und Parameter der Verfahren nach dem Entwurf in der Regel feststehen. Sie stellen somit, wie die Visualisierung selbst, nur noch ergänzende Informationen bereit, beeinflussen aber das Ergebnis nicht mehr. Adaptive Verfahren, bei denen die Bewertungsmaße auch in der Anwendungsphase die Parameter und Strukturen von Merkmalsextraktion, -transformation und Klassifikation bzw. Regression beeinflussen, haben sich bislang nicht durchgesetzt. Sie weisen zwar ein hohes Potenzial für eine Verbesserung der Lösung bei zeitvarianten Problemen auf, sind aber auch durch schwer beherrschbare Risiken gekennzeichnet (z. B. Vergessen bisheriger Lösungen, Konvergenzprobleme, schwer prognostizierbares Verhalten).

Anhand der visualisierten Ergebnisse erfolgt dann in der Anwendungsphase die klinische Entscheidungsfindung (z. B. Diagnose und Therapieplanung). Die Entscheidung trifft in der überwiegenden Zahl der Fälle ein Mediziner. Nur auf der Basis der umfangreichen Erfahrungen des Mediziners ist eine sichere Entscheidung unter Einbeziehung des kompletten Expertenwissens möglich. Zudem können nur so alle Informationen einbezogen werden, die nicht als explizite Daten vorliegen (z. B. visueller Eindruck des Patienten). In einigen Medizingeräten (z. B. Prothesen) ist aber auch die Entscheidungsfindung automatisiert, wobei hier im Vorfeld eine umfassende Evaluierung durch Mediziner erforderlich ist. Die Verantwortung für alle Entscheidungen liegt somit stets beim Mediziner.

Für das beschriebene Einsatzszenario findet sich nicht bei allen in der Literatur beschriebenen Lösungen eine explizite Einordnung der Schritte. Oftmals ist es aber hilfreich, das dort beschriebene Verfahren unter dem Blickwinkel dieser Schritte zu analysieren. Eine Softwarelösung für dieses Einsatzszenario wird später in Kapitel 6 vorgestellt, konkrete Anwendungsbeispiele diskutiert Kapitel 7.

4.2 Problemformulierungen

Das Aufstellen einer geeigneten formalisierten Problemformulierung ist die am häufigsten unterschätzte Teilaufgabe bei der Lösung eines medizinischen Data-Mining-Problems. Zwar ist bei Modellbildungsproblemen im Sinne von Abschnitt 2.2.3 die Problemformulierung in der Regel gegeben, die Situation bei der Vorbereitung klinischer Studien ist allerdings weniger klar. Hier präsentieren Mediziner eine Vielzahl von Wünschen, was sie gern an Kenntnissen über die vorliegenden Patientengruppen an Hand der vorliegenden Daten erwerben würden, allerdings sind die Wünsche nur selten präzise und anhand des Lerndatensatzes meist nur teilweise valide zu beantworten.

Eine Variante zum Umgang mit dieser Situation ist die Bereitstellung eines Baukastensystems möglicher formalisierter Problemformulierungen, die entweder bereits zu konkreten Problemen passen oder zumindest als Ausgangsbasis für einen nachfolgenden Anpassungsprozess dienen können: Aus Sicht des Entwurfs von Data-Mining-Verfahren lassen sich wichtige Probleme in

- Diagnose
  - Diagnose für bekannte Patientengruppen (Diagnose Patient – Proband oder Differentialdiagnose),
  - Suche nach unbekannten Patientengruppen,
  - quantitative Patientenbewertung,
- Therapie
  - Therapieprognose,
  - Therapieevaluierung,
  - Therapieauswahl,

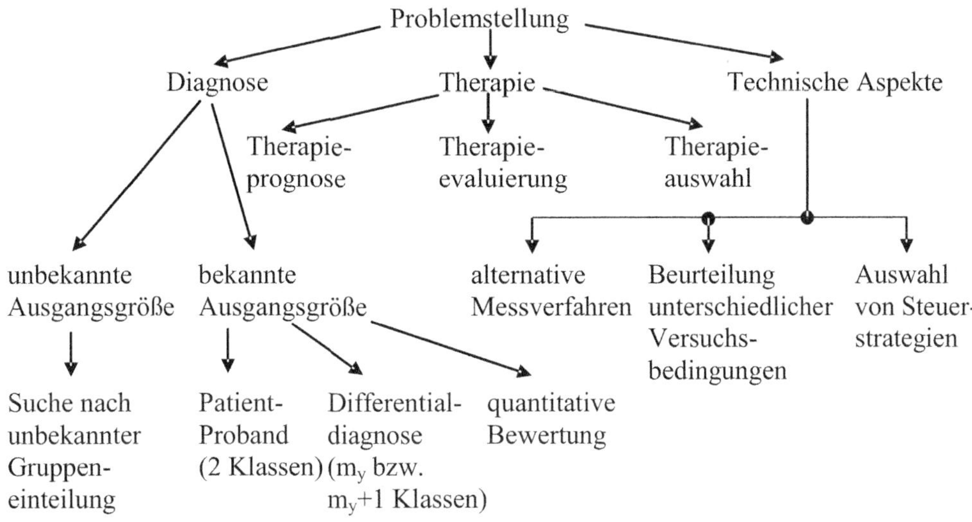

Bild 4.3: Einteilung der Problemstellungen für Data-Mining-Verfahren in der Medizin und Medizintechnik

- technische Aspekte
  - Suche nach alternativen Messverfahren,
  - Beurteilung unterschiedlicher Versuchsbedingungen und
  - Auswahl von Steuerstrategien (für Medizingeräte)

einteilen und formalisieren (vgl. auch Abschnitt 2.2.2, Bild 4.3). Diese Unterteilung vernachlässigt zwar eine Reihe von Spezialfällen und lässt bei einigen Problemstellungen unterschiedliche Interpretationen zu, deckt aber eine Vielzahl praxisrelevanter Fälle ab. Sie erweitert Einteilungen, die in [29, 303] vorgeschlagen wurden.

Im Folgenden werden alle Problemstellungen verbal erläutert. Eine begleitende Darstellung findet sich in Tabelle 4.1. Diese enthält in der Spalte "gegebene Daten (Merkmale)" Rohmerkmale $\mathbf{X}_{Roh}$, die prätherapeutisch zum Zeitpunkt t_{PRE}, posttherapeutisch zum Zeitpunkt t_{POST} oder zu einem beliebigen Zeitpunkt t von Patienten (PAT) oder Probanden (PROB) erfasst wurden. Die Therapieentscheidung fällt zum Zeitpunkt t_{THER} und wird durch skalare oder vektorielle Merkmale $\mathbf{x}_{Ther}(t_{THER})$ kodiert. Dabei gilt $t_{PRE} < t_{THER} < t_{POST}$.

Die Zeitpunkte sind eine Idealisierung, weil in der Praxis die Zeitpunkte t_l verschiedener Messungen $x_l(t_l)$ zwar z. T. erheblich differieren, aber zu einem einheitlichen Zeitpunkt wie z. B. t_{PRE} zusammengefasst werden. Die Idealisierung verfälscht das Ergebnis, wenn sich die wirklichen Werte des Patienten innerhalb dieses Zeitraums wesentlich verändern.

Problem	gegebene Merkmale	gegebene Ausgangsgröße	Data-Mining-Problem
Diagnose Patient – Proband	$\mathbf{x}(t_{PRE})$ $\mathbf{x}(t_{PRE})$	$y(t_{PRE}) = B_{PAT}$ $y(t_{PRE}) = B_{PROB}$	D_{23}, D_2, D_3 u. U. auch D_{24}, D_1
Differential- diagnose	$\mathbf{x}(t_{PRE})$ $\dots$ $\mathbf{x}(t_{PRE})$ optional $\mathbf{x}(t_{PRE})$	$y(t_{PRE}) = B_{PAT,1}$ $y(t_{PRE}) = B_{PAT,m_y}$ $y(t_{PRE}) = B_{PROB}$	D_{23}, D_2, D_3 u. U. auch D_{24}, D_1
Suche nach unbekannten Patientengruppen	$\mathbf{x}(t)$	-	D_{23}, D_7, D_8 u. U. auch D_{24}
quantitative Patientenbewertung	$\mathbf{x}(t_{PRE})$ $\mathbf{x}(t_{POST})$	$\mathbf{y}_{Bewertung}(t_{PRE})$ $\mathbf{y}_{Bewertung}(t_{POST})$	D_1, D_{23}, D_{24} u. U. auch D_2, D_3
Therapieprognose (Klassifikation)	$\mathbf{x}(t_{PRE}), \mathbf{x}_{Ther}(t_{THER})$ $\mathbf{x}(t_{PRE}), \mathbf{x}_{Ther}(t_{THER})$	$y(t_{POST}) = B_{Erfolg}$ $y(t_{POST}) = B_{Misserfolg}$	D_{23}, D_2, D_3 u. U. auch D_{24}
Therapieprognose (Regression)	$\mathbf{x}(t_{PRE}), \mathbf{x}_{Ther}(t_{THER})$	$y(t_{POST})$	D_1, D_{23}, D_{24}
Therapie- evaluierung I	$\mathbf{x}(t_{PRE})$ $\mathbf{x}(t_{POST})$	$y(t_{PRE}) = B_{PRE}$ $y(t_{POST}) = B_{POST}$	D_{23} u. U. auch D_{24}
Therapie- evaluierung II	$\mathbf{x}(t_{POST}) - \mathbf{x}(t_{PRE})$ $\mathbf{x}(t_{POST}) - \mathbf{x}(t_{PRE})$	$y(t_{THER}) = B_{THER,1}$ $y(t_{THER}) = B_{Kontroll}$	D_{23} u. U. auch D_{24}
Therapieauswahl	$\mathbf{x}(t_{PRE})$ $\dots$ $\mathbf{x}(t_{PRE})$	$y(t_{THER}) = B_{THER,1}$ $y(t_{THER}) = B_{THER,m_y}$	D_{23}, D_2, D_3 u. U. auch D_{24}
Suche nach alternativen Messverfahren	$\mathbf{x}(t_{PRE})$ optional $\mathbf{x}(t_{POST})$	$y_{Goldstandard}(t_{PRE})$ $y_{Goldstandard}(t_{POST})$	D_1, D_{23}, D_{24} u. U. auch D_2, D_3
Beurteilung unter- schiedlicher Ver- suchsbedingungen	$\mathbf{x}(t)$ $\dots$ $\mathbf{x}(t)$	$y(t) = B_{Versuch,1}$ $\dots$ $y(t) = B_{Versuch,m_y}$	D_{23}, D_2, D_3 u. U. auch D_{24}, D_1
Auswahl von Steuerstrategien	$\mathbf{x}(t)$ $\dots$ $\mathbf{x}(t)$	$y(t) = B_{Strategie,1}$ $\dots$ $y(t) = B_{Strategie,m_y}$	D_{23}, D_2, D_3 u. U. auch D_{24}, D_1

Tabelle 4.1: Formalisierung ausgewählter klinischer Problemstellungen für den Entwurf von Data-Mining-Verfahren, Abkürzungen für Datensätze: PAT – Patienten, PROB – gesunde Probanden, PRE – prätherapeutisch, POST – posttherapeutisch, THER – Therapie; Abkürzungen für Problemstellungen: Regression D_1, Klassifikation D_2, Clustering D_7, Fuzzy-Klassifikation D_3, Fuzzy-Clustering D_8, univariate D_{23} oder multivariate D_{24} Merkmalsbewertung

Die Spalte "gegebene Ausgangsgröße" enthält diesen Merkmalen zugeordnete gegebene Ausgangsgrößen $\mathbf{y}$, während die Spalte "Data-Mining-Problem" Hinweise auf die gesuchten Ausgangsgrößen $\hat{\mathbf{y}}$ und Bewertungen enthält, die aus den genannten Problemstellungen resultieren. Die Datentupel setzten sich dann aus den entsprechenden Paaren für Merkmale und Ausgangsgrößen zusammen. Probleme mit vektoriellen Ausgangsgrößen (z. B. Kombinationen von Therapien) werden meist in mehrere Probleme mit skalaren Ausgangsgrößen zerlegt. In der Entwurfsphase des Data-Mining-Verfahrens sind für jede klinische Problemstellung passende Lerndatensätze gemäß Abschnitt 3.2 zusammenzustellen. Die so gefundene Lösung kann dann auf unbekannte Datentupel angewendet werden.

Die *Diagnose* für bekannte Patientengruppen ist die klassische Problemstellung für entscheidungsunterstützende Systeme (engl. DSS – decision support systems) in der Medizin. Die Aufgabe bei der Anwendung besteht darin, ein unbekanntes Datentupel richtig zu klassifizieren – entweder durch eine scharfe oder unscharfe (graduelle) Zuordnung. Dabei geht es entweder um eine Unterscheidung Patient bzw. (gesunder) Proband (2-Klassen-Problem) oder um eine Differentialdiagnose zur Unterscheidung mehrerer Krankheitsbilder bzw. Patientengruppen mit den Kurzbezeichnungen $B_{PAT,1},\ldots,B_{PAT,m_y}$ (Problem mit m_y Klassen oder mit m_y+1 Klassen bei einer zusätzlichen Probandengruppe). Die letztgenannten Problemstellungen stellen deutlich höhere Ansprüche, insbesondere was die Zusammenstellung eines repräsentativen und aussagekräftigen Lerndatensatzes angeht.

Gerade bei einer 2-Klassen-Diagnose Patient – Proband interessieren sich Ärzte aber nur bedingt für den Einsatz von Klassifikatoren in entscheidungsunterstützenden Systemen, weil eine binäre Entscheidung Patient – (gesunder) Proband gerade bei schwereren Krankheitsbildern als trivial erscheint. Hingegen gibt ein interpretierbarer Lösungsweg relevante Informationen – hauptsächlich in Form von univariaten Merkmalsbewertungen oder quantitativen Schwellwerten zum Treffen von Entscheidungen bei Klassifikationsproblemen. Solche Bewertungen tragen zu einer quantitativen Beschreibung einer Patientengruppe bei und können auf bisher nicht entdeckte Zusammenhänge hinweisen.

Die Darstellung der Diagnose als Klassifikationsproblem ohne einen expliziten Zeitbezug erfasst allerdings nicht alle Aspekte. Hier werden u. U. kausale Aspekte (Ursache $\rightarrow$ Wirkung), zeitliche Aspekte beim Entstehen eines Krankheitsbildes, auftretende Abweichungen zu allen vorliegenden Klassen (z. B. abweichende Symptome bei einzelnen Patienten, die auf eine nicht modellierte zusätzliche Klasse hinweisen) vernachlässigt. Zusammenfassende Diskussionen zu diesen Themen geben z. B. [29, 265].

Diagnostische Regressionsprobleme sind in der Regel mit dem Problem einer quantitativen Patientenbewertung äquivalent, wenn ein allgemeiner Qualitätsparameter für die Einschätzung des Patienten wie ein skalares Ausmaß einer Abweichung zu gesunden Probanden gesucht ist.

Ein Sonderfall liegt vor, wenn die zu prognostizierende Diagnose in der Zukunft liegt (z. B. Differentialdiagnosen bei der Regression zur Schätzung von Überlebensraten, bei denen die Auswirkungen unterschiedlicher Merkmale analysiert werden). Auch hier entstammen die auszuwertenden Merkmale einem zum Zeitpunkt t_{PRE} erhobenen Datensatz, die Ausgangsgröße liegt allerdings in der Zukunft. Gemäß der hier vorgeschlagenen Einteilung entspricht diese Problemstellung einer Therapieprognose. Die dort untersuchte Therapie kann durchaus auch die Entscheidung "keine Behandlung" umfassen und so den zu erwartenden zukünftigen Zustand ohne eine Therapie beschreiben.

Die *Suche nach unbekannten Patientengruppen* geht von der Vermutung aus, dass das Patientenkollektiv im Datensatz in seiner Struktur heterogen ist. Allerdings ist weder die Einteilung noch die Zuordnung der Datentupel zur Einteilung bekannt. Die Entwurfsphase bestimmt die Anzahl der heterogenen Gruppen und versucht die Gruppen (oftmals als Cluster bezeichnet) interpretierbar zu beschreiben. Dazu eignen sich hauptsächlich Verfahren für unüberwachtes Lernen wie scharfe oder unscharfe (Fuzzy-) Clusterverfahren. Die klinische Bedeutung besteht darin, grundlegend unterschiedliche pathologische Mechanismen nicht zu vermischen und somit in ihrer Aussage zu verfälschen, sondern gezielt zu extrahieren und zu beschreiben. Bei der Zuordnung unbekannter Datentupel zu einem solchen Cluster in der Anwendungsphase handelt es sich strenggenommen bereits wieder um ein Klassifikationsproblem (in der Regel zur Diagnose), weil die Klasseneinteilung dann bekannt ist. Die Zugehörigkeit zu Clustern kann als neues Merkmal in die Analyse einbezogen werden, somit kann Clustering hier auch als eine spezielle Technik zur Merkmalstransformation aufgefasst werden.

Eine wichtige Motivation der *quantitativen Patientenbewertung* besteht darin, aus einem komplexen Gesamtbild mit einer Vielzahl von Einflussgrößen zu einer quantitativen Gesamteinschätzung zu kommen. Eine solche Bewertung ist zur klinischen Beurteilung der Wirksamkeit einer Therapie (Vergleich prä- und posttherapeutischer Daten im Rahmen einer Therapieprognose), beim Vergleich verschiedener Therapieoptionen und als Validierungsinstrument gegenüber Krankenversicherungen von Interesse. Die Gesamteinschätzung vernachlässigt zwar einige wichtige patientenindividuelle Aussagen, zwingt aber insbesondere zu einer klaren quantitativen Formulierung von Therapiezielen. Dabei sollten möglichst auch Daten gesunder Probanden mit einbezogen werden, um die Plausibilität des gefundenen Maßes zu prüfen. Die quantitative Patientenbewertung kann als Sonderfall der Suche nach alternativen Messverfahren interpretiert werden, wenn eine subjektive Bewertung durch Kliniker vorliegt und aus anderen Merkmalen nachzubilden ist.

Bei einer *Therapieprognose* sollen aus dem prätherapeutischen Zustand von Patienten Hinweise auf den zu erwartenden posttherapeutischen Zustand bei Anwendung einheitlicher oder verschiedener Therapien gezogen werden. Im einfachsten Fall ist das lediglich eine Aussage, ob eine Therapie bei einem Patienten voraussichtlich erfolgreich sein wird oder nicht. Dazu ist durch Auswertung der posttherapeutischen Daten und deren Vergleich mit den prätherapeutischen Daten zunächst ein Erfolgskriterium abzuleiten, entweder durch eine subjektive Beurteilung oder durch eine quantitative Patientenbewertung. Die Problemstellung kann bei einer Klassifikation im Sinne einer Therapieauswahl oder im Sinne einer gezielten Suche nach möglichen Ursachen von Misserfolgen betrachtet werden. Eine Erweiterung in Richtung von Mehrklassenproblemen (unterschiedliche Arten von Teilerfolgen oder Misserfolgen) ist möglich und in einigen Fällen sinnvoll, aber selten anzutreffen. Eine wichtige spezielle Art der Regressionsvariante bei Therapieprognosen sind Schätzungen von Überlebensraten, bei denen die Auswirkungen unterschiedlicher Therapien analysiert werden.

Die *Therapieevaluierung* sucht gezielt nach Merkmalen oder Merkmalskombinationen mit signifikanten Veränderungen zwischen dem prä- und posttherapeutischen Zustand von Patientengruppen. Die Formulierung als Klassifikationsproblem $B_{PRE} - B_{POST}$ in der Variante I ist ausschließlich als ein Hilfsmittel anzusehen, da der Kliniker auch bei nicht im Lerndatensatz enthaltenen Datentupeln die Zuordnung a priori kennt. Veränderungen umfassen hier sowohl positive als auch negative (z. B. Nebenwirkungen) Auswirkungen. Da diese Art der Therapieevaluierung nur Aussagen über das gesamte Patientenkollektiv im Lerndatensatz gibt, bietet sie keinen Ersatz für die gezielte Analyse unerwünschter Nebenwirkungen einzelner Patienten oder kleiner Subgruppen zur Analyse seltener Ereignisse. Solche Analysen sind – wenn überhaupt – als Therapieprognoseproblem mit mehreren Misserfolgsklassen zu formulieren, wenn eine hinreichend große Anzahl von Datentupeln bereitsteht. Außerdem ist die Formulierung nicht in der Lage, von der untersuchten Therapie unabhängige Änderungen zu unterdrücken (z. B. Alterungseffekte, Symptome beim Fortschreiten einer Erkrankung, Auswirkungen paralleler Therapien). Häufiger zu finden ist die Variante II für kontrollierte Studien mit einer Kontrollgruppe, für die eine andere oder überhaupt keine Therapie durchgeführt wird. Der Vergleich sucht signifikante Unterschiede für zeitliche Änderungen zwischen einem Patientenkollektiv mit der untersuchten Therapie und der Kontrollgruppe. Auch für die Kontrollgruppe ist dazu eine "posttherapeutische" Untersuchung erforderlich, wobei die Zeitdifferenz $t_{POST} - t_{PRE}$ für beide Gruppen etwa gleich sein muss. Damit besteht im Gegensatz zur obengenannten Formulierung der ersten Variante die Chance, therapieunabhängige Änderungen zumindest zu reduzieren.

Bei der *Therapieauswahl* sind anhand gegebener Patientendaten individuelle Therapieempfehlungen zu geben. Dazu steht ein Lerndatensatz mit Patienten zur Verfügung, der neben verschiedenen Merkmalen auch Therapieempfehlungen eines erfahrenen Arztes beinhaltet. Das Ziel bei der Anwendung besteht darin, für einen unbekannten Patienten nur aus den prätherapeutisch gegebenen Merkmalen eine Therapie vorzuschlagen. Ein genauer Blick zeigt, dass das Problem strukturell einer Differentialdiagnose entspricht – nur dass hier die gegebenen Patientengruppen nicht durch eine diagnostische, sondern durch eine therapeutische Klassifikation charakterisiert sind. Bei solchen Aufgaben ist sorgsam darauf zu achten, dass die Merkmale im Lerndatensatz keine versteckten Informationen über die Therapieempfehlung des erfahrenen Arztes enthalten. Beispiele für solche versteckten Informationen sind bestimmte Merkmale, die nur bei Verdacht auf eine bestimmte Diagnose erhoben werden (z. B. bestimmte Bluttests), oder patientenindividuelle Einstellungen bei der Erhebung von Merkmalen (z. B. Geschwindigkeiten am Fahrradergometer, Gewichtsentlastungen bei Laufbandmessungen für inkomplett Querschnittgelähmte, vgl. Abschnitt 7.2.2). Solche Merkmale lassen sich ohne eine expertenbasierte Festlegung in der Anwendungsphase nicht reproduzieren.

Die *Suche nach alternativen Messverfahren* strebt an, ein oder mehrere Merkmale (der bisherige "Goldstandard" als das bisher beste Beurteilungskriterium) durch andere Merkmale zu substituieren. Wesentliche Motivationen sind

- die Ablösung patientenbelastender Messungen (z. B. wegen einer Strahlenexposition, einer schmerzhaften oder langwierigen Untersuchung) durch patientenschonendere Verfahren,
- die Ablösung subjektiver Merkmale durch objektiv messbare bzw. berechenbare Merkmale oder
- die Ablösung teurer Messungen gegen kostengünstigere Messungen.

In allen Fällen ist zu zeigen, dass das bisherige Merkmal aus anderen rekonstruierbar ist. Die Problemstellung ist in der Regel ein Regressionsproblem, wobei auch die Bewertung infrage kommender Merkmale selbst von Interesse ist. Vergleichbare Ergebnisse liefert u. U. auch eine Formulierung als Diagnose, wenn dort eine entsprechende Merkmalsbewertung alternative Messverfahren gegenüber dem Goldstandard bevorzugt. Der Ansatz ist aber nicht unbedingt in der Lage, den bisherigen

Goldstandard auf anderem Wege zu rekonstruieren, sondern sucht nur andere Lösungswege.

Die *Beurteilung unterschiedlicher Versuchsbedingungen* setzt sich zum Ziel, die Auswirkungen unvermeidbarer Einflussgrößen auf Merkmale und so mittelbar auf Ausgangsgrößen wie Diagnoseergebnisse abzuschätzen. Somit sollen Kokorrelationen und ähnliche Effekte analysiert werden. Beispiele sind patientenindividuelle Einstellungen bei der Erhebung von Merkmalen, aber auch Kenngrößen von Patienten wie Alter, Größe usw. Mit einer solchen Technik kann nach unerwarteten Zusammenhängen zwischen Merkmalen gesucht werden, die u. U. auch Hinweise auf potenzielle Fehlerquellen, Confounding und Inkonsistenzen im Datensatz (z. B. markante Korrelationen von zeitbehafteten Größen wie dem Einlieferungsdatum in die Klinik zu anderen Merkmalen) geben.

Probleme zur *Auswahl von Steuerstrategien* wirken nicht mittelbar über einen Kliniker, sondern unmittelbar über ein medizintechnisches Gerät auf den Patienten. Typische Anwendungsfelder sind Geräte in der Intensivmedizin und Prothesen (z. B. Griffartenumschaltung siehe Abschnitt 7.3). Strukturell geschieht das Gleiche wie bei einer Diagnose – in der Anwendungsphase findet anhand charakteristischer Merkmale eine Situationseinschätzung in Form einer Klassifikation oder Regression statt, mit der eine Steuerstrategie verbunden ist. Diese Steuerstrategie kann entweder eine wertediskrete Klasse (z. B. eine Parameterumschaltung für einen adaptiven Regler oder eine geschaltete Transition in einem Zustandsautomaten) oder eine reelle Ausgangsgröße sein. Allerdings sind hier intensivere Risikoanalysen als bei den bisher diskutierten Diagnoseproblemen erforderlich, weil ein Eingreifen des Klinikers zur Korrektur einer falschen Auswahl zumindest erschwert ist.

Aus systematischer Sicht ist dabei interessant, dass sich viele unterschiedliche Problemstellungen als Datentupelselektionen D_{22} und Auswahl einer Ausgangsgröße aus mehreren Ausgangsgrößen darstellen lassen. Ein Datentupel enthält zunächst charakteristische Merkmale $\mathbf{x}[n]$ und einen zugehörigen Vektor $\mathbf{y}[n]$ mit s_y Ausgangsgrößen (vgl. Bild 3.1). Beispiele für die Ausgangsgrößen sind die Patienten-ID, die Patientengruppe, der Untersuchungszeitpunkt (prä- oder posttherapeutisch), evtl. charakteristische Versuchsbedingungen, die Therapieauswahl eines erfahrenen Arztes und die Bewertung des posttherapeutischen Therapieerfolges. Nicht vorhandene Werte sind geeignet zu ergänzen (z. B. Therapieauswahl "entfällt" bei gesunden Probanden). Je nach Problemstellungen und Werten der Ausgangsgröße wird das Datentupel entweder einbezogen oder ausgeblendet. Zudem wird genau eine Ausgangsgröße aktiviert, die der Problemstellung entspricht (z. B. Patientengruppe bei Diagnose, siehe Beispiel in Abschnitt 6.2.3). Auch hier ist sorgfältig zu beachten, welche Konsequenzen die jeweilige Einstellung nach sich zieht. Wenn z. B. bei der Diagnose posttherapeutische Datentupel eines vollständig geheilten Patienten mit der Klasse B_{PAT} mit einbezogen werden, verfälscht das die Ergebnisse der Klasse B_{PAT} in Richtung der Probandengruppe. Korrekt ist hier das Weglassen des Datentupels. Bei einem nicht vollständig geheilten Patienten ist die Einstufung als B_{PAT} allerdings vertretbar (entsprechend dem Grundsatz einiger behandelnder Ärzte: "nach der Therapie ist vor der Therapie..."). Diese Diskussionen zeigen, dass solche Einteilungen keineswegs immer offensichtlich sind.

Alle genannten Problemformulierungen untersuchen primär Patientengruppen. Problemstellungen, die sich auf die Beurteilung eines einzelnen Patienten beziehen, können aus Sicht der Data-Mining-Verfahren nur in der Anwendungsphase bearbeitet werden. Neben der Anwendung der verschiedenen entworfenen Klassifikatoren oder Regressoren spielen hier Distanzmaße eine besondere Rolle, um atypische Werte eines Patienten in Bezug auf eine komplette Patientengruppe zu bewerten. Auch hier ist nicht nur die reine Zuordnung, sondern auch die Begründung der Zuordnung wichtig.

4.3 Lerndatensätze und Datenvorverarbeitung

Die wichtigste Frage nach der Problemformulierung lautet, ob der gegebene Lerndatensatz (Synonym: Trainingsdatensatz) die zur Lösung des Problems notwendigen Informationen strukturell überhaupt enthalten kann. Data-Mining-Verfahren weisen ein großes Risiko von irreführenden Ergebnissen auf, wenn wesentliche Informationen im Lerndatensatz fehlen oder die Realität nur mit erheblichen Verzerrungen widerspiegeln. Das liegt darin begründet, dass fast alle statistisch motivierten Lernverfahren den Lerndatensatz als eine *hinreichend große* Stichprobe aus einer *für das Problem repräsentativen und zeitlich unveränderlichen* Verteilung betrachten.

Zudem sind alle zu untersuchenden Fälle der Problemstellung (siehe auch Tabelle 4.1) mit einer hinreichenden Anzahl von Datentupeln abzudecken, um die Größe der Stichprobe abzusichern. Die oft gestellte Frage, wieviele Datentupel erforderlich sind, ist nicht pauschal zu beantworten. Die Anzahl wird durch die gesuchten unbekannten deterministischen und statistischen Eigenschaften (z. B. "Nutzsignale" wie Unterschiede zwischen Gruppen, "Störsignale" wie Varianzen innerhalb von Gruppen, die Heterogenität von Gruppen, die Anzahl der Merkmale und der Grad ihrer gegenseitigen Zusammenhänge, die erforderliche Genauigkeit der Aussagen, das Ausmaß zusätzlicher unbekannter Einflussgrößen usw.) bestimmt. Damit schließt sich leider ein Teufelskreis: Um Rückschlüsse auf den notwendigen Lerndatensatz ziehen zu können, muss das Problem bereits gelöst sein. Ohne Lerndatensatz ist es aber nicht lösbar. In vielen Anwendungen sind 10 bis 50 Datentupel einer Gruppe eine sinnvolle Mindestanzahl, die aber anhand verschiedener Validierungsverfahren zu überprüfen ist. Mehr Datentupel sind in der Regel auch nicht verfügbar, um den Aufwand der klinischen Studie zu begrenzen.

Bislang erfolgt die Zusammenstellung des Lerndatensatzes hauptsächlich über manuell generierte Abfragen an die klinische Datenbank oder gar durch das Sichten von Patientenkarteien. Hier ist mittelfristig ein Effizienzgewinn durch eine Automatisierung zu erwarten, wobei die Abfragen direkt aus den Einschluss- und Ausschlusskriterien der geplanten Studie generiert werden. Erste Ansätze dazu zeigt beispielsweise [135].

Viele medizinische Datensätze sind durch fehlende Werte (genauer: fehlende Merkmale bei einigen Datentupeln) gekennzeichnet. Typische Ursachen für fehlende Werte sind erkannte Messfehler, Übertragungsfehler beim Eintrag in Datenbanken oder zufällige Unterschiede bei der Festlegung notwendiger Messungen durch verschiedene Mediziner.

In einigen Fällen treten fehlende Werte in einem Datentupel aber auch systematisch auf. Beispiele hierfür sind die fehlende klinische Notwendigkeit einer Messung aufgrund der Arbeitshypothese des Untersuchers, zeitliche Veränderungen (z. B. Anschaffung neuer Messgeräte während der Entstehung eines Lerndatensatzes), nicht abgeschlossene Studien (z. B. bei der Bestimmung der Lebenserwartung für am Studienende lebende Patienten) oder Entscheidungen eines Patienten (z. B. Abbruch einer Behandlung wegen Erfolgs oder gravierenden Misserfolges). Somit kann die Tatsache eines fehlenden Wertes auch wertvolle Informationen enthalten und ist durch einen speziellen Wert (z. B. eine zusätzliche Klasse) zu kennzeichnen.

Beispiel: Ein Datensatz enthält 50 Datentupel und 10 Merkmale. Im 2. Datentupel fehlen Werte des 1. und 7. Merkmals, die Werte des 10. Merkmals sind nur in den Datentupeln 1 bis 10 vorhanden. ■

Da viele Verfahren damit nicht umgehen können, müssen fehlende Werte entsprechend behandelt werden. Dazu bieten sich während der Entwurfsphase verschiedene Strategien an:

- Löschen der betroffenen Datentupel im Lerndatensatz (Datentupelselektion D_{22}) (Beispiel: Löschen der Datentupel 2 und 11-50, Ergebnis: Datensatz mit 9 Datentupeln und 10 Merkmalen),
- Löschen der betroffenen Merkmale im Lerndatensatz (Merkmalsselektion D_{18}) (Beispiel: Löschen der Merkmale 1, 7 und 10, Ergebnis: Datensatz mit 50 Datentupeln und 7 Merkmalen),

- Ersetzen der fehlenden Merkmale in den jeweiligen Datentupeln mit Ersatzwerten (Datentupelmodifikation D_{21}, z. B. Mittelwert des Merkmals für alle Datentupel, Mittelwert des Merkmals für alle Datentupel der gleichen Klasse, entsprechender Wert des ähnlichsten Datentupels mit einem existierenden Wert), (Beispiel: problematische Rekonstruktion insbesondere beim 10. Merkmal, Ergebnis: Datensatz mit 50 Datentupeln und 10 Merkmalen),
- Kombinationen aus den obigen Methoden (Beispiel: Löschen des 2. Datentupels und des 10. Merkmals, Ergebnis: Datensatz mit 49 Datentupeln und 9 Merkmalen, damit hier die beste Lösung), bzw.
- ausschließliche Verwendung von Verfahren und Bewertungen, die unbekannte Werte geeignet behandeln (z. B. als zusätzliche Klasse bei Merkmalen und deren Verwendung in Regeln, als zensierte Daten: Intervall mit einem bekannten oberen bzw. unteren Wert).

Besonders gefährlich sind fehlende Werte, wenn sie durch numerische Ersatzwerte wie 0 oder -1 im Datensatz kodiert sind, so dass sie erst auf den zweiten Blick als solche erkannt werden. Besser sind Werte wie "NaN" (Not a Number), um Missverständnisse zu vermeiden.

Keine Strategie kann das Risiko von Fehleinschätzungen vollständig beseitigen. Die ersten drei Strategien gehen implizit von einem zufällig fehlenden Wert aus, der entsprechend aus dem Datensatz zu eliminieren ist. Die vierte Strategie unterstellt eine Bedeutung und wird u. U. ihre Entscheidungen gezielt auf fehlenden Werten aufbauen. Hier müssen die Ergebnisse besonders intensiv geprüft werden.

In der Anwendungsphase existieren korrespondierende Strategien, wenn ein benötigtes Merkmal fehlt:

- keine Aussage für das betroffene Datentupel,
- Ignorieren der Teile des Modells, in denen zumindest ein fehlendes Merkmal vorkommt (z. B. durch Weglassen betroffener Regeln oder Projektion einer Funktion in eine reduzierte Dimension ohne das betroffene Merkmal oder durch Bereitstellung redundanter Ersatzfunktionen),
- Ersetzen der fehlenden Merkmale mit Ersatzwerten oder
- Kennzeichnung des fehlenden Merkmals und entsprechende Weiterverarbeitung.

Die Behandlungsstrategien für Ausreißer entsprechen prinzipiell denen für fehlende Werte, nur dass ein Ausreißer erst als solcher erkannt werden muss. Das erfolgt durch Verteilungsannahmen für Merkmale, anhand derer extrem unwahrscheinliche Werte in ausgewählten Datentupeln automatisch als Ausreißer gekennzeichnet werden (siehe z. B. [152] für verschiedene Tests unter Normalverteilungsannahme).

Eine weitere Gruppe von Datenvorverarbeitungsoperationen betrifft Merkmale, bei denen nur eine obere oder untere Schranke für den wahren Wert bekannt ist. Mögliche Ursachen sind Überschreitungen des Messbereichs von Geräten und nur teilweise bekannte Patientendaten (z. B. Überlebenszeit, siehe z. B. [160]). Hier existieren spezielle Verfahren, die unter dem Begriff Zensierung zusammengefasst werden. Bei rechts zensierten Werten ist nur eine untere, bei links zensierten Werten eine obere Schranke für den wahren Wert gegeben. Ein typisches Beispiel ist die Bestimmung der Überlebenszeit, wenn ein Patient am Ende der Studie noch lebt (z. B. nach 3 Jahren). Hier ist lediglich ein unterer Wert seiner Überlebenszeit ab Studienbeginn bekannt. Die Daten sind somit rechts zensiert (mindestens 3 Jahre).

Auch gegebene Ausgangsgrößen bei Datentupeln dürfen keineswegs kritiklos als korrekt angenommen werden. Wenn das Data-Mining-Verfahren für bestimmte Datentupel zu einer anderen geschätzten Ausgangsgröße gelangt und sich die Datentupel von anderen Datentupeln der gleichen Ausgangsgröße stark unterscheiden, sollten auch fehlerhafte Zuordnungen der Ausgangsgröße im Lerndatensatz in Betracht gezogen werden. Zur Beantwortung dieser Frage empfiehlt sich eine gemeinsame detaillierte Analyse dieser Datentupel mit einem Mediziner und einem Spezialisten für Data-Mining-Verfahren. Mögliche Ursachen sind Patienten, die eigentlich nicht zur Studie gehören, heterogene Patientengruppen mit unterschiedlichen Wirkungsmechanismen oder Verwechslungen bei der Zuordnung.

Die Problematik einer für das Problem repräsentativen Stichprobe aus einer zeitlich unveränderlichen Verteilung kann innerhalb der Data-Mining-Verfahren kaum überprüft werden. Wenn wesentliche Merkmale nicht nur in einzelnen Datentupeln, sondern im kompletten Lerndatensatz fehlen, äußert sich das häufig durch große Modellunsicherheiten wie nicht erklärbare Reststreuungen. Noch unangenehmer ist die Situation, wenn wichtige, aber nicht erfasste Merkmale (z. B. Messbedingungen) zwar während der Aufnahme des Lerndatensatzes ähnliche Werte annehmen, aber bei einer folgenden Anwendungsphase abweichende Werte aufweisen. Dann ist zwar die nicht erklärbare Reststreuung im Lerndatensatz und bei Validierungstechniken wie einer Crossvalidierung gering, allerdings treten große Fehler in der Anwendungsphase auf (siehe Beispiel in [364, 370]). Eine weitere mögliche Ursache für fehlerhafte Ergebnisse ist die Verwendung von Lösungen in der Anwendungsphase für Wertebereiche, die nicht durch den Lerndatensatz abgedeckt waren ("Extrapolation"). Alle genannten Abweichungen können im Extremfall zur völligen Unbrauchbarkeit der Lösung führen.

Zur Behandlung solcher Zeitvarianzen bieten sich beispielsweise folgende Techniken an [363, 369, 370]:

- Einsatz einer geeigneten Versuchsplanung, bei der der Lerndatensatz zu verschiedenen Zeitpunkten aufgenommen wird (z. B. an verschiedenen Tagen), um möglichst viele zeitvariante Einflüsse zu erfassen,
- Ergänzung des Lerndatensatzes um zusätzliche Datentupel, die aus der Modifikation gemessener Datentupel entstehen. Diese Modifikationen beruhen auf Annahmen über die Art der Zeitvarianz (z. B. zufällige Streckung und Stauchung von Zeitreihen oder Zeitreihensegmenten, Multiplizieren mit zufälligen Verstärkungsfaktoren mit Mittelwert Eins usw.),
- Einbringen von Vorwissen über besonders robuste Merkmale in Form höherer Merkmalspräferenzen $Q_{PF,l}$ in (3.89).

Da außerdem bei medizinischen Data-Mining-Problemen wegen der Komplexität der untersuchten Systeme immer mit erheblichen unbekannten Einflussgrößen zu rechnen ist, stoßen hier Data-Mining-Verfahren oft auf kaum überwindbare Einschränkungen. Die Problematik kann nur durch eine umfassende Analyse der entstandenen Lösungen und Lösungswege beherrscht werden, was wiederum die Interpretierbarkeit der Lösungswege voraussetzt. Eine weitere wichtige Strategie ist die sorgfältige Evaluierung der Lösungen durch nachfolgende randomisierte und kontrollierte klinische Studien (vgl. Abschnitt 2.2.2), in denen die Lösungen der Data-Mining-Verfahren als Hypothesen auftreten.

4.4 Merkmalsextraktion, -selektion und -transformation

Das Ziel dieses Abschnittes besteht darin, typische Arten von extrahierten und transformierten Merkmalen in medizinischen und medizintechnischen Applikationen zu systematisieren und auf wichtige Auswahlkriterien hinzuweisen. Eine umfassende Erläuterung aller gebräuchlichen Merkmalsarten überschreitet den hier zur Verfügung stehenden Rahmen.

Die Merkmalsextraktion ist insbesondere bei Zeitreihen, Bildern und Videos von entscheidender Bedeutung, weil eine direkte Analyse der Rohdaten keine Problemlösung erlaubt. Viele dazu verwendete Merkmalsarten kommen sowohl bei Zeitreihen als auch bei verschiedenen Bilddaten zum Einsatz. Sie können sich sowohl auf die kompletten Rohmerkmale (komplette Zeitreihe, komplettes Bild, komplettes Video) als auch auf speziell ausgewählte Teilbereiche beziehen. Bei Bildern sind das Pixel (Rohdaten), Kanten (eindimensionale Strukturen), Texturen (zweidimensionale Strukturen), Regionen (zwei- oder mehrdimensionale Strukturen mit definierter Umrandung), Objekte (klassifizierte Regionen oder Gruppen von Regionen) und Szenen (Objekte im zeitlichen und räumlichen Bezug), vgl. [246]. Bei Zeitreihen handelt es sich um Abtastzeitpunkte (Rohdaten), um Zeitabschnitte mit einer definierten Zeitdauer oder um die komplette Zeitreihe.

Bei Bildern finden sich in der Literatur unterschiedliche Einteilungen der notwendigen Verarbeitungsschritte. Die hier verwendeten Begriffe orientieren sich an [166, 246, 345, 355]. Die Merkmalsextraktion besteht aus den Schritten Bildbearbeitung, Segmentierung und Segmentbeschreibung (Bild 4.4).

Die Bildbearbeitung (oftmals auch als Bildvorverarbeitung bezeichnet) umfasst Maßnahmen wie Kalibrierung, Registrierung[1], Kontrasterhöhung, Korrektur von Beleuchtungseffekten, Rauschunterdrückung und Reduzierung von Artefakten. Diese Maßnahmen kommen mit vergleichsweise wenig A-priori-Wissen über die zu extrahierende Information aus und lassen sich relativ gut standardisieren. Data-Mining-Verfahren spielen hier eine untergeordnete Rolle. Im Ergebnis der Bildbearbeitung entstehen bearbeitete Pixel (komplette Bilder), die sich besser für nachfolgende Verarbeitungsschritte und Visualisierungen eignen.

Die Segmentierung klassifiziert einzelne Pixel bezüglich der Zugehörigkeit zu einer zusammenhängenden Region. Die Ergebnisse der Segmentierung koppeln nur indirekt über die Segmentbeschreibung in die Bewertungsmaße zurück. In einem wesentlich stärkeren Umfang als bei Zeitreihen stellt die automatische Erkennung von Kanten und Segmenten bereits ein eigenständiges Ziel dar, weil oftmals interessierende Regionen in einem Bild zunächst aufzufinden sind. Insbesondere bei dreidimensionalen Bildern oder bei Videos übersteigt eine manuelle zweidimensionale Segmentierung pro Schicht bzw. Abtastzeitpunkt jeden vernünftigen Aufwand [125]. Oftmals reichen relativ einfache und standardisierte Verfahren aus, um die automatische Segmentierung durchzuführen. Data-Mining-Verfahren ergänzen hier den Methodenvorrat, ohne bereits zu dominieren.

Die Segmentbeschreibung ordnet jedem Segment beschreibende Merkmale zu. Data-Mining-Verfahren sind hier stark am Auswerteprozess beteiligt.

Alle genannten Schritte können durch Bewertungsmaße aus dem gleichen Schritt oder aus nachfolgenden Schritten beeinflusst werden. In der Bildbearbeitung spielen solche Maße allerdings eine untergeordnete Rolle. Die Segmentierung stützt sich oft auf Maße der Segmentbeschreibung oder aus nachfolgenden Verarbeitungsschritten bei der Merkmalsselektion und Klassifikation (vgl. Bild 4.1). Bewertungsmaße ermöglichen auch halbautomatische interaktive Prozesse mit einem Benutzer, indem er interessierende Regionen manuell markiert und die so entstandenen Klassen in die Segmentierung rückgekoppelt werden [42, 43].

[1] Translation, Rotation und Verformung eines Bildes, um es mit anderen Bildern semantisch korrekt überlagern zu können, Übersicht siehe [270]. Wichtige Techniken dazu sind das Anbringen und Klassifizieren von Landmarken oder das gegenseitige Zuordnen separat berechneter Bildregionen.

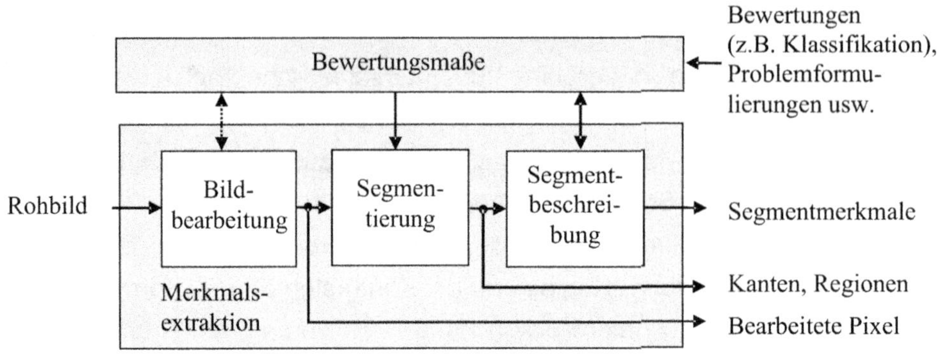

Bild 4.4: Merkmalsextraktion aus Bildern in Anlehnung an [166, 246, 345] – Einbindung Bewertungsmaße siehe Bild 4.1

Ein ähnlicher Ablauf findet sich bei der Merkmalsextraktion aus Zeitreihen, allerdings mit modifizierten Schwerpunktsetzungen. Die Berechnung zusätzlicher Zeitreihen dient zwar auch der Stör- und Rauschunterdrückung wie bei einer Bildbearbeitung, allerdings dominiert die gezielte Extraktion zusätzlicher Informationen. Die Aufgabe der Segmentierung ist in der Regel einfacher als bei Bildern, weil einerseits oft die gesamte Zeitreihe von Interesse ist und andererseits bei einer Segmentierung in i Abschnitte nur $i-1$ Abtastzeitpunkte als Segmentgrenzen zu ermitteln sind. Bei periodischen Zeitreihen (z. B. EKG, periodische Bewegungen) geht es hauptsächlich um die Erkennung eines neuen Zyklus. Die Berechnung von Einzelmerkmalen für einzelne Zyklen entspricht der Segmentbeschreibung.

Die Merkmalsextraktion aus Videos entspricht grundsätzlich den Algorithmen von Bildern und Zeitreihen, ist aber aufwändiger.

Alle gegebenen oder aus Zeitreihen, Bildern und Videos extrahierten Einzelmerkmale werden einer Merkmalsselektion unterzogen, aus der dann eine sortierte Merkmalsliste mit geeigneten Merkmalen für die Problemstellung hervorgeht. Danach schließt sich optional eine Merkmalstransformation an, die auf einen ähnlichen Methodenapparat wie die Merkmalsextraktion zurückgreift und nur selektierte Merkmale einbezieht. Ein Vorteil der mehrstufigen Vorgehensweise ist ein reduzierter Rechenaufwand und eine bessere Interpretierbarkeit, weil nur wenige selektierte Merkmale zu berechnen und zu analysieren sind. Bei Bildern sind diese nachfolgenden Merkmalstransformationen selten anzutreffen, weil die entsprechenden Operationen gleich in die Merkmalsextraktionen integriert werden.

Ein wichtiges Ziel der Merkmalsextraktion und -transformation ist die Berechnung niederdimensionaler und informationstragender Merkmale aus hochdimensionalen

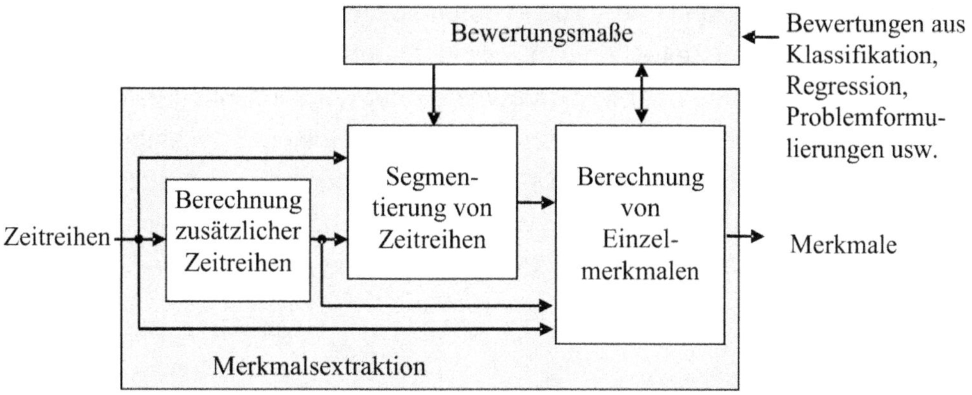

Bild 4.5: Merkmalsextraktion aus Zeitreihen – Einbindung Bewertungsmaße siehe Bild 4.1

Datensätzen. Das betrifft bei Zeitreihen insbesondere den Schritt der Berechnung von Einzelmerkmalen und bei Bildern und Videodaten die Segmentbeschreibung. Dabei kommt es neben der enthaltenen Information in den Merkmalen auch auf deren Interpretierbarkeit an. Ein weiteres Ziel ist die Hervorhebung schwer erkennbarer Informationen (z. B. Unterschiede im maximalen Anstieg einer Zeitreihe in einem Zeitreihensegment) aus den Rohmerkmalen. Beide Ziele überlappen sich oft, aber nicht immer. So gibt es dimensionserhaltende oder gar -erhöhende Transformationen, um enthaltene Informationen in nachfolgenden Verarbeitungsschritten besser extrahieren zu können.

Eine Übersicht über ausgewählte Merkmalsarten gibt Tabelle 4.2. Hier wird in Verfahren unterschieden, die aufgrund ihrer Wirkungsweise

- fast immer eine Dimensionsreduktion bewirken ("ja"),
- die bei geeigneter Verwendung (z. B. durch ein Komprimieren der Information in einigen neuen Merkmalen und durch das Weglassen weiterer erzeugter Merkmale) eine Dimensionsreduktion unterstützen können ("möglich") bzw.
- die die Dimension in der Regel nicht reduzieren ("nein").

Linearkombinationen von Merkmalen werden oft zur Dimensionsreduktion eingesetzt, dienen aber auch der Orthogonalisierung. Wichtige Techniken hierfür sind die Hauptkomponenten- oder Diskriminanzanalyse (vgl. Abschnitt 5.2.3). Mittel-, Median- oder Extremwerte sind insofern Sonderfälle einer Linearkombination, weil entweder eine Gleichgewichtung stattfindet bzw. ein Wert im Datentupel herausgesucht wird (Wichtung Eins) und alle anderen gelöscht werden (Wichtung Null). Die zeitliche oder örtliche Lage von Minimal- oder Maximalwerten in einer Bildregion, einem Zeitreihenabschnitt oder einer Zeitreihe geben ebenfalls interessante Informationen. Geometrische Merkmale beschreiben Bildregionen durch Volumina, Umfänge, Schwerpunkte, Formparameter usw. Bei Zeitreihen geht es hier hauptsächlich um die Zeitdauer von Abschnitten. Histogramme über Merkmalswerte oder Kombinationen von Merkmalswerten spielen insbesondere bei Bildern eine wichtige Rolle (z. B. Histogramme über Nachbarschaften von Pixelgrauwerten in einem Bild: Cooccurence-Matrix). Statische nichtlineare Transformationen (z. B. Polynom-Ansätze, Logarithmen) beziehen sich oftmals auf Rohmerkmale und dienen der Vereinfachung nachfolgender Schritte.

Verfahren	Dimensionsreduktion		
	ja	möglich	nein
Linearkombinationen von Merkmalen		x	
Mittel-, Median- oder Extremwerte (Minimum, Maximum)	x		
zeitliche oder örtliche Lage von Extremwerten	x		
geometrische Informationen	x		
Histogramme über Merkmalswerte oder Kombinationen von Merkmalswerten in Bildern oder Zeitreihen	x		
statische nichtlineare Transformationen		x	
Ausgänge von linearen oder nichtlinearen digitalen Filtern			x
ARMAX-Parameter			
- Zeitreihe, Zeitreihenabschnitt, Bild, Bildregion	x		
- rekursive Schätzung Zeitreihe			x
Parameter von ein- oder mehrdimensionalen Transformationen in einen Bildbereich		x	
Distanzen oder Ähnlichkeiten zu Vergleichs-Rohmerkmalen		x	
beobachtbare Zustände bei bekannten Modellstrukturen			x
Clusterzugehörigkeiten	x		
Klassifikationsergebnisse	x		

Tabelle 4.2: Ausgewählte Verfahren zur Merkmalsextraktion und -transformation sowie deren Eignung zur Dimensionsreduktion

Eine weitere Gruppe von Merkmalen beruht auf den Ausgängen oder ermittelten Parametern von digitalen Filtern. Einerseits können die Ausgangsgrößen von im Vorfeld entworfenen linearen oder nichtlinearen Filtern (z. B. frequenzselektive lineare Filter: Hoch-, Tief-, Bandpässe, Bandsperren, Wavelet-Koeffizienten als Ausgänge speziell strukturierter Filterbänke; Schwellwertdetektoren mit oder ohne Hysterese) als Merkmale verwendet werden. Die Dimension wird dadurch zunächst nicht reduziert, weil die Dimensionen der Zeitreihe bzw. des Bildes erhalten bleiben.

Andererseits existieren Verfahren, um dominierende Signaleigenschaften von Zeitreihen oder Bildern durch die geschätzten Parameter von speziell strukturierten Differenzengleichungen zu beschreiben. Diese werden oftmals durch Parameter von ARMAX-Modellen (engl. für AutoRegressive Moving Average with eXternal input, vgl. Abschnitt 5.8.4) oder ihren Spezialfällen ausgedrückt. Sie beziehen sich entweder auf die zusammenfassende Beschreibung eines Bildes, einer Bildregion, einer Zeitreihe, eines Zeitreihenabschnitts oder auf die rekursiven Schätzungen zur Erfassung zeitlich bzw. örtlich veränderlicher Eigenschaften. Nur im erstgenannten Fall kommt es meist zu einer Dimensionsreduktion. Der letztgenannte Fall erzeugt z. B. aus einer Zeitreihe eine oder mehrere zusätzliche Zeitreihen, die zeitvariante Parameter von ARMAX-Modellen enthalten.

Eng verwandt zu Ausgängen oder Parametern von digitalen Filtern sind Merkmale, die aus eindeutigen Transformationen der Rohmerkmale in einen Bildbereich entstehen. Wichtige Vertreter sind die ein- oder mehrdimensionale Fourier-Transformation in den Frequenzbereich (Zeitreihen) bzw. Ortsfrequenzbereich (Bilder) zur Erkennung von Amplituden, Phasenverschiebungen oder spektralen Leistungsdichten für bestimmte Frequenzanteile, verschiedene Arten von Wavelet-Transformationen, die Radon-Transformation [47] (mit dem Spezialfall der Hough-Transformation [47, 204] als spezielle Approximationstechnik) oder ihre Erweiterungen zur Erkennung geometrischer Muster wie Linien oder Kurven. Eine optionale Dimensionsreduktion entsteht durch das Weglassen der Teile im Bildbereich mit vernachlässigbaren Signalanteilen oder durch eine Diskretisierung im Bildbereich. Eine Rücktransformation in den Bereich der ursprünglichen Rohmerkmale unterdrückt dann Rauschanteile und rekonstruiert Merkmale nach einer Kompression.

Distanzen oder Ähnlichkeiten zu Vergleichs-Rohmerkmalen kommen insbesondere dann zum Einsatz, wenn aus dem unmittelbaren Vergleich eines Datentupels zu gegebenen Rohmerkmalen eines Vergleichskollektivs (z. B. gesunde Probanden, bereits erfasste Patienten) nützliche Informationen extrahierbar sind. Solche Maße charakterisieren z. B. einzelne Patienten und kleine Patientenkollektive. Ein Beispiel gibt [281, 282] zum Auffinden vergleichbarer Aufnahmen für individuelle MRT-Patientenbilder des Hirns in Datenbanken. Ein weiteres Beispiel sind Referenzabweichungszeitreihen (siehe Abschnitt 7.2).

Beobachtbare Zustände bei bekannten Modellstrukturen eignen sich insbesondere zur Verarbeitung von Zeitreihen. Wenn die Modellstruktur und -parameter eines Systems mit gemessenen Zeitreihen am Ein- und Ausgang des Systems bekannt sind, ist oftmals eine Rekonstruktion nichtmessbarer Zustände mit Hilfe eines Zustandsbeobachters möglich. Die Beobachtbarkeit kann bei linearen Systemen formal nachgewiesen werden, im nichtlinearen Fall ist dieser Nachweis komplizierter. Ein Beispiel sind beobachtete Gelenkmomente und -kräfte bei Bewegungen, die aufgrund von strukturell bekannten Bewegungsgleichungen, gemessenen Gelenkwinkeln und Bodenkontaktkräften sowie anatomischen Patientenbasisdaten ermittelt werden (vgl. Abschnitt 7.2). Die Zustände bilden wieder Zeitreihen, in denen interessierende Effekte möglicherweise deutlicher zum Vorschein kommen. Die Dimension wird im Vergleich zur Ausgangsgröße zunächst erhöht und kann nachträglich durch eine Zustandsreduktion wieder teilweise reduziert werden.

Bei einer Merkmalsextraktion mit Klassifikationsergebnissen (überwachtes Lernen) oder Clusterzugehörigkeiten (unüberwachtes Lernen, vgl. Abschnitt 5.7) findet ein mehrstufiger Prozess statt, wobei in der Merkmalsextraktion ein kompletter Ablauf von Bild 4.1 unterlagert ist. Im einfachsten Fall handelt es sich dabei wieder um Schwellwerte für Pixel oder Abtastzeitpunkte, die mit Hilfe einer Klassifikation oder eines Clusterings diskretisiert werden. Allerdings können so auch Zeitreihen oder Bildregionen auf ein oder mehrere Merkmale zurückgeführt werden. Eine umfangreiche Übersicht zu verschiedenen Aspekten der Merkmalsextraktion und Klassifikation mit einem besonderen Fokus auf Künstliche Neuronale Netze für medizinische Bilder findet sich beispielsweise in [284].

Neben den genannten Merkmalsarten existiert eine Vielzahl weiterer Varianten. Der Sammelbegriff Texturmerkmale umfasst Merkmale für Bilder oder Videos aus den genannten Merkmalskategorien (z. B. Cooccurence-Matrix, Parameter im Frequenzbereich usw.) und darauf angewendete Transformationen wie informationstheoretische Maße.

Jeder der genannten Schritte kann in unterschiedlichem Umfang automatisiert sein. Es gibt sowohl

- rein manuelle Verfahren,
- halbautomatische Verfahren mit manuellen Veränderungen von Verfahrensparametern und bzw. oder manuellen Nachkorrekturen und
- vollautomatische Verfahren.

Die genannten Extraktions- und Transformationsverfahren bilden oft vielstufige Verarbeitungsketten. In nahezu allen Anwendungsbereichen liegt ein umfangreicher Erfahrungsschatz vor, welche Merkmalsarten sich besonders gut für die Merkmalsextraktion eignen. So ist beispielsweise bekannt, dass wichtige Informationen bei EEG-Signalen im Frequenzbereich besonders gut extrahierbar sind. Bei der Auswertung von EKG-Daten sind das wiederum Extremwerte, Zeitdauern und Kurvenformen von

Zeitreihenabschnitten. Ähnliche Informationen existieren über realitätsnahe Formen bei Bildsegmenten (z. B. mögliche Organgeometrie in verformbaren Objekten oder maximale Änderungsgeschwindigkeiten für Segmente in Videos), die als strukturelles Wissen in die Segmentierung eingebracht werden (siehe [125] für eine Übersicht). Oftmals wird versucht, aus Zeitreihen und Bildern mit etwas "versteckteren" Informationen (z. B. bestimmte Frequenzen mit erhöhten Leistungsdichten) transformierte Zeitreihen oder Bilder zu erzeugen, die Informationen nur noch in der (meist positiven) Amplitude enthalten. Solche Signale werden im weiteren Verlauf der Arbeit als Aktivitätssignale bezeichnet. In allen Anwendungsfeldern ermöglichen existierende A-priori-Informationen eine sinnvolle Vorauswahl von Merkmalen.

Je weniger A-priori-Information vorliegt, desto wichtiger ist eine bewertungsorientierte Merkmalsselektion. Bei einer solchen Vorgehensweise wird eine Vielzahl potenziell nützlicher Merkmale erzeugt und einer nachfolgenden Bewertung unterzogen. Die Merkmalsarten können aus einem großen Erfahrungsschatz von Experten und aus einer Analyse relevanter Veröffentlichungen mit verwandten Themenstellungen geschöpft werden. Die Bewertungsmaße sind teilweise merkmals-, verfahrens- und anwendungsspezifisch. So existieren z. B. für die Segmentierung von verformbaren Modellen spezielle Bewertungsmaße [280, 419].

Somit ist eine Teilautomatisierung der Merkmalsextraktion möglich, die sonst eher den Ruf einer Kunst als eines systematischen Algorithmus genießt. Wichtige universelle Bewertungsmaße wurden bereits im Abschnitt 3.5 diskutiert, speziellere verfahrensbezogene Maße finden sich im Kapitel 5.

4.5 Klassifikation und Regression

Eine adäquate Problemformulierung (vgl. Abschnitt 4.2) und die Bereitstellung eines informationstragenden Merkmalssatzes sind die entscheidenden Schritte zu einer erfolgreichen Lösung von Klassifikations- und Regressionsproblemen für medizinische und medizintechnische Anwendungen. Generell ist ein Kompromiss zwischen einem geringen Klassifikations- oder Regressionsfehler, einer hohen Interpretierbarkeit und einem geringen Aufwand (wenige Merkmale, einfache Abbildungen, geringer Rechenaufwand) anzustreben, der mit geeigneten Maßen zu formalisieren ist. Zur Lösung stehen dann viele leistungsfähige Verfahren bereit, die später im Kapitel 5 umfassender diskutiert werden.

Bei der Formulierung eines Klassifikationsproblems ist besonders darauf zu achten, auf welche Merkmale sind eine Klassifikationsentscheidung bezieht. Typische Fälle sind

- ein Vektor von Einzelmerkmalen (z. B. verschiedene Laborwerte einer Untersuchung, Blutdruck usw.),
- eine oder mehrere komplette Zeitreihen (z. B. eine vollständige Untersuchung mit einem EKG oder alle aufgezeichneten Gelenkwinkel einer Bewegungsanalyse),
- ein spezielles Segment aus einer oder mehreren Zeitreihen (z. B. ein spezieller Herzschlag oder ein einzelner Schritt aus einer Bewegungsanalyse),
- ein einzelner Abtastzeitpunkt (z. B. Beginn eines Herzschlages oder Schrittes),
- ein komplettes Bild (z. B. Anzeichen für mindestens einen Tumor in einem CT-Bild),
- ein Segment eines Bildes (z. B. spezielle Region mit Anzeichen für einen Tumor in einem CT-Bild) sowie
- ein Pixel eines Bildes (z. B. Zugehörigkeit eines Pixels zu einem speziellen Segment mit einer semantischen Bedeutung wie Tumorgewebe – gesundes Gewebe, unterschiedliche Organe usw.).

Probleme zur Klassifikation eines Abtastzeitpunkts oder eines Pixels üben meist eine Hilfsfunktion im Data-Mining-Verfahren aus. Die bereits in Abschnitt 4.4 thematisierte Segmentierung ist ein unterlagertes Klassifikationsproblem, das wiederum auf den genannten Merkmalsarten aufbaut. Bei der Klassifikation von Zeitreihensegmenten muss unter Umständen zunächst der Beginn des Segments (ein sogenanntes Triggerereignis) durch eine Klassifikation ermittelt werden (vgl. Diskussion in [83, 84]).

Insbesondere bei klinischen Studien ist zu beachten, dass die Entdeckung neuen Wissens in der Entwurfsphase für Klassifikatoren oder Regressionsmodelle im Vordergrund steht und eher die Analyse des Lösungsweges als die Lösung selbst von Interesse ist. Die eigentliche Anwendungsphase (z. B. automatische Klassifikation Patient – Proband) für unbekannte Datensätze findet u. U. nur zu Validierungszwecken statt und ist von untergeordneter klinischer Bedeutung. Das erworbene Wissen wird dann indirekt in Form erworbener Erfahrungen oder über wissenschaftliche Publikationen angewendet.

Für medizintechnische Geräte steht hingegen die Anwendungsphase im Vordergrund, wobei besonders auf die Zuverlässigkeit der Ergebnisse und die Echtzeitfähigkeit der Algorithmen zu achten ist. Unter dem Aspekt der Zuverlässigkeit ist es von entscheidender Bedeutung, dass ein Mediziner oder Medizintechniker die generierte Lösung inspizieren und modifizieren kann. Die Rolle eines automatischen Entwurfsverfahrens ist lediglich die einer Einstellhilfe, die medizinische und juristische Verantwortung bleibt hier beim Mediziner oder Medizintechniker.

4.6 Visualisierung

Entscheidend für die Akzeptanz der Problemlösung mit einem Data-Mining-Verfahren ist die Transparenz des Lösungsweges. Ein wichtiges Mittel dazu sind verständliche Darstellungen aller Zwischenergebnisse der kompletten Verarbeitungskette von Bild 4.1. Besonders eingängig sind Grafiken, aber auch Tabellen mit ausgewählten Ergebnissen und automatisch erzeugte Erklärungstexte sind sinnvoll. Entsprechende Beispiele finden sich in den folgenden Kapiteln, hier soll nur ein kurzer Überblick gegeben werden (siehe Tabelle 4.3).

Eine besonders gute Analyse von dimensionserhaltenden Merkmalsextraktionen bei mehrdimensionalen Merkmalen wie Bildern und Zeitreihen ermöglicht eine Visualisierung im ursprünglichen Raum der Rohmerkmale – also in Pixeln, Voxeln und Abtastzeitpunkten. Das kann entweder durch die Erzeugung weiterer Bilder bzw. Zeitreihen, eine Überblendung (z. B. für eine Registrierung), eine Falschfarbendarstellung oder durch Markierung von Begrenzungen (z. B. für eine Region oder Kante) erfolgen. Der Vorteil besteht darin, dem Experten einen Bezug zu den räumlichen oder zeitlichen Bezügen der ursprünglichen Information zu geben. So ermöglicht beispielsweise ein Vergleich einer gefundenen Segmentierung mit dem ursprünglichen zweidimensionalen Bild eine Qualitätskontrolle gegenüber einem intuitiven Eindruck. Segmentierungen in dreidimensionalen Bildern werden entweder in zweidimensionalen Schichten oder als Oberflächenvisualisierung mit frei wählbaren Betrachtungspositionen angezeigt. Eine entsprechende Übersicht über Visualisierungstechniken und deren Einbindung in die Diagnose, Operationsplanung und in die bildgestützte Navigation während Operationen findet sich z. B. in [382].

Einzelne Merkmale lassen sich am besten als Histogramm, Boxplot oder Tabelle mit charakteristischen Werten (z. B. Mittel-, Median-, Extremwerte, Standardabweichungen) darstellen.

Ein Boxplot ist eine Darstellung, bei der zunächst alle Werte eines Merkmals (oder nur die innerhalb einer Klasse) aufsteigend sortiert werden. Anschließend wird ein Rechteck in Höhe des 25%- und 75%-Wertes der sortierten Werte mit einem zusätzlichen Trennstrich beim Median-Wert (50%) eingezeichnet. Der restliche Bereich (0%-25%, 75%-100%) wird durch gestrichelte Linien mit Minimal- und Maximalwerten als Endlinien gekennzeichnet. Als Ausreißer eingestufte Werte werden mit Sternen markiert.

Für paarweise Zusammenhänge zwischen Merkmalen eignet sich ein Scatterplot (Synonym: Punktwolke, engl. scatterplot), der auf der x-Achse für alle Datentupel die Werte des ersten und auf der y-Achse die Werte eines zweiten Merkmals enthält. Zu-

Darzustellendes Objekt	Darstellungsform
mehrdimensionale Merkmale	wenn möglich grafisch im Format der Rohmerkmale (z. B. Bilder, Zeitreihen) (Bild 7.9a)
Merkmalsbewertung mehrdimensionaler Merkmale	wenn möglich grafisch im Format der Rohmerkmale (z. B. Bilder, Zeitreihen), Bewertung als Amplitude (Bild 7.18) oder als Merkmalskarten mit Farbe bzw. Grauwert (Bild 7.19)
Merkmale (univariat)	1. Histogramm (Bild 5.17), 2. Boxplot (Bild 5.6a), 3. Konfidenzintervall (Bild 5.2), 4. Tabelle mit charakteristischen Werten (Extrema usw., Tabelle 7.1)
Merkmale (multivariat)	1. Scatterplot (Bild 5.1), 2. Bild mit Korrelationskoeffizienten (Bild 5.35a), 3. Tabelle mit betragsgrößten Korrelationskoeffizienten (Tabelle 7.4), 4. Scatterplot nach Dimensionsreduktion (Bild 5.3a-c)
Merkmalsselektion, Merkmalsbewertung (transformierte und extrahierte (Einzel-) Merkmale)	1. Merkmalslisten (Tabelle mit Merkmalsbewertungen, Tabelle 7.1), 2. separate Boxplots (Bild 5.6a) oder Histogramme (Bild 7.7a) für jede Klasse bei transformierten Merkmalen, evtl. mit Mittelwerten und Konfidenzintervallen
Lineartransformation	wenn möglich grafisch im Format der Rohmerkmale
Klassifikations- und Clusterergebnisse	1. Scatterplot der besten verwendeten (u. U. transformierten) Merkmale mit Klasse als Farbe oder Symbol, evtl. mit Trennflächen (Bild 7.8), 2. Mittelwerte grafisch im Format der Rohmerkmale (Bild 7.9e-f), 3. separate Histogramme oder Boxplots für jede Klasse (Bild 7.7a), 4. Scatterplot mit geschätzten Klassenzugehörigkeiten (Bild 5.6b), 5. ROC-Kurve (Bild 3.8), 6. Tabellen mit Bewertungsmaßen (Tabelle 7.5), 7. Erklärungstexte (S. 189)
Regressions-ergebnisse	1. Scatterplot Ausgangsgröße y gegen Schätzung $\hat{y}$ (Bild 5.35b), 2. Scatterplot relevantes Merkmal gegen Ausgangsgröße (Bild 5.35c), 3. Tabellen mit Bewertungsmaßen (Tabelle 5.23)

Tabelle 4.3: Ausgewählte Visualisierungstechniken mit Verweisen auf entsprechende Beispiele in den folgenden Kapiteln

sammenhänge zwischen Merkmalen in sehr hochdimensionalen Datenräumen lassen sich über Bewertungsmaße wie Korrelationskoeffizienten grafisch analysieren, wenn diese paarweise mit den Merkmalen auf der x- und y-Achse aufgetragen werden. Sinnvolle Alternativen sind sortierte Tabellen mit besonders starken Zusammenhängen. Einen Eindruck über Zusammenhänge in hochdimensionalen Merkmalsräumen vermitteln auch transformierte Merkmale in einem zweidimensionalen Merkmalsraum, die nur mit dem Ziel einer Visualisierung erzeugt werden (z. B. Hauptkomponentenanalyse, Kohonen-Karte usw.). Für die Darstellung der besten Merkmale aus einer Merkmalsselektion in Klassifikationsproblemen eignen sich sortierte Tabellen mit gut interpretierbaren Werten (z. B. p-Werten von Irrtumswahrscheinlichkeiten) in Verbindung mit klassenspezifischen Histogrammen oder Boxplots. Wenn die selektierten Merkmale noch Rohmerkmale sind oder zumindest eindeutige Orts- oder Zeitbezüge aufweisen, bietet sich ebenfalls eine Darstellung als Bild oder Zeitreihe mit einer Klassenkodierung durch Farben oder Grauwerte an. Auch Merkmalsbewertungen können so in Form von Merkmalskarten visualisiert werden. Dabei wird eine Merkmalsbewertung in einer zusätzlichen Dimension bzw. als Farb- oder Grauwert im Raum der Rohmerkmale angezeigt [81]. Ein Beispiel für Zeitreihen sind Merkmalskarten, die einen ANOVA-Wert über dem Raum $K \times s_z$ (Anzahl Abtastzeitpunkte mal Anzahl Zeitreihen) zeigen.

Bei der Merkmalstransformation lassen sich hingegen Beträge von Linearkombinationen für transformierte Merkmale im ursprünglichen Raum der Rohmerkmale farblich oder durch Grauwerte darstellen, um besonders wichtige Regionen zu markieren.

Für die Ergebnisse einer Klassifikation oder eines Clusterings bieten sich insbesondere Darstellungen der Mittelwerte und bzw. oder Standardabweichungen für Rohmerkmale separat für jede Klasse im Raum der Rohmerkmale an. Ebenso können auf diese Art Differenzbilder und -zeitreihen zwischen verschiedenen Klassen dargestellt werden.

Eine populäre Darstellung ist die zwei- oder dreidimensionale Visualisierung von transformierten oder selektierten Merkmalen als Scatterplot aller Datentupel mit einer farbigen oder symbolischen Darstellung der Klasse. So ein Bild lässt zwar kaum Rückschlüsse auf die ursprünglichen Rohmerkmale zu, visualisiert aber Ähnlichkeiten und Beziehungen zwischen Klassen, topologische Eigenschaften von Klassenanordnungen, Abweichungen innerhalb von Klassen, mögliche Subklassenbildungen, die Lage spezieller Datentupel zu anderen Klassen, Verdachtsfälle für Ausreißer und Zusammenhänge zwischen Merkmalen. Solche Bilder geben oft Anregungen für andersartige Merkmalsextraktionen, die Notwendigkeit unterlagerter Clusterverfahren, zur Erkennung von Ausreißern oder zum gezielten Untersuchen einzelner Datentupel. Punktwolken-Darstellungen von geschätzten Klassenwahrscheinlichkeiten ermöglichen die Analyse der Beziehungen zwischen Klassen in höherdimensionalen Merkmalsräumen.

Neben den erwähnten Visualisierungen existiert eine Vielzahl weiterer Verfahren, die einer besseren Interpretation der ursprünglichen Bilder dienen, ohne dabei direkte Bezüge zu Data-Mining-Verfahren aufzuweisen. Visualisierungen dieses Typs (z. B. Oberflächenrekonstruktion für Visualisierungszwecke, Beleuchtung, Schattierung, Skalierung, Zoom, Navigation durch 3D-Bilder) werden hier nicht betrachtet.

4.7 Implementierungsaspekte für Medizingeräte

Implementierungsaspekte für Medizingeräte sind in erster Linie durch Restriktionen an die verfügbaren Rechenzeiten und Speicherkapazitäten sowie durch die möglichen Implementierungsformen von Lösungen gekennzeichnet.

Deren Bedeutung hängt stark von der Problemstellung ab. Hier ist insbesondere zwischen Implementierungsaspekten in der Entwurfs- und in der Anwendungsphase von Data-Mining-Verfahren zu unterscheiden.

In der Entwurfsphase verursachen insbesondere solche Verfahren Probleme, die durch eine exponentiell wachsende Komplexität bezüglich der Zahl der Merkmale und bzw. oder der Zahl der Datentupel gekennzeichnet sind. Solche Probleme können durch eine Merkmalsselektion beherrscht werden. Eine Datentupelselektion ist nur bei Datensätzen mit extrem vielen Datentupeln sinnvoll, weil dabei zu viel wertvolle Information verloren geht. Einige Validierungstechniken (insbesondere eine mehrfache Crossvalidierung) erfordern besonders hohe Rechenzeiten. Diese Situation ist allerdings dann akzeptabel, wenn eine einzige Validierung am Ende des Entwurfsprozesses ausreicht, was eine Verlegung in die Mittagspausen und Nachtstunden ermöglicht. Alternativen bieten weniger aufwändige Validierungstechniken wie die Bootstrap-Methode.

In der Anwendungsphase ist die Echtzeitfähigkeit von besonderer Bedeutung. In Anlehnung an die ehemalige DIN 44 300[2] bezeichnet Echtzeitbetrieb den Betrieb eines Rechensystems, bei dem Programme zur Verarbeitung anfallender Daten ständig derart betriebsbereit sind, dass die Verarbeitungsergebnisse innerhalb einer vorgegebenen Zeitspanne verfügbar sind. Einige Autoren (siehe z. B. [85]) unterscheiden noch harte Echtzeitanforderungen, bei denen die Überschreitung der Zeitspanne zu drastischen Fehlern oder zum Ausfall des Systems führt, und weiche Echtzeitanforderungen, die bei Zeitüberschreitung lediglich zu einer Qualitätsminderung führen.

[2]Diese Norm ist zwar inzwischen ungültig, es gibt aber keinen direkten Nachfolger.

Mikrocontroller schränken insbesondere durch geringe Taktfrequenzen und Verarbeitungsbreiten die zur Verfügung stehenden Rechenzeiten teilweise drastisch ein. Auch der Speicherplatz ist meist empfindlich limitiert. Mikrocontroller spielen insbesondere bei mobilen Medizingeräten (z. B. Herzschrittmacher, Prothesen, Neuroprothesen) eine zunehmende Rolle. Solche Geräte erfordern einen echtzeitfähigen Betrieb mit Abtastzeiten von einigen Millisekunden. Besonders aufwändige Merkmalsextraktionen (z. B. Fourier-Transformationen ohne die Möglichkeit einer FFT) sind so kaum realisierbar. Hier sind entweder alternative Verfahren zu bevorzugen (z. B. Bandpässe als Differenzengleichungen) oder leistungsfähigere Hardwareplattformen wie Digitale Signalprozessoren (DSP) bereitzustellen. Mikrocontrollerbasierte Systeme und DSPs werden unter dem Begriff eingebettete Systeme (engl. embedded systems) zusammengefasst. Etwas mehr Zeit steht bei stationären Geräten im Online-Betrieb zur Verfügung, wie z. B. für Überwachungsgeräte in der Intensivmedizin oder in der geregelten Anästhesie. Hier sind für eine Entscheidungsunterstützung in der Regel Abtastzeiten von ca. einer Sekunde akzeptabel, was bei den dort verfügbaren Hardwareplattformen realistisch ist. Bei PC-basierten stationären Geräten im Offline-Betrieb (z. B. zur Bildauswertung) sind Rechenzeiten und Speicheraufwand in der Regel unkritisch.

Eine besonders problematische Situation stellen Systeme dar, bei denen sich die Soft- und Hardwareplattform der Entwurfsphase gravierend von jener der Anwendungsphase unterscheidet (z. B. PC-basierte Systeme in der Entwurfsphase und mikrocontrollerbasierte Systeme in der Anwendungsphase). Solche Fälle erfordern besonders recheneffiziente Reimplementierungen der gefundenen Lösungen, z. B. die Erzeugung und den Export von mikrocontrollertauglichem C-Quellcode in der Entwurfsphase (siehe Beispiel in Bild 4.6). Zwar bieten einige Entwicklungsplattformen solche Exportfunktionen an, allerdings erzeugen sie schwer interpretierbaren und wenig implementierungseffizienten Quellcode. Bei der patientenindividuellen Anpassung von Medizingeräten ist jeweils zu untersuchen, ob ein Export von Parametern ausreichend ist oder ob Teile des individualisierten Steueralgorithmus als Quellcode exportiert werden müssen. Die letztgenannte Lösung ist leistungsstärker, aber aufwändiger. In allen Fällen ist ein automatischer Export anzustreben, um die Fehlerquote zu minimieren und einen aufwändigen manuellen Arbeitsschritt zu vermeiden.

In der Anwendungsphase ist bei vielen Anwendungen die Zertifizierung der gefundenen Lösung entsprechend den gesetzlichen Richtlinien (Medizinproduktegesetz, FDA-Richtlinien usw.) sicherzustellen. Eine erfolgversprechende Strategie ist die Auslegung der neuen Lösung als abschaltbare Zusatzfunktion (Add-on), deren Ausfall die Betriebsfähigkeit des (idealerweise bereits zertifizierten) Gerätes nicht gefährdet.

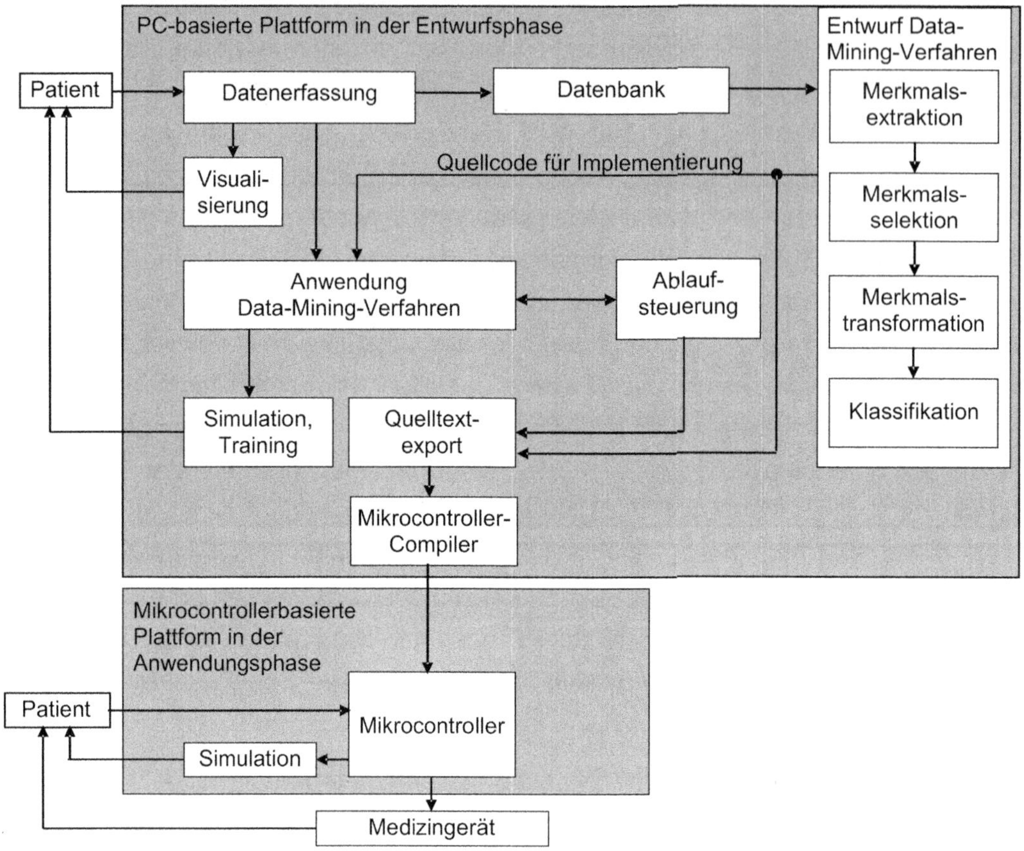

Bild 4.6: Beispiel für eine Implementierungsstrategie zum patientenindividuellen Entwurf eines Medizingerätes mit einer PC-basierten Plattform in der Entwurfsphase und einer mikrocontrollerbasierten Plattform in der Anwendungsphase (nach [363])

Diese Vorgehensweise ist aber nicht in jedem Fall möglich. Insbesondere mobile Medizingeräte und stationäre Geräte im Online-Betrieb stellen hier hohe Sicherheitsanforderungen und erfordern eine Risikoanalyse. Diese hohen Anforderungen schränken bisher den Einsatz von Data-Mining-Lösungen ein, weil hier Zertifizierungsstrategien (z. B. Nachweis der Fehlerfreiheit des erzeugten Codes) insbesondere für komplexe Lösungen fehlen.

Die EG-Richtlinie für Medizinprodukte [3, 9] und das deutsche Medizinproduktegesetz als deren Umsetzung [8] teilen Medizinprodukte (und damit auch -geräte) mit zunehmenden Gefahrenstufen in vier Klassen I (z. B. Brillen), IIa (z. B. Hörgeräte), IIb (z. B. Beatmungsgeräte, Infusionspumpen) und III (z. B. Implantate) ein. Wichtige Kriterien sind dabei die Invasivität und die Dauer der Anwendung. Je nach Klasse ergeben sich unterschiedliche Zulassungs- und Überwachungsprozeduren.

5 Data Mining: Spezielle Verfahren

5.1 Übersicht

Das Ziel dieses Kapitels besteht darin, spezielle Data-Mining-Verfahren anhand ihrer Vorgehensweisen, Entwurfsverfahren und Einsatzgebiete vorzustellen und dabei auf wichtige Vor- und Nachteile einzugehen. Die vorgestellten Verfahren umfassen

- statistische Verfahren (Abschnitt 5.2),
- Support-Vektor-Maschinen (Abschnitt 5.3),
- Entscheidungsbäume als typische Vertreter von Verfahren des maschinellen Lernens (Abschnitt 5.4),
- Fuzzy-Systeme (Abschnitt 5.5),
- Künstliche Neuronale Netze (Abschnitt 5.6),
- Clusterverfahren (Abschnitt 5.7) und
- Regressionsverfahren (Abschnitt 5.8).

Um die Vergleichbarkeit zu erhöhen, werden alle nachfolgenden Verfahren anhand eines einfachen künstlich erzeugten illustrativen Datensatzes erläutert. Dieser Datensatz wurde so entworfen, dass er in möglichst übersichtlicher Form viele typische Eigenschaften unterschiedlicher klinischer Datensätze enthält, die in der Praxis zu erwarten sind:

Beispiel: Der Lerndatensatz besteht aus $N = 230$ Datentupeln mit $s = 4$ normalverteilten Merkmalen und zwei Ausgangsklassen Proband ($B_1, N_1 = 200$ Datentupel) und Patient ($B_2, N_2 = 30$ Datentupel). Patienten sind durch zwei unterschiedliche Subgruppen A und B (20 bzw. 10 Datentupel) charakterisiert, wobei deren Aufteilung zunächst als unbekannt angenommen wird. Wenn sie bekannt ist, entsteht ein 3-Klassen-Problem mit den veränderten Klassen Subgruppe A (B_2) und B (B_3). Drei Merkmale (Laborwert x_1 und x_2 sowie Messwert x_4) enthalten nützliche Informationen zum Lösen des Problems, der Messwert x_3 ist eine reine Zufallsgröße (Bild 5.1). Die geringen Datentupelzahlen für die Patienten sind eine typische Eigenschaft bei klinischen Studien. Die wahren Klassenkovarianzmatrizen lauten jeweils

$$\mathbf{S}_c = \begin{pmatrix} 0.64 & 0 & 0 & -0.64 \\ 0 & 16 & 0 & 0 \\ 0 & 0 & 64 & 0 \\ -0.64 & 0 & 0 & 0.6464 \end{pmatrix}. \tag{5.1}$$

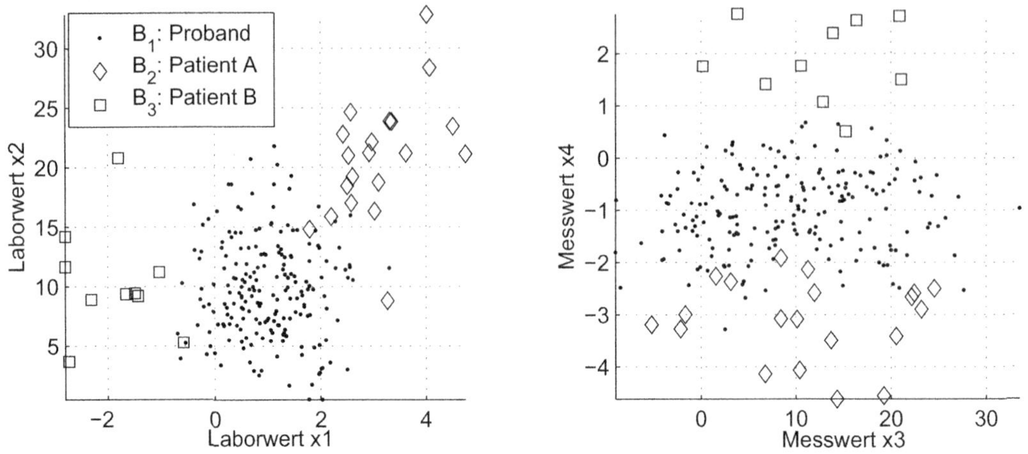

Bild 5.1: Illustratives Beispiel mit vier Merkmalen bei Verwendung der Ausgangsterme für das 3-Klassen-Problem

Die Merkmale x_1 und x_4 korrelieren sowohl innerhalb der Klassen als auch für alle Datentupel negativ und sind somit teilweise redundant. Zu beachten ist außerdem die unterschiedliche Skalierung (große Wertebereiche für x_2, x_3, kleine Wertebereiche für x_1, x_4).

Im Zweifelsfall sollte eher zu Patient als zu Proband entschieden werden, um eine rechtzeitige Behandlung zu ermöglichen. Dazu wurden empirisch die fünffachen Entscheidungskosten für eine fälschliche Zuordnung von Patienten als Probanden im Vergleich zum entgegengesetzten Fehler angesetzt. Bei richtigen Entscheidungen treten keine Entscheidungskosten auf. Die resultierenden Entscheidungskosten in (3.59) betragen somit

$$\mathbf{L} = \begin{pmatrix} L(\hat{y}=B_1|y=B_1) & L(\hat{y}=B_1|y=B_2) & L(\hat{y}=B_1|y=B_3) \\ L(\hat{y}=B_2|y=B_1) & L(\hat{y}=B_2|y=B_2) & L(\hat{y}=B_2|y=B_3) \\ L(\hat{y}=B_3|y=B_1) & L(\hat{y}=B_3|y=B_2) & L(\hat{y}=B_3|y=B_3) \end{pmatrix} = \begin{pmatrix} 0 & 5 & 5 \\ 1 & 0 & 1 \\ 1 & 1 & 0 \end{pmatrix}. \tag{5.2}$$

Die wichtigsten Werte des Datensatzes sind in Tabelle 5.1 zusammengefasst. ■

Für jedes Verfahren werden außerdem ausgewählte Anwendungsbeispiele in der Medizin und Medizintechnik vorgestellt und in die Einsatzszenarien aus Kapitel 4 eingeordnet. Aufgrund der Fülle der Veröffentlichungen stellen die vorgestellten Anwendungen nur eine kleine subjektive Auswahl dar, sollen aber einen Eindruck über besonders wichtige Anwendungen und typische Einsatzgebiete geben. Weitere Beispiele finden sich später in Kapitel 7.

	Proband	Patient Typ A	Patient Typ B
2-Klassen-Problem	B_1	B_2	B_2
3-Klassen-Problem	B_1	B_2	B_3
Datentupel	$N_1 = 200$	$N_2 = 20$	$N_3 = 10$
Laborwert x_1	1	3	-2
Laborwert x_2	10	20	10
Messwert x_3	10	10	10
Messwert x_4	-1	-3	2

Tabelle 5.1: Illustratives Beispiel mit Klassenzuordnungen für das 2-Klassen-Problem (unbekannter Patiententyp) und das 3-Klassen-Problem (bekannter Patiententyp), Merkmalen, Datentupeln und Mittelwerten der Merkmale pro Klasse (unterer Teil der Tabelle)

5.2 Statistische Verfahren

5.2.1 Verteilungsannahmen

Die im Folgenden vorgestellten statistischen Verfahren basieren auf der Annahme, dass jede Ausgangsklasse $y = B_c$ im Merkmalsraum durch eine s-dimensionale Verteilungsdichtefunktion (Synonym: Dichte) beschrieben ist. Prinzipiell ist dabei jede beliebige Verteilungsdichtefunktion zulässig.

Die meisten Verfahren nehmen eine s-dimensionale (Synonym: s-variate) Normalverteilung mit der Verteilungsdichtefunktion

$$p(\mathbf{x}|y = B_c) = \frac{1}{(2\pi)^{\frac{s}{2}}\sqrt{\det(\mathbf{\Sigma}_c)}} \cdot e^{-\frac{1}{2}\left((\mathbf{x}-\boldsymbol{\mu}_c)^T\mathbf{\Sigma}_c^{-1}(\mathbf{x}-\boldsymbol{\mu}_c)\right)} \tag{5.3}$$

an. Dabei sind $\mathbf{\Sigma}_c$ die Kovarianzmatrix und $\boldsymbol{\mu}_c$ der Vektor der Erwartungswerte der Merkmale für die c-te Klasse der Ausgangsgröße. Der s-dimensionale Vektor $\mathbf{x}$ gibt die Eingangsgröße an.

Alle weiteren Schritte werden für diese Verteilungsannahme durchgeführt. Bei abweichenden Verteilungen ergeben sich meist kompliziertere Berechnungsvorschriften.

Die Schätzung der Mittelwerte der Merkmale lautet

$$\bar{\mathbf{x}}^T = \frac{1}{N}\mathbf{1}_{1,N} \cdot \mathbf{X} \tag{5.4}$$

und die Schätzung der s-dimensionalen Kovarianzmatrix der Merkmale $\mathbf{S}$ (Maximum-Likelihood-Schätzung für die wirkliche, aber unbekannte Kovarianzmatrix $\mathbf{\Sigma}$) berechnet sich mit

$$\begin{aligned}\mathbf{S} &= \frac{1}{N}\cdot(\mathbf{X}-\mathbf{1}_{N,1}\cdot\bar{\mathbf{x}}^T)^T\cdot(\mathbf{X}-\mathbf{1}_{N,1}\cdot\bar{\mathbf{x}}^T) \\ &= \frac{1}{N}\cdot(\mathbf{X}-\frac{1}{N}\mathbf{1}_{N,N}\cdot\mathbf{X})^T\cdot(\mathbf{X}-\frac{1}{N}\mathbf{1}_{N,N}\cdot\mathbf{X}) \\ &= \frac{1}{N}\cdot\mathbf{X}^T\cdot\mathbf{Z}_{N,N}\cdot\mathbf{X} \text{ mit } \mathbf{Z}_{N,N}=\mathbf{I}_{N,N}-\frac{1}{N}\mathbf{1}_{N,N}.\end{aligned} \tag{5.5}$$

Dabei bezeichnet $\mathbf{X}$ die Matrix der Merkmale entsprechend (3.1), $\mathbf{I}$ die Einheitsmatrix, $\mathbf{1}$ eine Matrix, die aus Eins-Elementen besteht, und $\mathbf{Z}$ die Zentriermatrix. Die Indizes geben die entsprechenden Matrixdimensionen an. Im l-ten Element der Hauptdiagonale von $\mathbf{S}$ steht die geschätzte Varianz (engl. variance) σ_l^2 des l-ten Merkmals. $\hat{\sigma}_l$ ist die geschätzte Standardabweichung (engl. standard deviation). Beide sind Maße für die Streuung eines Merkmals. Ein weiteres Maß für die Streuung ist z. B. die Spannweite (SpW) (engl. range) als Differenz zwischen dem minimalen und dem maximalen Wert eines Merkmals im Lerndatensatz: $R_{SpW,l} = \max_n x_l[n] - \min_n x_l[n]$. Der Begriff der Streuung wird aber z. T. auch als Synonym für die Standardabweichung verwendet, was nicht korrekt ist.

Auf diesen Werten basiert die Varianznormierung (VN) von Merkmalen, bei der jedes Merkmal durch

$$x_{l,VN}[n] = \frac{1}{\hat{\sigma}_l}(x_l[n]-\bar{x}_l) \quad \text{bzw.} \quad \mathbf{X}_{VN} = \mathbf{Z}_{N,N}\cdot\mathbf{X}\cdot\operatorname{diag}(\mathbf{S})^{-\frac{1}{2}} \tag{5.6}$$

auf einen Mittelwert von Null sowie eine Varianz und Standardabweichung von Eins im Lerndatensatz normiert wird. Der Operator $\operatorname{diag}(\cdot)$ bedeutet, dass nur die Diagonalelemente verwendet werden. Die Normierung verbessert oftmals die Ergebnisse bei skalierungsvarianten Verfahren.

Für jede der m_y Klassen der Ausgangsgröße werden jetzt alle $N_c = N(y = B_c)$ Datentupel herausgesucht ($N = \sum_{c=1}^{m_y} N_c$), die zur c-ten Klasse gehören, und in der Matrix $\mathbf{X}_c$ zusammengefasst. Deren Mittelwertvektor berechnet sich aus

$$\bar{\mathbf{x}}_c^T = \frac{1}{N_c}\mathbf{1}_{1,N_c}\cdot\mathbf{X}_c \tag{5.7}$$

und die geschätzte Klassenkovarianzmatrix aus

$$\mathbf{S}_c = \frac{1}{N_c}\cdot\mathbf{X}_c^T\cdot\mathbf{Z}_{N_c,N_c}\cdot\mathbf{X}_c. \tag{5.8}$$

Für die Verteilungsdichtefunktion aus (5.3) resultiert die folgende Schätzvorschrift:

$$\hat{p}(\mathbf{x}|y=B_c) = \frac{1}{(2\pi)^{\frac{s}{2}}\sqrt{\det(\mathbf{S}_c)}}\cdot e^{-\frac{1}{2}\left((\mathbf{x}-\bar{\mathbf{x}}_c)^T\mathbf{S}_c^{-1}(\mathbf{x}-\bar{\mathbf{x}}_c)\right)}. \tag{5.9}$$

Die in vielen anderen Arbeiten anzutreffenden erwartungstreuen Schätzungen mit $N-1$ in den Nennertermen, also $\mathbf{S} = \frac{1}{N-1} \cdot (\mathbf{X} - \mathbf{1}_{N,1} \cdot \bar{\mathbf{x}}^T)^T \cdot (\mathbf{X} - \mathbf{1}_{N,1} \cdot \bar{\mathbf{x}}^T)$ in (5.5), werden hier nicht verwendet, weil sie die nachfolgenden Berechnungen mit dem Streuungszerlegungssatz (5.12) verhindern.

Aus den Schätzungen in (5.4)-(5.8) lassen sich die Gesamtvariationsmatrix $\mathbf{T}$ (engl. Total Variance, SSCP – Sum of Squares and Cross-products) als Maß für die Streuung des gesamten Datenmaterials, die Innerklassenvariationsmatrix $\mathbf{W}$ (engl. Within Groups SSCP) für die Streuung innerhalb der einzelnen Klassen und die Zwischenklassenvariationsmatrix $\mathbf{B}$ (engl. Between Groups SSCP) für die Streuung zwischen den Klassen gewinnen:

$$\mathbf{T} = N \cdot \mathbf{S} \qquad \mathbf{W} = \sum_{c=1}^{m_y} N_c \cdot \mathbf{S}_c \tag{5.10}$$

$$\mathbf{B} = \sum_{c=1}^{m_y} N_c \cdot \left(\frac{1}{N_c}\mathbf{1}_{1,N_c} \cdot \mathbf{X}_c - \frac{1}{N}\mathbf{1}_{1,N} \cdot \mathbf{X}\right)^T \cdot \left(\frac{1}{N_c}\mathbf{1}_{1,N_c} \cdot \mathbf{X}_c - \frac{1}{N}\mathbf{1}_{1,N} \cdot \mathbf{X}\right). \tag{5.11}$$

Dabei gilt der Streuungszerlegungssatz

$$\mathbf{T} = \mathbf{B} + \mathbf{W}. \tag{5.12}$$

Beispiel: Die Schätzungen für die Kovarianzmatrizen und die Mittelwerte der drei Klassen lauten:

$$\bar{\mathbf{x}}_1 = \begin{pmatrix} 1.00 \\ 9.78 \\ 9.32 \\ -1.01 \end{pmatrix}, \qquad \mathbf{S}_1 = \begin{pmatrix} 0.59 & -0.09 & -0.69 & -0.58 \\ -0.09 & 17.37 & -2.20 & 0.11 \\ -0.69 & -2.20 & 70.99 & 0.71 \\ -0.58 & 0.11 & 0.71 & 0.59 \end{pmatrix}, \tag{5.13}$$

$$\bar{\mathbf{x}}_2 = \begin{pmatrix} 3.11 \\ 20.79 \\ 11.18 \\ -3.09 \end{pmatrix}, \qquad \mathbf{S}_2 = \begin{pmatrix} 0.57 & 1.76 & 0.19 & -0.57 \\ 1.76 & 24.95 & 0.74 & -1.73 \\ 0.19 & 0.74 & 77.29 & -0.41 \\ -0.57 & -1.73 & -0.41 & 0.57 \end{pmatrix}, \tag{5.14}$$

$$\bar{\mathbf{x}}_3 = \begin{pmatrix} -1.87 \\ 10.37 \\ 12.20 \\ 1.85 \end{pmatrix}, \qquad \mathbf{S}_3 = \begin{pmatrix} 0.53 & -0.45 & -0.17 & -0.53 \\ -0.45 & 20.22 & -7.36 & 0.47 \\ -0.17 & -7.36 & 43.13 & 0.00 \\ -0.53 & 0.47 & 0.00 & 0.52 \end{pmatrix}. \tag{5.15}$$

Dabei zeigt sich, dass aufgrund der kleinen Datentupelzahlen bei den Patientenklassen insbesondere bei den Kovarianzmatrizen deutliche Schätzfehler auftreten. ■

5.2.2 Statistische Signifikanztests

Ein statistischer Test (detaillierte Übersichten z. B. in [152, 160]) liefert anhand von Messdaten eine Entscheidung, ob eine bestimmte Hypothese mit einer bestimmten

Wahrscheinlichkeit verworfen werden kann oder nicht verworfen werden darf. Dazu werden üblicherweise zwei sich logisch ausschließende Hypothesen H_0 (Nullhypothese) und H_1 (Alternativhypothese als Gegenteil bzw. Verneinung der Nullhypothese) eingeführt. Das Akzeptieren von H_1 erfolgt durch Verwerfen von H_0, wenn die Irrtumswahrscheinlichkeit p kleiner als das Signifikanzniveau (Synonym: Signifikanzwert) α (mit den typischen Werten $\alpha = 0.05, \alpha = 0.01$) ist, z. B.:

- H_0: Die Mittelwerte eines Merkmals x_l für zwei Klassen sind gleich.
  H_1: Die Mittelwerte eines Merkmals x_l für zwei Klassen sind ungleich.
- H_0: Der Mittelwert eines Merkmals x_l für eine Klasse ist gleich Null.
  H_1: Der Mittelwert eines Merkmals x_l für eine Klasse ist ungleich Null.

Ein einseitiger Test prüft einseitige Hypothesen der Form $H_1 : x_l > x_{l,krit}$ (zugehöriges $H_0 : x_l \leq x_{l,krit}$ mit $x_{l,krit}$: Konstante), $H_1 : x_l < x_{l,krit}$ (zugehöriges $H_0 : x_l \geq x_{l,krit}$). Ein zweiseitiger Test beschränkt die Werte des Merkmals x_l nach beiden Seiten (zweiseitige Hypothese), z. B. $H_1 : x_l \neq x_{l,krit}$ (zugehöriges $H_0 : x_l = x_{l,krit}$).

Statistische Tests unterscheiden sich außerdem, ob die untersuchten Datentupel

- aus einer Stichprobe (Synonym: Messreihe, z. B. ein Patientenkollektiv mit Diagnose A),
- mehreren voneinander unabhängigen Stichproben (z. B. ein Patientenkollektiv mit Diagnose A und ein Patientenkollektiv mit Diagnose B) oder
- mehreren voneinander abhängigen Stichproben (z. B. ein Patientenkollektiv mit Diagnose A vor einer Therapie und das gleiche Patientenkollektiv nach der Therapie)

entstammen. Die unterschiedlichen Stichproben entsprechen hier separaten Lerndatensätzen für verschiedene Klassen. Der Begriff abhängige Stichprobe bedeutet in diesem Zusammenhang, dass eine Zuordnung zwischen einzelnen Datentupeln aus unterschiedlichen Stichproben besteht (hier: Patient vor der Therapie – der gleiche Patient nach der Therapie). Der zu untersuchende Merkmalsraum kann ein- oder mehrdimensional sein. Ein weiteres Unterscheidungskriterium ist das Ziel des Tests. So können Parameter einer Verteilung (Signifikanztest) oder die Art der Verteilung (Anpassungstest) überprüft werden. Alle genannten Unterscheidungen beeinflussen die auszuwählenden Tests.

Ein irrtümliches Verwerfen von H_0 (Zustand: H_0, Entscheidung: H_1) wird als Fehler 1. Art (Synonym: α-Fehler), ein irrtümliches Verwerfen von H_1 hingegen als Fehler 2. Art (Synonym: β-Fehler) bezeichnet. Der p-Wert für den α-Fehler sagt aber nichts über die klinische Relevanz eines Unterschieds aus, sondern nur über die statistische Absicherung eines (u. U. aber extrem kleinen) Unterschieds.

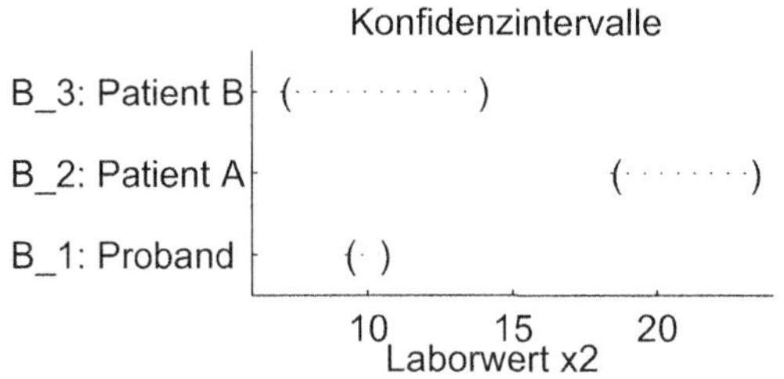

Bild 5.2: Konfidenzintervalle der geschätzten Mittelwerte für Merkmal x_2 (Laborwert x_2) für das 3-Klassen-Problem und ein Signifikanzniveau $\alpha = 0.05$

	$B_1 \leftrightarrow B_2$	$B_1 \leftrightarrow B_3$	$B_2 \leftrightarrow B_3$
x_1	0*	0*	4.4e-016*
x_2	0*	0.66	1e-005*
x_3	0.35	0.29	0.76
x_4	0*	0*	4.4e-016*

Tabelle 5.2: p-Werte für t-Tests zur Diagnose für alle paarweisen 2-Klassen-Probleme, *: relevante Unterschiede bei $\alpha = 0.05$

Hypothesen können auch durch Konfidenzintervalle (Synonym: Vertrauensintervalle) geprüft werden. Dazu werden für die Stichproben neben den Verteilungsparametern auch deren erwartete Maximal- und Minimalwerte berechnet, die von der Zahl der Datentupel in der Stichprobe N und vom gewünschten Signifikanzniveau abhängen. Je größer die Zahl der Datentupel, desto enger wird das Konfidenzintervall. Ein kleinerer Signifikanzwert α vergrößert hingegen das Konfidenzintervall. Die Parameter zweier Stichproben sind mit einem Signifikanzniveau α ungleich (Hypothese H_1), wenn sich die Konfidenzintervalle nicht überlappen (z. B. Parameter der Stichprobe 1 gegenüber den anderen Stichproben). Die Ergebnisse für das Merkmal x_2 im Beispiel zeigt Bild 5.2. Konfidenzintervalle formalisieren die auftretenden Informationsdefizite als Unsicherheit und Impräzision. Hierbei sind Parameter einer Verteilungsdichtefunktion (z. B. der Mittelwert für ein Merkmal) nur in Form einer Verteilungsdichtefunktion angegeben. Dieses Informationsdefizit wird in ein Intervall transformiert.

Besonders populär in der medizinischen Statistik sind Tests, die auf der Untersuchung von (meist eindimensionalen) Merkmalsräumen mit angenommenen Normalverteilungen beruhen. Bei der Bestimmung der möglichen Lage von Mittelwerten entstehen aber nichtnormalverteilte Teststatistiken. Für eine Stichprobe mit einem eindimensionalen Merkmalsraum und einer unbekannten Standardabweichung ist die Testgröße die sogenannte Student-Verteilung

$$t = \frac{\overline{x_l} - \mu_{0,l}}{\hat{\sigma}} \sqrt{N_F} \tag{5.16}$$

mit $N_F = N - 1$ Freiheitsgraden, dem Mittelwert $\overline{x_l}$ und der geschätzten Standardabweichung $\hat{\sigma}$ des Lerndatensatzes sowie dem zur Hypothese gehörenden Mittelwert $\mu_{0,l} = x_{l,krit}$. Aufbauend auf dieser Verteilung werden die auftretenden Werte mit Hilfe von Tabellen oder Softwarepaketen untersucht (Synonym: t-Test). Der gepaarte t-Test (engl. paired t-test) vergleicht für das Merkmal x_l die Mittelwerte zweier abhängiger Stichproben 1 und 2 mit dem neuen Merkmal $x_{D,l}[n] = x_{1,l}[n] - x_{2,l}[n]$ (Anzahl

Datentupel: $N = N_1 = N_2$), für das die entsprechenden Parameter in (5.16) zu berechnen sind. Der ungepaarte t-Test (engl. unpaired t-test) vergleicht unabhängige Stichproben und beruht auf einer anderen Teststatistik:

$$t = \frac{\bar{x}_{1,l} - \bar{x}_{2,l} - (\mu_{1,l} - \mu_{2,l})}{\sqrt{\frac{\hat{\sigma}^2_{1,l}}{N_1} + \frac{\hat{\sigma}^2_{2,l}}{N_2}}}. \quad (5.17)$$

Die Anzahl der Datentupel in den Stichproben 1 (N_1) und 2 (N_2) darf hier voneinander abweichen.

Beispiel: Die Vergleiche aller paarweisen Klassenkombinationen im 3-Klassen-Problem zeigen, dass die Merkmale x_1 und x_4 für alle Klassenkombinationen B_c, B_j relevante Unterschiede mit einem Signifikanzniveau von $\alpha = 0.05$ für die Mittelwerte aufweisen (Tabelle 5.2, Werte für $H_1 : \bar{x}_{c,l} \neq \bar{x}_{c,l}, H_0 : \bar{x}_{c,l} = \bar{x}_{j,l}$, unabhängige Stichproben, gleiche unbekannte Standardabweichungen). Beim Merkmal x_2 sind nur die Unterschiede zwischen den Klassenpaaren Proband – Patient A sowie Patient A – Patient B signifikant. Für die Zufallsgröße x_3 ergeben sich richtigerweise keine signifikanten Unterschiede. ■

Für jede Variante existieren einfachere Tests, die von bekannten und bzw. oder gleichen Standardabweichungen innerhalb der Stichproben ausgehen. Alle auf der Normalverteilung beruhenden Tests sind bei kleinen Stichproben empfindlich auf Ausreißer. Hingegen ist die Robustheit gegenüber der Verletzung von Verteilungsannahmen meist relativ groß, solange es sich um kompakte Verteilungen handelt.

Eine erhebliche praktische Bedeutung haben Tests für Binomialverteilungen, weil sie die Überprüfung wertediskreter Verteilungen zulassen. Deren Parameter ist die Wahrscheinlichkeit, mit der ein binäres Ereignis auftritt (z. B. kategorisches Merkmal "Geschlecht weiblich" in einer Stichprobe).

Weitere Tests treffen keine parametrische Verteilungsannahme. Sie werden als nichtparametrische Tests (Gegenteil: parametrische Tests für Tests auf der Basis parametrischer Verteilungsfunktionen) bezeichnet. Ein typischer Vertreter ist der Wilcoxon-Rangsummentest (Synonyme: U-Test von Mann-Whitney, Mann-Whitney-Wilcoxon-Test, engl. Wilcoxon rank sum test), bei dem die Datentupel bei nominalen oder ordinalen Werteskalen entsprechend ihrer Rangfolge sortiert und die Unterschiede der summierten Rangordnungen bei Datentupeln aus verschiedenen Stichproben ausgewertet werden. Der Vorzeichenrangtest von Wilcoxon (engl. Wilcoxon signed rank test) testet ebenfalls die Symmetrie einer Verteilung um einen Wert. Alternativ können Merkmale diskretisiert werden, wonach Tests für diskrete Verteilungen zum Einsatz kommen. Hier ist insbesondere der Vorzeichentest (Synonym: Zeichentest, engl. sign test) von Bedeutung, der die Binomialverteilungen für die Häufigkeit der Vorzeichen auswertet. Nichtparametrische Tests zeichnen sich durch eine hohe Robustheit gegenüber Ausreißern aus.

Eine problematische Tatsache bei Data-Mining-Verfahren besteht darin, dass in der Regel eine Vielzahl von Hypothesen getestet werden muss. Die Vorgehensweise, dann nur die besten Testergebnisse ungeprüft zu übernehmen, führt zu einer zu optimistischen Einschätzung. Die Ursache liegt darin, dass die Testerfüllung wiederum eine Zufallsgröße ist und eben bei einer Vielzahl getesteter Hypothesen das Risiko der Fehlinterpretation zufälliger Zusammenhänge steigt. Für den als multiples Testen bezeichneten Fall gibt es eine Reihe von Korrekturen, die auch die Zahl der überprüften Hypothesen berücksichtigen [44]. Das bekannteste Verfahren ist die Bonferroni-Holm-Korrektur. Dabei muss die beste der N_{Hyp} getesteten Hypothesen eine Ablehnung der jeweils korrespondierenden Nullhypothese mit $P_1 < \frac{\alpha}{N_{Hyp}}$ erreichen. Die Anforderungen an das Signifikanzniveau α werden also strenger. Analog gilt für die zweitbeste $P_2 < \frac{\alpha}{N_{Hyp}-1}$ usw. Insgesamt werden i Hypothesen akzeptiert, wobei der Abbruch erfolgt, wenn die $i+1$. Hypothese ein Signifikanzniveau $P_{i+1} < \frac{\alpha}{N_{Hyp}-i}$ verfehlt. Allerdings neigen solche Tests zu stark konservativen Resultaten, wenn die Merkmale untereinander starke Abhängigkeiten aufweisen, was für medizinische Problemstellungen typisch ist.

Signifikanztests eignen sich hauptsächlich zur univariaten Merkmalsbewertung D_{23}. In der medizinischen Fachliteratur finden sich extrem viele Arbeiten, bei denen Signifikanztests für mehrere Stichproben als dominierendes Werkzeug in der Merkmalsbewertung bei Problemen zur Diagnose oder Therapieevaluierung eingesetzt werden. Allerdings ist dabei zu berücksichtigen, dass solche Tests nur in begrenztem Umfang Aussagen über die qualitativen Unterschiede zwischen den untersuchten Klassen zulassen. Sie nehmen deshalb bei Data-Mining-Aufgaben eine ergänzende Rolle ein, indem sie mit anderen Bewertungsmaßen gefundene Zusammenhänge evaluieren oder Bewertungen innerhalb bestimmter Data-Mining-Verfahren übernehmen.

5.2.3 Hauptkomponenten- und Diskriminanzanalyse

Die Hauptkomponentenanalyse (HKA, Synonym: Karhunen-Loeve-Transformation, engl. Principal Component Analysis – PCA) und die Diskriminanzanalyse (engl. Discriminant Analysis) sind verbreitete Verfahren, die sich zur Merkmalsbewertung (D_{23} und D_{24}), linearen Merkmalstransformation (D_{17}), Merkmalsselektion D_{18} bzw. -extraktion D_{14} und (nach einer nachfolgenden Schwellwertauswertung) zur Klassifikation (D_2) eignen.

Beide Verfahren versuchen, in einem niederdimensionalen Merkmalsraum möglichst viele Informationen aus einem höherdimensionalen Merkmalsraum zu erhalten. Bei der Hauptkomponentenanalyse ist die zu erhaltende Information die Streuung, bei der Diskriminanzanalyse die Distanz zwischen den Verteilungen der einzelnen Klassen. Die Diskriminanzanalyse setzt folglich die Kenntnis der Ausgangsklassen im Lerndatensatz voraus. Beide gehen von multivariaten Normalverteilungen im Merkmalsraum aus, wobei die Hauptkomponentenanalyse eine Normalverteilung für alle Datentupel und die Diskriminanzanalyse eine Normalverteilung für jede Ausgangsklasse B_c entsprechend (5.3) annimmt. Allerdings liefern sie auch bei erheblichen Verletzungen der Annahmen oftmals passable Ergebnisse.

Der Rechenweg besteht bei beiden Verfahren darin, für eine Linearkombination entsprechend (3.8) mit der (s, s_d)-dimensionalen Transformationsmatrix $\mathbf{A}$ die Spur einer (in einen u. U. niederdimensionalen Raum) transformierten (s, s)-dimensionalen positiv definiten Matrix $\mathbf{M}_1$ zu maximieren. Zusätzlich ist die folgende Nebenbedingung für eine (s, s)-dimensionale positiv definite Matrix $\mathbf{M}_2$ einzuhalten:

$$Q = \mathrm{sp}(\mathbf{A}^T \mathbf{M}_1 \mathbf{A}) \rightarrow \max_{\mathbf{A}} \quad \text{Nebenbedingung:} \quad \mathbf{A}^T \mathbf{M}_2 \mathbf{A} = \mathbf{I}_{s_d}. \tag{5.18}$$

Die Formulierung der Lösung als Eigenwertproblem ergibt

$$(\mathbf{M}_2^{-1} \mathbf{M}_1 - \lambda_i \mathbf{I}) \tilde{\mathbf{a}}_i = \mathbf{0}, \tag{5.19}$$

wobei die gesuchte Transformationsmatrix aus

$$\mathbf{A} = \tilde{\mathbf{A}} \left(\tilde{\mathbf{A}}^T \mathbf{M}_2 \tilde{\mathbf{A}} \right)^{\frac{1}{2}} \text{ mit } \tilde{\mathbf{A}} = \begin{pmatrix} \tilde{\mathbf{a}}_1 & \ldots & \tilde{\mathbf{a}}_{s_d} \end{pmatrix}, \lambda_1 \geq \lambda_2 \geq \ldots \geq \lambda_{s_d} \tag{5.20}$$

resultiert. Für Q aus (5.18) gilt der alternative Berechnungsweg (Spurkriterium, Spur-Statistik)

$$Q = \sum_{i=1}^{s_d} \lambda_i \text{ mit } Q = \mathrm{sp}(\mathbf{M}_2^{-1} \mathbf{M}_1) = \mathrm{sp}(\mathbf{A}^T \mathbf{M}_1 \mathbf{A}) \text{ für } s_d = s. \tag{5.21}$$

Dabei finden jeweils Matrizen aus dem Streuungszerlegungssatz Verwendung.

Das Ziel der Hauptkomponentenanalyse als eine Technik der Faktorenanalyse ist es, eine möglichst große Variation im niederdimensionalen transformierten Merkmalsraum mit s_d Merkmalen zu erzielen.

Die Faktorenanalyse bzw. Faktoranalyse analysiert einen höherdimensionalen Merkmalsraum mit Merkmalen $\mathbf{x}$, indem sie diesen durch einen niederdimensionalen Merkmalsraum mit unkorrelierten Merkmalen $\mathbf{x}_{Trans}$ (sogenannte "Faktoren") erklärt. Dabei wird eine Beziehung $\mathbf{x} = \mathbf{A}_{Faktor} \cdot \mathbf{x}_{Trans} + \boldsymbol{\varepsilon}$ mit einem Vektor der nicht erklärbaren Reste $\boldsymbol{\varepsilon}$ angenommen [316]. Für Matrizen mit der Nebenbedingung

$\mathbf{A}_{Faktor}^T \cdot \mathbf{A}_{Faktor} = \mathbf{I}$ gilt nach Multiplikation mit $\mathbf{A}_{Faktor}^T$ von links die Beziehung für die lineare Merkmalstransformation $\mathbf{x}_{Trans} = \mathbf{A}_{Faktor}^T \cdot \mathbf{x} - \mathbf{A}_{Faktor}^T \cdot \boldsymbol{\varepsilon}$. Die Hauptkomponentenanalyse ist eine von mehreren möglichen Techniken der Faktorenanalyse, indem sie die Eigenwertzerlegung in (5.22) zur Ermittlung der unbekannten Faktoren und der Matrix $\mathbf{A}_{Faktor}^T = \mathbf{A}$ verwendet.

Dieses Ziel darf allerdings nicht über betragsmäßig große Elemente der Transformationsmatrix $\mathbf{A}$ erreicht werden. Deswegen sind die Elemente geeignet zu normieren. Dazu gilt $\mathbf{M}_1 = \mathbf{T}, \mathbf{M}_2 = \mathbf{I}$: Hier wird die Gesamtvariationsmatrix im transformierten Merkmalsraum maximiert, wobei die Transformationsmatrix aus orthonormalen Vektoren bestehen muss. Für die Transformationsmatrix gilt $\tilde{\mathbf{A}} = \mathbf{A}$ (wegen $\mathbf{A}^T\mathbf{I}\mathbf{A} = \mathbf{I}$ nach Einsetzen in (5.20)) mit

$$(\mathbf{T} - \lambda_i \mathbf{I})\mathbf{a}_i = \mathbf{0}. \tag{5.22}$$

Da die Hauptkomponentenanalyse keine Informationen über die Ausgangsgröße verwendet, handelt es sich um ein Verfahren für unüberwachtes Lernen.

Das Ziel der Diskriminanzanalyse besteht darin, eine kleine Anzahl (linear-) transformierter Merkmale zu finden und dabei möglichst wenig Klassifikationsinformation zu verlieren. Transformierte Merkmale sind dabei umso aussagekräftiger, je dichter im niederdimensionalen Raum die Datentupel der gleichen Klasse zusammen liegen und je weiter Datentupel unterschiedlicher Klassen auseinander liegen. Zur Berechnung der Matrizen wird die Klasseninformation benötigt. Die Diskriminanzanalyse ist somit ein überwachtes Lernverfahren. Zur Formalisierung eignen sich Matrizen aus dem Streuungszerlegungssatz (5.12), wobei die Zwischenklassenvariationsmatrix $\mathbf{B}$ im transformierten Merkmalsraum im Verhältnis zur Innerklassenvariationsmatrix $\mathbf{W}$ maximiert wird. Nach Einsetzen von $\mathbf{M}_1 = \mathbf{B}, \mathbf{M}_2 = \mathbf{W}$ in (5.19) ergibt sich

$$(\mathbf{W}^{-1}\mathbf{B} - \lambda_i \mathbf{I})\tilde{\mathbf{a}}_i = \mathbf{0}, \tag{5.23}$$

was noch eine Modifikation mit (5.20) erfordert. Da sich allerdings die Vektoren nur durch einen konstanten Skalierungsfaktor α mit $\mathbf{a}_i = \alpha\tilde{\mathbf{a}}_i$ unterscheiden, kann auf die Modifikation auch verzichtet werden.

Numerische Probleme durch einen Rangabfall bei der Inversion von $\mathbf{W}$ sind durch verschiedene Regularisierungstechniken wie $\mathbf{S}_{c,Reg} = (1 - \delta_c)\mathbf{S}_c + \delta_c\mathbf{S}$ oder $\mathbf{S}_{c,Reg} = \mathbf{S}_c + \delta_c\mathbf{I}$ und das Einsetzen in (5.10) zu behandeln [139, 287]. Der Faktor δ_c ist entweder heuristisch zu wählen oder über eine Crossvalidierung zu optimieren.

Für die Eigenwerte in (5.23) gilt bei einem Problem mit m_y Klassen

$$\lambda_i \begin{cases} \geq 0 & \text{für } i = 1, \ldots, \min(m_y - 1, s) \\ = 0 & \text{für } i > m_y - 1. \end{cases} \tag{5.24}$$

Neben (5.23) existieren ähnliche Problemstellungen. Das modifizierte Problem mit $\mathbf{M}_1 = \mathbf{B}, \mathbf{M}_2 = \mathbf{T}$ weist mit

$$(\mathbf{T}^{-1}\mathbf{B} - \mu_i \mathbf{I})\mathbf{a}_i = \mathbf{0}, \quad \mu_i = \frac{\lambda_i}{1+\lambda_i} \tag{5.25}$$

abweichende Eigenwerte, aber identische Eigenvektoren wie (5.23) auf. Das in der Literatur häufig verwendete Problem $(\mathbf{B}\mathbf{W}^{-1} - \lambda \mathbf{I})\mathbf{a}_i = \mathbf{0}$ hat reziproke Eigenwerte zu (5.23), aber andere Eigenvektoren.

Ein Vergleich der Diskriminanzanalyse mit weiteren Verfahren der linearen Merkmalstransformation findet sich beispielsweise in [351].

Bei allen genannten Eigenwertproblemen ist

$$Q_i = \frac{\lambda_i}{\sum_{i=1}^{s} \lambda_i} \tag{5.26}$$

ein univariates Maß für die relative Bedeutung des i-ten lineartransformierten Merkmals.

Oftmals interessiert sich der Auswerter aber weniger für die Bewertung der lineartransformierten Merkmale, sondern eher für die der ursprünglichen s Merkmale. Auch hierfür eignen sich die genannten Verfahren. Ein wichtiges Ziel der Bewertung ist die Merkmalsselektion D_{18}, die eine möglichst kleine Anzahl von s_m Merkmalen aus den potenziellen s Merkmalen auswählt. Die Nummern der so ausgewählten Merkmale sollen in eine Indexmenge $\mathbb{I}$ geschrieben werden. Dazu wird nach einer Gruppe von s_m Merkmalen gesucht, die *in ihrem Zusammenwirken* besonders wichtig sind. Dieses Vorgehen liefert bessere Ergebnisse als das Heraussuchen der wichtigsten Merkmale ohne die Analyse ihres Zusammenwirkens, weil Redundanzen (korrelierte Merkmale) berücksichtigt werden. Die Gleichungen (5.5-5.12) sind nur für die ausgewählten Merkmale aus $\mathbb{I}$ anzuwenden. Die Matrizen $\mathbf{S}, \mathbf{S}_c, \mathbf{T}, \mathbf{B}, \mathbf{W}$ haben somit jeweils die Dimension (s_m, s_m). Zum Durchführen einer Merkmalsselektion sind somit zunächst für alle Hypothesen über geeignete Merkmale oder Merkmalskombinationen entsprechende Matrizen zu generieren und mit den nachfolgenden Maßen zu bewerten. Das Verfahren zielt somit nicht direkt auf die lineartransformierten Merkmale, sondern nutzt die darauf aufbauenden Bewertungsmaße zur Beurteilung der untersuchten Merkmale. Die aus den Problemen (5.23) oder (5.25) resultierenden Maße dienen zur Bewertung der gesamten Gruppe aller s_m Merkmale in der multivariaten Varianzanalyse [26] (Multivariate ANalysis Of VAriance – MANOVA, Synonym: mehrdimensionale Varianzanalyse). Alternativ zu (5.18) bzw. (5.21) sind aufbauend auf den Eigenwerten auch andere Gütemaße wie der maximale Eigenwert (Synonym: größte charakteristische Wurzel)

$$Q = \lambda_1, \tag{5.27}$$

das Produktkriterium (insbesondere für $\mathbf{M}_1 = \mathbf{B}, \mathbf{M}_2 = \mathbf{T}$ üblich)

$$Q = \prod_{i=1}^{s_m} \lambda_i, \tag{5.28}$$

das Lambda-Kriterium (Bezeichnungen für $\mathbf{M}_1 = \mathbf{B}, \mathbf{M}_2 = \mathbf{W}$: Likelihood-Quotienten-Kriterium, Wilks-Lambda)

$$Q = \prod_{i=1}^{s_m} \frac{1}{1+\lambda_i} \text{ mit } Q = \frac{\det(\mathbf{M}_2)}{\det(\mathbf{M}_1 + \mathbf{M}_2)} \tag{5.29}$$

gebräuchlich [26].

Je nach Problemstellung ergeben sich dann unterschiedliche Werte für die optimale Eignung (bester Wert) oder die komplette Nichteignung (schlechtester Wert) für ein Klassifikationsproblem (siehe Tabelle 5.3). Einige Maße in Tabelle 5.3 (z. B. T^2) weisen Parallelen zu Distanzen auf, weil sie letztlich Abstände zwischen den m_y Verteilungsdichtefunktionen der Klassen bewerten. Allerdings existieren auch Unterschiede, weil sie sich z. B. für die Beurteilung von mehr als zwei Objekten (Klassen) eignen und auch bei unterschiedlichen Objekten (z. B. zwei Klassen mit gleichen Mittelwerten) ein Maß von Null resultieren kann, was der Forderung in (3.28) widerspricht.

Aus praktischen Erfahrungen eignen sich die Merkmalsbewertungen durchaus für Merkmale mit nicht normalverteilten, aber kompakten Verteilungen. Hingegen werden relevante Merkmale mit nichtkompakten Verteilungen (z. B. durch mehrere nicht zusammenhängende Subklassen einer Klasse) zu schlecht bewertet. Da alle Maße Vor- und Nachteile aufweisen, kann hier keine klare Präferenz angegeben werden. Beispielsweise bewertet (5.27) ausschließlich das wichtigste (eindimensionale) lineartransformierte Merkmal, während bei den anderen Maßen auch weitere Eigenwerte Beiträge liefern. Eine umfangreiche Diskussion findet sich in [26].

Im univariaten Fall gehen alle genannten Maße in die univariate Varianzanalyse (ANOVA, Teststatistik zum t-Test) über.

Im Folgenden wird wegen der einfachen Interpretierbarkeit (schlechtester Wert: 0, bester Wert: 1) hauptsächlich das auf (5.29) basierende Maß

$$Q = 1 - \prod_{i=1}^{s_m} \frac{1}{1+\lambda_i} = 1 - \frac{\det(\mathbf{W})}{\det(\mathbf{B}+\mathbf{W})} \tag{5.30}$$

für das Problem aus (5.23) verwendet.

Ein Problem der Diskriminanzanalyse besteht darin, dass Kriterium (5.18) nur eine *durchschnittliche* Entfernung der Mittelwerte der Klassen ($\mathbf{M}_1 = \mathbf{B}$) in Bezug auf

Verfahren	Merkmalsbewertung Q	bester Wert	schlech-tester Wert
Spur-Statistik T^2	$\mathrm{sp}(\mathbf{W}^{-1}\mathbf{B}) = \sum_{i=1}^{s_m} \lambda_i$	∞	0
Likelihood-Quotienten-Kriterium Λ (Wilk's-Lambda)	$\frac{\lvert\mathbf{W}\rvert}{\lvert\mathbf{T}\rvert} = \prod_{i=1}^{s_m} \frac{1}{1+\lambda_i}$	0	1
negiertes Likelihood-Quotienten-Kriterium $1-\Lambda$	$1 - \frac{\lvert\mathbf{W}\rvert}{\lvert\mathbf{T}\rvert} = 1 - \prod_{i=1}^{s_m} \frac{1}{1+\lambda_i}$	1	0
größte charakteristische Wurzel λ_{max}	$\max \lambda_i$	∞	0
Spur-Statistik T^{2*} mit (5.25)	$\mathrm{sp}(\mathbf{T}^{-1}\mathbf{B}) = \sum_{i=1}^{s_m} \mu_i$	s_m	0
größte charakteristische Wurzel μ_{max} mit (5.25)	$\max \mu_i$	1	0
Produktkriterium U^* mit (5.25)	$\det(\mathbf{T}^{-1}\mathbf{B}) = \prod_{i=1}^{s_m} \mu_i$	1	0

Tabelle 5.3: Merkmalsbewertungen für D_{23} ($s_m = 1$) oder D_{24} ($s_m > 1$) auf der Basis der Eigenwerte in (5.23) und (5.25)

die *durchschnittlichen* Klassenkovarianzmatrizen ($\mathbf{M}_2 = \mathbf{W}$) im transformierten Merkmalsraum beurteilt. Das kann zu schlechten Klassifikationsgüten führen, wenn einige Klassen sehr weit von anderen Klassen entfernt liegen oder im transformierten Merkmalsraum sehr unterschiedliche Klassenkovarianzmatrizen auftreten. Die Diskriminanzanalyse erzeugt hier Transformationen, die aus Sicht einer optimalen Klassifikationsgüte gut trennbare Klassen unnötig weit weg schieben und die Potenziale unterschiedlicher Klassenkovarianzmatrizen für die Klassentrennung nicht ausnutzen.

Ein Ansatz zur Vermeidung solcher Probleme ist die numerische Optimierung der Transformationsmatrizen über klassifikationsorientierte Maße (vgl. Abschnitt 3.5.4) im Mehrklassenfall, z. B. (3.70) mit $Q = Q_K$, $Q = Q_{Kp}$ oder $Q = Q_{Kw}$. Die Schätzung der Ausgangsgröße $\hat{y}$ kommt hierbei über eine Merkmalstransformation mit $\mathbf{A}$ und eine nachfolgende Berechnung eines Klassifikators (siehe z. B. Abschnitt 5.2.5) im niederdimensionalen transformierten Raum zustande (siehe [1, 86, 236, 351, 365]).

Entsprechende Arbeiten finden sich unter den Stichworten heteroskedastische Diskriminanzanalyse (engl. Heteroskedastic Discriminant Analysis). Das gleiche Grundprinzip funktioniert auch zur Merkmalsselektion anstelle einer MANOVA gemäß (3.69) mit $Q = Q_K$, $Q = Q_{Kp}$ oder $Q = Q_{Kw}$. Einen ähnlichen Grundgedanken verfolgen Ansätze, die im transformierten Merkmalsraum die kleinste Mahalanobis-Distanz (gemäß (3.36) mit $\mathbf{S} = \mathbf{S}_j$) des Mittelwertes einer Klasse $\overline{\mathbf{x}}_c$ bezüglich aller anderen Klassen $B_c \neq B_j$ maximieren (siehe z. B. [1]). Für einen eindimensionalen transformierten Merkmalsraum im 2-Klassen-Fall ergibt sich nach einigen weiteren Vereinfachungen (gleiche A-priori-Wahrscheinlichkeiten der Klassen, gleiche Determinanten der Kovarianzmatrix der Klassen) das Gütemaß

$$Q = \min\left(\frac{(\mathbf{a}^T(\overline{\mathbf{x}}_1 - \overline{\mathbf{x}}_2))^2}{\mathbf{a}^T\mathbf{S}_1\mathbf{a}}, \frac{(\mathbf{a}^T(\overline{\mathbf{x}}_1 - \overline{\mathbf{x}}_2))^2}{\mathbf{a}^T\mathbf{S}_2\mathbf{a}}\right) \rightarrow \max_{\mathbf{a}} \tag{5.31}$$

$$= \frac{(\mathbf{a}^T(\overline{\mathbf{x}}_1 - \overline{\mathbf{x}}_2))^2}{\mathbf{a}^T(\beta\mathbf{S}_1 + (1-\beta)\mathbf{S}_2)\mathbf{a}} \rightarrow \max_{\mathbf{a},\beta} \text{ mit } 0 \leq \beta \leq 1, \tag{5.32}$$

mit der Teillösung für einen noch zu optimierenden Wichtungsfaktor β

$$\mathbf{a} = (\beta\mathbf{S}_1 + (1-\beta)\mathbf{S}_2)^{-1}(\overline{\mathbf{x}}_1 - \overline{\mathbf{x}}_2). \tag{5.33}$$

Im Mehrklassenfall folgt das numerisch lösbare Gütemaß

$$Q = \min_{c,j,c\neq j} \frac{(\mathbf{a}^T(\overline{\mathbf{x}}_c - \overline{\mathbf{x}}_j))^2}{\mathbf{a}^T\mathbf{S}_c\mathbf{a}} \rightarrow \max_{\mathbf{a}}. \tag{5.34}$$

Zusammenfassend lassen sich aus allen genannten Problemen nun unterschiedliche Informationen gewinnen:

- Der Gütewert Q aus (5.18) gibt ein Maß für die multivariate Merkmalsbewertung D_{24} zur Eignung aller s Merkmale für die jeweilige Problemstellung. Gilt $s = 1$, eignet sich Q auch zur univariaten Merkmalsbewertung D_{23}. Somit kann eine Merkmalsselektion D_{18} durchgeführt werden.
- Aus den Eigenvektoren $\mathbf{a}_i$ in den Transformationsmatrizen von (5.20) lassen sich lineartransformierte Merkmale entsprechend D_{17} gewinnen, die miteinander nicht korreliert sind. Die Eigenvektoren geben zudem die Ausrichtung von Trennebenen an, die zur Klassifikation dienen können.
- Die sortierten Eigenwerte λ_i geben darüber Auskunft, wie wichtig das zugehörige lineartransformierte Merkmal für die jeweilige Problemstellung ist. Damit findet wiederum über (5.26) eine univariate Merkmalsbewertung über die *transformierten* Merkmale statt.

Die abweichenden Ausprägungen tragen insbesondere bei der Diskriminanzanalyse zu einer erheblichen Begriffsverwirrung bei. Einige Autoren bezeichnen nur den Schritt der linearen Merkmalstransformation als Diskriminanzanalyse, während andere Autoren damit die nachfolgende Klassifikation mittels einer Trennebene meinen.

Beispiel: Für das Beispiel ergeben sich die folgenden Transformationsvorschriften $\mathbf{A}$ für die besten ein bis zwei lineartransformierten Merkmale (HK: Hauptkomponentenanalyse ohne Varianznormierung, HKS: Hauptkomponentenanalyse mit Varianznormierung, DA2: Diskriminanzanalyse für das 2-Klassen-Problem und DA3: Diskriminanzanalyse für das 3-Klassen-Problem) und die univariaten Merkmalsbewertungen $\mathbf{Q}$ gemäß (5.26) für alle möglichen vier transformierten Merkmale:

$$\mathbf{A}_{HK} = \begin{pmatrix} -0.01 & -0.08 \\ -0.01 & -0.99 \\ 1.00 & -0.02 \\ 0.01 & 0.07 \end{pmatrix}, \qquad \mathbf{Q}_{HK} = \begin{pmatrix} 0.70 & 0.28 & 0.02 & 0.00 \end{pmatrix}, \tag{5.35}$$

$$\mathbf{A}_{HKS} = \begin{pmatrix} -0.57 & 0.02 \\ -0.07 & 0.03 \\ 0.01 & 0.12 \\ 0.57 & -0.02 \end{pmatrix}, \qquad \mathbf{Q}_{HKS} = \begin{pmatrix} 0.54 & 0.25 & 0.21 & 0.00 \end{pmatrix}, \tag{5.36}$$

$$\mathbf{A}_{DA3} = \begin{pmatrix} 0.99 & 0.81 \\ 0.11 & -0.40 \\ 0.01 & -0.05 \\ -0.10 & -0.42 \end{pmatrix}, \qquad \mathbf{Q}_{DA3} = \begin{pmatrix} 0.88 & 0.12 & 0.00 & 0.00 \end{pmatrix}, \tag{5.37}$$

$$\mathbf{a}_{DA2} = \begin{pmatrix} -0.34 \\ -0.80 \\ -0.09 \\ -0.49 \end{pmatrix}, \qquad \mathbf{Q}_{DA2} = \begin{pmatrix} 1.00 & 0.00 & 0.00 & 0.00 \end{pmatrix}. \tag{5.38}$$

Die Hauptkomponentenanalyse ohne Varianznormierung in (5.35) (transformierte Merkmale in Bild 5.3a) extrahiert wegen ihrer hohen Varianzen fast ausschließlich die Merkmale x_3 und x_2. Die Klassen Patient B und Proband überlappen stark. Nach einer zusätzlichen Varianznormierung in (5.36) (transformierte Merkmale in Bild 5.3b) wird nun die Linearkombination aus den stark korrelierten Merkmalen x_1 und x_4 als erstes neues Merkmal gebildet. Die Normierung der Spaltenvektoren auf Eins für $\mathbf{A}_{HKS}$ gilt nur noch für varianznormierte Werte, kann aber bei Bedarf wiederhergestellt werden. Alle Klassen sind nun recht gut unterscheidbar, was in medizinischen Problemen zwar häufig, aber keinesfalls selbstverständlich ist: Diese Transformation ist immer dann erfolgreich, wenn die gesuchten Klassenunterschiede auch mit den größten Varianzen einhergehen.

Die Diskriminanzanalyse für den 2-Klassen-Fall in (5.38) hat zwar nur ein transformiertes Merkmal (Bild 5.4), kann aber wegen der im ursprünglichen Merkmalsraum nichtkompakten Patientenklasse keine befriedigende Lösung anbieten. Die Diskriminanzanalyse in (5.37)

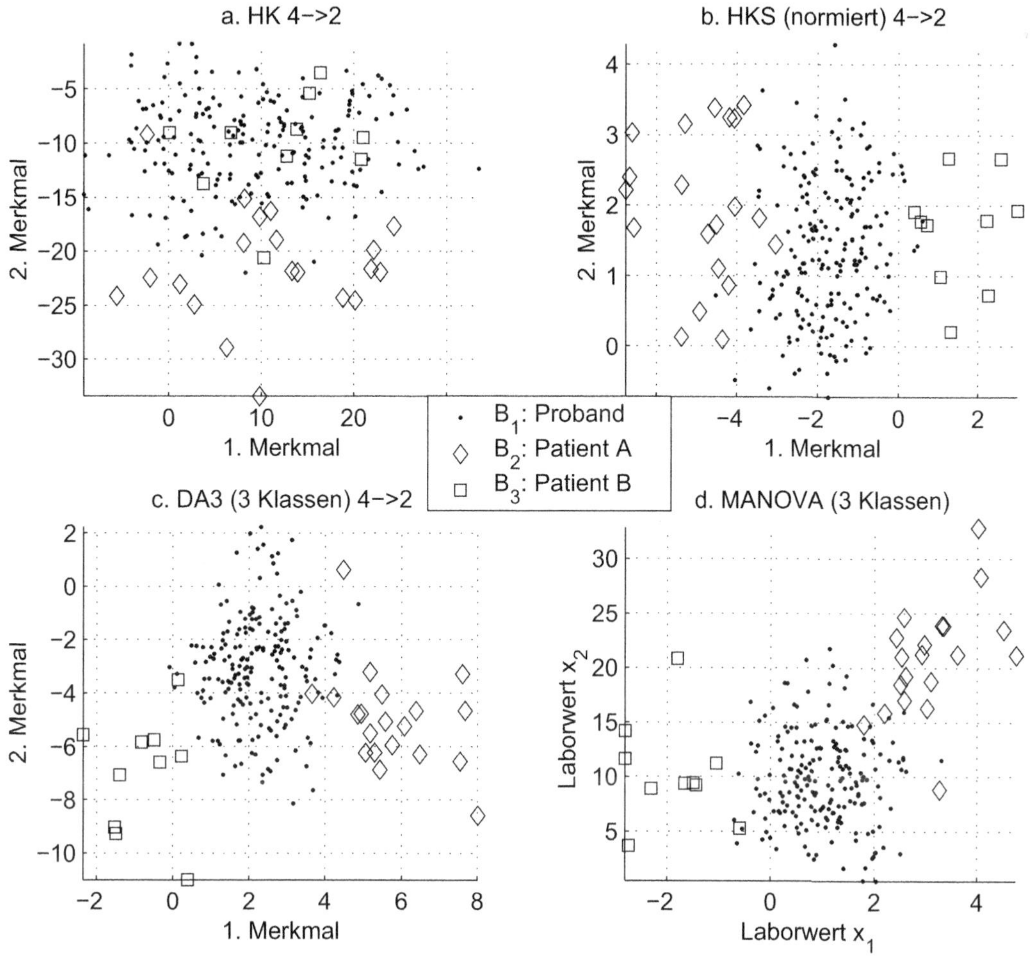

Bild 5.3: Transformierte Merkmale für das Beispiel nach a. Hauptkomponentenanalyse ohne Varianznormierung (oben links), b. Hauptkomponentenanalyse mit Varianznormierung (oben rechts), c. Diskriminanzanalyse im 3-Klassen-Problem (unten links) und d. Merkmalsselektion der beiden besten Merkmale mit MANOVA $\mathbb{I} = \{1,2\}$ im 3-Klassen-Problem (unten rechts)

(transformierte Merkmale in Bild 5.3c) findet im 3-Klassen-Problem hauptsächlich eine Linearkombination aus x_1,x_2,x_4, in der das Merkmal x_2 trotz seines scheinbar niedrigen Wertes in $a_{DA3,1,2}$ wegen seiner hohen Streuung signifikant eingeht. Die Klassen sind recht gut unterscheidbar.

Alle univariaten und ausgewählte multivariate Merkmalsrelevanzen gemäß (5.30) zeigt Tabelle 5.4. Für das 3-Klassen-Problem sind bei einer univariaten Bewertung alle Merkmale außer Merkmal x_3 relevant, am besten sind die Merkmale x_1,x_4. Die Kombination dieser besten Einzelmerkmale x_1,x_4 bringt bei einer multivariaten Bewertung wegen ihrer starken Korrelati-

Merkmal	Q (2-Kl-Pr.)	Q (3-Kl-Pr.)
Laborwert x_1	0.017	0.559
Laborwert x_2	0.232	0.345
Messwert x_3	0.008	0.008
Messwert x_4	0.016	0.555
$\mathbb{I} = \{1,2\}$	0.241	0.678
$\mathbb{I} = \{1,4\}$	0.233	0.559
$\mathbb{I} = \{1,2,3\}$	0.241	0.683
$\mathbb{I} = \{1,2,3,4\}$	0.241	0.683

Tabelle 5.4: Univariate und ausgewählte multivariate Merkmalsrelevanzen gemäß (5.30) für das 2- und 3-Klassen-Problem

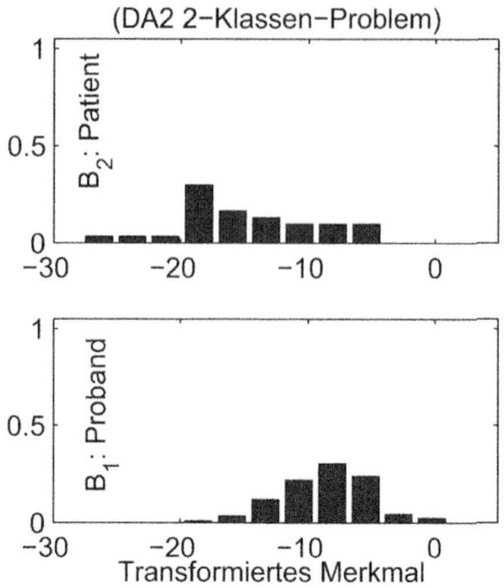

Bild 5.4: Transformierte Merkmale für das Beispiel nach Diskriminanzanalyse im 2-Klassen-Fall

on allerdings keinen Zugewinn. Eine bessere Merkmalskombination ist x_1, x_2 (Bild 5.3d), bei der alle drei Klassen nach einer Merkmalsselektion gut unterscheidbar sind. Die Auswahl von drei bzw. vier Merkmalen bringt keine signifikante Verbesserung. Für das 2-Klassen-Problem gibt es weder ein gutes Merkmal noch eine gute Merkmalskombination. Merkmal x_2 liefert noch den größten Beitrag, weitere Merkmale sind im Prinzip irrelevant. ■

Ein alternatives Verfahren zur unüberwachten Merkmalstransformation ist die Unabhängigkeitsanalyse (engl. Independent Component Analysis, ICA), wo neben der Unkorreliertheit der transformierten Merkmale auch deren statistische Unabhängigkeit gefordert wird. Das zugrundeliegende Modell geht davon aus, dass sich die Merkmale x_l durch eine Linearkombination von unbekannten Quellensignalen $x_{Trans,i}$ ergeben (engl. Blind Source Separation). Damit erfolgt in der Anwendungsphase wie bei der Hauptkomponentenanalyse eine Merkmalstransformation mit (3.8). Allerdings unterscheiden sich die Berechnungsansätze zur Ermittlung der (s, s_d)-dimensionalen Transformationsmatrix $\mathbf{A}$. Die ICA maximiert dabei die geschätzte Entropie für die transformierten Merkmale durch Modifikation der Transformationsmatrix $\mathbf{A}$ (siehe [184, 437] für eine umfangreiche mathematische Herleitung) und ist deshalb nur durch ein numerisches Optimierungsverfahren lösbar.

Alle genannten Verfahren werden in der Medizin insbesondere zur Transformation extrem hochdimensionaler Merkmalsräume auf niederdimensionale Merkmalsräume – insbesondere als Verfahren zur Merkmalsextraktion eingesetzt. So gelingt es in vielen Anwendungen, mehrere Hundert oder Tausend Rohmerkmale auf wenige (typischerweise 2-6) Merkmale zu reduzieren. Dabei ist insbesondere bei höherdimensionalen Rohmerkmalen wie Zeitreihen, Bildern und Videos bei der Problemformulierung darauf zu achten, *welche* Varianzen mit einer Merkmalstransformation auszuwerten sind. Die Verfahren unterscheiden sich in der Behandlung der Rohmerkmale entsprechend Tabelle 3.2. Dazu werden verschiedene Typen unterschieden:

Typ I transformiert Merkmale bei gleichen Abtastzeitpunkten. Hier werden Transformationen von Einzelmerkmalen $s \rightarrow s_d$, $s_z \rightarrow s_d$ (Zeitreihen) bzw. $I_x \cdot I_y (\cdot I_z) \rightarrow s_d$ (zwei- oder dreidimensionale Bilder oder Videobilder) ermittelt. Die Berechnung der Transformationsvorschrift verwendet einen Hilfsdatensatz mit N Datentupeln bei Einzelmerkmalen und Bildern ohne einen zeitlichen Bezug (Typ Ia) bzw. $K \cdot N$ Datentupeln bei Zeitreihen und Videobildern (Typ Ib). Bei Videobildern gilt oftmals $N = 1$ (Analyse einzelner Datentupel), d.h. jedes Videobild wird einzeln analysiert. Ebenfalls typisch ist die Vektorisierung im Hilfsdatensatz mit $s = I_x \cdot I_y (\cdot I_z)$ bei Bildern oder Videobildern, um Methoden wie die HKA bzw. ICA einzusetzen. Der resultierende Datensatz mit transformierten Merkmalen ist entweder vom Typ Einzelmerkmale (Typ Ia, Bestandteile: s_d Einzelmerkmale, N Datentupel) oder vom Typ Zeitreihe (Typ Ib, Bestandteile: s_d Zeitreihen, K Abtastzeitpunkte, N Datentupel).

Typ II transformiert hingegen Abtastzeitpunkte. Dabei werden die K Abtastzeitpunkte pro Zeitreihe oder Videobild als zu transformierende Merkmale interpretiert. Bei Zeitreihen ist eine separate Transformation für jede der s_z Zeitreihen (Typ IIa: s_z verschiedene Transformationen mit $K \rightarrow s_d$) oder eine kombinierte Transformation für alle Zeitreihen (Typ IIb: nur eine Transformation $s_z \cdot K \rightarrow s_d$) zu unterscheiden. Die Vorgehensweise eignet sich auch für Videobilder, wobei die zeitlichen Verläufe aller Pixel bzw. Voxel ausgewertet werden (Typ IIc: eine einheitliche Transformation $K \rightarrow s_d$). Die Berechnung der Transformationsvorschrift verwendet Hilfsdatensätze mit N Datentupeln (Zeitreihen) bzw. $N \cdot I_x \cdot I_y \ (\cdot I_z)$ Datentupeln bei Videobildern. Das Ergebnis ist je nach Typ ein $(N, s_d \cdot s_z)$-, (N, s_d)- oder $(N, s_d \cdot I_x \cdot I_y \ (\cdot I_z))$- dimensionaler Datensatz mit Einzelmerkmalen bzw. Bildern, die den aggregierten zeitlichen Verlauf beinhalten.

Alle genannten Transformationen können zudem für den gesamten Datensatz oder separat für Teile des Datensatzes (z. B. einzelne Datentupel, alle Datentupel für einen Patienten, alle Datentupel einer Patientengruppe) durchgeführt werden. Jede Datentupelselektion ändert u. U. die jeweilige Aussage erheblich, weil nun ein anderer Datensatz zugrunde liegt .

Bei Videobildern (wie z. B. fMRT-Bilder bei einer funktionellen Magnetresonanztomographie) eignen sich sowohl die transformierten Merkmale x_{Trans} (Typ I: Abtastzeitpunkte, Typ II: Bilder) als auch die Transformationsmatrix $\mathbf{A}$ bzw. deren Pseudoinverse[1] $\mathbf{A}^{-1}$ (Typ I: Bilder, Typ II: Abtastzeitpunkte) zur Visualisierung. ICA-Verfahren für Typ I werden als TICA (Temporal Independent Component Analysis) und für Typ II als SICA (Spatial Independent Component Analysis) bezeichnet, wobei sich die Namensgebung an den transformierten Merkmalen orientiert [88, 332, 350]. Wegen der alternierenden Visualisierung der transformierten Merkmale und der zugehörigen Transformationsvektoren sind beide Methoden kaum unterscheidbar, allerdings liefern sie in der Regel abweichende Ergebnisse.

Eine Vielzahl von Anwendungen verwendet die Hauptkomponentenanalyse zum Auffinden informationstragender Unterschiede bei bildgebenden Verfahren. Der Vorteil ist dabei, dass die Werte der Transformationsvektoren (hier: Eigenvektoren) ebenfalls wieder als Bild visualisiert werden können und so eine Interpretation erlauben. So werden z. B. in [267] MRT-Daten von 84 Patienten ausgewertet (42 weiblich, 42 männlich), um festzustellen, in welchen Hirnregionen anatomische Unterschiede auftreten (Typ Ia).

Ein wichtiges Einsatzgebiet für Typ I ist die Extraktion von Merkmalen aus Zeitreihen. So findet sich beispielsweise in [106] ein umfassender Überblick zum Einsatz der Hauptkomponentenanalyse bei der Einschätzung der Variabilität von Bewegungen. Die Rohdaten sind dabei Markertrajektorien von Bewegungen, Zeitreihen von Gelenkwinkeln und EMG-Signale, die Transformation ist vom Typ Ib. Eine Extraktion unabhängiger Signalquellen aus Zeitreihen für MEG-Daten diskutiert [186] am Beispiel der Analyse visuell evozierter Potenziale (ebenfalls Typ Ib). [87] identifiziert mit einer ICA fünf unabhängige Komponenten aus dem Zeitverlauf von MRT-Bildern (Typ Ib). Eine Anwendung für EEG-Zeitreihen zeigt [272] (Typ Ib).

[111] reduziert die 101 Abtastzeitpunkte von 8 verschiedenen Zeitreihen bei Bewegungen (3 Kräfte, 3 Momente und 2 Winkel) auf 8×3 neue Merkmale (Typ IIa), um im transformierten Raum die Normalisierung von Patienten mit Kniearthroplastiken anhand einer prä- und einer postoperativen Messung im Vergleich mit Probanden aufzuzeigen. Die Darstellung räumlich unabhängiger Regionen der Aktivitäten in fMRT-Bildern bei gesunden Probanden mit Hilfe einer ICA stellt [124] vor, eine ähnliche Anwendung für anästhesierte Kinder zeigt [214] (jeweils Typ IIc).

Eine weitere trickreiche Anwendung der Hauptkomponentenanalyse zeigt [109] anhand der Klassifikation verschiedener Patientengruppen (einer Kontroll- und fünf Patienten-Subgruppen mit unterschiedlicher Ausprägung von Multipler Sklerose) mit der sogenannten Magnetisierungs-Transfer-Kontrast-Technik. Hier werden zunächst Grauwerthistogramme von Bildern als Einzelmerkmale berechnet, die dann wahlwei-

[1] $\mathbf{A}^{-1} = (\mathbf{A}^T \cdot \mathbf{A})^{-1}\mathbf{A}^T$, in einigen Sonderfällen gilt $\mathbf{A}^{-1} = \mathbf{A}^T$.

se mit einer Diskriminanz- und Hauptkomponentenanalyse auf wenige Merkmale reduziert werden (Typ Ia für Einzelmerkmale, sowohl für den gesamten Datensatz als auch gruppenspezifisch). Die transformierten Merkmale nach einer Hauptkomponentenanalyse beschreiben dann die Varianz innerhalb der Histogramme im Datensatz. Zusätzlich werden zu Visualisierungszwecken Bilder berechnet, deren Grauwerte durch eine nichtlineare Transformation der originalen Grauwerte in den Raum der Histogrammeigenvektoren entstehen. Solche Bilder werden als Eigenbilder bezeichnet (engl. eigenimages). Regionen mit starken Varianzen werden so hervorgehoben, Regionen mit geringen Varianzen gedämpft.

5.2.4 Distanz- und Separationsmaße

Distanz- und Separationsmaße stammen ursprünglich aus geometrischen Betrachtungen. Allerdings eignen sie sich auch für statistische Betrachtungen, wenn die Verteilungsdichtefunktionen grafisch dargestellt werden.

So zeigt der Vergleich des Distanzmaßes (3.36) mit der Gleichung für die s-dimensionale Normalverteilungsdichte (5.3), dass es sich dabei mit $\mathbf{S} = \mathbf{\Sigma}_c$ strukturell um den negativen Term im Exponenten der Exponentialfunktion handelt, der den Abstand eines Datentupels $\mathbf{x}$ zum Mittelwert einer Klasse $\overline{\mathbf{x}}_c$ angibt:

$$p(\mathbf{x}|y = B_c) = \frac{1}{(2\pi)^{\frac{s}{2}}\sqrt{\det(\mathbf{\Sigma}_c)}} \cdot e^{-\frac{1}{2}d^2_{Mah,\mathbf{S}=\mathbf{\Sigma}_c}(\mathbf{x},\overline{\mathbf{x}}_c)}, \tag{5.39}$$

wobei d_{Mah} die Mahalanobis-Distanz ist.

Die Ähnlichkeit von unbekannten Datentupeln zu Klassen mit einer Normalverteilungsannahme kann durch eine Distanz D_9 ausgedrückt werden. Diese Betrachtungsweise findet insbesondere im folgenden Abschnitt zu Bayes-Klassifikatoren Verwendung.

Auch für die in Abschnitt 3.5.2 diskutierten Separationsmaße ergeben sich unter der Annahme von Normalverteilungen (5.3) spezielle Lösungen. Diese Maße ermöglichen den Vergleich kompletter Verteilungsdichtefunktionen und bieten somit einen Zugang zum Vergleich von Klassen. Für die Separationsmaße in (3.39)-(3.41) ergeben sich die Spezialfälle [365]:

$$d_{KL}(p_c(\mathbf{x}), p_j(\mathbf{x})) = (\overline{\mathbf{x}}_c - \overline{\mathbf{x}}_j)^T \frac{\mathbf{S}_c^{-1} + \mathbf{S}_j^{-1}}{2}(\overline{\mathbf{x}}_c - \overline{\mathbf{x}}_j) + \frac{1}{2}\mathrm{sp}(\mathbf{S}_c\mathbf{S}_j^{-1} + \mathbf{S}_c^{-1}\mathbf{S}_j - 2\mathbf{I}_s) \tag{5.40}$$

$$d_{KL,min}(p_c(\mathbf{x}), p_j(\mathbf{x})) = \min\Big(\frac{1}{2}(\overline{\mathbf{x}}_c - \overline{\mathbf{x}}_j)^T\mathbf{S}_c^{-1}(\overline{\mathbf{x}}_c - \overline{\mathbf{x}}_j) + \frac{1}{2}\mathrm{sp}(\mathbf{S}_c^{-1}\mathbf{S}_j - \mathbf{I}_s),$$

$$\frac{1}{2}(\overline{\mathbf{x}}_c-\overline{\mathbf{x}}_j)^T\mathbf{S}_j^{-1}(\overline{\mathbf{x}}_c-\overline{\mathbf{x}}_j)+\frac{1}{2}\,\mathrm{sp}(\mathbf{S}_j^{-1}\mathbf{S}_c-\mathbf{I}_s)\Big) \tag{5.41}$$

$$d_{Bat}(p_c(\mathbf{x}),p_j(\mathbf{x})) = \frac{1}{8}(\overline{\mathbf{x}}_c-\overline{\mathbf{x}}_j)^T\left(\frac{\mathbf{S}_c+\mathbf{S}_j}{2}\right)^{-1}(\overline{\mathbf{x}}_c-\overline{\mathbf{x}}_j)+\frac{1}{2}\ln\frac{\det\frac{\mathbf{S}_c+\mathbf{S}_j}{2}}{\sqrt{\det(\mathbf{S}_c\mathbf{S}_j)}}. \tag{5.42}$$

5.2.5 Bayes-Klassifikatoren und deren Vereinfachungen

Die Aufgabe bei der Anwendung eines Klassifikators lautet, aus einem gegebenen reellwertigen Merkmalsvektor eine wertediskrete Entscheidung zu treffen. Beim Entwurf ist der entsprechende funktionelle Zusammenhang festzulegen. Er besteht entweder

- explizit aus einer Entscheidungsfunktion im Merkmalsraum (D_2: $\hat{y}(\mathbf{x})$) bzw.
- implizit aus Distanzen zu einer Klasse (D_9: $d_c(\mathbf{x})$) oder aus Verteilungsdichtefunktionen (D_{10}: $p_c(\mathbf{x})$) sowie A-priori-Wahrscheinlichkeiten D_{12} für jede einzelne Klasse, die in einem nachfolgenden Schritt ausgewertet werden.

Die Trennebenen mit unterschiedlichen Entscheidungen werden oft als Diskriminanzfunktionen bezeichnet und dürfen nicht mit der Diskriminanzanalyse aus Abschnitt 5.2.3 verwechselt werden.

Der wichtigste statistische Klassifikator ist der Bayes-Klassifikator, der A-posteriori-Wahrscheinlichkeiten entsprechend $D_{11}(D_{10},D_{12})$ für eine Klassifikation

$$\hat{P}(y=B_c|\mathbf{x}) = \frac{\hat{P}(y=B_c)\cdot\hat{p}(\mathbf{x}|y=B_c)}{\hat{p}(\mathbf{x})} = \frac{\hat{P}(y=B_c)\cdot\hat{p}(\mathbf{x}|y=B_c)}{\sum_{k=1}^{m_y}\hat{P}(y=B_k)\cdot\hat{p}(\mathbf{x}|y=B_k)} \tag{5.43}$$

schätzt[2] (Wie wahrscheinlich ist die Ausgangsklasse $y=B_c$ bei einem gegebenen Messwert $\mathbf{x}$?) und dann die Ausgangsklasse B_c mit der maximalen Wahrscheinlichkeit auswählt:

$$\hat{y} = \mathrm{argmax}_c(\hat{P}(y=B_c|\mathbf{x})). \tag{5.44}$$

Dabei gehen die A-priori-Wahrscheinlichkeiten der Ausgangsklassen $\hat{P}(y=B_c)$ ebenso in die Entscheidung ein wie die geschätzten Verteilungen der Merkmale für jede Ausgangsklasse in Form der Verteilungsdichtefunktionen $\hat{p}(\mathbf{x}|y=B_c)$.

Ein Einsetzen der mehrdimensionalen Normalverteilungen entsprechend (5.3) mit den Schätzungen der Kovarianzmatrizen $\mathbf{S}_c$ und der Mittelwerte $\overline{\mathbf{x}}_c$ liefert nun Formeln für die Entscheidung. Nach Einsetzen in (5.43), (5.44), Kürzen und Weglassen unveränderlicher Terme ergibt sich

[2] Die Umformung erfolgt mit dem Bayes-Theorem für die Wahrscheinlichkeiten von zwei diskreten Ereignissen E_1,E_2: $P(E_1\cap E_2)=P(E_1|E_2)P(E_2)=P(E_2|E_1)P(E_1)$.

$$\hat{y} = \text{argmax}_c \frac{\hat{P}(y = B_c)\det(\mathbf{S}_c)^{-1/2} \cdot e^{\left(-\frac{1}{2}(\mathbf{x}-\bar{\mathbf{x}}_c)^T\mathbf{S}_c^{-1}(\mathbf{x}-\bar{\mathbf{x}}_c)\right)}}{\sum_{k=1}^{m_y}\hat{P}(y = B_k)\det(\mathbf{S}_k)^{-1/2} \cdot e^{\left(-\frac{1}{2}(\mathbf{x}-\bar{\mathbf{x}}_k)^T\mathbf{S}_k^{-1}(\mathbf{x}-\bar{\mathbf{x}}_k)\right)}} \quad (5.45)$$

$$= \text{argmax}_c \hat{P}(y = B_c)\det(\mathbf{S}_c)^{-1/2} \cdot e^{\left(-\frac{1}{2}(\mathbf{x}-\bar{\mathbf{x}}_c)^T\mathbf{S}_c^{-1}(\mathbf{x}-\bar{\mathbf{x}}_c)\right)}. \quad (5.46)$$

Mit weiteren Annahmen (gleiche A-priori-Wahrscheinlichkeiten $\hat{P}(y = B_c) = \frac{1}{m_y}$, gleiche Klassenkovarianzmatrizen $\mathbf{S}_c = \mathbf{S}$ bzw. Einheitsmatrizen $\mathbf{S}_c = \mathbf{I}$) ergeben sich nach dem Logarithmieren von (5.46) für Kriterium (5.44) bei Normalverteilung weiter vereinfachte Kriterien. Eine Übersicht gibt Tabelle 5.5.

Vereinfachung in (5.46)	Kriterium
-	$\hat{y} = \text{argmin}_c(\ln(\det(\mathbf{S}_c)) - 2\ln(\hat{P}(y = B_c)) + (\mathbf{x}-\bar{\mathbf{x}}_c)^T\mathbf{S}_c^{-1}(\mathbf{x}-\bar{\mathbf{x}}_c))$
$\hat{P}(y = B_c) = \frac{1}{m_y}$	$\hat{y} = \text{argmin}_c(\ln(\det(\mathbf{S}_c)) + (\mathbf{x}-\bar{\mathbf{x}}_c)^T\mathbf{S}_c^{-1}(\mathbf{x}-\bar{\mathbf{x}}_c))$ Maximum-Likelihood-Klassifikator
und $\mathbf{S}_c = \mathbf{S}$ $c = 1,\ldots,m_y$	$\hat{y} = \text{argmin}_c((\mathbf{x}-\bar{\mathbf{x}}_c)^T\mathbf{S}^{-1}(\mathbf{x}-\bar{\mathbf{x}}_c))$ Mahalanobis-Distanz entsprechend (3.36)
und $\mathbf{S}_c = \sigma^2 \cdot \mathbf{I}$ $c = 1,\ldots,m_y$	$\hat{y} = \text{argmin}_c((\mathbf{x}-\bar{\mathbf{x}}_c)^T(\mathbf{x}-\bar{\mathbf{x}}_c))$ Euklidische Distanz (Abstandsklassifikator) gemäß (3.34)

Tabelle 5.5: Entscheidungskriterien bei Maximierung der Klassifikationswahrscheinlichkeit und vereinfachten Normalverteilungen

Eine verwandte Strategie zur Vereinfachung stellen naive Bayes-Klassifikatoren dar. Sie nehmen die statistische Unabhängigkeit der Merkmale an, weshalb sich (5.43) zu

$$\hat{P}(y = B_c|\mathbf{x}) = \frac{\hat{P}(y = B_c) \cdot \prod_{l=1}^{s}\hat{p}(x_l|y = B_c)}{\sum_{k=1}^{m_y}\hat{P}(y = B_k) \cdot \prod_{l=1}^{s}\hat{p}(x_l|y = B_k)} \quad (5.47)$$

vereinfacht. Bei Normalverteilungen entspricht das der Annahme, dass alle Kovarianzmatrizen $\mathbf{S}_c$ Diagonalmatrizen sind. Somit sind nur noch eindimensionale Normalverteilungen auszuwerten (siehe z. B. [61]). Hierbei ergeben sich wesentliche Rechenvereinfachungen. Allerdings ist diese Annahme in vielen Anwendungen verletzt. Deshalb muss die näherungsweise Gültigkeit der Annahme kritisch geprüft werden, um eine Erhöhung des Klassifikationsfehlers zu vermeiden.

Alternativ zur Entscheidungsstrategie in (5.44) kann die A-posteriori-Wahrscheinlichkeit aus (5.43) bzw. (5.47) auch dazu verwendet werden, entsprechend (3.59) die Entscheidung $\hat{y} = B_c$ mit den geringsten erwarteten Entscheidungskosten festzulegen:

$$\hat{y} = \text{argmin}_c \sum_{i=1}^{m_y} L(\hat{y} = B_c|y = B_i) \cdot \hat{P}(y = B_i|\mathbf{x}). \quad (5.48)$$

Das ist immer dann von Bedeutung, wenn es asymmetrische Präferenzen für Fehlentscheidungen gibt (siehe Diskussion in Abschnitt 3.5.4).

Prinzipiell kann dieses Klassifikationskonzept bereits auf die Originaldaten mit s Merkmalen angewendet werden. Allerdings erfordert die Klassifikation dann die Bestimmung extrem vieler Parameter in den geschätzten Mittelwerten und Kovarianzmatrizen, so dass die erforderliche Menge an Lerndaten zu groß ist (siehe folgendes Beispiel mit Tabelle 5.6).

Eine bessere Strategie ist eine drastische Reduzierung des Merkmalsraums für die Klassifikation durch verschiedene Vorverarbeitungsschritte (Merkmalsextraktion, -selektion, -transformation usw.). Danach wird die bedingte Wahrscheinlichkeit aus (5.43) berechnet, die von der nachfolgenden Entscheidung $D_{5\mathrm{A}}$ wie ein Merkmalsvektor behandelt wird. Dieser letzte Schritt ist beispielsweise durch (5.44) oder (5.48) realisiert. Somit entstehen bei der Anwendung Abbildungsreihenfolgen wie

$$\left(\underset{(s_{Roh},1)}{\mathbf{x}_{Roh}[n]} \stackrel{D_{14\mathrm{A}}}{\rightarrow} \underset{(s,1)}{\mathbf{x}[n]} \stackrel{D_{18\mathrm{A}}}{\rightarrow} \underset{(s_m,1)}{\mathbf{x}[n]} \stackrel{D_{17\mathrm{A}}}{\longrightarrow} \underset{(s_d,1)}{\mathbf{x}_{Trans}[n]}\right) \stackrel{D_{10\mathrm{A}},D_{12\mathrm{A}}}{\longrightarrow} \underset{(m_y,1)}{\hat{\mathbf{P}}[n]} \stackrel{D_{5\mathrm{A}}}{\rightarrow} \underset{(1,1)}{\hat{y}[n]}. \tag{5.49}$$

Die verschiedenen Operatoren sind in den Tabellen 3.4 und 3.6 beschrieben. Durch die Merkmalsselektion und -transformation entsteht ein reduzierter Merkmalsraum. Somit erhöht sich die statistische Zuverlässigkeit der in diesem Raum geschätzten Mittelwerte und Kovarianzmatrizen. Das reduziert tendenziell den Klassifikationsfehler über Testdaten.

Beispiel: Die Ergebnisse unterschiedlicher Klassifikatoren für das 3-Klassen-Problem des Beispiels verdeutlichen Tabelle 5.6 und Bild 5.5. Im Allgemeinen gelingt es mit transformierten Merkmalsräumen (wie nach einer Diskriminanzanalyse DA oder einer Merkmalsselektion mit einer Multivariaten Varianzanalyse MA), gute Ergebnisse zu erzielen.

Eine Reduktion auf ein Merkmal ist allerdings zu einfach, um gute Ergebnisse zu erzielen. Das verdeutlicht auch der Boxplot für das ausgewählte Merkmal x_1, der noch deutliche Überlappungen aufweist (Bild 5.6a).

Besonders einfache und stückweise lineare Trennflächen ergeben sich bei der Verwendung Euklidischer Distanzen mit $\mathbf{S}_c = \mathbf{I}$ in (5.46). Allerdings kann es so zu einer zu stark vereinfachten Klassentrennung kommen (Bild 5.5a), bei der einige Datentupel auf der falschen Seite der Trennflächen liegen. Mahalanobis-Distanzen (Bild 5.5b) und klassenspezifische Kovarianzmatrizen (Bild 5.5c) verbessern in der Regel die Ergebnisse, weil hier gebogene Trennflächen entstehen können.

Die Konsequenzen einer wahrscheinlichkeitsorientierten Entscheidung gemäß (5.44) (Abkürzung W) und einer kostenorientierten Entscheidung gemäß (5.48) (Abkürzung K) jeweils mit und ohne Berücksichtigung von A-priori-Wahrscheinlichkeiten (mit: AW, AK, ohne: W, K) zeigt Bild 5.5d. A-priori-Wahrscheinlichkeiten vergrößern stets die Entscheidungsgebiete häufigerer Klassen, indem sich die Klassengrenzen in Richtung der selteneren Klassen

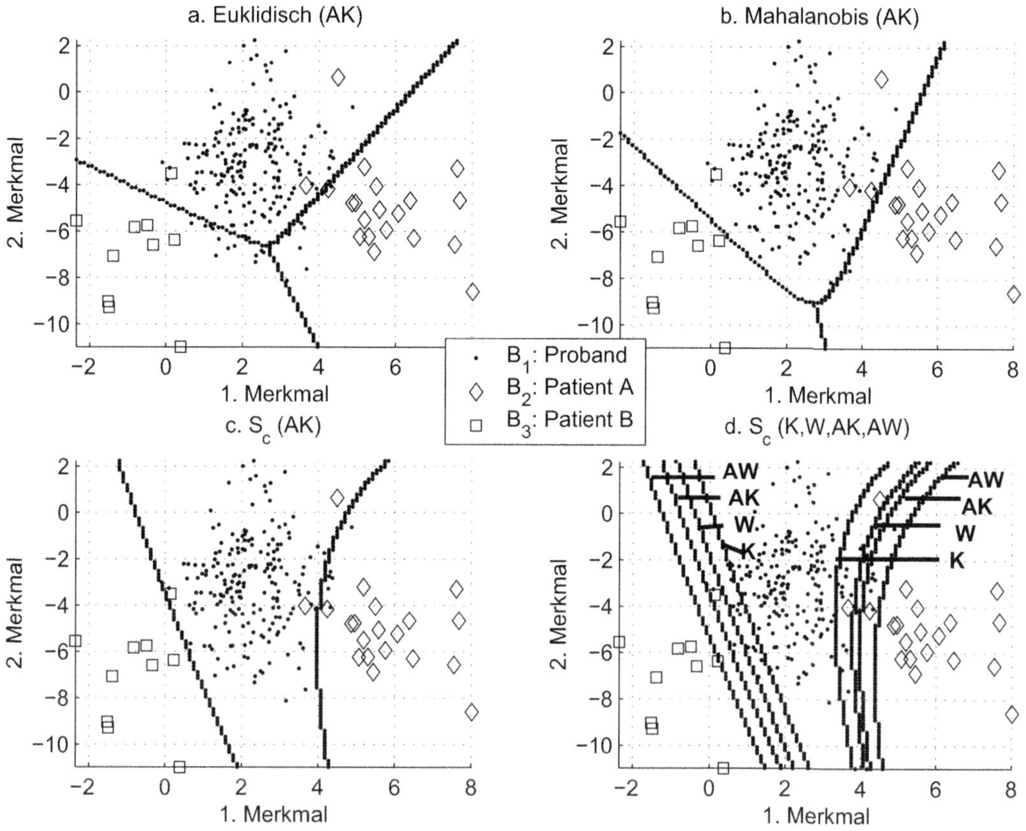

Bild 5.5: Trennflächen unterschiedlicher Klassifikatoren nach einer Diskriminanzanalyse im 3-Klassen-Problem entsprechend Bild 5.3c für den Lerndatensatz (vgl. Tabelle 5.6), a. Euklidische Distanz mit A-priori-Wahrscheinlichkeiten und Kostenmatrix (AK), b. Mahalanobis-Distanz mit AK, c. Klassenspezifische Distanz (auf der Basis von S_c) mit AK, d. Auswirkungen von A-priori-Wahrscheinlichkeiten und Kostenmatrix auf die Trennflächen (A: mit A-priori-Wahrscheinlichkeit, K: mit Kosten entsprechend (5.48), W: ohne Kosten entsprechend (5.44))

verschieben. Das gilt sowohl für wahrscheinlichkeitsorientierte (AW im Vergleich zu W) als auch für kostenorientierte Entscheidungen (AK im Vergleich zu K). Das verringert tendenziell den Klassifikationsfehler. Bei der kostenorientierten Entscheidung werden die Trennflächen zwischen Klassen mit asymmetrischen Entscheidungskosten in $\mathbf{L}$ gemäß (5.2) in Richtung der Klasse mit den geringeren Entscheidungskosten verschoben (K im Vergleich zu W, AK im Vergleich zu AW), hier in Richtung Klasse B_1 (Proband). Somit fällt bei einer kostenorientierten Betrachtung die Entscheidung im Zweifelsfall zu Gunsten der Patientenklassen, was aber u. U. den Klassifikationsfehler gegenüber einer wahrscheinlichkeitsorientierten Betrachtung vergrößert. Je nach Kriterium treten somit besonders niedrige Klassifikationsfehler (AW) bzw. Kosten (AK) auf (Tabelle 5.6).

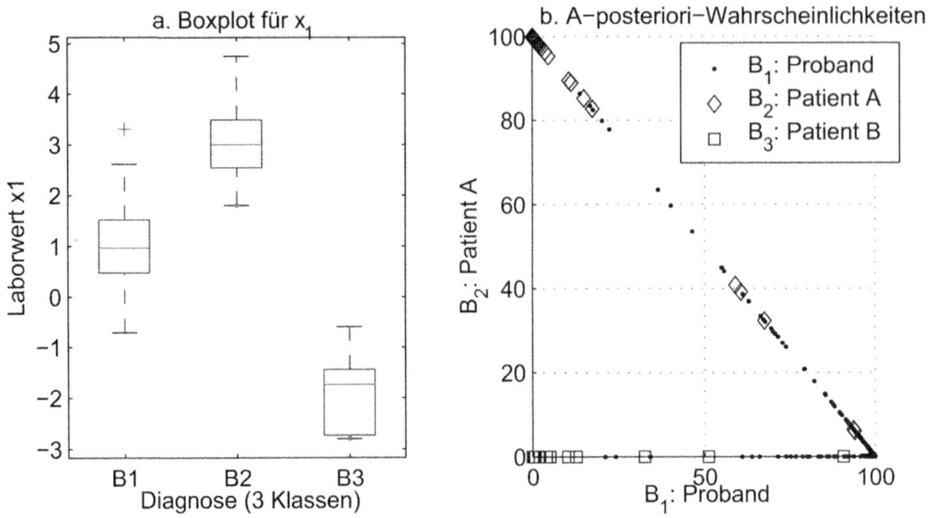

Bild 5.6: a. Boxplot für x_1 und das 3-Klassen-Problem, b. A-posteriori-Wahrscheinlichkeiten $\hat{P}(y[n]=B_1|\mathbf{x}[n])$ und $\hat{P}(y[n]=B_2|\mathbf{x}[n])$ für die Klassen B_1 und B_2 in Prozent als Scatterplot (Variante mit vier Merkmalen ohne Merkmalstransformation, S_c und A-priori-Wahrscheinlichkeiten)

Eine Darstellung der A-posteriori-Wahrscheinlichkeiten als Scatterplot ist geeignet, auch in höherdimensionalen Merkmalsräumen die Problemstruktur zu verdeutlichen. Bild 5.6b gibt ein Beispiel mit $\hat{P}(y[n]=B_1|\mathbf{x}[n])$ und $\hat{P}(y[n]=B_2|\mathbf{x}[n])$ für die Variante mit vier Merkmalen ohne Merkmalstransformation, S_c und A-priori-Wahrscheinlichkeiten. Da die Summe der A-posteriori-Wahrscheinlichkeiten aller drei Klassen für jedes Datentupel 100 % beträgt, müssen sich alle Datentupel in einem Dreieck unterhalb der Diagonale befinden. An der Diagonal- und Linienstruktur ist zu sehen, dass sich die Entscheidungen immer zwischen zwei Klassen und nicht etwa zwischen allen drei Klassen bewegen. Bei einer Entscheidung mit der maximalen Wahrscheinlichkeit werden wegen $\hat{P}(y[n]=B_1|\mathbf{x}[n]) > 50\%$ zahlreiche Patienten als Proband klassifiziert, was durch eine kostenorientierte Betrachtung verhindert wird. ■

In medizinischen Anwendungen sind Effekte durch A-priori-Wahrscheinlichkeiten und Kosten oft gegenläufig, weil vergleichsweise wenige Patienten zur Verfügung stehen (niedrige A-priori-Wahrscheinlichkeiten), die aber im Zweifelsfall nicht als gesunde Probanden eingestuft werden sollen (hohe Entscheidungskosten). Das verursacht den paradoxen Effekt, dass bei einer Entscheidung mit (5.44) die Kosten bei der Verwendung von geschätzten A-priori-Wahrscheinlichkeiten gegenüber einer Entscheidung ohne A-priori-Wahrscheinlichkeiten teilweise ansteigen. Eine Berücksichtigung von Kosten gemäß (5.48) mit A-priori-Wahrscheinlichkeiten führt hingegen zu guten Ergebnissen. Deshalb ist es immer ratsam, zunächst über ein geeignetes Bewertungsmaß nachzudenken und erst dann den Klassifikator zu entwerfen.

Merkmale	VDF	A-priori WS, Kosten	Anzahl Parameter	Klassifikationsfehler [%] LD (5CV, 2CV)	Kosten gemäß (3.59) LD (5CV, 2CV)
Alle	S_c	AK	44	4.8 (5.6, 6.8)	0.10 (0.12, 0.27)
AN $(4 \to 1)$	S_c	AK	9	6.5 (6.6, 6.6)	0.12 (0.12, 0.13)
MA $(4 \to 2)$	S_c	AK	19	3.5 (3.4, 5.0)	0.09 (0.09, 0.15)
DA $(4 \to 2)*^a$	Euk	AK	14	9.6 (6.0, 5.9)	0.15 (0.11, 0.16)
DA $(4 \to 2)*^b$	Mah	AK	17	2.2 (**2.2, 3.7**)	0.09 (**0.08, 0.12**)
DA $(4 \to 2)*^{c,d}$	S_c	AK	23	3.9 (4.8, 4.8)	0.09 (0.10, **0.11**)
DA $(4 \to 2)*^d$	S_c	AW	23	2.2 (2.7, **3.5**)	0.11 (0.13, 0.15)
DA $(4 \to 2)*^d$	S_c	K	21	17.4 (16.4, 16.1)	0.17 (0.19, 0.22)
DA $(4 \to 2)*^d$	S_c	W	21	6.5 (7.6, 7.0)	0.10 (0.13, 0.14)

Tabelle 5.6: Auswirkungen verschiedener Klassifikatoren und Merkmale für das 3-Klassen-Problem, Abkürzungen AN: Merkmalsselektion mit univariater Varianzanalyse, MA: Merkmalsselektion mit multivariater Varianzanalyse (Bild 5.3d), jeweils zwei transformierte Merkmale, Parameter der Verteilungsdichtefunktion (VDF) S_c: klassenspezifische Kovarianzmatrizen, Euk: Euklidische Distanz, Mah: Mahalanobis-Distanz, DA: Diskriminanzanalyse (Bild 5.3c), A: mit A-priori-Wahrscheinlichkeiten, K: Kosten, W: ohne Kosten, LD: Lerndatensatz, 5CV: 10 Versuche 5-fache Crossvalidierung, 2CV: 10 Versuche 2-fache Crossvalidierung, $*^{a-d}$ siehe Teilbild $a-d$ von Bild 5.5

Je nach Problemstellung ist ein vernünftiger Kompromiss zwischen einer Unteranpassung (Underfitting, zu wenige Parameter) und einer Überanpassung bezüglich der Anzahl freier Parameter in den Operationen zur Merkmalstransformation und Klassifikation (Distanz bzw. Wahrscheinlichkeitsschätzung, A-priori-Wahrscheinlichkeiten) zu suchen.

Beispiel: Die Auswirkungen für das Beispiel zeigt Tabelle 5.6. Pro Diskriminanzfunktion (Abbildung $s \to s_d$) fallen in der Transformationsmatrix $\mathbf{A}$ $(s-1) \cdot s_d$ freie Parameter an, also sechs Parameter bei einer Reduktion von $s = 4$ auf $s_d = 2$ Merkmale (DA). Die Reduzierung um Eins entstammt der üblichen Bedingung, dass die Länge des Vektors auf Eins gesetzt wird. Die entsprechende Transformation zeigt (5.37). Bei einer Merkmalsselektion mit MANOVA gibt es nur s_m freie Parameter, und zwar die Indizes der ausgewählten Merkmale bzw. die Positionen der entsprechenden Eins-Elemente in der Matrix $\mathbf{A}$. Pro Klasse gibt es bei jeder Verteilungsdichtefunktion je einen Mittelwert (insgesamt $m_y \cdot s_d$ Parameter) und zusätzlich $(s_d+1) \cdot s_d/2$ Parameter pro Kovarianzmatrix (eine bei Mahalanobis und m_y bei S_c). Hierbei wird die Symmetrie der Kovarianzmatrizen ausgenutzt, was sich im Faktor 2 im Nenner äußert. Pro Schätzung der A-priori-Wahrscheinlichkeit existieren (m_y-1) Parameter. Die

Reduzierung um Eins entstammt der Nebenbedingung, dass die Summe aller Wahrscheinlichkeiten Eins ist.

Somit ergeben sich z. B. für eine Variante mit DA $(4 \rightarrow 2)$: $(4-1)\cdot 2 = 6$ Parameter, Mah: $(3 \cdot 2 \cdot 1/2 = 3$ Parameter), AK: $3-1=2$ Parameter, Klassenmittelwerte: $3 \cdot 2 = 6$ Parameter folglich insgesamt 17 Parameter.

Die Auswirkungen zu vieler freier Parameter zeigen sich besonders bei kleineren Datenmengen. Bei einer 2-fachen Crossvalidierung stehen z. B. im 3-Klassen-Fall für die drei Klassen nur noch 100/10/5 Lerndatentupel zur Verfügung. Bei Verwendung aller Merkmale steigen die Klassifikationsfehler gegenüber einer 5-fachen Crossvalidierung (160/16/8 Lerndatentupel) zwar moderat von 5.6 auf 6.8 % an, allerdings steigen die Kosten von 0.12 auf 0.27 auf mehr als das Doppelte. Die Ursache dafür liegt in der schlechten Schätzung der Kovarianzmatrix für Klasse B_3 $(s_d = 4 : (s_d+1)\cdot s_d/2 = 5 \cdot 2 = 10)$ aufgrund der kleineren Anzahl an Datentupeln (5). Weniger ausgeprägt ist dieser Anstieg bei DA mit Mahalanobis-Distanz: $2.2\ \% \rightarrow 3.7\ \%$ (Klassifikationsfehler), $0.08 \rightarrow 0.12$ (Kosten), weil hier weniger Parameter zu schätzen sind $(s_d = 2 : ((s_d+1)\cdot s_d/2 = 3 \cdot 1 = 3))$.

Insgesamt sind aber hier die meisten Parameterzahlen noch unproblematisch. In einigen Fällen kommt es sogar zufällig zu geringeren Kosten über Testdaten. ■

Die geschätzten Klassifikationsgüten bieten auch einen Zugang zur Merkmalstransformation. Der Zugang ist u. U. besser als der über die Diskriminanzanalyse, weil das Kriterium (5.18) für die Klassifikationsgüte oder Kosten nur suboptimal ist. Mit Bewertungsmaßen wie (3.56) lassen sich Rückkopplungen aufbauen, die zunächst eine Transformationsvorschrift $\mathbf{A}$ ansetzen (Startwerte z. B. aus Diskriminanzanalyse). Daraus sind transformierte Merkmale zu berechnen (D_{17}), mit (5.46) bedingte Wahrscheinlichkeiten (D_{11}) zu ermitteln, woraus sich der Gütewert in (3.56) ergibt. Die Wahrscheinlichkeit $\hat{P}(\hat{y} = B_c \cap y = \overline{B_c})$ hängt dann von der Transformationsvorschrift $\mathbf{A}$ ab. Darauf aufbauend kann nun eine numerische Optimierung von $\mathbf{A}$ vorgenommen werden:

$$\underset{(N,s)}{\mathbf{X}} \xrightarrow{D_{17}\text{ mit }\mathbf{A}} \underset{(N,s_d)}{\mathbf{X}} \xrightarrow{D_{11}} \underset{(N,m_y)}{\hat{\mathbf{P}}} \xrightarrow{(3.56)} \underset{(1,1)}{Q}.$$

Die grundsätzliche Philosophie ist auf andere Gütemaße (z. B. unter Berücksichtigung von Klassifikationskosten) übertragbar.

Klassifikationsprobleme spielen in der klinischen Praxis insbesondere bei hochdimensionalen Merkmalsräumen eine wesentliche Rolle. So beschreibt beispielsweise [238] die Detektion von Augentumoren aus MRT-Bildern. Dabei werden Form- und Texturmerkmale extrahiert und mit Hilfe von klassenspezifischen Kovarianzmatrizen fünf Klassen und einer Rückweisungsklasse (unähnlich zu allen anderen Klassen) zugeordnet, die unterschiedliche anatomische Eigenschaften des Auges beschreiben. Neu zugeordnete Bilder werden in die jeweilige Klasse einbezogen, so dass bei der nächsten Zuordnung bezüglich der Mittelwerte und Kovarianzmatrizen der Klassen ein Lernvorgang stattfindet. Somit handelt es sich um teilüberwachtes Lernen, weil nur für einen Teil der Datentupel die Ausgangsgröße bekannt ist.

Häufig werden Klassifikationsprobleme über Diskriminanzfunktionen gelöst, so dass das Problem erst auf den zweiten Blick sichtbar ist. So wird in [219] aus einer Vielzahl von EEG-Merkmalen aus Zeitreihen (absolute und relative Leistungsdichtespektren bei verschiedenen Sensoren, mittlere Frequenzen usw.) eine Unterscheidung mit linearen Diskriminanzfunktionen (Klassen Patient mit Depression – Proband) vorgenommen und über Crossvalidierung (Leave-one-out) verifiziert. Ähnliche Techniken dienen zur Analyse von Merkmalen für die Barorezeptorsensitivität (engl. Baroreflex sensitivity BRS), die Herzfrequenz- (engl: heart rate variability HRV) und die Blutdruckvariabilität (engl. blood pressure variability BPV) bei der Unterscheidung von Patienten mit dilatativer Kardiomyopathie und gesunden Probanden [274]. Hier erfolgt mit den Klassifikationsergebnissen zusätzlich eine Bewertung von Merkmalskategorien (BRS, HRV, BPV) im Sinne von Bild 3.1 zur Lösung der Aufgabe.

Wichtig sind statistische Klassifikatoren auch bei der patientenindividuellen Anpassung von Medizingeräten, was in den Abschnitten 7.3 (Unterarmprothesen) und 7.4 (Brain Machine Interfaces) umfassender diskutiert wird.

5.2.6 Nearest-Neighbor-Verfahren

Nearest-Neighbor-Verfahren (Synonym: k-Nearest-Neighbor-Verfahren, k-NN-Verfahren) benötigen keine explizite Lernphase, sondern speichern den kompletten Lerndatensatz mit Merkmalen $\mathbf{x}$ und Ausgangsgrößen y ab [104]. In der Anwendung lösen sie ihre Aufgabe in zwei Stufen:

- Zunächst werden die k nächstgelegenen Datentupel im Lerndatensatz zu einem unbekannten Datentupel $\mathbf{x}$ mit einer beliebigen Distanz $d(\cdot,\cdot)$ berechnet (vgl. Abschnitt 3.5.2):

$$\mathbb{I}_{k-NN}(\mathbf{x}) = \{\mathbb{I}_1, \ldots, \mathbb{I}_k\} \tag{5.50}$$

$$\text{mit } d(\mathbf{x}, \mathbf{x}[\mathbb{I}_1]) \leq \ldots \leq d(\mathbf{x}, \mathbf{x}[\mathbb{I}_k]) \leq \ldots \leq d(\mathbf{x}, \mathbf{x}[\mathbb{I}_N]). \tag{5.51}$$

  Die Indexmenge $I_{k-NN}(\mathbf{x})$ enthält die Indices der k nächstgelegenen Datentupel $\mathbb{I}_n$, die in (5.51) nach aufsteigenden Distanzen zum unbekannten Datentupel sortiert werden. Oftmals findet die Euklidische Distanz (3.34) Verwendung.

- Die Berechnung der Ausgangsgröße erfolgt durch Übernahme der häufigsten zugehörigen Ausgangsgröße innerhalb dieser k Datentupel:

$$\hat{y}(\mathbf{x}) = \text{argmax}_{B_c} N((y[n] = B_c) \cap (n \in \mathbb{I}_{k-NN}(\mathbf{x}))). \quad (5.52)$$

Nearest-Neighbor-Verfahren ähneln somit statistischen Verfahren zur Klassifikation (vgl. Abschnitt 5.2.5), nur dass eine Klasse nicht durch einen, sondern mehrere Repräsentanten vertreten wird. Die Vorgehensweise wird auch als fallbasiertes Schließen (engl. cased-based reasoning) bezeichnet, weil sich das Verfahren an ähnliche bekannte Fälle (bzw. Datentupel) "erinnert".

Mögliche Erweiterungen umfassen

- die Option der Rückweisung bei zu großen Abständen eines Datentupels zu seinen Nachbarn oder bei widersprüchlichen Entscheidungen,
- die Verwendung einer variablen Anzahl von Nachbarn (z. B. alle Nachbarn mit weniger als einer definierten maximalen Distanz, reduzierte Anzahl von Nachbarn bei zu großen Distanzen) sowie
- verschiedene Arten von Wichtungen (z. B. nach der inversen Distanz), um besonders nah gelegene Nachbarn verstärkt an der Entscheidung zu beteiligen. Darauf aufbauende gewichtete Mittelwerte anstelle der maximalen Häufigkeit in (5.52) eignen sich insbesondere für Regressionsprobleme, um eine unerwünschte Quantisierung der Ausgangsgröße zu vermeiden.

Umfassende Übersichten zu diesen Themen finden sich in [81, 105, 113].

Ein Vorteil von Nearest-Neighbor-Verfahren gegenüber Verfahren mit der expliziten Annahme von Verteilungsdichtefunktionen besteht darin, auch bei nichtkompakten Verteilungen (z. B. aufgrund heterogener Patientengruppen) und kompliziert geformten nichtlinearen Verteilungen noch plausible Ergebnisse zu liefern.

Allerdings weisen sie auch gravierende Nachteile auf, die alle mit den zugrundeliegenden Distanzmaßen zusammenhängen. Jedes Datentupel wird separat behandelt, es gibt somit keine gemeinsamen Eigenschaften. Die Wahl einer Distanzfunktion hängt somit nicht vom Datentupel ab. Das ist immer dann kritisch, wenn einige Merkmale zwar keine klassifikationsrelevante Information, aber dafür zufällige Störungen enthalten. Diese Störungen gehen voll in die Distanzberechnung ein und überlagern die Nutzinformation. Deshalb ist es sinnvoll, vorher eine geeignete Merkmalsselektion oder -transformation (z. B. durch eine Diskriminanzanalyse wie in [153]) durchzuführen. Zudem erfordern Nearest-Neighbor-Verfahren bei großen Lerndatensätzen einen großen Speicher- und Berechnungsaufwand.

Beispiel: Die Ergebnisse für $k = 1, 3, 10$ für das 3-Klassen-Problem des Beispiels verdeutlichen Tabelle 5.7 und Bild 5.7. Klassifikatoren mit $k = 1$ passen sich zwar besonders gut an komplizierte Verteilungen an, neigen aber zu zerklüfteten Trennflächen. So entstehen im Umfeld einzelner Datentupel Inseln mit abweichenden Entscheidungen (Bild 5.7a, c). Über dem Lerndatensatz sind diese Klassifikatoren stets fehlerfrei, solange keine Datentupel mit identischen Merkmalswerten, aber abweichenden Ausgangsgrößen existieren.

Merkmale	k	Varianznormierung	Klassifikationsfehler [%] LD (5CV, 2CV)	Kosten gemäß (3.59) LD (5CV, 2CV)
x_1,x_2	1	nein	0.0 (5.9, 6.1)	0.00 (0.21, 0.22)
x_1,x_2	3	nein	3.5 (5.4, 6.7)	0.16 (0.23, 0.29)
x_1,x_2	10	nein	6.5 (7.7, 8.5)	0.31 (0.36,0.38)
alle	1	nein	0.0 (6.3, 6.5)	0.00 (0.24, 0.28)
alle	3	nein	3.5 (6.5, 7.6)	0.17 (0.30,0.36)
alle	10	nein	7.8 (10.3,11.7)	0.39 (0.50, 0.57)
x_1,x_2	1	ja	0.0 (5.7, 5.2)	0.00 (0.18, 0.16)
x_1,x_2	3	ja	1.7 (3.1, 3.6)	0.09 (0.12, 0.15)
x_1,x_2	10	ja	2.6 (4.1, 5.4)	0.13 (0.19, 0.27)
alle	1	ja	0.0 (3.3, **3.4**)	0.00 (0.12, 0.13)
alle	3	ja	1.3 (2.9, 3.7)	0.07 (0.12, 0.17)
alle	10	ja	3.0 (4.6, 7.3)	0.15 (0.23, 0.37)
DA $(4 \rightarrow 2)$	1	nein	0.0 (3.5, 3.7)	0.00 (0.12, **0.14**)
DA $(4 \rightarrow 2)$	3	nein	2.2 (**2.6**, **3.4**)	0.11 (**0.11**, 0.15)
DA $(4 \rightarrow 2)$	10	nein	3.5 (4.0, 5.3)	0.17 (0.20, 0.26)

Tabelle 5.7: Auswirkungen verschiedener Nachbarschaften k und Merkmale für das 3-Klassen-Problem bei Verwendung der Euklidischen Metrik

Eine Erhöhung von k lässt Fehler im Lerndatensatz zu, bewirkt aber tendenziell glattere Trennflächen. Allerdings begünstigt sie nahe der Klassengrenzen die Klassen mit einer größeren Dichte von Datentupeln. Das führt hier wegen der geringeren Dichte der beiden Patientenklassen zu einer unerwünschten Verschiebung der Trennflächen zugunsten der Probandenklasse. Sehr große k wie $k = 10$ sind darum insbesondere unter Kostenaspekten negativ zu bewerten.

Besonders niedrige Klassifikationsfehler ergeben sich mit einer vorherigen Diskriminanzanalyse (DA) mit zwei transformierten Merkmalen. Auch eine Merkmalsselektion mit MANOVA zugunsten der besten beiden Merkmale x_1,x_2 ist besser als eine Verwendung des kompletten Merkmalssatzes, der durch das nicht informationstragende Merkmal x_3 beeinflusst wird.

Metrikeffekte spielen eine wichtige Rolle, weil Merkmale mit größeren Streuungen die Ergebnisse stärker beeinflussen als Merkmale mit geringeren Streuungen. Dieser Effekt kann durch eine vorherige Varianznormierung aller Merkmale oder eine veränderte Metrik (z. B. Mahalanobis-Distanz) berücksichtigt werden. Eine Varianznormierung ist hier vorteilhaft, weil sie insbesondere das nicht informationstragende Merkmal x_3 in seiner Wirkung reduziert und

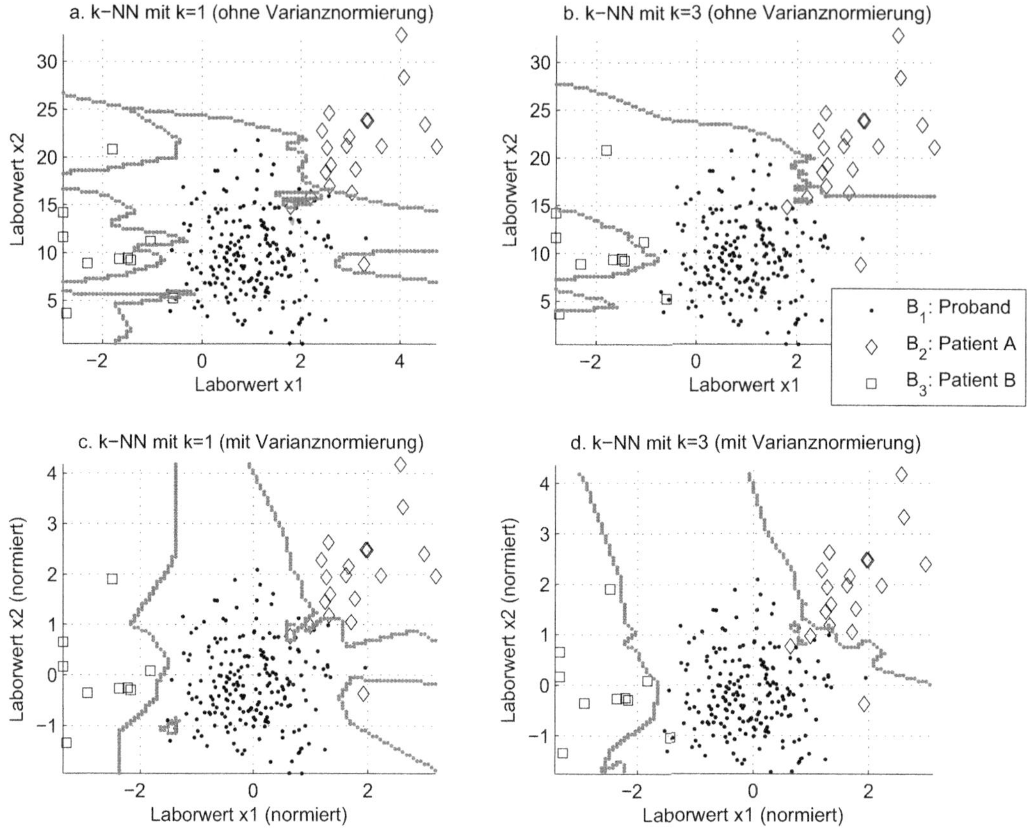

Bild 5.7: Ergebnisse von Nearest-Neighbor-Klassifikatoren: a. $k = 1$ ohne Varianznormierung, b. $k = 3$ ohne Varianznormierung, c. $k = 1$ mit Varianznormierung und d. $k = 3$ mit Varianznormierung auf dem Beispieldatensatz nach einer vorherigen Merkmalsselektion für die besten Merkmale x_1 und x_2

zudem das Merkmal x_2 mit seiner geringen Spannweite genauso stark berücksichtigt wie das Merkmal x_1 mit seiner großen Spannweite (Bild 5.7c, d).

Die Ergebnisse zeigen, dass eine vorherige Merkmalsselektion oder -transformation entscheidenden Einfluss ausübt. Unterschiedliche Entscheidungskosten beeinflussen die Ergebnisse hingegen nicht, weil das verwendete Kriterium (5.52) die Kosten nicht einbezieht. ■

Ein wichtiges Anwendungsgebiet für Nearest-Neighbor-Verfahren ist die Segmentierung von Bildern. In [450] wird aus multispektralen MRT-Bildern eine quantitative Bestimmung von Tumorgrößen von Hirntumoren vor, während und nach einer Chemotherapie vorgenommen. Hier wird ein k-NN-Klassifikator mit einem Klassifikator auf der Basis einfacher Grauwertschwellwerte, einem Fuzzy-Clusterverfahren und einem manuellen Klassifikator verglichen. Sowohl der k-NN-Klassifikator als auch das Fuzzy-Clusterverfahren zeigen plausible Ergebnisse in angemessener Rechenzeit im

Vergleich zu einer sehr aufwändigen manuellen Segmentierung. Allerdings sind die Fallzahlen mit acht Patienten sehr klein, was die Aussagekraft der Studie limitiert. Eine ähnliche Vorgehensweise findet sich auch in [90] für die Vermessung zeitlicher Änderungen von Knochenverletzungen bei rheumatischer Arthritis in multispektralen MRT-Aufnahmen mit 13 Patienten.

Eine der noch relativ seltenen klinischen Anwendungen von Genexpressionsdaten stellt [339] für Überlebenszeitprognosen bei verschiedenen Tumorarten vor. Genexpressionsprofile weisen hier eine stärkere Aussagekraft als klassische histologische Untersuchungen auf. Dabei kommen ebenfalls k-NN-Klassifikatoren zum Einsatz.

5.3 Support-Vektor-Maschinen

Die Idee bei der Nutzung von Support-Vektor-Maschinen (SVM, engl. Support Vector Machines) besteht darin, zunächst eine optimale Trennebene zur Separation von Datentupeln zweier Klassen zu finden. Dabei werden zwei Ziele verfolgt: Die Trennebene soll einen möglichst großen (Sicherheits-) Abstand zu den nächstgelegenen Datentupeln aufweisen und dabei keine oder zumindest möglichst wenige Klassifikationsfehler verursachen. Die nächstgelegenen Datentupel und eventuelle Klassifikationsfehler werden als Support-Vektoren bezeichnet und bestimmen die Lage der Trennebene.

In der mathematischen Formulierung (für eine ausführliche Herleitung siehe [77, 103, 404]) werden die zwei Klassen stets durch die Werte $y = 1$ und $y = -1$ kodiert. Anschließend erzeugt eine Lineartransformation mit dem Vektor $\mathbf{a}$ und einem Absolutterm a_0 ein skalares transformiertes Merkmal[3]

$$x_{Trans} = \mathbf{x}^T \cdot \mathbf{a} + a_0. \tag{5.53}$$

Die Klassifikation erfolgt durch

$$\hat{y} = \begin{cases} 1 & \text{wenn } x_{Trans} \geq 0 \\ -1 & \text{wenn } x_{Trans} < 0. \end{cases} \tag{5.54}$$

Die Bedingung einer fehlerfreien Klassifikation im Lerndatensatz wird durch die Nebenbedingungen

$$y[n](\mathbf{x}[n]^T \cdot \mathbf{a} + a_0) - 1 \geq 0 \text{ für alle } n = 1, \ldots, N \tag{5.55}$$

[3]Die hier gewählten Bezeichner sind konform zu den in Kapitel 3 eingeführten Bezeichnern. Die Spezialliteratur für Support-Vektor-Maschinen verwendet in der Regel abweichende Bezeichner, z. B. Transformationsvektor $\mathbf{w}$, Lagrange-Multiplikatoren α_i usw.

formuliert. Die nächstgelegenen Punkte für die beiden Klassen zur Trennebene $x_{Trans} = 0$ erfüllen genau die Gleichungsrestriktion in (5.55)[4] und legen somit den letzten verbliebenen Freiheitsgrad in (5.53) fest (Normierung von $\mathbf{a}$).

Die Summe ihrer Abstände zur Trennebene ist zu maximieren:

$$Q = \frac{|1-a_0|}{\|\mathbf{a}\|} + \frac{|1+a_0|}{\|\mathbf{a}\|} = \frac{|2|}{\|\mathbf{a}\|} \rightarrow \max_{\mathbf{a}}. \tag{5.56}$$

Dazu ist $\|\mathbf{a}\|$ unter Berücksichtigung der N Nebenbedingungen (5.55) zu minimieren, was nach einer Lagrange-Formulierung der Nebenbedingungen mit nichtnegativen Lagrange-Multiplikatoren

$$\lambda_n \geq 0 \tag{5.57}$$

auf das Problem

$$Q_L = \frac{1}{2}\|\mathbf{a}\|^2 - \sum_{n=1}^{N} \lambda_n (y[n] \cdot (\mathbf{x}[n]^T \cdot \mathbf{a} + a_0) - 1) \rightarrow \max_{\mathbf{a}, a_0, \lambda_1, \ldots, \lambda_N} \tag{5.58}$$

mit den Nebenbedingungen (5.57) und die Bedingungen

$$\frac{\partial Q_L}{\partial \mathbf{a}} = \mathbf{0} \text{ und } \frac{\partial Q_L}{\partial a_0} = 0 \tag{5.59}$$

für die Lösung des Problems führt.

Die Herleitung steht in [77] und nutzt sogenannte duale Probleme zum Umformen von konvexen Optimierungsproblemen unter Restriktionen aus. Hierbei wird ein zu *minimierendes* Gütekriterium Q_L mit den Nebenbedingungen

$$\frac{\partial Q_L}{\partial \lambda_n} = 0 \tag{5.60}$$

und (5.57) in ein zu *maximierendes* Gütekriterium Q_L gemäß (5.58) mit den Nebenbedingungen (5.59) und (5.57) umgeformt.

Ableiten von (5.58) nach $\mathbf{a}$ und a_0 liefert die Bedingungen

$$\mathbf{a} = \sum_{n=1}^{N} \lambda_n y[n] \mathbf{x}[n], \tag{5.61}$$

$$\sum_{n=1}^{N} \lambda_n y[n] = 0, \tag{5.62}$$

um (5.59) einzuhalten und die Freiheitsgrade entsprechend zu reduzieren. Das Einsetzen von (5.61), (5.62) in (5.58) erzeugt schließlich das numerisch lösbare quadratische Optimierungsproblem

[4] Im Falle eines möglichst großen Abstandes aller Datentupel zu dieser Trennebene existiert pro Klasse mindestens ein Datentupel, das diese Bedingung erfüllt.

$$Q_{NR} = \sum_{n=1}^{N} \lambda_n - \frac{1}{2} \sum_{i=1}^{N} \sum_{j=1}^{N} \lambda_i \lambda_j y[i] y[j] \mathbf{x}[i]^T \mathbf{x}[j] \rightarrow \max_{\lambda_1,\ldots,\lambda_N} \tag{5.63}$$

mit den Restriktionen (5.62) und (5.57). Eine weitere interessante Eigenschaft zeigt sich, wenn (5.61) in die Transformationsvorschrift (5.53) eingesetzt wird. Dabei beeinflussen nur die Datentupel mit nicht verschwindenden Lagrange-Faktoren λ_{sup} : $\lambda_n > 0$ das Ergebnis, die als Support-Vektoren bezeichnet werden:

$$x_{Trans}(\mathbf{x}) = \mathbf{x}^T \cdot \mathbf{a} + a_0 = \sum_{n=1}^{N} \lambda_n y[n] \mathbf{x}^T \mathbf{x}[n] + a_0 = \sum_{n \text{ mit } \lambda_n \in \lambda sup} \lambda_n y[n] \mathbf{x}^T \mathbf{x}[n] + a_0. \tag{5.64}$$

Der Parameter a_0 lässt sich über die Kuhn-Tucker-Bedingungen des Optimierungsproblems aus den Support-Vektoren gemäß

$$\lambda_n \left(y[n] (\mathbf{x}[n]^T \cdot \mathbf{a} + a_0 - 1) \right) = 0 \quad \text{für alle } \lambda_n > 0 \tag{5.65}$$

$$a_0 = \frac{1}{y[n]} - \mathbf{x}[n]^T \cdot \mathbf{a} \quad \text{für alle } n \text{ mit } \lambda_n > 0 \tag{5.66}$$

berechnen [77]. Das Optimierungsproblem hat keine lokalen Optima, die beschriebene Vorgehensweise garantiert folglich das Finden der optimalen Lösung für die Wahl der Trennebene.

Allerdings gibt es Fälle, wo keine Trennebene für eine fehlerfreie Klassifikation existiert. Deshalb werden einzelne Klassifikationsfehler für das n-te Datentupel mit Korrekturwerten $\xi_n > 0$ (Synonym: Schlupfvariablen) durch Modifizieren von (5.55) zu

$$y[n] (\mathbf{x}[n]^T \cdot \mathbf{a} + a_0) - 1 + \xi_n \geq 0 \quad \text{für alle } n = 1, \ldots, N \tag{5.67}$$

erlaubt. In Erweiterung von (5.58) sind nun zusätzlich die Anzahl und das Ausmaß der Fehlklassifikationen mit einem frei wählbaren Wichtungsfaktor $C \geq 0$ zu minimieren und die Ungleichungsrestriktion $\xi_n \geq 0$ durch zusätzliche Lagrange-Multiplikatoren μ_n zu berücksichtigen:

$$Q_L = \frac{1}{2} \|\mathbf{a}\|^2 + C \sum_{n=1}^{N} \xi_n - \sum_{n=1}^{N} \lambda_n (y[n] (\mathbf{x}[n]^T \cdot \mathbf{a} + a_0) - 1 + \xi_n) - \sum_{n=1}^{N} \mu_n \xi_n. \tag{5.68}$$

Je größer C ist, desto stärker versucht die SVM, Fehlklassifikationen im Lerndatensatz zu vermeiden. Ein Auflösen der scheinbar deutlich komplizierteren Gleichungen zeigt nur eine geringfügige Änderung im Vergleich zur bisherigen Lösung. Durch Ableiten nach ξ_n ergeben sich die zusätzlichen Bedingungen $C - \lambda_n - \mu_n = 0$, die wegen der hier nichtnegativen μ_n nur durch modifizierte Nebenbedingungen

$$0 \leq \lambda_n \leq C, n = 1, \ldots, N \tag{5.69}$$

lösbar sind. Damit bleibt auch hier das Problem (5.63) zu lösen, nur dass sich zur Nebenbedingung (5.62) nun (5.69) anstelle von (5.57) gesellt.

Der Parameter a_0 folgt analog zu (5.66) aus

$$a_0 = \frac{1}{y[n]} - \mathbf{x}[n]^T \cdot \mathbf{a} \quad \text{für alle } n \text{ mit } 0 < \lambda_n < C. \tag{5.70}$$

Damit tauchen sowohl in der Lösungsvorschrift als auch im Optimierungsproblem nur noch Skalarprodukte der Merkmalsvektoren auf. Diese Eigenschaft kann mit sogenannten Kernoperationen mit der Eigenschaft

$$K(\mathbf{x}_1, \mathbf{x}_2) = \mathbf{x}_{Trans,H}^T(\mathbf{x}_1) \cdot \mathbf{x}_{Trans,H}(\mathbf{x}_2) \tag{5.71}$$

zur virtuellen Konstruktion und effizienten Berechnung hochdimensionaler Merkmalsräume $\mathbf{x}_{Trans,H}$ entsprechend D_{16} ausgenutzt werden. Hierbei wird statt (5.53) eine Transformationsvorschrift mit

$$x_{Trans} = \mathbf{x}_{Trans,H}^T(\mathbf{x}) \cdot \mathbf{a}_H + a_0 \tag{5.72}$$

verwendet. Allerdings wird dieser höherdimensionale Merkmalsraum mit dem Merkmalsvektor $\mathbf{x}_{Trans,H}$ und dem zugehörigen Transformationsvektor $\mathbf{a}_H$ nicht explizit berechnet, sondern nur durch Kernoperationen im niederdimensionalen Raum wie

$$x_{Trans}(\mathbf{x}) = \mathbf{x}_{Trans,H}^T(\mathbf{x}) \cdot \mathbf{a}_H + a_0 \tag{5.73}$$

$$= \sum_{n \text{ mit } \lambda_n \in \lambda_{sup}} \lambda_n y[n] \underbrace{K(\mathbf{x}, \mathbf{x}[n])}_{\mathbf{x}_{Trans,H}(\mathbf{x})^T \mathbf{x}_{Trans}(\mathbf{x}[n])} + a_0 \tag{5.74}$$

und das Optimierungsproblem

$$Q_{NR} = \sum_{n=1}^{N} \lambda_n - \frac{1}{2} \sum_{i=1}^{N} \sum_{j=1}^{N} \lambda_i \lambda_j y[i] y[j] \underbrace{K(\mathbf{x}[i], \mathbf{x}[j])}_{\mathbf{x}_{Trans,H}(\mathbf{x}[i])^T \mathbf{x}_{Trans}(\mathbf{x}[j])} \rightarrow \max_{\lambda_1, \ldots, \lambda_N} \tag{5.75}$$

implizit ausgewertet. Zur Berechnung von a_0 folgt analog zu (5.66)

$$a_0 = \frac{1}{y[n]} - \mathbf{x}_{Trans,H}[n]^T \cdot \mathbf{a}_H \quad \text{für alle } n \text{ mit } 0 < \lambda_n < C, \tag{5.76}$$

wobei das Skalarprodukt für mindestens einen Support-Vektor unter Ausnutzen der Kernoperation in (5.74) auszuwerten ist.

Wichtige Kernfunktionen sind dabei

$$K(\mathbf{x}[i], \mathbf{x}[j]) = (\mathbf{x}[i]^T \cdot \mathbf{x}[j])^p \quad \text{(homogener Polynom-Kern)}, \tag{5.77}$$

$$K(\mathbf{x}[i], \mathbf{x}[j]) = (\mathbf{x}[i]^T \cdot \mathbf{x}[j] + 1)^p \quad \text{(Polynom-Kern)}, \tag{5.78}$$

$$K(\mathbf{x}[i], \mathbf{x}[j]) = e^{-\frac{1}{2\sigma^2}(\mathbf{x}[i] - \mathbf{x}[j])^T (\mathbf{x}[i] - \mathbf{x}[j])} \quad \text{(RBF-Kern)}, \tag{5.79}$$

$$K(\mathbf{x}[i], \mathbf{x}[j]) = \tanh(p_1 \mathbf{x}[i]^T \mathbf{x}[j] - p_2) \quad \text{(Hyperbolischer Kern)}, \tag{5.80}$$

mit den jeweiligen freien Parametern p, p_1, p_2, σ. Ein homogener Polynom-Kern mit $p = 1$ entspricht einem linearen Ansatz und wird als linearer Kern bezeichnet. Der RBF-Kern ist die Abkürzung für einen Kern mit Radialen Basisfunktionen.

Beispiel: Ein zweidimensionaler ($s=2$) Merkmalsraum wird in einen höherdimensionalen Merkmalsraum mit drei Merkmalen transformiert:

$$\mathbf{x}_{Trans,H}[i] = \left(x_1[i]^2 \quad \sqrt{2}x_1[i]x_2[i] \quad x_2[i]^2\right)^T. \tag{5.81}$$

Der Wert für $\mathbf{x}_{Trans,H}[i]^T \cdot \mathbf{x}_{Trans,H}[j]$ lässt sich jetzt sowohl über das Ausmultiplizieren der transformierten Merkmale aus (5.81)

$$\mathbf{x}_{Trans,H}[i]^T \cdot \mathbf{x}_{Trans,H}[j] = x_1[i]^2 x_1[j]^2 + x_2[i]^2 x_2[j]^2 + 2x_1[i]x_1[j]x_2[i]x_2[j] \tag{5.82}$$

als auch über einen homogenen Polynom-Kern mit $p=2$ aus (5.77) mit

$$K(\mathbf{x}[i],\mathbf{x}[j]) = \left(\left(x_1[i] \quad x_2[i]\right) \cdot \left(x_1[j] \quad x_2[j]\right)^T\right)^2 \tag{5.83}$$

$$= (x_1[i]x_1[j] + x_2[i]x_2[j])^2 \tag{5.84}$$

$$= x_1[i]^2 x_1[j]^2 + x_2[i]^2 x_2[j]^2 + 2x_1[i]x_1[j]x_2[i]x_2[j] \tag{5.85}$$

ermitteln. Mit (5.83)-(5.85) können Skalarprodukte für die transformierten Merkmale wie in (5.74) direkt berechnet werden. Die höherdimensionalen transformierten Merkmale in (5.81) müssen niemals explizit ermittelt werden (und können im Extremfall sogar unbekannt sein), sie sind lediglich durch den Kern implizit gegeben. ■

Lineare Trennfunktionen in einem höherdimensionalen Merkmalsraum ergeben dann nichtlineare Trennfunktionen im ursprünglichen niederdimensionalen Merkmalsraum. Auch hier garantiert die Vorgehensweise das Finden der global optimalen Lösung für die nun nichtlineare Trennfunktion.

Mehrklassenprobleme werden durch den Entwurf mehrerer SVMs behandelt, entweder für einen paarweisen Vergleich zwischen allen Klassen oder für einen Vergleich jeder Klasse gegen die ODER-Verknüpfung aller anderen Klassen.

Bei einem paarweisen Vergleich für alle C Klassen (engl. one-against-one) werden zunächst separate Support-Vektor-Maschinen für alle Klassenpaare entworfen (1 gegen 2, 1 gegen 3, ..., 1 gegen C, ..., $C-1$ gegen C). Die benötigte SVM-Anzahl lautet $\frac{1}{2} \cdot C \cdot (C-1)$.

Bei einem Vergleich gegen die ODER-Verknüpfung aller anderen Klassen (engl. one-against-all) werden nur C SVMs benötigt (1 gegen 2 ODER ... ODER C, 2 gegen 1 ODER 3 ODER ... ODER C, ..., C gegen 1 ODER 2 ODER ... ODER $C-1$). Aufgrund der meist komplizierteren Geometrie der ODER-verknüpften Restklassen ist in der Regel der Einsatz nichtlinearer SVMs sinnvoll. Dennoch sind die Klassifikationsfehler oftmals größer als bei einer Dekomposition nach dem Schema one-against-one.

Das Fusionieren der Teilergebnisse durch eine Klassifikatorfusion erfolgt beispielsweise zugunsten der am häufigsten gewählten Ausgangsklasse für alle 2-Klassen-

SVMs. Weitere Verfeinerungen (z. B. unter Berücksichtigung der jeweiligen geschätzten Klassenwahrscheinlichkeiten oder der Abstände) sind ebenfalls möglich (vgl. Abschnitt 3.3.2).

Das beschriebene Konzept der SVMs und Kernfunktionen ist nicht ausschließlich auf einen Einsatz für Klassifikationsprobleme beschränkt. Beispielsweise geben [404, 452] Hinweise für den Einsatz von Support-Vektor-Maschinen für Regressionsprobleme.

Beispiel: Die Ergebnisse unterschiedlicher Parametrierungen für das Beispiel zeigen Bild 5.8 (nur für die besten beiden Merkmale) und Tabelle 5.8 (für alle Merkmale). Die Merkmale wurden bei der Berechnung der Support-Vektoren jeweils auf das Intervall $[0, 1]$ normiert. Die programmtechnische Umsetzung erfolgte mit der frei verfügbaren *SVM and Kernel Methods Matlab Toolbox* [89], die in die MATLAB-Toolbox Gait-CAD (siehe Abschnitt 6.2) integriert wurde.

Das 2-Klassen-Problem (Patient – Proband) ist nicht linear trennbar (Fehler über Lerndaten bei einem linearen Kern: 7.8 %) und nur durch höhere Polynom- oder RBF-Kerne beherrschbar (Fehler über Lerndaten: 1.7-2.2 %). Diese sind hier vorteilhaft, weil sie auch ohne die Dekomposition in zwei Patientensubklassen (3-Klassen-Problem) auskommen.

Das 3-Klassen-Problem wird wegen der Eigenschaft der SVMs, nur paarweise 2-Klassen-Probleme lösen zu können, jeweils in drei Teilprobleme (one-against-one) dekomponiert. Die Ergebnisse der Teilprobleme werden anschließend fusioniert. Davon sind zwei Teilprobleme (Proband – Patient A, Proband – Patient B) im originalen Merkmalsraum im Sinne der Restriktion (5.55) nicht fehlerfrei lösbar (siehe Lage der Datentupel in Bild 5.8b). Die Fehlerfreiheit ist nur für ein Teilproblem (Patient A – Patient B) gegeben (Bild 5.8a). Durch die Dekomposition der Patientensubklassen wird das 3-Klassen-Problem auch für lineare Kerne gut lösbar (Fehler über Lerndaten: 1.7 %). RBF-Kerne geben ebenfalls gute Ergebnisse über Lern- (1.7-2.2 %) und Testdaten (2.5-4.5 %), siehe auch Bild 5.8d für zwei Merkmale.

Der Polynom-Kern mit $p = 3$ findet im Lerndatensatz nahezu fehlerfreie Trennfunktionen (Fehler 0.9 %, siehe auch Bild 5.8c für zwei Merkmale). Die sind aber sehr kompliziert und erhöhen das Risiko einer Überanpassung, was sich an den unbefriedigenden Werten für die Crossvalidierung zeigt (z. B. 6.0% bei 5-facher Crossvalidierung im 3-Klassen-Problem).

Die Anzahl der Support-Vektoren und somit auch der Rechenaufwand steigen mit der Kompliziertheit der Trennfunktionen und der Anzahl von fehlklassifizierten Datentupeln deutlich an (z. B. 3 Support-Vektoren in Bild 5.8a, 17 in Bild 5.8b).

Ein Beispiel für die Wirkung des Parameters C für die Wichtung von Fehlklassifikationen zeigt Bild 5.9. Mit zunehmenden Werten von C entstehen zur Vermeidung von Fehlklassifikationen kompliziertere Trennfunktionen, solange der gewählte Kern das zulässt. Beispielsweise gelingt es der SVM mit einem Parameter von $C = 1000000$ (Bild 5.9d) und einem Polynom-Kern dritter Ordnung, die Zahl der Fehlklassifikationen auf 2 zu reduzieren. Ein geeigneter C-Wert ist problemspezifisch zu wählen, Werte zwischen 100 und 10000 führen aber in vielen

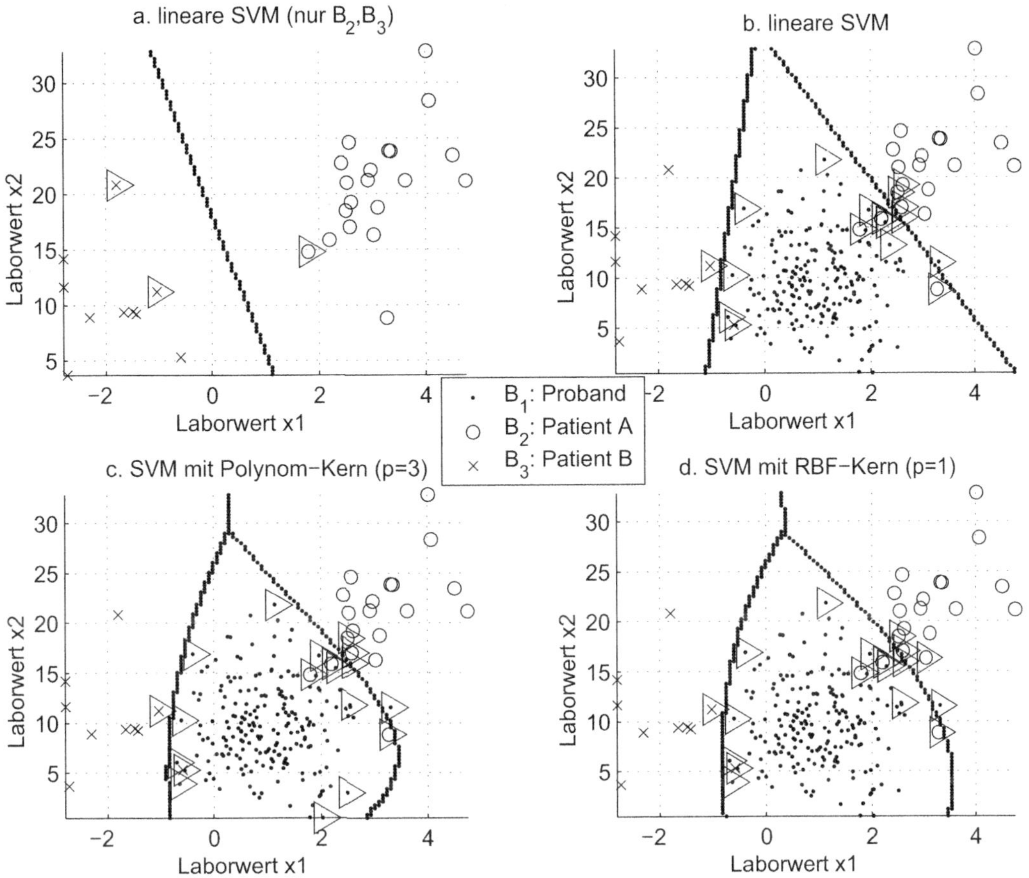

Bild 5.8: Ergebnisse von Support-Vektor-Maschinen nach einer vorherigen Merkmalsselektion (zur besseren Visualisierung) für die besten Merkmale x_1 und x_2:

a. fehlerfrei lösbares Teilproblem mit den Patientenklassen B_2, B_3 (SVM mit linearem Kern),

b. 3-Klassen-Problem (SVM mit linearem Kern, one-against-one),

c. 3-Klassen-Problem (SVM mit Polynom-Kern für $p = 3$, one-against-one),

d. 3-Klassen-Problem (SVM mit RBF-Kern und $p = 1$, one-against-one).

Die Support-Vektoren sind durch Dreiecke hervorgehoben.

Kern	Grad p	Klassen	Klassifikationsfehler [%] LD (5CV, 2CV)	Kosten gemäß (3.59) LD (5CV, 2CV)
linear	1	2	7.8 (8.8, 9.3)	0.37 (0.41, 0.43)
Polynom	1	2	7.8 (9.3, 9.9)	0.37 (0.44, 0.46)
Polynom	2	2	**1.7** (3.8, 4.3)	**0.07** (0.14, 0.14)
Polynom	3	2	**1.7** (5.0, 6.3)	**0.07** (0.16, 0.18)
RBF	1	2	**1.7** (3.6, 4.7)	**0.07** (0.14, 0.17)
RBF	2	2	2.2 (**2.8**, **3.3**)	0.09 (**0.12**, **0.14**)
RBF	3	2	2.2 (3.5, 4.5)	0.11 (0.17, 0.21)
linear	1	3	1.7 (3.0, 3.3)	0.09 (**0.10**, **0.11**)
Polynom	1	3	1.7 (2.9, 3.3)	0.09 (**0.10**, **0.11**)
Polynom	2	3	1.7 (3.9, 4.5)	0.09 (0.14, 0.15)
Polynom	3	3	**0.9** (6.0, 6.2)	**0.04** (0.17, 0.19)
RBF	1	3	1.7 (3.5, 4.5)	0.09 (0.12, 0.13)
RBF	2	3	2.2 (2.7, 3.4)	0.09 (**0.10**, 0.12)
RBF	3	3	1.7 (**2.5**, **2.8**)	0.09 (**0.10**, **0.11**)

Tabelle 5.8: Klassifikationsfehler und Kosten bei verschiedenen Parametrierungen von Support-Vektor-Maschinen ($C = 1000$, $s = 4$: alle Merkmale, 5CV: 5-fache Crossvalidierung, 2CV: 2-fache Crossvalidierung, LD: Lerndatensatz)

Problemstellungen zu guten Kompromissen. Bei einem Polynom-Kern der Ordnung 1 ändert sich hingegen wenig, weil er im zweidimensionalen Raum nur Geraden zulässt. ■

In medizinischen Aufgaben eignen sich Support-Vektor-Maschinen insbesondere für komplizierte Klassifikationsprobleme in hochdimensionalen Merkmalsräumen [241, 363, 202]. Sie zeichnen sich durch niedrige Klassifikationsfehler und eine gute Robustheit gegen Überanpassung aus, erfordern allerdings einen vergleichsweise hohen Rechenaufwand in der Entwurfsphase. Der Aufwand in der Anwendungsphase hängt stark von den gewählten SVMs und der Problemstellung ab. Bei SVMs mit linearem Kern und 2-Klassen-Problemen ist die direkte Berechnung von $\mathbf{a}, a_0$ und die Auswertung von (5.53) sehr effizient. Bei anderen Kernen ist oftmals der Umweg über (5.74) günstiger, wobei der Aufwand dann linear von der Zahl der Support-Vektoren und somit von der Kompliziertheit des Problems abhängt.

Ein wichtiges Anwendungsfeld sind Brain Machine Interfaces (siehe z. B. [241], Abschnitt 7.4), bei denen ein größerer Rechenaufwand in der Regel unproblematisch ist. Ein ähnliches Anwendungsfeld bearbeitet [202] zur Auswertung von evozierten Potenzialen aus EEG-Zeitreihen, um eine Diagnose zwischen depressiven Patienten und gesunden Probanden vorzunehmen (je 25 Personen). In [148] werden Support-

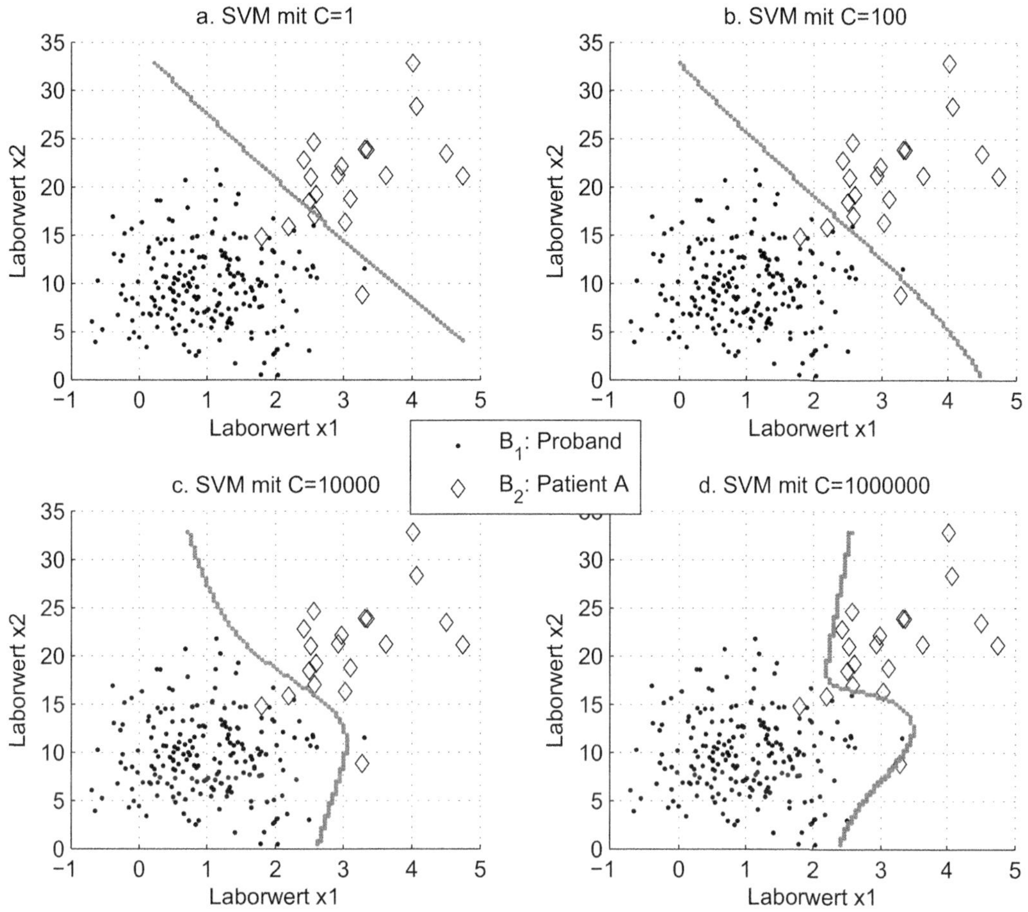

Bild 5.9: Ergebnisse einer Support-Vektor-Maschine mit Polynom-Kern ($p = 3$) für verschiedene Werte des Parameters C zur Wichtung von Fehlklassifikationen bei Trennung der Klassen Proband und Patient A: a. $C = 1$, b. $C = 100$, c. $C = 10000$, d. $C = 1000000$ für die besten Merkmale x_1 und x_2

Vektor-Maschinen zur Merkmalsselektion und nachfolgenden Klassifikation zweier Leukämiesubklassen (Lerndatensatz mit 38 Datentupeln, Testdatensatz mit 34 Datentupeln, 7129 Merkmale) sowie zur Klassifikation zwischen Patienten mit einem Dickdarmkarzinom und gesunden Probanden (Lerndatensatz mit 62 Datentupeln, 2000 Merkmale) verwendet. Die zugrundeliegenden Merkmale sind jeweils Genexpressionsprofile aus Microarray-Experimenten. Die SVMs sind dabei einer linearen Diskriminanzanalyse überlegen [241].

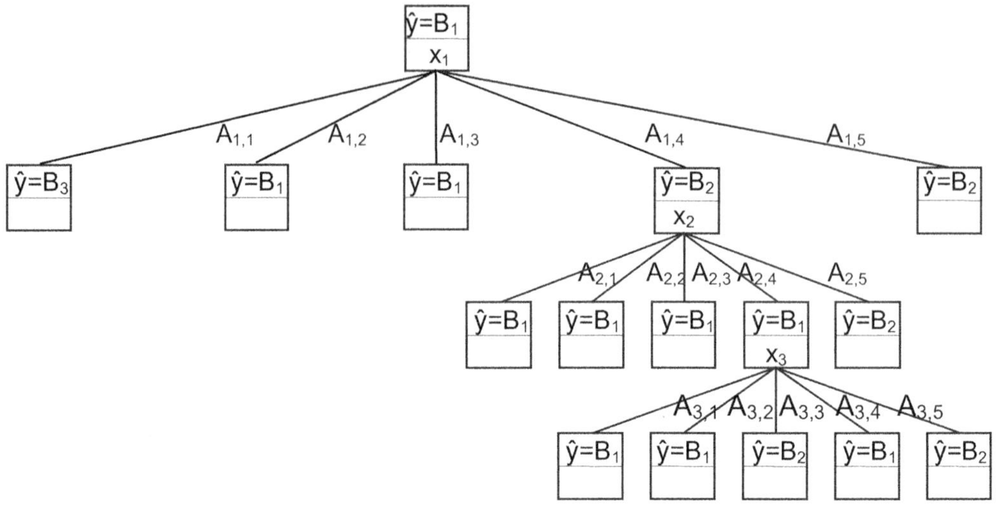

Bild 5.10: Entscheidungsbaum für das Beispiel

5.4 Entscheidungsbäume

Ein Entscheidungsbaum ist ein Modell für einen mehrstufigen Auswerteprozess zur Berechnung einer Ausgangsgröße für ein Datentupel anhand der Werte seiner Merkmale. Die Idee besteht darin, die Auswertung durch schrittweise hintereinander auszuführende Entscheidungen vorzunehmen. Übersichten über Entscheidungsbäume finden sich beispielsweise in [70, 287, 359].

In einer formalen Darstellung ist ein Entscheidungsbaum ein Graph, der aus Knoten und Zweigen besteht (vgl. Beispiel in Bild 5.10). Jeder Knoten enthält eine Funktion zur Bestimmung der geschätzten Ausgangsgröße $\hat{y}(\cdot)$ und optional ein Merkmal x_l zur weiteren Auftrennung. In der obersten Hierarchieebene befindet sich der Wurzelknoten. Jeder Knoten einer niedrigeren Hierarchieebene ist durch einen Zweig mit genau einem Knoten der nächsthöheren Hierarchieebene verbunden (Vorgängerknoten). Zu jedem Zweig gehört ein wertediskreter Wert des Merkmals x_l des Knotens der nächsthöheren Hierarchieebene (z. B. in Bild 5.10 $x_1 = A_{1,1}$ für den linken Zweig, der vom Wurzelknoten abgeht). Vom Knoten der höheren Hierarchieebene aus gesehen entspricht die Anzahl der abgehenden Zweige somit stets der Anzahl der möglichen Werte m_l, z. B. $m_l = 5$ für alle Knoten im Bild 5.10. Ein Knoten heißt Endknoten, wenn von ihm keine Zweige zur nächstniedrigeren Hierarchieebene abgehen.

In der Entwurfsphase gehört zu jedem Knoten ein eigener Lerndatensatz. Der Lerndatensatz wählt die Datentupel aus dem Lerndatensatz des Knotens der nächsthöheren Hierarchieebene aus, die den Werten des beide verbindenden Zweiges entsprechen. Der komplette Lerndatensatz wird nur im Wurzelknoten verwendet. Für jeden Knoten wird anhand eines Bewertungsmaßes eine Funktion zur Bestimmung der geschätzten Ausgangsgröße $\hat{y}(\cdot)$ festgelegt. Wenn die Datentupel in einem Knoten homogen bezüglich des Bewertungsmaßes sind, ist

ihre weitere Auftrennung nicht notwendig. Der Knoten wird somit zu einem Endknoten. Wenn die Datentupel noch Inhomogenitäten aufweisen, werden sie in Abhängigkeit vom Wert eines Merkmals x_l aufgespalten (im Bild 5.10 unterer Eintrag im Knoten, z. B. x_1 im Wurzelknoten). Wenn ein bestimmter Wert im Lerndatensatz nicht vorkommt, wird für diesen Zweig ein Endknoten generiert, der die Ausgangsgröße des übergeordneten Knotens übernimmt.

Die Auswahl des optimalen Merkmals x_l erfolgt über eine univariate Merkmalsbewertung D_{23} für den zum Knoten gehörenden Lerndatensatz. Jeder Zweig nimmt eine Datentupelselektion D_{22} vor, die für den Knoten der niedrigeren Hierarchieebene gilt. Wertekontinuierliche Merkmale müssen zunächst geeignet diskretisiert werden.

Das Aufspalten wird für jeden Knoten durchgeführt, bis in der jeweils untersten Hierarchieebene nur noch Endknoten entstehen. Jedes Datentupel lässt sich genau einem Endknoten zuordnen. Es handelt sich somit um Teile-und-Herrsche-Algorithmen zum Dekomponieren von Lerndatensätzen. Eventuell auftretende fehlende Werte in einem Lerndatensatz können optional als zusätzliche Werte betrachtet werden. Damit erhöht sich die Zahl der zulässigen Werte und der abgehenden Zweige $m_l := m_l + 1$. Fuzzy-Entscheidungsbäume [197, 479] lassen fuzzifizierte Merkmale zu. Damit werden die Datentupelselektionen, Lerndatensätze und Zuordnungen von Datentupeln zu Endknoten unscharf.

Ein Entscheidungsbaum lässt sich auch als Regelbasis mit scharfen oder unscharfen (Fuzzy-) Regeln darstellen. Hierbei entsteht aus jedem Endknoten eine Regel (Algorithmus siehe S. 173 in Abschnitt 5.5). Solche Regelbasen decken prinzipiell den gesamten Merkmalsraum ab.

In der Anwendungsphase beginnt die Auswertung eines gegebenen Entscheidungsbaums für ein Datentupel mit unbekannter Ausgangsgröße im Wurzelknoten. Dort wird derjenige Zweig ausgewählt, der zum Wert des Merkmals im Wurzelknoten gehört. Im Nachfolgeknoten, den der Zweig mit dem Wurzelknoten verbindet, wird wiederum das dortige Merkmal untersucht und der zum Wert des Merkmals passende Zweig sowie der nächste Knoten ausgewählt. Das wird iterativ solange wiederholt, bis ein Endknoten erreicht wird. Der Endknoten liefert dann die geschätzte Ausgangsgröße des Datentupels. Die geschätzten Ausgangsgrößen in den vorher durchlaufenen Knoten werden ignoriert. Entscheidungsbäume erfordern nur einen geringen Rechenaufwand in der Anwendungsphase. Ihre Auswertung besteht lediglich aus einer Reihe scharfer Schwellwertentscheidungen für einzelne Merkmale in den durchlaufenen Knoten sowie der Berechnung der Ausgangsgröße im Endknoten. Bei konstanten Ausgangsgrößen im Endknoten kommt die Anwendung somit ohne aufwändige Operationen wie Multiplikationen oder Potenzbildungen aus.

Bei Fuzzy-Entscheidungsbäumen sind parallel alle Zweige und Knoten zu durchlaufen, für die Zugehörigkeitsgrade größer Null auftreten. Die geschätzten Ausgangsgrößen aller Endknoten sind dann mit einer Defuzzifizierung (siehe Abschnitt 5.5.4) zu fusionieren. Der Rechenaufwand in der Anwendungsphase ist somit höher als bei (scharfen) Entscheidungsbäumen, weil mehrere Zweige parallel auszuwerten sind und Zugehörigkeitswerte berechnet werden müssen, was die Ausführung von Multiplikationen erfordert (vgl. Abschnitt 5.5).

Die Algorithmen für den Entwurf von Entscheidungsbäumen unterscheiden sich nach

- der Funktion und dem Bewertungsmaß zur Bestimmung der Ausgangsgröße $\hat{y}(\cdot)$ im i-ten Knoten,
- dem univariaten Bewertungsmaß, mit dem das Merkmal x_l für die Aufspaltung im i-ten Knoten ausgewählt wird, sowie
- der Art der Diskretisierung oder Fuzzifizierung beim Auftreten wertekontinuierlicher Merkmale.

Alle Bewertungsmaße beziehen sich prinzipiell nur auf den selektierten Lerndatensatz im i-ten Knoten.

Entscheidungsbäume eignen sich für Entscheidungs-, Klassifikations- und Regressionsprobleme. Bei Entscheidungs- oder Klassifikationsproblemen wird mit Hilfe eines geeigneten Maßes für D_{25} eine Funktion $\hat{y} = B_c$ ermittelt. Meist ist B_c die häufigste Ausgangsklasse im Knoten, was der Klasse mit dem geringsten Klassifikationsfehler (3.53) entspricht. Alternativ kann aber auch die kostengünstigste Entscheidung entsprechend (3.59) gewählt werden. Die gewählte Ausgangsklasse wird im Bild 5.10 als oberer Wert in jedem Knoten eingetragen, z. B. $\hat{y} = B_1$ im Wurzelknoten. Im Falle eines Regressionsproblems ist die Funktion $\hat{y}(\cdot)$ ein Regressionsansatz, der nur für diesen Knoten gilt. Oftmals handelt es sich lediglich um Konstanten $\hat{y} = a_{0,i}$ für den i-ten Knoten (z. B. Classification and Regression Trees CART [70]). Es existieren aber auch lineare Modelle mit $\hat{y}(\mathbf{x}) = \mathbf{a}_i^T \mathbf{x} + a_{0,i}$ mit separaten Transformationsvektoren $\mathbf{a}_i$ und Absoluttermen $a_{0,i}$ für jeden Knoten (siehe z. B. lineare Modelle [360, 446], LOLIMOT [172, 325]). Alternativ dazu sind auch nichtlineare Funktionen möglich. Als Bewertungsmaß kommt ein regressionsorientiertes Maß D_{27} wie z. B. (3.73) zum Einsatz.

In jedem Knoten entscheidet ein univariates Bewertungsmaß D_{23}, welches Merkmal x_l als das beste auszuwählen ist oder ob kein Merkmal gut genug ist und ein Endknoten erzeugt wird. Eine Übersicht über solche Bewertungsmaße (engl. splitting criteria) gibt [69]. Jedes Bewertungsmaß bezieht sich entweder auf den Lerndatensatz im Knoten oder auf daraus generierte Testdatensätze, die durch Validierungstechniken wie Bootstrap oder Crossvalidierung entstehen. Zur Bewertung gibt es unter anderem die folgenden Maße:

- maximale Transinformation (3.45) zwischen der Ausgangsgröße y und dem Merkmal x_l (ID3-Algorithmus, [359])[5], wobei hier die statistischen Korrekturen entsprechend (3.49) und (3.50) empfehlenswert sind,
- maximale Transinformation pro Eingangsentropie (3.51) zwischen der Ausgangsgröße y und dem Merkmal x_l (C4.5-Verfahren [361]), auch mit den entsprechenden statistischen Korrekturen wie z. B. entsprechend (3.49) und (3.50),
- Twoing-Index für binäre Merkmale mit Werten $A_{l,1}$ und $A_{l,2}$

$$Q_{Twoing}(x_l) = \frac{\hat{P}(x_l = A_{l,1})\hat{P}(x_l = A_{l,2})}{4}\left(\sum_{c=1}^{m_y} \left|\hat{P}(y = B_c|x_l = A_{l,1}) - \hat{P}(y = B_c|x_l = A_{l,2})\right|\right)^2 \quad (5.86)$$

  (gute Auftrennung: große Werte, ungünstigster Fall $Q_{Twoing} = 0$),
- Gini-Index (3.61) sowie
- klassifikations- oder regressionsorientierte Bewertungsmaße D_{25} bzw. D_{27} für die Ausgangsgröße nach Auftrennung mit dem Merkmal x_l in Folgeknoten.

Die Bewertung kann einmalig beim Generieren des Knotens oder zweimalig erfolgen. Im letztgenannten Fall wird der vollständig entwickelte Baum noch einmal von unten nach oben daraufhin geprüft, ob alle Auftrennungen statistisch relevant sind. Knoten, deren Auftrennungen nicht relevant sind und die nur mit nicht relevanten Knoten in tieferen Hierarchieebenen verbunden sind, werden zu Endknoten. Dieser Schritt wird als Pruning bezeichnet, weil somit Teilbäume abgeschnitten werden. Allerdings kann der Vorgang eine nichtoptimale Entwicklung des Baums (Auswahl eines bestimmten Merkmals in einem Knoten) nicht beheben.

Die Diskretisierung bei wertekontinuierlichen Merkmalen erfolgt entweder vor der Berechnung des Entscheidungsbaums oder individuell für jeden Knoten. Im letztgenannten Fall muss in der Entwurfsphase für jeden Knoten außer den Endknoten eine geeignete Diskretisierungsvorschrift D_{20} entworfen werden. So nimmt beispielsweise der CART-Algorithmus [70] stets eine binäre Diskretisierung vor. Dabei berechnet er

[5] Eine identische Merkmalsselektion bewirken das Minimieren der Irrelevanz (3.46) sowie das Maximieren der Transinformation pro Ausgangsentropie in (3.52).

für jedes Merkmal jede mögliche Diskretisierung für die N_i Datentupel im i-ten Knoten. Das führt zwar oftmals zu guten Lösungen, erfordert aber einen hohen Rechenaufwand und ist bei größeren Entscheidungsbäumen u. U. schwer interpretierbar.

Beispiel: Einen Entscheidungsbaum für das Beispiel zeigt Bild 5.10. Es handelt sich hierbei um einen Baum für ein Klassifikationsproblem, der mit der Transinformation pro Ausgangsentropie (3.52) mit den statistischen Korrekturen entsprechend (3.49) und (3.50) ermittelt wurde.

Die Diskretisierung erfolgt vor dem Entwurf des Entscheidungsbaums durch ein Clusterverfahren. Der diskretisierte Wert $x_{Dis,l}$ basiert auf der Nummer des Clusters für jedes Datentupel:

$$x_{Dis,l}[n] = \operatorname{argmin}_i d_{Euk}(x_l[n], a_{l,i}). \quad (5.87)$$

Das eingesetzte Clusterverfahren arbeitet separat für jedes Merkmal mit $m_l = 5$ Clusterzentren $a_{l,i}$ und Euklidischen Distanzen (Ergebnis siehe Tabelle 5.9, Verfahren siehe Abschnitt 5.7).

x_l	Bezeichnung	$a_{l,1}$	$a_{l,2}$	$a_{l,3}$	$a_{l,4}$	$a_{l,5}$
x_1	Laborwert x_1	-2.06	0.17	1.09	2.03	3.46
x_2	Laborwert x_2	4.02	7.99	11.50	15.64	22.18
x_3	Messwert x_3	-2.56	3.27	9.25	15.16	22.21
x_4	Messwert x_4	-3.40	-2.00	-1.10	0.20	2.05

Tabelle 5.9: Clusterzentren als Basis für die Diskretisierung mit jeweils eindimensionalen Clusterverfahren und $m_l = 5$

Bei allen Entropieberechnungen ist zu beachten, dass unterschiedliche Diskretisierungen die Werte beeinflussen können. Für die Diskretisierung

$$a_1 = \begin{pmatrix} -2.06 & 0.17 & 1.09 & 2.03 & 3.46 \end{pmatrix} \quad (5.88)$$

aus Tabelle 5.11 (Variante A) ergibt sich eine Verbundverteilung von

$$\hat{\mathbf{P}}(y \cap x_l) = \begin{pmatrix} 0.000 & 0.296 & 0.370 & 0.200 & 0.004 \\ 0.000 & 0.000 & 0.000 & 0.035 & 0.052 \\ 0.039 & 0.004 & 0.000 & 0.000 & 0.000 \end{pmatrix} \quad (5.89)$$

mit den Elementen $\hat{P}(y = B_c \cap x_1 = A_{1,i})$. Für die Variante B mit gerundeten Werten

$$a_1 = \begin{pmatrix} -2 & 0 & 1 & 2 & 3 \end{pmatrix} \quad (5.90)$$

folgt

$$\hat{\mathbf{P}}(y \cap x_l) = \begin{pmatrix} 0.000 & 0.230 & 0.417 & 0.196 & 0.026 \\ 0.000 & 0.000 & 0.000 & 0.013 & 0.074 \\ 0.039 & 0.004 & 0.000 & 0.000 & 0.000 \end{pmatrix}. \quad (5.91)$$

Die entsprechenden Entropieberechnungen zeigt Tabelle 5.10. Der relativ hohe Wert der Transinformation pro Ausgangsentropie zeigt ein informationstragendes Merkmal an. Ein ideales Merkmal hat den Wert Eins, ein komplett informationsloses den Wert Null. Hingegen weist der relativ niedrige Wert der Transinformation pro Eingangsentropie darauf hin, dass eine Diskretisierung mit fünf Werten für das Beispiel etwas zu fein ist. Die Werte der Fehlerterme in den Klammern belegen, dass die gefundenen Zusammenhänge relevant sind. Die Fehlerfortpflanzungen für (3.51) und (3.52) werden dadurch approximiert, dass die Transinformation im Zähler um den Korrekturwert der Gesamtentropie (3.50) mit einem Sicherheitsfaktor K_{stat} reduziert und die Ein- bzw. Ausgangsentropie um ihre jeweiligen Korrekturwerte (3.49) mit einem Sicherheitsfaktor erhöht werden:

$$Q_l = \frac{\max(0, H(x_l;y) - K_{Stat} \cdot \Delta\hat{H}(x_l;y))}{H(y) + K_{Stat} \cdot \Delta\hat{H}(y)}, Q_l \in [0,1]. \tag{5.92}$$

Für $K_{stat} = 1$ reduziert sich die Transinformation pro Ausgangsentropie auf einen Wert von 0.67 (Variante A) bzw. 0.69 (Variante B). Für $K_{stat} = 2.5$ gilt entsprechend 0.60 (Variante A) bzw. 0.62 (Variante B).

Diskretisierung	Variante A	Variante B
Eingangsentropie $H(x_1)$	1.96 (0.01,0.03)	2.00 (0.01,0.03)
Ausgangsentropie $H(y)$	0.68 (0.01,0.02)	0.68 (0.01,0.02)
Gesamtentropie $H(x_1,y)$	2.16 (0.03,0.08)	2.19 (0.03,0.08)
Transinformation $H(x_1;y)$	0.48	0.49
Irrelevanz $H(y\|x_1)$	0.20	0.18
Äquivokation $H(x_1\|y)$	1.48	1.51
Transinformation pro Ausgangsentropie	0.71 (0.04,0.11)	0.73 (0.04,0.11)
Transinformation pro Eingangsentropie	0.25 (0.02,0.04)	0.25 (0.02,0.04)

Tabelle 5.10: Auswirkungen unterschiedlicher Diskretisierungen gemäß den Varianten A (5.88) und B (5.90) auf die Entropiebilanz für x_1 mit Formeln aus (3.42-3.47), Werte in Klammern: statistische Korrekturen $\Delta\hat{H}$ als Fehlerabschätzungen gemäß (3.49), (3.50) und (5.92), 1. Wert Sicherheitsfaktor $K_{stat} = 1$, 2. Wert Sicherheitsfaktor $K_{stat} = 2.5$

Mit Variante A, allen anderen Diskretisierungen aus Tabelle 5.9 und $K_{stat} = 2.5$ wird nun ein Entscheidungsbaum berechnet. Die Details über die einzelnen Knoten, wie Nummer, Vorgängerknoten in der höheren Hierarchieebene, zugehöriger Wert des Merkmals für den Zweig zur höheren Hierarchieebene, Entscheidung $\hat{y}$ im Knoten, Merkmal zur Auftrennung, Merkmalsbewertung, Anzahl Fehler und Anzahl Datentupel im Knoten können Tabelle 5.11 entnommen werden.

Im Wurzelknoten gibt es mit x_1 und x_4 zwei nahezu gleichwertige Merkmale mit einer Merkmalsbewertung von $Q_1 = 0.60$ und $Q_4 = 0.57$.

Knoten	Vorgänger-knoten	Wert (Zweig)	$\hat{y}$	x_l	Merkmalsbewertung Q_l				Fehler	Datentupel
					x_1	x_2	x_3	x_4		N_i
$v_1(W)$	–	–	B_1	x_1	0.60	0.24	0.00	0.57	30	230
$v_2(E)$	v_1	$A_{1,1}$	B_3	–	–	–	–	–	0	9
$v_3(E)$	v_1	$A_{1,2}$	B_1	–	–	0.00	0.00	0.00	1	69
$v_4(E)$	v_1	$A_{1,3}$	B_1	–	–	–	–	–	0	85
v_5	v_1	$A_{1,4}$	B_1	x_2	–	0.46	0.00	0.00	8	54
$v_6(E)$	v_1	$A_{1,5}$	B_2	–	–	0.00	0.00	–	1	13
$v_7(E)$	v_5	$A_{2,1}$	B_1	–	–	–	–	–	0	14
$v_8(E)$	v_5	$A_{2,2}$	B_1	–	–	–	–	–	0	10
$v_9(E)$	v_5	$A_{2,3}$	B_1	–	–	–	–	–	0	16
v_{10}	v_5	$A_{2,4}$	B_1	x_3	–	–	0.22	–	4	10
$v_{11}(E)$	v_5	$A_{2,5}$	B_2	–	–	–	–	–	0	4
$v_{12}(E)$	v_{10}	$A_{3,1}$	B_1	–	–	–	–	–	0	3
$v_{13}(E)$	v_{10}	$A_{3,2}$	B_1	–	–	–	–	–	0	2
$v_{14}(E)$	v_{10}	$A_{3,3}$	B_2	–	–	–	–	–	0	3
$v_{15}(E)$	v_{10}	$A_{3,4}$	B_1	–	–	–	–	–	0	1
$v_{16}(E)$	v_{10}	$A_{3,5}$	B_2	–	–	–	–	–	0	1

Tabelle 5.11: Detailinformationen zum Entscheidungsbaum in Bild 5.10 (W: Wurzelknoten, E: Endknoten, N_i: Anzahl Datentupel im Lerndatensatz des Knotens v_i), Sicherheitsfaktor $K_{stat} = 2.5$

Der Baum entscheidet sich für das etwas bessere Merkmal x_1 zum Auftrennen. Allerdings kann eine leichte Modifikation des Lerndatensatzes bzw. der Diskretisierung eine andere Auftrennung mit x_4 und somit einen vollständig anders entwickelten Baum bewirken. Die zugehörige Entscheidung ist im Wurzelknoten B_1 (Proband). Eine Auftrennung in die fünf Nachfolgeknoten bringt eine deutliche Verbesserung. Die Knoten 2 und 4 sind fehlerfrei. Die Knoten 3 und 6 verursachen nur je einen Fehler, wobei kein weiteres Merkmal eine statistisch relevante Verbesserung erreicht. Ein zu niedriger Sicherheitsfaktor (z. B. 1) sorgt hingegen für eine Aufspaltung. Knoten 5 mit 8 Fehlern kann durch Aufspalten mit Merkmal x_2 ($Q_2 = 0.60$) weiterentwickelt werden. Die daraus entstehenden Knoten 7-11 lösen das Problem bereits mit wenigen Restfehlern. Die Auftrennung in Knoten 10 nutzt das eigentlich informationslose Merkmal x_3. Eine solche Überanpassung kann durch geeignete Pruningverfahren, durch eine schärfere statistische Abschätzung mit einem vergrößerten Strafterm (z. B. mit $K_{stat} = 5$ in (5.92) und einem entsprechenden Wert von $Q_3 = 0$ in Knoten 10) unterdrückt werden. Der Knoten 10 wird dann zu einem Endknoten.

Die so entstehenden Trennflächen ohne die Knoten 11-16 zeigt Bild 5.11. Aufgrund der wertediskreten Merkmale und der schrittweisen Entscheidungen in den Hierarchieebenen des Entscheidungsbaums sind die Trennflächen stets stückweise achsenparallel und

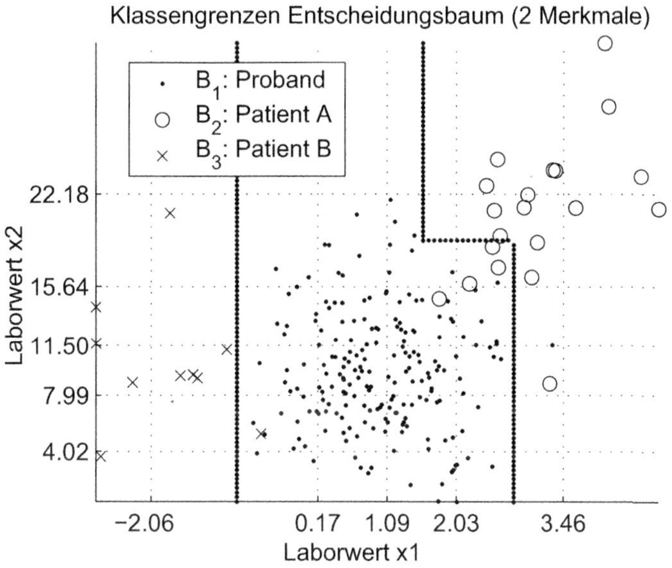

Bild 5.11: Klassengrenzen des Entscheidungsbaums aus Bild 5.10 und Tabelle 5.11 (ohne Knoten 11-16)

verlaufen nur an den Grenzen zwischen den Einzugsgebieten von zwei Clusterzentren $(0.5 \cdot (a_{l,i+1} - a_{l,i}), i = 1, \ldots, m_l - 1)$. Die Grenzen befinden sich immer in der Mitte zwischen zwei dünn gepunkteten Linien, welche die Lage der Clusterzentren kennzeichnen. ■

Im Idealfall eines ungestörten und durch die diskreten Werte eindeutig lösbaren Lerndatensatzes garantiert der Entscheidungsbaum ein fehlerfreies Lernen. Bei gestörten und nicht eindeutigen Daten wird ein an den Lerndatensatz angepasster Entscheidungsbaum generiert, der auch die Störungen modelliert. Deswegen ist er nicht zwangsläufig in der Lage, befriedigend zu generalisieren, d. h. Ausgangsgrößen für nicht im Lerndatensatz enthaltene Datentupel richtig zu schätzen.

Der Effizienz des Baum-Induktionsverfahrens stehen allerdings verschiedene Nachteile gegenüber:

- Die Reihenfolge der Spezialisierungen, die von den Lerndaten abhängt, entscheidet darüber, welcher Entscheidungsbaum entsteht. Zwei unterschiedliche Datensätze desselben Prozesses können so zu unterschiedlichen Entscheidungsbäumen führen.
- Einige Zusammenhänge werden unnötig kompliziert ausgedrückt, z. B. durch mehrere identische Teilbäume in tieferen Hierarchieebenen.
- Bei den dargestellten Entscheidungsbäumen liegen die Klassengrenzen zwischen verschiedenen Entscheidungen immer achsenparallel.

- Bei gestörten und nicht eindeutigen Daten lernt der Entscheidungsbaum auch die Störung auswendig und ist nicht in der Lage, befriedigend zu generalisieren.
- Viele Entscheidungen in Endknoten sind statistisch schlecht abgesichert, u. a. wegen zu komplizierter Ausdrücke des Entscheidungsbaums.

Neben den dargestellten Bäumen gibt es auch eine Reihe von Erweiterungen. Beispielsweise können anstelle einer Merkmalsselektion nichtachsenparallele Klassengrenzen [319, 449] (engl. oblique trees) oder gemeinsame Nachfolgeknoten zugelassen werden.

Aus Entscheidungsbäumen lassen sich auch multivariate Merkmalsbewertungen ableiten, indem die ohnehin vorhandenen univariaten Merkmalsbewertungen aller Knoten zusammengefasst werden. Die Bewertung im Wurzelknoten ist rein univariat. Die Knoten tieferer Hierarchieebenen berücksichtigen hingegen Redundanzen zwischen mehreren Merkmalen. Die Ursache liegt darin, dass durch die bereits getroffenen Entscheidungen in höheren Hierarchieebenen nur die Merkmale in tieferen Hierarchieebenen noch Vorteile für die Separierung widersprüchlicher Ausgangsklassen bringen, die nicht zu stark mit den bereits ausgewählten Merkmalen zusammenhängen. Eine gewichtete Summe von Merkmalsrelevanzen aller Knoten eines Entscheidungsbaums ist somit ein Maß für die multivariaten Relevanzen verschiedener Merkmale. Jeder Knoten v_i geht dabei um so stärker ein, je größer N_i ist. Die Formalisierung dieser Idee liefert die Merkmalsrelevanz für das l-te Merkmal:

$$Q_l = \frac{\sum_{i=1}^{N_{Knoten}} N_i \frac{H_i(x_l;y)}{H_i(y)}}{\sum_{i=1}^{N_{Knoten}} N_i}. \tag{5.93}$$

Im Unterschied zu MANOVA beziehen sich die Relevanzen nicht auf eine Gruppe von Merkmalen, sondern auf eine durchschnittliche Relevanz des Merkmals unter Berücksichtigung der Auswahlentscheidungen in höheren Hierarchieebenen des Entscheidungsbaums.

Eine wichtige Erweiterung ist die Erzeugung mehrerer Entscheidungsbäume, um alternative Regelbasen zu erhalten. Das können einerseits Entscheidungsbäume mit den nächstbesten Merkmalen im Wurzelknoten oder klassenspezifische Entscheidungsbäume sein, die immer die Unterschiede zwischen einer Ausgangsklasse und deren Negation auswerten. Klassenspezifische Entscheidungsbäume finden insbesondere Zusammenhänge, die eine spezielle Ausgangsklasse B_c von allen anderen unterscheiden ($\overline{B_c}$), was genau der Philosophie einer Regel mit der Konklusion B_c entspricht (Dekomposition durch one-against-all). Zudem bieten sie geeignete Ansatzpunkte zur Suche nach negativen Regeln ($\cdots$ DANN NICHT B_c) entsprechend [212] (vgl. Abschnitt 5.5).

Ein Beispiel für Entscheidungsbäume gibt [470] für die Untersuchung der prognostischen Relevanz verschiedener Laborwerte auf die Rezidivwahrscheinlichkeit bei Mammakarzinomen (4 Merkmale, 280 Patienten). Interessant ist hier, dass der automatisch entworfene Entscheidungsbaum direkt zum Aufstellen von Hypothesen für ein Studiendesign verwendet wird. Ähnliche Arbeiten finden sich in [271] für die Diagnose bei Herzinfarkten, in [67] für die Diabetes-Diagnose und in [239] für prognostische Faktoren bei Osteomyelofibrosis. Stärker in Richtung einer Online-Nutzung für die Telemedizin geht die Klassifikation von Herzschlägen aus einem Elektrokardiogramm (EKG) in [384]. Hier ergab ein umfangreicher Methodenvergleich (z. B. mit Künstlichen Neuronalen Netzen und Nearest-Neighbor-Verfahren) eine Überlegenheit von Entscheidungsbäumen.

Bei der Aufstellung von Leitlinien für die Evidenz-basierte Medizin erfreuen sich Entscheidungsbäume wegen ihrer systematischen Vorgehensweise und ihrer vergleichsweise guten Interpretierbarkeit einer großen Beliebtheit (siehe z. B. [308]). Sie bieten eine systematische Darstellung für den diagnostischen Teil in klinischen Algorithmen, wie er in [4] empfohlen wird. Deren Aufstellung erfolgt bisher mehr oder weniger manuell, die Parameter (z. B. Schwellwerte in Binärbäumen) werden aber durch klinische Studien gestützt. Allerdings gibt es auch kritische Stimmen (z. B. [331]), weil die Baumstruktur komplexere Entscheidungsprozesse (z. B. Unschärfen von Merkmalen, weitere entscheidungsrelevante Merkmale in parallelen Schlussfolgerungswegen, z. T. keine explizite Einbeziehung von Patientenbedürfnissen) nur eingeschränkt widerspiegelt.

5.5 Fuzzy-Systeme

5.5.1 Prinzip

Das Grundprinzip von Fuzzy-Systemen [480] besteht in der Nutzung natürlichsprachlicher (linguistischer) Regeln, die Zusammenhänge zwischen Ein- und Ausgangsgrößen beschreiben. Während klassische regelbasierte Systeme nur Ja-Nein-Aussagen über die Ein- und Ausgangsdaten (Bedingung bezüglich der Eingangsdaten vollständig erfüllt oder nicht erfüllt) verarbeiten, können Fuzzy-Systeme auch unscharfe Aussagen auswerten (Bedingung zu einem bestimmten Grad erfüllt). Eingangs- und Ausgangssituationen werden mit Hilfe sogenannter linguistischer Terme beschrieben. Die Verbindung zwischen quantitativen Werten (z. B. Mess- und Stellgrößen) und der qualitativen Beschreibung mittels linguistischer Terme wird durch Zugehörigkeitsfunktionen hergestellt. Damit haben Fuzzy-Systeme gegenüber anderen nichtlinearen Modellierungsansätzen, wie Polynommodellen oder Künstlichen Neuronalen Netzen (KNN), den entscheidenden Vorteil, Systemzusammenhänge in einer dem Anwender verständlichen Form zu beschreiben. Dieser Vorteil kommt besonders in der nicht sonderlich mathematikbegeisterten Welt medizinischer Anwender zum tragen. Fuzzy-Systeme können dabei sowohl auf Klassifikations- als auch auf Regressionsprobleme angewendet werden.

Bei der Informationsverarbeitung mit einem Fuzzy-System müssen drei Schritte abgearbeitet werden:

- die Umwandlung von wertekontinuierlichen oder wertediskreten Eingangsgrößen in eine Beschreibungsform der Eingangsgrößen, die an eine natürlichsprachliche Darstellung angelehnt ist (Fuzzifizierung, Abschnitt 5.5.2),
- die Anwendung der Regeln und spezieller Fuzzy-Operatoren zur Erzeugung der natürlichsprachlichen Ausgangsgrößen (Fuzzy-Inferenz, Abschnitt 5.5.3) und
- die Umwandlung der natürlichsprachlichen Ausgangsgrößen in eine wertekontinuierliche oder wertediskrete Ausgangsgröße (Defuzzifizierung, Abschnitt 5.5.4).

Die Struktur ist in Bild 5.12 schematisch dargestellt. Ausführliche Beschreibungen für Fuzzy-Systeme finden sich beispielsweise in [35, 192, 212, 220, 234, 438], im Folgenden werden nur wesentliche Grundlagen beschrieben. Die zu verwendenden Begriffe und Definitionen enthält [7].

Das Wissen in einem Fuzzy-System ist in den Regeln, in sogenannten Zugehörigkeitsfunktionen und den Fuzzy-Operatoren zur Auswertung von Regeln kodiert. In einem Entwurfsprozess (Abschnitt 5.5.5) müssen alle genannten Bestandteile spezifiziert werden.

5.5.2 Zugehörigkeitsfunktionen und Fuzzifizierung

Eine Fuzzy-Menge A wird durch eine Zugehörigkeitsfunktion $\mu_A(x)$ beschrieben, die Werte zwischen Null und Eins annimmt und einen graduellen Wahrheitswert der Aussage A für jeden numerischen Wert von x angibt. Für jede Eingangsgröße des Fuzzy-Systems x_l werden spezielle Fuzzy-Mengen (sogenannte linguistische Terme) $A_{l,i}$, $i = 1, \cdots, m_l$, eingeführt, die für natürlichsprachliche Situationseinschätzungen stehen. Zu jedem linguistischen Term gehört eine Zugehörigkeitsfunktion $\mu_{A_{l,i}}(x_l)$. Meist werden sogenannte normale Zugehörigkeitsfunktionen mit $\max_{x_l} \mu_{A_{l,i}}(x_l) = 1$ verwendet. Für die Ausgangsgröße gilt entsprechend B_c mit $\mu_{B_c}(y)$. Die Fuzzifizierung von Eingangsgrößen ist sowohl beim Entwurf als auch bei der Anwendung von Fuzzy-Systemen, die bei einer wertekontinuierlichen Ausgangsgröße notwendige Fuzzifizierung von Ausgangsgrößen nur beim Entwurf durchzuführen.

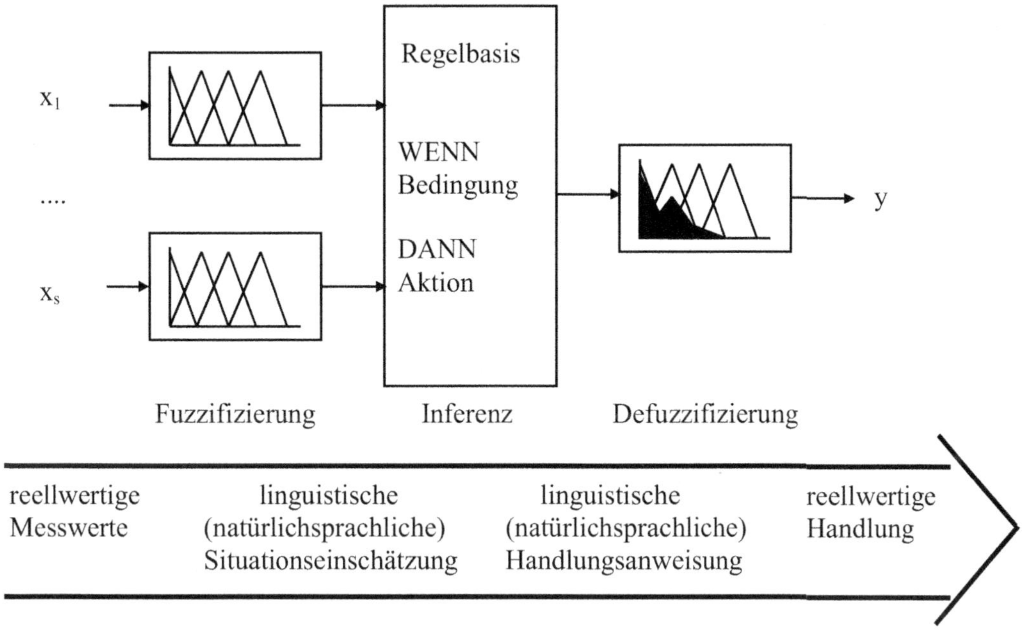

Bild 5.12: Prinzip der Fuzzy-Wissensverarbeitung

Ein α-Schnitt (engl. α-cut) transformiert Zugehörigkeitsfunktionen mit einer unscharfen Zuordnung wieder in Zugehörigkeitsfunktionen mit einer scharfen Zuordnung:

$$\mu_{A,\alpha}(x) = \begin{cases} 1 & \text{für } \mu_A(x) \geq \alpha \\ 0 & \text{sonst} \end{cases} \quad \text{mit } 0 < \alpha \leq 1. \tag{5.94}$$

Eine Zugehörigkeitsfunktion heißt konvex, wenn

$$\mu_A(x_2) \geq \min(\mu_A(x_1), \mu_A(x_3)) \quad \text{für } x_1 \leq x_2 \leq x_3 \tag{5.95}$$

gilt. Somit darf eine konvexe Zugehörigkeitsfunktion kein lokales Minimum aufweisen.

Einige typische Arten von Zugehörigkeitsfunktionen zeigt Bild 5.13. Besonders häufig kommen trapezförmige Zugehörigkeitsfunktionen (Bild 5.13a) zum Einsatz, die mit vier Parametern m_1, m_2, b_1, b_2 vollständig charakterisiert sind:

$$\mu_A(x) = \begin{cases} 0 & \text{für } x \leq m_1 - b_1 \\ 1 + \frac{1}{b_1}(x - m_1) & \text{für } m_1 - b_1 < x \leq m_1 \\ 1 & \text{für } m_1 < x \leq m_2 \\ 1 - \frac{1}{b_2}(x - m_2) & \text{für } m_2 < x \leq m_2 + b_2 \\ 0 & \text{für } x > m_2 + b_2. \end{cases} \tag{5.96}$$

Viele gebräuchliche Arten von Zugehörigkeitsfunktionen sind Spezialfälle: rechteckförmige ($b_1 = b_2 = 0$, Bild 5.13b), dreieckförmige ($m = m_1 = m_2$, Bild 5.13c) und Singletons ($m = m_1 = m_2, b_1 = b_2 = 0$, Bild 5.13d). Im Fall von rechteckförmigen und Singleton-Zugehörigkeitsfunktionen degenerieren unscharfe zu scharfen Zugehörigkeitsfunktionen. Teilweise werden auch gaußförmige Zugehörigkeitsfunktionen (Bild 5.13e) verwendet

$$\mu(x) = e^{-\frac{(x-m)^2}{2b^2}}, \tag{5.97}$$

die beispielsweise Umwandlungen in Neuro-Fuzzy-Systeme mit RBF-Netzen erleichtern [307].

In praktischen Anwendungen werden häufig Standardpartitionen mit dreieckförmigen Zugehörigkeitsfunktionen in der Mitte und trapezförmigen Zugehörigkeitsfunktionen am Rand eingesetzt (Bild 5.14a). Alle Zugehörigkeitsfunktionen ergänzen sich zu Eins, wobei immer nur höchstens zwei benachbarte Zugehörigkeitsfunktionen Funktionswerte größer Null aufweisen. Bei einer solchen Standardpartition reicht pro linguistischem Term ein skalarer Parameter $a_{l,i}$ zur Beschreibung der jeweiligen Zugehörigkeitsfunktion aus (Knickpunkt mit Funktionswert Eins der jeweiligen Zugehörigkeitsfunktion), die in einen Parametervektor $\mathbf{a}_l$ geschrieben werden. Ein weiterer Vorteil einer solchen Standardpartition liegt in ihrer guten Interpretierbarkeit: Jeder Wert wird graduell, aber vollständig (Summe Eins aller Zugehörigkeitswerte) zu höchstens zwei verschiedenen linguistischen Termen als natürlichsprachliche Beschreibung zugeordnet. Damit decken die Zugehörigkeitsfunktionen für alle m_l linguistischen Terme gemeinsam den Definitionsbereich des Merkmals x_l komplett ab.

Bei der Verwendung einer Standardpartition mit trapezförmigen Funktionen wird pro Term ein zweiter Parameter benötigt, der die Breite des Bereichs mit dem Wert Eins angibt (Bild 5.14b).

Die Standardpartition kann durch einen α-Schnitt mit $\alpha = 0.5$ eindeutig in eine scharfe Partitionierung mit rechteckförmigen Zugehörigkeitsfunktionen umgewandelt werden (Bild 5.14c), wobei der kleinste Term dann $m_1 = -\infty$ und der größte Term $m_2 = \infty$ als Parameter hat. Die inverse Transformation von einer scharfen Partition in

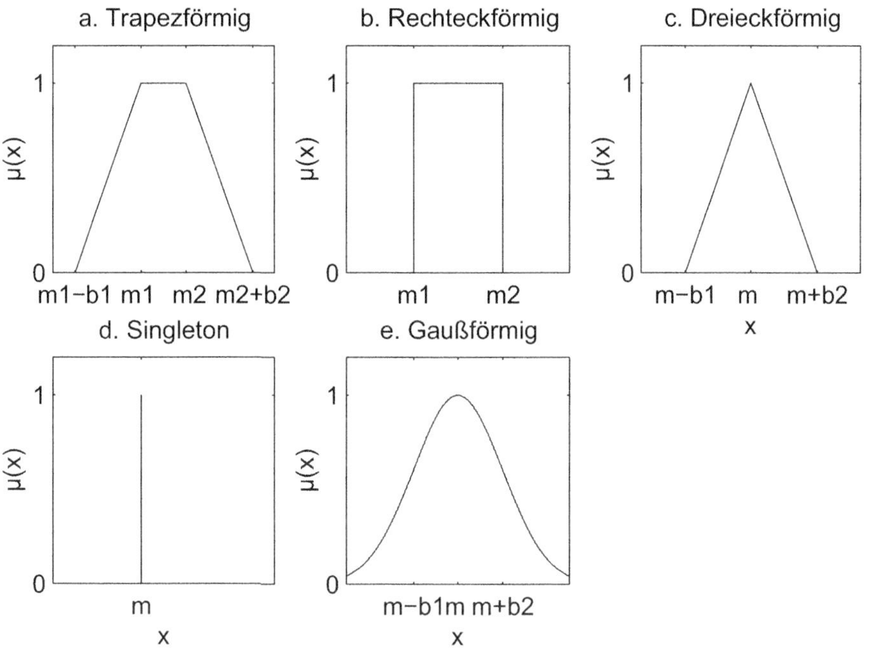

Bild 5.13: Arten von unscharfen (a, c, e, f) und scharfen (b, d) Zugehörigkeitsfunktionen: a. Trapezförmig, b. Rechteckförmig, c. Dreieckförmig, d. Singleton, e. Gaußförmig, Bezeichnungen für linguistische Terme NEG – Negativ, ZE – Null, PK – Positiv Klein, PM – Positiv Mittel, PG – Positiv Groß

eine unscharfe Standardpartition mit den genannten Eigenschaften ist hingegen nur in Spezialfällen möglich. Die stets mögliche Transformation von rechteck- in trapezförmige Zugehörigkeitsfunktionen ist hingegen nicht eindeutig.

Die Aufgabe bei der Fuzzifizierung besteht darin, jeder Eingangsgröße eine graduelle Zuordnung zu jedem linguistischen Term zuzuweisen.

Beispiel: Mit den Zugehörigkeitsfunktionen in Bild 5.14a und ihrem Parametervektor $\mathbf{a}_1 = \begin{pmatrix} -3 & 0 & 1 & 2 & 5 \end{pmatrix}$ kann beispielsweise ein Messwert $x_1 = 1.2$ den linguistischen Termen *PK* (Positiv Klein) mit einem Zugehörigkeitsgrad von 0.8 und *PM* (Positiv Mittel) mit einem Zugehörigkeitsgrad von 0.2 zugeordnet werden. Alle anderen linguistischen Terme erhalten einen Zugehörigkeitsgrad von Null. ■

Werden nun alle Merkmale (N Datentupel mit s Merkmalen) fuzzifiziert, resultiert für jedes Datentupel eines Merkmals und jeden Term ein Zugehörigkeitswert $\mu_{A_{l,i}}(x_l[n])$. Aus mathematischer Sicht ist diese Darstellung allerdings redundant: Für jeden der N Datensätze werden aus einem Merkmalswert $x_l[n]$ mehrere (m_l) Werte erzeugt – wobei die Berechnung zwar eindeutig, aber meist nicht eineindeutig ist. Allerdings stellt dieser Rechenschritt die Verbindung zur nachfolgenden Auswertung dar.

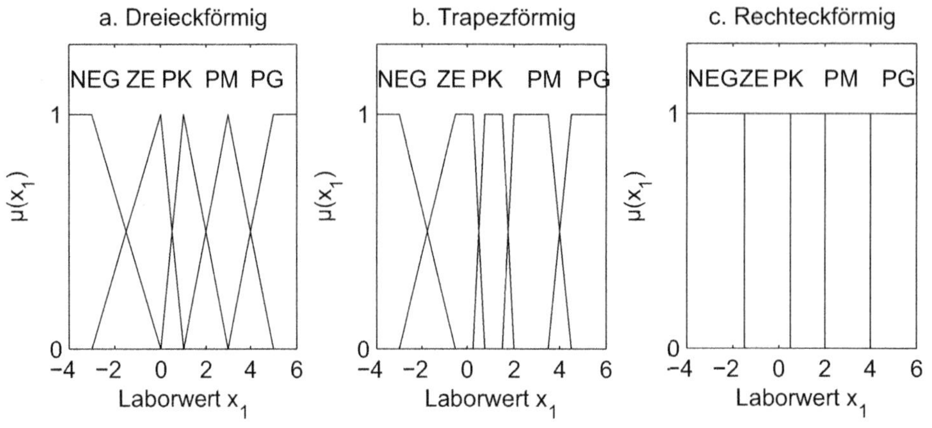

Bild 5.14: Standardpartition mit fünf Termen für den Laborwert x_1 im Beispiel, a. Dreieckförmig, b. Trapezförmig, c. Rechteckförmig, Bezeichnungen für linguistische Terme NEG – Negativ, ZE – Null, PK – Positiv Klein, PM – Positiv Mittel, PG – Positiv Groß

5.5.3 Fuzzy-Inferenz

Eine Fuzzy-Regelbasis ist durch $r = 1, \ldots, r_{max}$ Regeln vom Typ WENN Bedingung (Voraussetzung, Prämisse) DANN Aktion (Schlussfolgerung, Konklusion) mit

$$R_r: \text{WENN } \underbrace{\underbrace{x_1 = A_{1,Rr}}_{\text{Teilprämisse } V_{r1}} \text{ UND } \cdots \text{ UND } \underbrace{x_s = A_{s,Rr}}_{\text{Teilprämisse } V_{rs}}}_{\text{Prämisse } V_r} \text{ DANN } y = C_r.$$

Die Regelbasis kann optional eine Sonst-Regel mit SONST $y = C_{r_{Sonst}}$ enthalten, die häufig an die letzte Position gestellt wird.

Für die Konklusion C_r einer Regel werden entweder

- linguistische Terme als Ausgangsklassen $C_r = B_c$ mit $c = 1, \cdots, m_y$ (Fuzzy-Systeme vom Mamdani-Typ),
- Funktionen der Eingangsgrößen $C_r = f_r(\mathbf{x})$ (Fuzzy-Systeme vom Takagi-Sugeno-Typ, Synonyme: Fuzzy-Systeme vom Takagi-Sugeno-Kang-Typ, TSK-Systeme) oder
- konstante Werte $C_r = y_r$ (Singleton-Fuzzy-Systeme, Sonderfall eines Takagi-Sugeno-Systems)

eingeführt. Dabei gibt es zunehmend einen Trend, Fuzzy-Systeme vom Mamdani-Typ aus Gründen der Rechenvereinfachung in Singleton-Fuzzy-Systeme umzuwandeln, indem die Werte für y_r aus den Zugehörigkeitsfunktionen mittels $y_r = \text{argmax}_y \mu_{B_c}(y)$ mit $C_r = B_c$ bestimmt werden.

Die Prämisse V_r ist eine UND-Verknüpfung ($\cap$)[6] von Teilprämissen $x_l = A_{l,Rr}$. Der Term in einer Teilprämisse $A_{l,Rr}$ bezeichnet entweder

- einen einzelnen Term: $A_{l,Rr} = A_{l,i}$,
- eine ODER-Verknüpfung ($\cup$) von mehreren benachbarten linguistischen Termen mit

$$A_{l,Rr} = A_{l,r_s} \cup \cdots \cup A_{l,r_e}, \quad 1 \leq r_s < r_e \leq m_l, \tag{5.98}$$

- bzw. eine ODER-Verknüpfung aus allen linguistischen Termen des Merkmals $A_{l,Rr} = A_{l,1} \cup A_{l,2} \cdots \cup A_{l,m_l}$.

Im letztgenannten Fall wird bei geeigneter Wahl der Zugehörigkeitsfunktionen als Standardpartition die Prämisse nicht mehr durch die Teilprämisse beeinflusst, weil sie eine Zugehörigkeit von Eins und somit eine UND-Verknüpfung mit Eins in der Regelprämisse liefert. Damit kann die Teilprämisse aus der Prämisse der Regel entfernt werden. Die allgemeinste mögliche Regel weist eine Eins-Prämisse auf, wenn für alle Merkmale alle linguistischen Terme in den Teilprämissen stehen. Die Regel gilt somit für alle Datentupel.

Zusätzlich kann jede Regel noch mit einer Regelplausibilität $\mu_r \in [0,1]$ versehen werden. Eine Regelplausibilität von Null steht dabei für eine ungültige, eine Regelplausibilität von Eins für eine vollständig gültige Regel. Alle Zwischenwerte zeigen eine teilweise Gültigkeit an. Regelplausibilitäten können für eine detaillierte Anpassung des Ein-Ausgangs-Verhaltens des Fuzzy-Systems verwendet werden. Allerdings erschweren sie die Interpretierbarkeit des Fuzzy-Systems und werden deshalb kaum eingesetzt. Regelplausibilitäten entstehen oftmals aus einer Parameteroptimierung.

Wesentliche Rechengrundlage der Inferenz sind geeignete Verknüpfungsoperatoren für die UND- (T-Norm) bzw. ODER-Verknüpfung (T-Konorm), siehe z. B. [212]. Das Grundprinzip besteht jeweils darin, zunächst erst einmal alle Rechenregeln aus der binären Logik zu erfüllen, also für die Werte Null und Eins von Zugehörigkeitsfunktionen. Außerdem werden weitere Forderungen gestellt, um auch für alle Werte *zwischen* Null und Eins möglichst viele Rechenregeln der binären Logik nicht zu verletzen.

Für eine T-Norm (Synonym: Dreiecksnorm, engl. triangular norm) müssen die folgenden Bedingungen eingehalten werden:

[6] Die Operatoren $\cap$ (UND, T-Norm, Schnitt von Mengen) und $\cup$ (ODER, T-Konorm, Vereinigung von Mengen) werden im Folgenden sowohl für die Verknüpfung von logischen Aussagen, linguistischen Termen, Mengen, Fuzzy-Mengen und Zugehörigkeitsgraden verwendet, wobei jeweils unterschiedliche Berechnungsvorschriften zugrunde liegen.

$$\cap(\mu_1, 0) = 0 \qquad \text{(Verknüpfung mit Null)} \qquad (5.99)$$
$$\cap(\mu_1, 1) = \mu_1 \qquad \text{(Verknüpfung mit Eins)} \qquad (5.100)$$
$$\mu_1 \leq \mu_2 \Rightarrow \cap(\mu_1, \mu_3) \leq \cap(\mu_2, \mu_3) \qquad \text{(Monotonie)} \qquad (5.101)$$
$$\cap(\mu_1, \mu_2) = \cap(\mu_2, \mu_1) \qquad \text{(Kommutativität)} \qquad (5.102)$$
$$\cap(\mu_1, \cap(\mu_2, \mu_3)) = \cap(\cap(\mu_1, \mu_2), \mu_3) \qquad \text{(Assoziativität).} \qquad (5.103)$$

Für eine T-Konorm gilt entsprechend:

$$\cup(\mu_1, 0) = \mu_1 \qquad \text{(Verknüpfung mit Null)} \qquad (5.104)$$
$$\cup(\mu_1, 1) = 1 \qquad \text{(Verknüpfung mit Eins)} \qquad (5.105)$$
$$\mu_1 \leq \mu_2 \Rightarrow \cup(\mu_1, \mu_3) \leq \cup(\mu_2, \mu_3) \qquad \text{(Monotonie)} \qquad (5.106)$$
$$\cup(\mu_1, \mu_2) = \cup(\mu_2, \mu_1) \qquad \text{(Kommutativität)} \qquad (5.107)$$
$$\cup(\mu_1, \cup(\mu_2, \mu_3)) = \cup(\cup(\mu_1, \mu_2), \mu_3) \qquad \text{(Assoziativität).} \qquad (5.108)$$

Die gebräuchlichsten Operatoren sind die zusammengehörigen Operatorenpaare in Tabelle 5.12. Deren Kennfelder für zwei Eingangsgrößen sind in Bild 5.15 visualisiert.

Die Zusammengehörigkeit folgt stets aus der Erfüllung der de'Morganschen-Gesetze

$$\overline{\mu_1 \cup \mu_2} = \overline{\mu_1} \cap \overline{\mu_2} \quad \text{sowie} \quad \overline{\mu_1 \cap \mu_2} = \overline{\mu_1} \cup \overline{\mu_2} \qquad (5.109)$$

für zwei beliebige Zugehörigkeitswerte μ_1, μ_2 mit einer frei wählbaren Negation. Für die Negation gilt üblicherweise

$$\overline{\mu_1} = 1 - \mu_1. \qquad (5.110)$$

Bei der Negation (5.110) besteht der große Vorteil, dass die Rechenregel der doppelten Negation eingehalten wird:

$$\overline{\overline{\mu_1}} = \mu_1. \qquad (5.111)$$

Die (gewöhnliche) Summe $\mu_3 = \mu_1 + \mu_2$ ist wegen der möglichen Verletzung von (5.105) keine allgemein gültige T-Konorm. Sie ist nur dann einsetzbar, wenn in einem bestimmten Fuzzy-System stets $\mu_1 + \mu_2 \leq 1$ gilt, weil sie dann in die Beschränkte Summe übergeht.

Andere aus der binären Logik bekannten Rechenregeln wie

$$\cap(\mu_1, \mu_1) = \mu_1 \qquad \text{(Idempotenz bei UND-Verknüpfungen)} \qquad (5.112)$$
$$\cup(\mu_1, \mu_1) = \mu_1 \qquad \text{(Idempotenz bei ODER-Verknüpfungen)} \qquad (5.113)$$
$$\cap(\mu_1, \overline{\mu_1}) = 0 \qquad \text{(Satz vom ausgeschlossenen Widerspruch)} \qquad (5.114)$$
$$\cup(\mu_1, \overline{\mu_1}) = 1 \qquad \text{(Satz vom ausgeschlossenen Dritten)} \qquad (5.115)$$

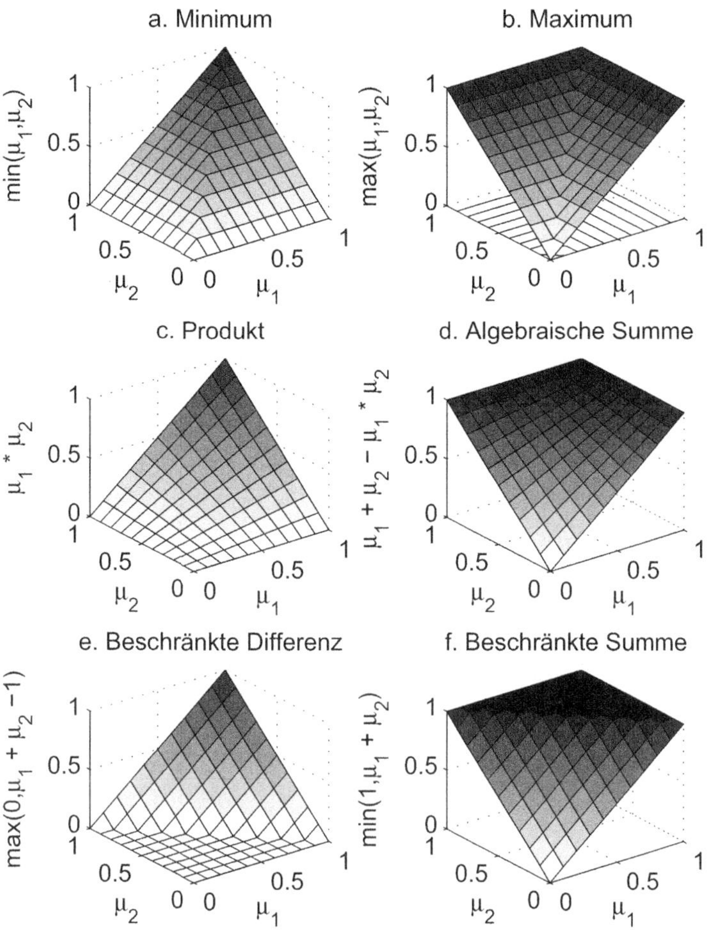

Bild 5.15: Kennfelder der zusammengehörigen Operatorenpaare für UND- sowie ODER-Verknüpfungen: a. Minimum, b. Maximum, c. Produkt, d. Algebraische Summe, e. Beschränkte Differenz, f. Beschränkte Summe. $\mu_{1-2} \in [0, 1]$ Zugehörigkeitswerte

gelten nicht für alle Operatoren bzw. deren Kombinationen für $\mu_1 \in [0, 1]$. So halten von den Operatoren aus Tabelle 5.12 nur Minimum und Maximum die Idempotenz ein. Bei Verwendung von (5.110) gilt der Satz vom ausgeschlossenen Widerspruch nur für die Beschränkte Differenz, der Satz vom ausgeschlossenen Dritten nur für die Beschränkte Summe.

In der klassischen (binären) Logik kann eine Regel mit der logischen Operation der Implikation ausgewertet werden. Hierbei ist eine Regel nur dann falsch, wenn die Prämisse erfüllt und die Konklusion nicht erfüllt ist. Daraus ergeben sich wichtige Schlussfolgerungsweisen der klassischen Logik und auch der Fuzzy-Logik: der modus ponens (Vorwärtsschließen) und der modus tollens (Rückwärtsschließen). Der

Bezeichnung	UND: $\mu_3 = \cap(\mu_1, \mu_2)$	ODER: $\mu_3 = \cup(\mu_1, \mu_2)$
Minimum-Maximum	$\mu_3 = \min(\mu_1, \mu_2)$	$\mu_3 = \max(\mu_1, \mu_2)$
Produkt-Algebraische Summe	$\mu_3 = \mu_1 \cdot \mu_2$	$\mu_3 = \mu_1 + \mu_2 - \mu_1 \cdot \mu_2$
Beschränkte Differenz-Beschränkte Summe	$\mu_3 = \max(\mu_1 + \mu_2 - 1, 0)$	$\mu_3 = \min(\mu_1 + \mu_2, 1)$

Tabelle 5.12: Zusammengehörige Operatorenpaare für UND- sowie ODER-Verknüpfungen, $\mu_{1-3} \in [0,1]$ Zugehörigkeitswerte

modus ponens schließt bei erfüllter Prämisse und wahrer Regel auf die Erfüllung der Konklusion. Der modus tollens zieht aus einer wahren Regel und einer nicht erfüllten Konklusion die Konsequenz, dass die Prämisse nicht erfüllt ist.

In der praktischen Anwendung dominiert der modus ponens, dessen Mechanismen bei der Auswertung im Folgenden beschrieben werden. Hier sind bei der Inferenz (engl. inference) die Teilaufgaben

- Prämissenauswertung (engl. aggregation) zur Verknüpfung der Teilprämissen

$$\mu_{V_r}(\mathbf{x}) = \bigcap_{l=1}^{s} \mu_{V_{rl}}(x_l) \text{ mit } \mu_{V_{rl}}(x_l) = \bigcup_{i \text{ mit } A_{l,i} \in V_{lr}} \mu_{A_{l,i}}(x_l), \tag{5.116}$$

- Aktivierung[7] (engl. activation) zur Verknüpfung der Prämisse mit der Regelplausibilität

$$\mu_{C_r}(\mathbf{x}) = \mu_{V_r}(\mathbf{x}) \cap \mu_r \tag{5.117}$$

- sowie Akkumulation (engl. accumulation, nur bei Mamdani-Systemen) mit den Teilschritten

$$\mu_{B_c,AkI}(\mathbf{x}) = \bigcup_{r \text{ mit } C_r = B_c} \mu_{C_r}(\mathbf{x}) \qquad \text{(Akkumulation I)} \tag{5.118}$$

$$\mu_{B_c,AkII}(y,\mathbf{x}) = \mu_{B_c}(y) \cap \mu_{B_c,AkI}(\mathbf{x}) \qquad \text{(Akkumulation II)} \tag{5.119}$$

$$\mu_y(y,\mathbf{x}) = \bigcup_{c=1}^{m_y} \mu_{B_c,AkII}(y,\mathbf{x}) \qquad \text{(Akkumulation III)} \tag{5.120}$$

zu bearbeiten. Die Akkumulation I nimmt eine ODER-Verknüpfung aller Regeln mit gleichen Konklusionen vor und gibt einen skalaren empfohlenen Zugehörigkeitsgrad

[7] Eine Auftrennung von Prämissenauswertung und Aktivierung ist nur dann zwingend notwendig, wenn Regelplausibilitäten μ_r zwischen Null und Eins existieren. Bei Verzicht auf Regelplausibilitäten gilt $\mu_{C_r}(\mathbf{x}) = \mu_{V_r}(\mathbf{x})$.

für jeden Term der Ausgangsgröße an. Die Akkumulation II verknüpft mit einem UND-Operator den empfohlenen Zugehörigkeitsgrad und die Zugehörigkeitsfunktion. Sie berechnet somit für jeden einzelnen Term der Ausgangsgröße eine modifizierte Zugehörigkeitsfunktion. Daraus bildet die Akkumulation III mit einer ODER-Verknüpfung eine Gesamt-Zugehörigkeitsfunktion der Empfehlungen für die Ausgangsgröße. Dabei bezeichnen die $\mu_{B_c}(y)$ in (5.118)-(5.120) die gegebene Zugehörigkeitsfunktion (Ausgangsterm B_c), $\mu_{B_c,AkI}(\mathbf{x})$ den aus den Merkmalen berechneten (empfohlenen) Zugehörigkeitsgrad (Ausgangsterm B_c), $\mu_{B_c,AkII}(y,\mathbf{x})$ die Verknüpfung beider Funktionen und die Funktion $\mu_y(y,\mathbf{x})$ den (empfohlenen) Zugehörigkeitsgrad für alle Werte von y bei gegebenen Merkmalen $\mathbf{x}$.

In der Literatur findet sich die recheneffiziente Aufsplittung der Akkumulation selten, hier dominiert die Einschrittlösung

$$\mu_y(y,\mathbf{x}) = \bigcup_{r=1}^{r_{max}} \mu_{B_c}(y) \cap \mu_{C_r}(\mathbf{x}) \qquad \text{(Akkumulation).} \qquad (5.121)$$

Diese Berechnungsvorschrift erfordert allerdings die deutlich aufwändigere Verknüpfung von r_{max} Funktionen und m_y Werten im Gegensatz zur Verknüpfung von lediglich m_y Funktionen und $r_{max}+m_y$ Werten in (5.118)-(5.120), weil oftmals $r_{max} >> m_y$ gilt.

Für die Verwendung in Fuzzy-Regelbasen wird als UND-Verknüpfung das Produkt, als ODER-Verknüpfung die Beschränkte Summe empfohlen [295]. Beide sind zwar kein zusammenhängendes Operatorenpaar entsprechend Tabelle 5.12, die Rechtfertigung für dieses Vorgehen ist allerdings in der unterschiedlichen Semantik begründet. Bei überlappenden Regeln sind weitere Modifikationen sinnvoll [294]. Eine Beispielrechnung zeigt Abschnitt 5.5.5.

Die Prämissenauswertung der Sonst-Regel ist nur im Fall von Standardpartitionen und nicht überlappenden Regeln einfach zu berechnen. Hier kann der Effekt ausgenutzt werden, dass sich die Ergebnisse aller Prämissenauswertungen zu Eins ergänzen und die Sonst-Regel somit die negierte ODER-Verknüpfung aller anderen Regeln ist. Somit gilt:

$$\mu_{V_{r_{Sonst}}}(\mathbf{x}) = 1 - \bigcup_{r \neq r_{sonst}} \mu_{V_r}(\mathbf{x}). \qquad (5.122)$$

Bei Fuzzy-Systemen vom Takagi-Sugeno-Typ und bei Singleton-Fuzzy-Systemen ist die Prämissenauswertung und Aktivierung mit (5.117) bereits das Endergebnis der Inferenz.

Beispiel: Tabelle 5.13 zeigt eine vollständige Regelbasis mit 25 Regeln für das Beispiel unter Verwendung der Merkmale x_1 und x_2. Für ein Datentupel mit $x_1 = 2.60, x_2 = 18.26$ ergeben sich unter Verwendung von Zugehörigkeitsfunktionen mit den Parametern aus Tabelle 5.9 auf Seite 148 die Zugehörigkeitswerte $\mu_{A_{li}}(\mathbf{x})$, die in der jeweiligen Merkmalszeile und -spalte eingetragen sind. Eine Prämissenauswertung mit dem Produkt als Operator für die UND-Verknüpfung ergibt die Werte $\mu_{V_r}(\mathbf{x})$, die unter den Regelkonklusionen eingetragen sind. Hierbei haben nur vier Regeln Werte größer Null. Eine Verknüpfung mit dem Minimum als Operator ergibt abweichende Werte (0.6 statt 0.36, 0.4 statt 0.16 bzw. 0.24). Eine Akkumulation I mit der Beschränkten Summe liefert

$$\mu_{B_1,AkI} = 0.36,\ \mu_{B_2,AkI} = 0.64,\ \mu_{B_3,AkI} = 0 \quad \text{(Prämissenauswertung: Produkt)} \tag{5.123}$$

$$\mu_{B_1,AkI} = 0.6,\ \mu_{B_2,AkI} = 1,\ \mu_{B_3,AkI} = 0 \quad \text{(Prämissenauswertung: Minimum)} \tag{5.124}$$

und mit dem Maximum

$$\mu_{B_1,AkI} = 0.36,\ \mu_{B_2,AkI} = 0.24,\ \mu_{B_3,AkI} = 0 \quad \text{(Prämissenauswertung: Produkt)} \tag{5.125}$$

$$\mu_{B_1,AkI} = 0.6,\ \mu_{B_2,AkI} = 0.4,\ \mu_{B_3,AkI} = 0 \quad \text{(Prämissenauswertung: Minimum).} \tag{5.126}$$

Je nach Operatorenpaar ergeben sich folglich unterschiedliche Präferenzen zugunsten von B_1 oder B_2. Die Ergebnisse von Akkumulation II und III hängen im vorliegenden Fall nicht mehr von den gewählten Operatoren für diese Schritte ab, weil die Ausgangszugehörigkeitsfunktionen Singletons sind (Bild 5.16a) und Verknüpfungen eines beliebigen Wertes mit Eins bzw. Null stets operatorunabhängig sind. Allerdings ergibt sich eine Abhängigkeit von den Ergebnissen der Akkumulation I. Das Ergebnis der Inferenz für das Datentupel sowie die Operatoren Produkt und Beschränkte Summe zeigen die fett durchgezogenen Linien in Bild 5.16a.

Mit einigen für scharfe Mengen identischen Umformungen kann die Regelbasis in eine einfachere Regelbasis mit nur noch fünf Regeln umgeschrieben werden:

R_1:	WENN $x_1 = A_{1,1}$	DANN $y = B_3$
R_2:	WENN $(x_1 = A_{1,2} \cup A_{1,3})$	DANN $y = B_1$
R_3:	WENN $x_1 = A_{1,4} \cap x_2$= NICHT $A_{2,5}$	DANN $y = B_1$
R_4:	WENN $x_1 = A_{1,4} \cap x_2 = A_{2,5}$	DANN $y = B_2$
R_5:	WENN $x_1 = A_{1,5}$	DANN $y = B_2$

Dabei ist jedoch zu beachten, dass solche Umformungen für Fuzzy-Mengen nur in bestimmten Sonderfällen identisch sind. Beispielsweise ergeben sich für die umgeformte Regelbasis und das diskutierte Datentupel bei Verwendung von Produkt/Maximum $\mu_{B_1,AkI} = 0.36,\ \mu_{B_2,AkI} = 0.4$, bei Minimum/Maximum, Produkt/Beschränkte Summe bleiben die Ergebnisse hier unverändert. Bei anderen Werten unterscheiden sich auch die Werte für Minimum/Maximum (z. B. $x_1 = 4.0, x_2 = 18.9$, Regelbasis mit 25 Regeln: $\mu_{B_1,AkI} = \mu_{B_3,AkI} = 0,\ \mu_{B_2,AkI} = 0.5$, Regelbasis mit 5 Regeln $\mu_{B_1,AkI} = \mu_{B_3,AkI} = 0,\ \mu_{B_2,AkI} = 1$ usw.). Systematische Vorgehensweisen für Inferenzverfahren mit einer identischen Umformung finden sich in [294, 295]. ■

In der Literatur finden sich auch Regelbasen mit Regeln und Inferenzverfahren, die über die in diesem Abschnitt diskutierten Formen hinausgehen. Ein Beispiel sind Regelbasen mit negativen Regeln im Sinne von verbotenen Handlungen. Bei negativen

x_1 / x_2	NEG 0.0	PK 0.0	PM 0.0	PG 0.6	PSG 0.4
PSG 0.4	B_3 0.0	B_1 0.0	B_1 0.0	B_2 0.24	B_2 0.16
PG 0.6	B_3 0.0	B_1 0.0	B_1 0.0	B_1 0.36	B_2 0.24
PM 0.0	B_3 0.0	B_1 0.0	B_1 0.0	B_1 0.0	B_2 0.0
PK 0.0	B_3 0.0	B_1 0.0	B_1 0.0	B_1 0.0	B_2 0.0
PSK 0.0	B_3 0.0	B_1 0.0	B_1 0.0	B_1 0.0	B_2 0.0

Tabelle 5.13: Konklusionen $y = B_c$ für eine Regelbasis mit 25 Regeln, Merkmale x_1, x_2 des Beispiels, Ergebnisse der Fuzzifizierung (unter den Termen) und der Prämissenauswertung mit dem Produkt (Mittelteil Tabelle)

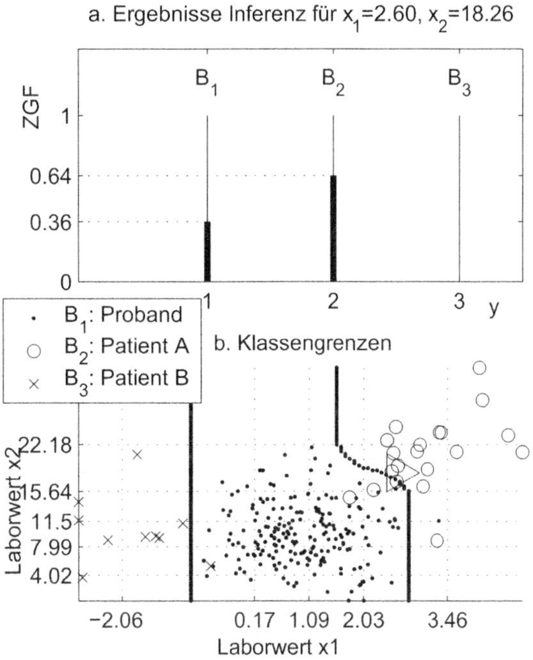

Bild 5.16: a. Ergebnisse der Inferenz für die Regelbasis aus Tabelle 5.13 bei Verwendung der Operatoren Produkt und Beschränkte Summe für $x_1 = 2.60, x_2 = 18.26$, b. Klassengrenzen nach einer Maximum-Defuzzifizierung, Dreieck: im Beispiel genauer untersuchtes Datentupel

Regeln treten Konklusionen vom Typ NICHT C_r auf. Das gleichzeitige Auftreten von normalen (positiven) und negativen Regeln erfordert eine spezielle Inferenz (Hyperinferenz [212]). Eine andere Erweiterung verarbeitet unscharfe Zeiten in der Prämisse und bzw. oder in der Konklusion [430].

5.5.4 Defuzzifizierung

Die Inferenz gibt lediglich "Empfehlungsgrade" für unterschiedliche Werte der Ausgangsgröße. Die Defuzzifizierung löst die Aufgabe, die Empfehlungsgrade zu einem besten numerischen Wert zusammenzufassen. Auch hier existieren unterschiedliche Methoden (siehe z. B. [212] für eine umfassende Übersicht).

Die Maximum-Defuzzifizierung wählt denjenigen Wert der Ausgangsgröße mit

$$\hat{y} = \text{argmax}_y \, \mu_y(y, \mathbf{x}) \text{ (Mamdani-Systeme)} \tag{5.127}$$

$$\hat{y} = \text{argmax}_{C_r} \, \mu_{C_r}(\mathbf{x}) \text{ (Singleton- und Takagi-Sugeno-Systeme)} \tag{5.128}$$

aus. Wenn mehrere Maxima existieren, löst eine Menge $\{\hat{y}_{min}, \ldots, \hat{y}_i, \ldots, \hat{y}_{max}\}$ mit $\hat{y}_{min} < \hat{y}_i < \hat{y}_{max}$ die Gleichungen (5.127) bzw. (5.128). Hier wird entweder das kleinste Maximum $\hat{y}_{min}$ (Methode Linkes Maximum – LM, engl. left maximum), das größte Maximum $\hat{y}_{max}$ (Methode Rechtes Maximum – RM, engl. right maximum) oder der Mittelwert aller Maxima einer endlichen Menge (Methode Mittleres Maximum – engl. Mean of Maxima – MOM) ausgewählt.

Beispiel: Das Ergebnis der Maximum-Defuzzifizierung für das Beispiel aus Abschnitt 5.5.3 mit den Operatoren Produkt und Beschränkte Summe zeigt Bild 5.16. Für das betrachtete Datentupel resultiert $\hat{y} = 2$. Obwohl die Regeln denen des Entscheidungsbaums in Bild 5.11 entsprechen, ergeben sich im Grenzbereich zwischen den Regeln wegen der kompensatorischen Effekte der Operatoren weichere Übergänge. Allerdings verlaufen nach wie vor die meisten Klassengrenzen achsenparallel. Die Verwendung der Schwerpunktmethode ist hier nicht sinnvoll, weil eine formale Verrechnung der kategorischen Merkmale in den Singletons zu irreführenden Ergebnissen führt. ■

Bei Mamdani-Systemen berechnet die Schwerpunktmethode (engl. Center of Gravity – COG)

$$\hat{y} = \frac{\int y \cdot \mu_y(y, \mathbf{x}) \cdot dy}{\int \mu_y(y, \mathbf{x}) \cdot dy} \tag{5.129}$$

eine numerische Ausgangsgröße. Fuzzy-Systeme vom Takagi-Sugeno-Typ oder Singleton-Fuzzy-Systeme verwenden mit den Ergebnissen von (5.116)

$$\hat{y} = \frac{\sum_{r=1}^{r_{max}} f_r(\mathbf{x}) \cdot \mu_{C_r}(\mathbf{x})}{\sum_{r=1}^{r_{max}} \mu_{C_r}(\mathbf{x})} \quad \text{(Takagi-Sugeno-Systeme)} \tag{5.130}$$

$$\hat{y} = \frac{\sum_{r=1}^{r_{max}} y_r \cdot \mu_{C_r}(\mathbf{x})}{\sum_{r=1}^{r_{max}} \mu_{C_r}(\mathbf{x})} \quad \text{(Singleton-Fuzzy-Systeme).} \tag{5.131}$$

Die Schwerpunktmethode für Singletons (COGS) kann aber auch auf den Ergebnissen der Akkumulation I aufbauen. Sie eignet sich dann sowohl für Singletons als Ausgangszugehörigkeitsfunktionen als auch für dreieckförmige Zugehörigkeitsfunktionen. Mit den Parametern b_c (Stützpunkte der Singletons bzw. Maxima der dreieckförmigen Zugehörigkeitsfunktionen) gilt analog zu (5.131)

$$\hat{y} = \frac{\sum_{c=1}^{m_y} b_c \cdot \mu_{B_c,AkI}(\mathbf{x})}{\sum_{c=1}^{m_y} \mu_{B_c,AkI}(\mathbf{x})}. \tag{5.132}$$

Als relativ selten verwendete Alternative zur Schwerpunktmethode existiert noch die Flächenmedianmethode (engl. Center of Area – COA), die den Punkt auswählt, für den die Flächeninhalte der beiden Teilflächen mit größeren und kleineren Werten jeweils gleich sind:

$$\hat{y} \text{ mit } \int_{-\infty}^{\hat{y}} \mu_y(y, \mathbf{x}) \cdot dy = \int_{\hat{y}}^{\infty} \mu_y(y, \mathbf{x}) \cdot dy. \tag{5.133}$$

Weitere Verfahren wie die Drehmomentenmethode [212] eignen sich insbesondere für Fälle, bei denen sich gleichsinnige Konklusionen gegenseitig verstärken sollen.

5.5.5 Entwurf von Fuzzy-Systemen

Prinzip

Fuzzy-Regeln und Zugehörigkeitsfunktionen für linguistische Terme können auf unterschiedlichen Wegen generiert werden. Der klassische Weg, Experten für das zu untersuchende Problem zu befragen, liefert zwar für den Experten eine besonders transparente Regelbasis, stößt aber in vielen praktischen Fällen frühzeitig an Grenzen. Ein Großteil der menschlichen Erfahrungen resultiert aus unbewusstem Wissen und intuitiven Handlungen, die nur bedingt in Regelform abfragbar sind. Selbst die erfassten Regeln sind unvollständig und teilweise sogar widersprüchlich. Für ein leistungsfähiges Gesamtsystem ist somit ein aufwändiges iteratives Vorgehen zum Überprüfen der Vollständigkeit und Konsistenz notwendig. Generell problematisch ist auch die Quantifizierung der Zugehörigkeitsfunktionen. Deshalb ist es sinnvoll, vollständige Fuzzy-Systeme (Zugehörigkeitsfunktionen, Einzelregeln und Regelbasen) mit datenbasierten Methoden zu entwerfen. Allerdings ist bei einem datenbasierten Entwurf zu beachten, dass die entstehenden Systeme noch interpretierbar sein müssen, um die Vorteile von Fuzzy-Systemen zu erhalten.

Die Interpretierbarkeit eines Systems steigt mit

- einer kleineren Anzahl verwendeter Merkmale und Regeln,
- einfach strukturierten Regeln,
- dem Verzicht auf Regelplausibilitäten,
- der Berücksichtigung von eventuellen Anwenderpräferenzen für bestimmte Merkmale sowie
- einfach geformten Zugehörigkeitsfunktionen mit intuitiv verständlichen Termbezeichnungen und Parametern

(siehe z. B. [56, 91, 200, 296] für umfassendere Diskussionen). Ein sinnvoller Kompromiss zwischen der Bewertung im Sinne klassifikations- und regressionsorientierter Maße sowie der Interpretierbarkeit andererseits muss nun in alle Entwurfsschritte von Fuzzy-Systemen integriert werden. Das erfolgt entweder durch eine explizite Formulierung geeigneter Bewertungsmaße oder durch die Verwendung von geeigneten

Strukturansätzen und Heuristiken, die implizit für das Erreichen eines Kompromisses sorgen.

Zugehörigkeitsfunktionen

Der Entwurf der Zugehörigkeitsfunktionen erfordert die Festlegung der Form, der Anzahl m_l und der Parameter. Oftmals werden Form und Anzahl heuristisch für alle Merkmale einheitlich gewählt und nur die Parameter für jedes Merkmal individuell festgelegt.

Die Ziele beim Entwurf von Zugehörigkeitsfunktionen bestehen darin,

- für das komplette Fuzzy-System ein gutes klassifikations- oder regressionsorientiertes Bewertungsmaß zu erzielen (z. B. durch Separierung der Ausgangsklassen),
- für zusammengehörige Datentupel (im Sinne gleicher oder ähnlicher Werte der Eingangs- und Ausgangsgröße) möglichst repräsentative Stützpunkte auszuwählen,
- eine möglichst gleichmäßige Datentupelzahl für alle Terme zu bewirken und
- eine gute Interpretierbarkeit der Parameter und Termbezeichnungen zu sichern (z. B. Parameter 0 und nicht 0.02 für den Term *Null*).

Die erste Forderung lässt sich realisieren, wenn die Güte für ein komplettes Fuzzy-System überprüft wird. Die Ansätze berücksichtigen zwar indirekt auch die zweite und dritte Forderung, benötigen allerdings einen hohen Rechenaufwand.

Recheneffizienter sind informationstheoretische Maße wie (3.52), die dann von den Parametern der Zugehörigkeitsfunktionen eines Merkmals abhängen. Die Transinformation bewertet den (durchschnittlichen) Zusammenhang zwischen den linguistischen Termen des Merkmals und der Ausgangsgröße, was eine günstige Ausgangsposition für die spätere Regelsuche darstellt. Allerdings bevorzugt sie bei gestörten Daten dicht zusammenliegende Parameter, die kleine homogene Gebiete mit geringen Datentupelzahlen, aber ähnlicher Zusammensetzung der Ausgangsklassen erzeugen. Solche Gebiete widersprechen der dritten Forderung, erschweren die Regelsuche und beeinträchtigen die Interpretierbarkeit der Zugehörigkeitsfunktionen.

Die Forderung nach zusammengehörigen Datentupeln ähnelt unterlagerten ein- oder höherdimensionalen Fuzzy-Clustering-Problemen (vgl. Abschnitt 5.7). Ein Bewertungsmaß wie (5.178) auf Seite 208 bevorzugt eine relativ gleichmäßige Datentupelzahl für alle Terme, wenn das nicht den in den Daten enthaltenen Strukturinformationen widerspricht. Der eindimensionale Ansatz wird separat für jede Eingangsgröße x_l durchgeführt und entspricht einem unüberwachten Lernen [296].

Mehrdimensionale Ansätze beziehen mehrere relevante Merkmale und bzw. oder die gesuchte Ausgangsgröße mit ein. Bei Einbeziehung der Ausgangsgröße handelt es sich dann um überwachtes Lernen. Der Vorteil höherdimensionaler Ansätze liegt darin, dass sie die spätere Regelsuche erleichtern. Allerdings resultieren auch mehrere Nachteile: Die Suche erfordert Lerndatensätze mit einer großen Zahl von Datentupeln. Zudem müssen die Clusterzentren wiederum eindimensional projiziert werden, was oftmals zu unnötig vielen und außerdem eng beieinander liegenden Parametern führt. Diese sind schwer interpretierbar und reduzieren die statistische Absicherung, weil die zugehörigen Terme die Datentupel untereinander aufteilen. Eine Alternative ist eine nachträgliche Zusammenfassung solcher Parameter durch ein heuristisches Verfahren oder ein weiteres Clusterverfahren.

Eine möglichst gleichmäßige Datentupelzahl für alle Terme kann beispielsweise über eine Bewertung mit einer zu maximierenden Eingangsentropie (3.42) erfolgen.

Eine sinnvolle Heuristik zum Erzeugen äquifrequenter Parameter startet mit dem Sortieren aller Werte des Lerndatensatzes für jedes Merkmal in aufsteigender Reihenfolge. Das Ergebnis wird mit $x_l^{sort}[n], n = 1, \ldots, N,$ bezeichnet. Anschließend werden die Parameter durch

$$a_{l,i} = x_l^{sort}[j_i] \text{ mit } j_i = \mathrm{rd}\left(1 + (i-1) \cdot \frac{N-1}{m_l - 1}\right), x_l^{sort}[n] \leq x_l^{sort}[n+1] \tag{5.134}$$

gesetzt (rd: Rundungsoperator). Bei einer annähernden Gleichverteilung ist auch die äquidistante Heuristik

$$a_{l,i} = \min_n x_l[n] + \frac{i-1}{m_l - 1} \cdot \left(\max_n x_l[n] - \min_n x_l[n]\right) \tag{5.135}$$

gebräuchlich. Diese Heuristik kann aber u. U. Parameter $a_{l,i}$ in dünn besetzten Bereichen des Merkmals platzieren. Dieser Effekt tritt bei der Heuristik in (5.134) kaum auf, weil sie nur im Lerndatensatz existierende Werte verwendet.

Keines der bisher genannten Bewertungsmaße oder Heuristiken beurteilt die Interpretierbarkeit der Zugehörigkeitsfunktionen. Besonders gut interpretierbar sind bei vielen Anwendungen runde Werte mit der Zehnerpotenz der Spannweite als Exponent. Die Null ist besonders hervorzuheben, sofern sie im Bereich enthalten ist. Je stärker die Werte verfeinert sind, desto geringer ist die Akzeptanz. Ein Weg ist die Einführung expliziter Bewertungsmaße, die bestimmte Parameter bevorzugen (siehe z. B. [293]). Das erfordert allerdings einen hohen Rechenaufwand und ist durch die nicht stetigen Bewertungsfunktionen numerisch nur durch trickreiche Verfahren [293] praktikabel lösbar (z. B. Einschränkung Suchraum, geeignete Starthypothesen).

Eine Alternative bietet ein heuristisches Verfahren, das bereits vorhandene Parameter von Zugehörigkeitsfunktionen $a_{l,i}^{Start}$ geeignet rundet und somit die Interpretierbarkeit nachträglich erhöht. Ein erster Schritt berechnet die Spannweite, bildet den Zehnerlogarithmus und rundet das Ergebnis (Operation rd). Dadurch entsteht eine Zahl $\beta_{l,i}$, die die Ausdehnung des Wertebereichs charakterisiert:

$$\beta_{l,i} = -\mathrm{rd}\left(\log_{10}\left(a_{l,m_y}^{Start} - a_{l,1}^{Start}\right) - 0.5\right). \tag{5.136}$$

Anschließend werden gerundete Parameterwerte berechnet:

$$a_{l,i} = \frac{\mathrm{rd}(10^{\beta_{l,i}} \cdot a_{l,i}^{Start})}{10^{\beta_{l,i}}}. \tag{5.137}$$

Solange für benachbarte Werte im Ergebnis von (5.137) noch $a_{l,i} = a_{l,i+1}$ gilt, werden die korrespondierenden β-Werte hochgezählt: $\beta_{l,i} = \beta_{l,i} + 1, \beta_{l,i+1} = \beta_{l,i+1} + 1$.

Die linguistischen Terme heißen entsprechend ihrer Parameter Null (ZE für $a_{l,i} = 0$), Positiv (POS), Positiv Sehr Klein (PSK), Positiv Klein (PK), Positiv Mittel (PM), Positiv Groß (PG) und Positiv Sehr Groß (PSG) (für $a_{l,i} > 0$). Für $a_{l,i} < 0$ erhalten sie die korrespondierenden negativen Bezeichnungen. Die Auswahl der Bezeichner erfolgt entsprechend der Anzahl der positiven bzw. negativen Terme (Tabelle 5.14).

Anzahl Terme	$a_{l,i} > 0$	$a_{l,i} < 0$	$a_{l,i} = 0$
1	POS	NEG	ZE
2	PK, PG	NK, NG	-
3	PK, PM, PG	NK, NM, NG	-
4	PK, PM, PG, PSG	NK, NM, NG, NSG	-
5	PSK, PK, PM, PG, PSG	NSK, NK, NM, NG, NSG	-

Tabelle 5.14: Automatisch gewählte Bezeichnungen für linguistische Terme

Beispiel: Tabelle 5.15 zeigt einen Vergleich unterschiedlicher Verfahren für den Entwurf der Zugehörigkeitsfunktionen für das Merkmal x_1. Hierbei kommen die äquifrequente (5.134) und die äquidistante (5.135) Heuristik, ein Clusterverfahren und eine numerische Nachoptimierung der Zugehörigkeitsfunktionen mit einer gegebenen Regelbasis zum Minimieren des Fuzzy-Klassifikationsfehlers (3.54) zum Einsatz. Die Interpretierbarkeit aller Varianten kann nachträglich durch (5.137) verbessert werden. Die Ergebnisse ähneln einander, der wesentliche Unterschied liegt in den gerundeten Parametern. Beim Auftreten von Ausreißern oder Extrema in dünn besetzten Gebieten verwenden beide Heuristiken diese Werte (siehe z. B. Wert $a_{1,5} = 4.74$). Durch das Rundungsverfahren kommen teilweise noch extremere Werte zu Stande (z. B. $a_{1,5} = 5$). Bei ungünstigen Verteilungen kann das zu dünn besetzten äußeren Termen und nachfolgenden Problemen bei der statistischen Absicherung der entsprechenden Regeln führen. Das Clusterverfahren vermeidet solche Extrema.

Verfahren	Modifikation gemäß (5.137)	$a_{1,1}$	$a_{1,2}$	$a_{1,3}$	$a_{1,4}$	$a_{1,5}$
Äquifrequent (5.134)	nein	-2.797	0.4205	1.069	1.763	4.744
Äquifrequent (5.134)	ja	-3	0	1	2	5
Äquidistant (5.135)	nein	-2.797	-0.9115	0.974	2.859	4.744
Äquidistant (5.135)	ja	-3	-1	1	3	5
Clustering	nein	-2.059	0.1693	1.091	2.025	3.458
Clustering	ja	-2	0	1	2	3
Nachoptimierung	nein	-1.798	0.06754	1.484	2.412	2.979

Tabelle 5.15: Vergleich unterschiedlicher Verfahren zum Entwurf der Zugehörigkeitsfunktionen am Beispiel des Merkmals x_1 für fünf linguistische Terme

Die Parameter für die Zugehörigkeitsfunktionen mit einem eindimensionalen Clusterverfahren wurden bereits in Tabelle 5.9 auf Seite 148 vorgestellt. Ein nachfolgendes Runden entsprechend dem Verfahren in (5.137) ergibt die besser interpretierbaren Parameter in Tabelle 5.16 und Bild 5.17. Wegen des Bewertungsmaßes des Clusterverfahrens spiegeln die Parameter noch näherungsweise die Häufigkeitsverteilung im Datensatz wider, was durch die unterlegten Histogramme in Bild 5.17 gezeigt wird. ■

x_l	Bezeichnung	$a_{l,1}$	$a_{l,2}$	$a_{l,3}$	$a_{l,4}$	$a_{l,5}$
x_1	Laborwert x_1	-2 (NEG)	0 (ZE)	1 (PK)	2 (PM)	3 (PG)
x_2	Laborwert x_2	0 (ZE)	8 (PK)	11 (PM)	16 (PG)	22 (PSG)
x_3	Messwert x_3	0 (ZE)	3 (PK)	10 (PM)	15 (PG)	22 (PSG)
x_4	Messwert x_4	-3 (NG)	-2 (NM)	-1 (NK)	0 (ZE)	2 (POS)

Tabelle 5.16: Interpretierbare Parameter für die Zugehörigkeitsfunktionen, Berechnung durch ein Clusterverfahren mit der Modifikation gemäß (5.137)

Ziele beim Entwurf von Regeln und Regelbasen

Die Regelsuche umfasst das Aufstellen und Bewerten von Hypothesen für Einzelregeln und Regelbasen. Die Ziele sind

- ein gutes klassifikations- oder regressionsorientiertes Bewertungsmaß für die Regelbasis und alle Einzelregeln,
- die statistische Absicherung der Einzelregeln und Regelbasen,
- die Verständlichkeit der Einzelregeln,

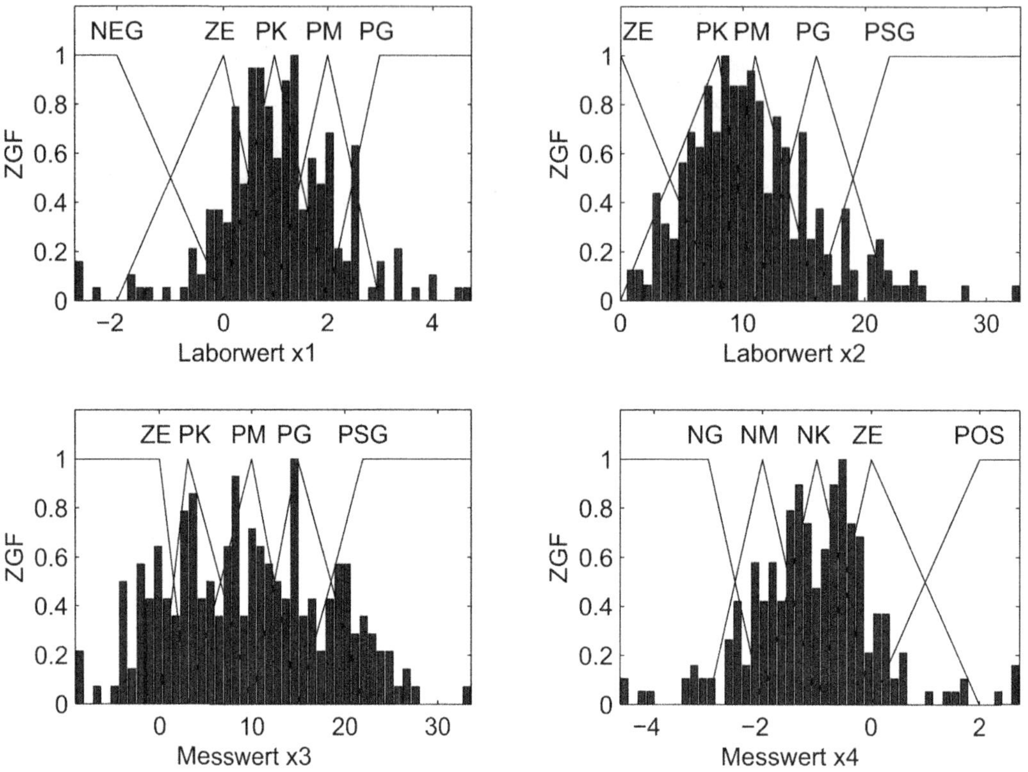

Bild 5.17: Zugehörigkeitsfunktionen mit gerundeten Parametern (vgl. Tabelle 5.16) und Histogramme für das Beispiel

- die Transparenz ihres Zusammenwirkens,
- eine vollständige Abdeckung des Eingangsraums (für jede Situation gibt es mindestens eine teilweise aktivierte Regel),
- ein niedriger Aufwand zur Speicherung und Auswertung der Regeln und
- ein niedriger Messaufwand für die in den Regelprämissen auftretenden Merkmale.

Hypothesengenerierung für Regeln und Regelbasen

Da bei der Hypothesengenerierung aufgrund der Komplexität ein vollständiges Durchsuchen des Regelraums praktisch nicht durchführbar ist, müssen geeignete Heuristiken auch bei unvollständiger Suche möglichst viele relevante Regeln bzw. Regelbasen finden. Beim *direkten Zugang* sind die Hypothesen komplette Regelbasen (Synonym: Pittsburgh-Ansatz [428]). Er verwendet Gütemaße für Regelbasen und ist somit nicht in der Lage, die Qualität einzelner Regeln zu bewerten. Fehlerhafte Einzelregeln können sich gegenseitig kompensieren, was die Interpretierbarkeit der

Regeln reduziert. Außerdem ist der Suchraum wegen der großen Anzahl möglicher Hypothesen sehr groß.

Im Unterschied dazu stellt der *indirekte Zugang* (Michigan-Ansatz [175]) Einzelregeln als Hypothesen auf und fasst sie später zu Regelbasen zusammen. Der Suchraum ist deutlich kleiner. Die Bewertung beurteilt die Relevanz einzelner Regeln, aber nicht ihr Zusammenwirken in der Regelbasis (Redundanzen, nicht abgedeckte Gebiete usw.). Somit bestehen Risiken wegen einer unbefriedigenden Güte für die gesamte Regelbasis und schwer interpretierbaren Regelbasen.

Die meisten Strategien für Einzelregeln gehen von vorhandenen Regeln aus und modifizieren sie durch Generalisierungen oder Spezialisierungen. Eine Spezialisierung verfeinert eine Prämisse durch das Hinzufügen einer neuen Teilprämisse oder das Weglassen einzelner linguistischer Terme in einer Teilprämisse.

Der allgemeinste Ausgangspunkt ist eine Regel mit Prämisse Eins. Ein Beispiel ist die Vorgehensweise bei Entscheidungsbäumen, die ausgehend von der Eins-Prämisse im Wurzelknoten Regeln durch schrittweises Hinzufügen von Teilprämissen spezialisiert. Jeder Endknoten liefert eine Regel, die zusammen eine vollständige Regelbasis bilden. Die Entscheidung im Endknoten legt die Regelkonklusion fest. Die Prämisse besteht aus der UND-Verknüpfung (Bezeichnung: $\cap$) aller spezifizierten Merkmale x_l auf dem Rückweg zum Wurzelknoten. Jeder durchlaufene Knoten ergibt somit eine neue Teilprämisse. Allerdings schränkt die Strategie die Lösungsmenge der möglichen Regeln ein, z. B. weil das im Wurzelknoten ausgewählte Merkmal in allen Regeln vorkommt.

Die am stärksten spezialisierte Form ist eine separate Regel für jedes Datentupel im Lerndatensatz. Hier kommt jedes Merkmal in jeder Regel mit genau einem linguistischen Term vor. Solche Regeln sind normalerweise zu speziell und decken genau ein Datentupel im Lerndatensatz ab, falls keine Datentupel mit identischen linguistischen Termen existieren. Oft werden unbekannte Datentupel durch keine Regel erfasst, die Regelbasis ist folglich unvollständig.

Eine Generalisierung erweitert den Einzugsbereich einer Regelprämisse durch das Hinzufügen linguistischer Terme zu Teilprämissen, das Weglassen von Teilprämissen oder das Fusionieren mit einer anderen Regelprämisse (Bild 5.18).

Letzteres ist aber problematisch, weil die Prämissen u. U. unübersichtlich und schwer interpretierbar werden. Das Wegschneiden von weiteren Verzweigungen in Bäumen (Pruning) lässt nur das Streichen der jeweils zuletzt hinzugefügten Teilprämisse zu und reduziert somit den Suchraum.

Hypothesen für Regelbasen entstehen durch Hinzufügen, Löschen oder Austauschen von Einzelregeln. Eine Alternative sind Modifikationen (z. B. durch Generalisie-

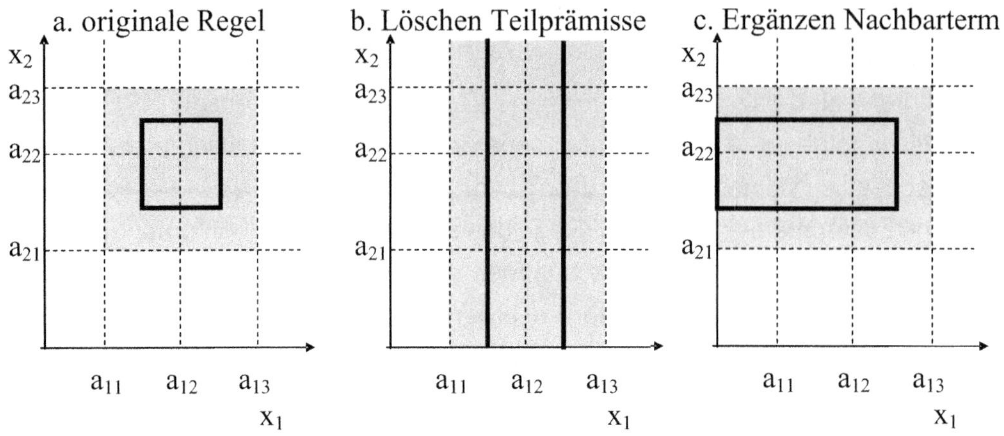

Bild 5.18: Beispiele für Möglichkeiten zur Generalisierung von Einzelregeln (schwarzes Rechteck: Gebiet mit $\alpha = 0.5$ bei Verwendung des Minimums, grau: Gebiet mit Zugehörigkeitswerten größer Null):
a. originale Regel mit Prämisse $x_1 = A_{1,2} \cap x_2 = A_{2,2}$,
b. Weglassen einer Teilprämisse: $x_1 = A_{1,2}$,
c. Hinzufügen eines linguistischen Terms $x_1 = (A_{1,1} \cup A_{1,2}) \cap x_2 = A_{2,2}$

ren oder Spezifizieren) von in der Regelbasis enthaltenen Einzelregeln beim direkten Zugang.

Modifikationen von Zugehörigkeitsfunktionen wirken für einzelne Regeln wie Generalisierungen oder Spezialisierungen, weil sie die Einzugsbereiche der betroffenen Regelprämissen vergrößern bzw. verkleinern.

Übersichten über unterschiedliche Verfahren finden sich in [101, 102, 297]. Tabelle 5.17 zeigt eine Einteilung ausgewählter Verfahren zur Regelgenerierung für Fuzzy-Systeme entsprechend der beiden Zugänge.

Oftmals werden verschiedene Verfahren miteinander kombiniert. So erzeugt das Verfahren in Bild 5.19 zunächst spezielle Regeln durch Entscheidungsbäume, um sie nachher zu generalisieren und daraus kooperierende Regelbasen zusammenzustellen.

Bewertung von Regeln und Regelbasen

Die Bewertung von Einzelregeln und Regelbasen ist nicht trivial, weil alle Bewertungsmaße vollständige Lösungen unterstellen. Eine vollständige Lösung bedeutet, dass alle Datentupel in einem Lerndatensatz einbezogen werden. Hier bieten sich verschiedene Strategien an:

Zugang	Verfahren
direkter Zugang (Pittsburgh-Ansatz)	- ASMOD [252] - Fuzzy CART [195] - LOLIMOT [324] - Entscheidungsbäume [23] - Fuzzy-Entscheidungsbäume [66, 171, 196, 381, 391] - Evolutionäre Algorithmen [38, 102, 173, 188, 207, 217] - Clustering [420]
indirekter Zugang (Michigan-Ansatz)	- Fuzzy-ROSA (explorative Standardstrategie) [140, 426] - Entscheidungsbäume [38, 126, 140, 156, 191, 210, 296] - Fuzzy Version Space Learning [178, 462] - induktives Lernen modularer Fuzzy-Regeln [178, 218] - Induktion hierarchischer Fuzzy-Systeme [176] - Evolutionäre Algorithmen [38, 58, 102, 163, 228, 229, 426]

Tabelle 5.17: Einteilung von Verfahren zur Regelgenerierung für Fuzzy-Systeme

- Eine Datentupelselektion wählt nur die abgedeckten Datentupel im Einzugsbereich der Regelprämisse(n) mit einem beliebigen α-Schnitt aus (oftmals Absolutwert $\alpha = 0.5$ oder Regel mit größter Erfüllung der Prämisse). Diese Strategie bevorzugt fehlerfreie Einzelregeln mit kleinen Einzugsgebieten der Prämisse. Daraus entste-

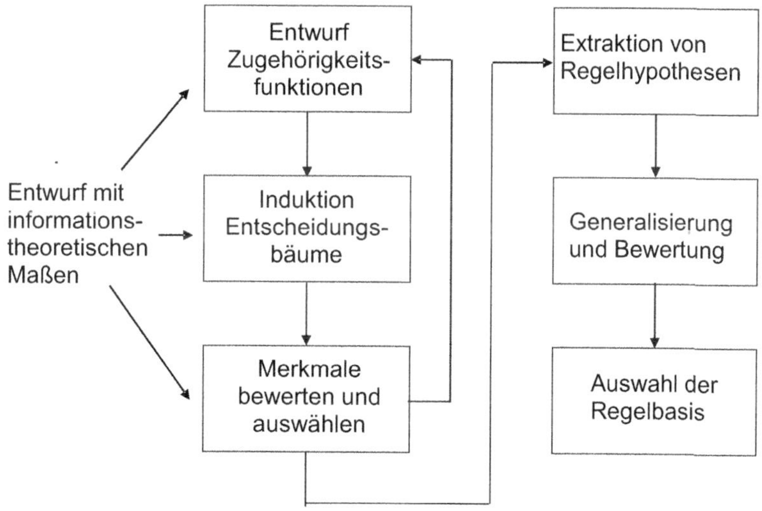

Bild 5.19: Modulares Entwurfsverfahren für Fuzzy-Systeme in [302]

hende Regelbasen bestehen aus unnötig vielen Regeln. Bei Regelbasen besteht das Risiko, dass große Gebiete nicht abgedeckt werden.

- Eine Regel oder Regelbasis wird durch eine Sonst-Regel ergänzt, die das nicht durch die Regelprämisse(n) erfasste Gebiet behandelt. Somit entsteht stets eine vollständige Regelbasis.

  Diese Strategie begünstigt große Einzugsgebiete der Prämisse und nimmt moderat fehlerbehaftete Regeln in Kauf. So erzeugte Regelbasen bestehen aus wenigen Regeln, weisen aber teilweise schlechtere klassifikations- oder regressionsorientierte Bewertungsmaße auf. Zudem ist hier festzulegen, welche Konklusion diese ergänzende Regel aufweisen soll. Dazu bieten sich hauptsächlich vier Untervarianten an:

  - I: optimale scharfe oder unscharfe Konklusion über der Prämisse der Sonst-Regel für den Lerndatensatz,
  - II: Konklusion NICHT $y = C_r$ (nur bei Einzelregeln für Klassifikationsprobleme),
  - III: a priori festgesetzte Konklusion "Rückweisung" (nur für Klassifikationsprobleme) und
  - IV: beliebige a priori festgesetzte Konklusion.

  Alle Untervarianten haben Vor- und Nachteile.

  Untervariante I hat insbesondere bei scharfen Konklusionen Probleme beim Finden von Regeln mit der häufigsten Klasse. Außerdem neigt sie bei Mehrklassenproblemen dazu, fehlerhafte Datentupel in der Regelprämisse zu akzeptieren, die weder zur Regelkonklusion noch zur Konklusion der Sonst-Regel gehören. Die Ursache für diesen Effekt liegt darin, dass diese Datentupel in beiden Gebieten Fehler erzeugen und somit eine in späteren Schritten störende Zuordnung zur Regelprämisse nicht bestraft wird.

  Die Untervarianten II und III erzeugen tendenziell zu große Prämissen. Sie versuchen, alle Datentupel zur jeweiligen Konklusion in die Prämisse zu integrieren, auch wenn dadurch relativ viele Fehler im Einzugsgebiet der Prämisse entstehen.

  Die Untervariante IV findet keine Regeln mit der festgesetzten Konklusion und hat ansonsten ähnliche Probleme wie Untervariante I. Andererseits ist sie sehr gut geeignet, relative kleine Gebiete mit abweichenden Klassen zu finden, die in ein großes und nicht kompaktes Gebiet mit der festgesetzten Konklusion eingebettet sind.

  Die Komplexität solcher Effekte steigt insbesondere bei Problemen mit unterschiedlichen Entscheidungskosten stark an [38, 39, 40]. Eine Ursache ist die geeignete Festlegung von Entscheidungskosten für die Untervarianten II und III, die nicht aus dem Problem resultieren. Außerdem werden "billige" Fehlentscheidun-

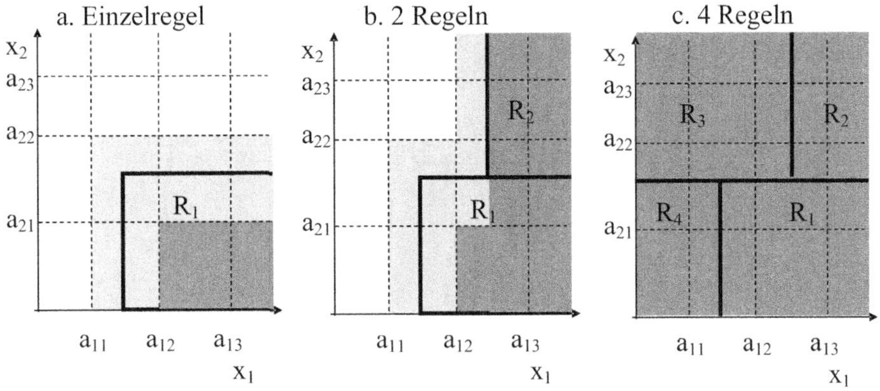

Bild 5.20: Einzugsgebiete von Regeln und der Sonst-Regel bei a. einer Einzelregel, b. einer unvollständigen Regelbasis mit zwei Regeln, c. einer vollständigen Regelbasis mit vier Regeln; dunkelgrau: nur Regel(n), hellgrau: anteilig Regel und Sonst-Regel, weiß: nur Sonst-Regel, fette Linien: $\alpha = 0.5$-Schnitt der Regeln, gepunktete Linien: Parameter Zugehörigkeitsfunktionen, Regelprämissen $V_1 : x_1 = (A_{1,2} \cup A_{1,3}) \cap x_2 = A_{2,1}$, $V_2 : x_1 = A_{1,3} \cap x_2 = (A_{2,2} \cup A_{2,3})$, $V_3 : x_1 = (A_{1,1} \cup A_{1,2}) \cap x_2 = (A_{2,2} \cup A_{2,3})$, $V_4 : x_1 = A_{1,1} \cap x_2 = A_{2,1}$

gen bevorzugt zu Regelprämissen von Einzelregeln zugeordnet, was später zu suboptimalen Ergebnissen beim Zusammenstellen von Regelbasen führt.
Beim Zusammenstellen der Regelbasis reduziert sich schrittweise das Einzugsgebiet der Sonst-Regel (weißer Bereich in Bild 5.20). Solange nicht der komplette Bereich durch Regeln abgedeckt wird, gibt es an den Grenzen zwischen abgedecktem und nicht abgedecktem Bereich außerdem noch einen hellgrau eingezeichneten Bereich mit gradueller Zugehörigkeit zur Sonst-Regel.

- Verschiedene Kompromisse aus beiden Varianten (z. B. reduzierte Einbeziehung der Sonst-Regel) versuchen die Vorteile beider Varianten zu fusionieren (siehe [38] für eine umfassende Diskussion). In die gleiche Richtung zielt die Idee, die Güte einer Regel im Einzugsgebiet ihrer Prämisse gegenüber einer generalisierten Regel (z. B. mit einer Eins-Prämisse) zu vergleichen. Diese Strategie sucht ebenfalls nach Regeln, die viele Datentupel abdecken und eine abweichende Konklusion zur untersuchten generellen Regel aufweisen (siehe z. B. Bewertungsmaße des ROSA-Verfahrens [212, 225, 231]).

Neben der Black-Box-Bewertung des kompletten Fuzzy-Systems durch ein beliebiges klassifikations- oder regressionsorientiertes Bewertungsmaß bietet sich eine Bewertung als Fuzzy-Klassifikationsproblem mittels (3.72) an [190, 296], wodurch strenggenommen wieder eine regressionsorientierte Bewertung erfolgt. Die Schätzung der unscharfen Ausgangsgröße erfolgt hierbei in Analogie zu den Schätzvorschriften in (3.22) – (3.26) mittels

$$Q(\hat{\mathbf{P}}(y|\mathbf{x}=V)) = \frac{1}{2}||\boldsymbol{\mu}_{\mathbf{y}} - \underbrace{\boldsymbol{\mu}_V(\mathbf{x}) \cdot \hat{\mathbf{P}}^T(y|\mathbf{x}=V)}_{\hat{\boldsymbol{\mu}}_{\mathbf{y}}}||_F^2 \rightarrow \min_{\hat{P}(y|\mathbf{x}=V)} \tag{5.138}$$

mit der Frobenius-Norm sowie

$$\hat{\mathbf{P}}(y|\mathbf{x}=V) = \begin{pmatrix} \hat{P}(y=B_1|\mathbf{x}=V_1) & \cdots & \hat{P}(y=B_1|\mathbf{x}=V_{r_{max}}) \\ \vdots & \ddots & \vdots \\ \hat{P}(y=B_{m_y}|\mathbf{x}=V_1) & \cdots & \hat{P}(y=B_{m_y}|\mathbf{x}=V_{r_{max}}) \end{pmatrix}, \tag{5.139}$$

$$\hat{\mathbf{P}}(y|\mathbf{x}=V) \geq \mathbf{0}_{m_y \times r_{max}}, \tag{5.140}$$

$$\mathbf{1}_{m_y}^T \hat{\mathbf{P}}(y|\mathbf{x}=V) = \mathbf{1}_{r_{max}}^T, \tag{5.141}$$

was einer Akkumulation I mit der gewöhnlichen Summe als Operator entspricht. Im Falle nicht überlappender Regeln und bei der Verwendung einer Standardpartition ist die Summe aller Regelaktivierungen nie größer Eins. Somit ist dieser Operator der Beschränkten Summe äquivalent. Die Matrix $\boldsymbol{\mu}_V(\mathbf{x})$ ergibt sich mit

$$\boldsymbol{\mu}_V(\mathbf{x}) = \begin{pmatrix} \mu_{V_{r_1}}(\mathbf{x}[1]) & \cdots & \mu_{V_{r_{max}}}(\mathbf{x}[1]) \\ \vdots & \ddots & \vdots \\ \mu_{V_{r_1}}(\mathbf{x}[N]) & \cdots & \mu_{V_{r_{max}}}(\mathbf{x}[N]) \end{pmatrix} \tag{5.142}$$

und $\boldsymbol{\mu}_{\mathbf{y}}$ aus (3.4).

Diese Bewertung bezieht allerdings die Akkumulation II und III, die Defuzzifizierung und die Lage der Ausgangszugehörigkeitsfunktionen nicht mit ein. Dennoch ergeben sich für einige Klassifikationsprobleme Vorteile, weil durch (5.138) ein meist stetiges Bewertungsmaß gegeben wird, welches sich besser zur numerischen Optimierung (z. B. für Parameter von Zugehörigkeitsfunktionen) eignet. Zudem ist (5.138) selbst geschlossen lösbar [302].

Ein besser interpretierbares relatives regressionsorientiertes Bewertungsmaß entsteht durch Anwendung von (3.79) auf die Bewertungsmaße in (5.138) mit

$$Q_{R^2,F}(\boldsymbol{\mu}_{\mathbf{y}}, \hat{\boldsymbol{\mu}}_{\mathbf{y}}) = 1 - \frac{Q(\hat{\mathbf{P}}(y|\mathbf{x}=V))}{Q(\hat{\mathbf{P}}(y))}. \tag{5.143}$$

Das Trivialmodell $\hat{\mathbf{P}}(y)$ entspricht der optimalen Konklusion einer Regel mit Eins-Prämisse.

Weitere Bewertungsaspekte für Regeln wie Kosten für verwendete Merkmale bzw. eine möglichst eindeutige Verteilung zugunsten der Klasse in der Konklusion können bei Bedarf gesondert einbezogen werden. Ein Maß für Letzteres ist die sogenannte Klarheit einer Regel [190, 296] mit

$$Q_{Klar,r} = \hat{P}(y = C_r | \mathbf{x} = V_r). \tag{5.144}$$

Ein Wert von Eins bedeutet eine eindeutige Zuordnung der Konklusion zur Prämisse, ein Wert von Null schließt die Konklusion komplett aus.

Die bisher diskutierten Maße enthalten nur indirekte Informationen über die statistische Absicherung einer Regel. Zwar ist es naheliegend, dass Regeln mit einem geringen Klassifikationsfehler statistisch relevant sind. Allerdings existieren dafür Gegenbeispiele, z. B. kann die Erklärung seltener Klassen B_c mit wenigen Datentupeln zu sehr guten Gütewerten bezüglich eines Klassifikationsproblems B_c gegen $\overline{B_c}$, aber auch zu einer geringen statistischen Sicherheit führen.

Ein statistischer Test kann bei Klassifikationsproblemen im einfachsten Fall durch das Testen zweier Binomialverteilungen erfolgen, welche die Häufigkeiten der Konklusion im Gebiet der Prämisse gegen das Gebiet der Eins-Regel [212, 232] bzw. das Gebiet der Sonst-Regel [302] vergleichen. Dabei entstehen für jedes Signifikanzniveau jeweils Konfidenzintervalle mit oberen und unteren Schranken $[\hat{P}_{C_r,un}(\cdot), \hat{P}_{C_r,ob}(\cdot)]$ mit der abkürzenden Schreibweise

$$\hat{P}_{C_r}(\cdot) = \hat{P}(y = C_r | \cdot). \tag{5.145}$$

Ein Beispiel zeigt Bild 5.21.

Aus den Konfidenzintervallen können wiederum quantitative Bewertungsmaße für Regelrelevanzen abgeleitet werden. Bei einem Vergleich der Regelprämisse gegen die negierte Regelprämisse (Spezialfall der Sonst-Regel) ergibt sich beispielsweise gemäß [302] eine statistische Absicherungsgüte

$$Q_{Stat} = \begin{cases} 1 - \dfrac{1}{\max(1, K_{pos})} & \text{wenn } \hat{P}_{C_r,un}(\mathbf{x} - V_r) > \hat{P}_{C_r,ob}(\mathbf{x} = \overline{V_r}) \\ -1 + \dfrac{1}{\max(1, K_{neg})} & \text{wenn } \hat{P}_{C_r,ob}(\mathbf{x} = V_r) < \hat{P}_{C_r,un}(\mathbf{x} = \overline{V_r}) \\ 0 & \text{sonst} \end{cases} \tag{5.146}$$

mit den Abkürzungen

$$K_{pos} = \frac{\hat{P}_{C_r}(\mathbf{x} = V_r) - \hat{P}_{C_r}(\mathbf{x} = \overline{V_r})}{\hat{P}_{C_r,ob}(\mathbf{x} = \overline{V_r}) - \hat{P}_{C_r}(\mathbf{x} = \overline{V_r}) + \hat{P}_{C_r}(\mathbf{x} = V_r) - \hat{P}_{C_r,un}(\mathbf{x} = V_r)}, \tag{5.147}$$

$$K_{neg} = \frac{\hat{P}_{C_r}(\mathbf{x} = \overline{V_r}) - \hat{P}_{C_r}(\mathbf{x} = V_r)}{\hat{P}_{C_r,ob}(\mathbf{x} = V_r) - \hat{P}_{C_r}(\mathbf{x} = V_r) + \hat{P}_{C_r}(\mathbf{x} = \overline{V_r}) - \hat{P}_{C_r,un}(\mathbf{x} = \overline{V_r})}. \tag{5.148}$$

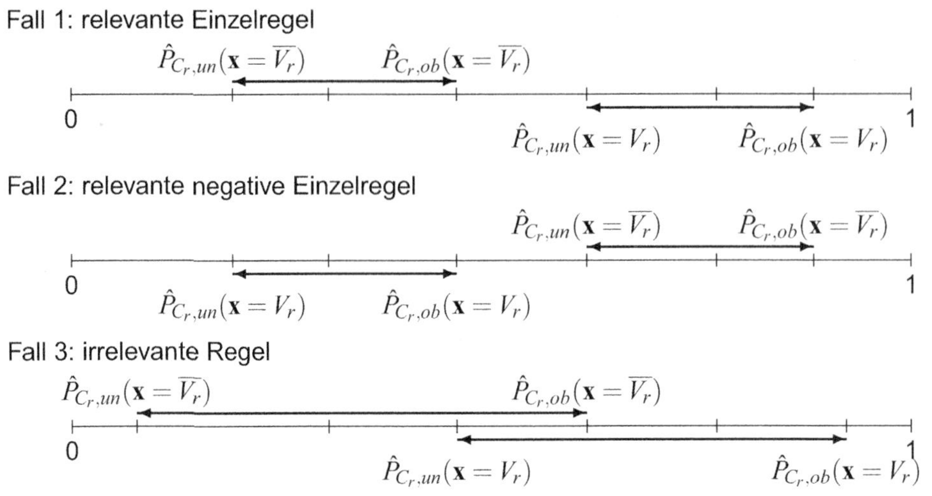

Bild 5.21: Konfidenzintervalle der geschätzten Wahrscheinlichkeiten zur Berechnung der statistischen Absicherungsgüte [212, 302]

Bei einer geometrischen Deutung ist K_{pos} bzw. K_{neg} der multiplikative Faktor, mit dem die jeweiligen Konfidenzintervalle gestreckt werden können, um noch relevant zu bleiben. Bewertungsmaße wie Q_{Stat} oder ähnliche Maße eignen sich auch als Regelrelevanz [212].

Die statistische Absicherungsgüte darf aber nicht mit einem Signifikanzniveau α verwechselt werden. Bei einer Einzelregel bedeutet zwar jeder Wert $Q_{Stat} > 0$, dass die Regel über dem vorgegebenen Signifikanzniveau liegt. Je näher dieser Wert in Richtung Eins geht, desto sicherer ist die Regel. Dennoch lässt er keine direkte Schlussfolgerung über das Signifikanzniveau zu.

Mit den modularen Maßen relative Regressionsgüte $Q_{R^2,F}$ entsprechend (5.143) und Klarheit Q_{Klar} sowie der statistischen Absicherungsgüte Q_{Stat} können nun Einzelregeln auf ihre Relevanz geprüft werden. Dazu dient hier das Kriterium [297]

$$Q_{ges} = \begin{cases} Q_{R^2,F}(\boldsymbol{\mu}_{\mathbf{y}}, \hat{\boldsymbol{\mu}}_{\mathbf{y}}) \cdot Q_{Klar}^{\beta_{Klar}} \quad (\beta_{Klar} > 0) & \text{für } Q_{Stat} > 0 \\ 0 & \text{sonst.} \end{cases} \tag{5.149}$$

Die relative Regressionsgüte bewertet die Verbesserung der Schätzung der Zugehörigkeiten der Ausgangsgröße im Vergleich zum Trivialmodell auf Basis der Frobenius-Norm. Der Exponent β_{Klar} erlaubt eine Gewichtung zwischen relativer Regressionsgüte und Klarheit. Größere Werte von β_{Klar} führen zu einer Bevorzugung speziellerer Regeln mit wenigen Fehlern, weniger Datentupeln und einer geringeren statistischen Absicherung (niedrigeres Abstraktionsniveau) gegenüber allgemeineren Regeln mit einigen Fehlern, vielen Datentupeln und einer höheren statistischen Absicherung (höheres Abstraktionsniveau). Während der Regelgeneralisierung ist es vorteilhaft, die statistische Absicherungsgüte erst nach dem letzten Generalisierungsschritt einzubeziehen, weil sonst vielversprechende spezielle Regeln nicht weiterverfolgt werden.

Bei einer Bewertung von Einzelregeln mit entscheidungstheoretischen Maßen wie (3.83) treten multikriterielle Optimierungsprobleme auf (z. B. geringer Klassifikationsfehler und somit niedrige Entscheidungskosten, geringe Merkmalskosten).

Eine gute Lösung für die Regelbasis erfordert das Abspeichern jeder möglichen Pareto-optimalen Lösung für die Einzelregeln.

Selbst wenn in der finalen Regelbasis nur die Gesamtkosten zu minimieren sind, ist zum Zeitpunkt der Generierung der Einzelregeln nicht abzusehen, welche Merkmale in der Regelbasis verwendet werden. Deshalb liegt der zusätzliche Beitrag einer Einzelregel zu den Merkmalskosten der Regelbasis zwischen Null (die Merkmale werden bereits durch andere Regeln in der Regelbasis verwendet) und den vollen Merkmalskosten für alle verwendeten Merkmale. Deswegen ist es sinnvoll, eine zweikriterielle Minimierung bezüglich der Gesamtkosten Q_T (3.83) (inkl. der vollen Merkmalskosten) und der Entscheidungskosten Q_D (3.59) für Einzelregeln und deren Generalisierungen durchzuführen (Beispiel in Bild 5.22).

Nur das Weglassen von Teilprämissen kann die Merkmalskosten in der finalen Regelbasis reduzieren, das Hinzufügen linguistischer Terme ändert die Merkmalskosten nicht. Deswegen sind alle Regeln aus dem Indifferenzgebiet

$$Q_{D,r} + \gamma Q_{F,r} < Q_{D,r_{opt}} + Q_{F,r_{opt}} \text{ mit } r_{opt} = \text{argmin}_r\, Q_{D,r}, \gamma \in [0,1] \qquad (5.150)$$

potenzielle Pareto-optimale Lösungen. Der Faktor γ formalisiert die Impräzision des Kostenbeitrags der Einzelregel, wobei $\gamma = 1$ für die vollen Merkmalskosten und $\gamma = 0$ für verschwindende Mehrkosten durch die in der Regel verwendeten Merkmale steht. Der Index r_{opt} kennzeichnet die Pareto-optimale Regel mit den kleinsten Entscheidungskosten $Q_{D,r_{opt}}$.

Vergleich

Der folgende Abschnitt erläutert ausgewählte Aspekte bei der Hypothesengenerierung und Bewertung anhand des illustrativen Beispiels:

Beispiel: Der Ausgangspunkt der folgenden Untersuchungen ist der generierte Entscheidungsbaum aus Tabelle 5.11. Tabelle 5.18 verdeutlicht eine mögliche Vorgehensweise bei der Hypothesengenerierung von Einzelregeln am Beispiel des Generalisierens einer bereits existierenden Regel R_{11}, die aus dem Entscheidungsbaum stammt (vgl. Knoten v_{11} in Ta-

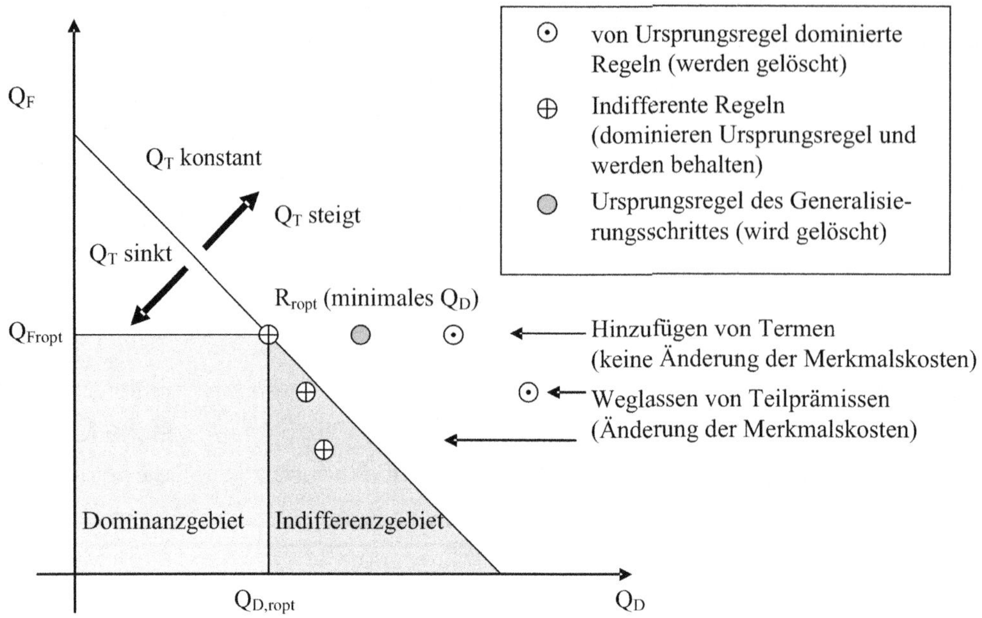

Bild 5.22: Kandidaten für Pareto-optimale Einzelregeln beim Generalisieren einer Regel durch Hinzufügen von linguistischen Termen zu Teilprämissen sowie Weglassen von Teilprämissen (nach [38])

belle 5.11 auf S. 150).[8] Die Regel ist mit drei zugehörigen Datentupeln statistisch kaum abgesichert und nur deswegen relevant, weil die Klasse B_2 extrem selten ist (Prämisse: $\hat{P}(C_r|V_r) = 1$ mit Konfidenzintervall [0.29,1.00] für ein Signifikanzniveau $\alpha = 0.05$, negierte Prämisse $\hat{P}(C_r|\overline{V_r}) = 0.07$ mit Konfidenzintervall [0.04,0.12]).

Hypothesen für generalisierte Regelprämissen entstehen durch Weglassen einer Teilprämisse (R_{17}, R_5) oder durch das Ergänzen benachbarter Terme (R_{18}, R_{19}, R_{20}). Alle Regeln übernehmen die Konklusion der ursprünglichen Regel, um Regeln mit einer seltenen Konklusion zu schützen.

Die fehlerfreie Regel R_{19} (Ergänzen des Terms $A_{1,5}$) zeichnet sich durch eine Prämisse aus, die weitaus mehr Datentupel als R_{11} abdeckt. Alle anderen Optionen weisen zu große Klassifikationsfehler und damit schlechtere Bewertungen auf. Regel R_{19} bildet somit den Ausgangspunkt für den nächsten Generalisierungsschritt. Durch Weglassen der Teilprämissen entstehen nochmals die Regel R_{17} und die neue Regel R_{21}. Ein Ergänzen benachbarter Terme erzeugt die Regeln R_{22} und R_{23}. Die relative Regressionsgüte bevorzugt Regel R_{23} wegen

[8]Die Nummerierung der Regeln bis R_{16} stimmt mit den Knotennummern des Entscheidungsbaums überein. Neu entstehende Regelhypothesen werden fortlaufend nummeriert. Die unterschiedliche Anzahl der zugehörigen Datentupel resultiert aus unterschiedlichen Inferenzverfahren beim Auswerten von (scharfen) Entscheidungsbäumen und (unscharfen) Fuzzy-Regeln.

S_G	Nr.	Prämisse V_r	Q_{ges} (5.149)	$Q_{R^2,F}$ (5.143)	Q_{Klar} (5.144)	Q_{Stat} (5.146)	F_r	N_r
1	R_{11}	$x_1 = A_{1,4} \cap x_2 = A_{2,5}$	0.13	0.13	1.00	0.19	0	3
1	R_{17}	$x_2 = A_{2,5}$	0.01	0.30	0.72	0.58	5	18
1	R_5	$x_1 = A_{1,4}$	0	0.01	0.15	0	47	55
1	R_{18}	$x_1 = A_{1,3} \cup A_{1,4} \cap x_2 = A_{2,5}$	0	0.05	0.50	0	3	6
1	R_{19}	$x_1 = A_{1,4} \cup A_{1,5} \cap x_2 = A_{2,5}$	**0.46**	0.46	1.00	0.71	0	13
1	R_{20}	$x_1 = A_{1,4} \cap x_2 = A_{2,4} \cup A_{2,5}$	0.00	0.12	0.67	0.41	4	12
2	R_{19}	$x_1 = A_{1,4} \cup A_{1,5} \cap x_2 = A_{2,5}$	**0.46**	0.46	1.00	0.71	0	13
2	R_{17}	$x_2 = A_{2,5}$	0.01	0.30	0.72	0.58	5	18
2	R_{21}	$x_1 = A_{1,4} \cup A_{1,5}$	0.00	0.14	0.29	0.57	48	68
2	R_{22}	$x_1 = A_{1,3} \cup A_{1,4} \cup A_{1,5}$ $\cap x_2 = A_{2,5}$	0.04	0.35	0.81	0.61	3	16
2	R_{23}	$x_1 = A_{1,4} \cup A_{1,5}$ $\cap x_2 = A_{2,4} \cup A_{2,5}$	0.07	0.48	0.83	0.71	4	23

Tabelle 5.18: Schrittweises Generalisieren der ursprünglichen Regel R_{11} (Konklusion $\hat{y} = B_2$), Generalisierungsschritt S_G mit den Bewertungsmaßen Q_{ges} mit $\beta_{Klar} = 10$, relative Regressionsgüte $Q_{R^2,F}$, Klarheit Q_{Klar}, statistische Absicherungsgüte Q_{Stat}, Fehler $F_r = N(\mathbf{x} = V_r \cap y \neq \hat{y})$ und Datentupel in der Prämisse: $N_r = N(\mathbf{x} = V_r)$

der hohen Anzahl von Datentupeln. Das finale Bewertungsmaß Q_{ges} entscheidet sich wegen der deutlich größeren Klarheit wieder zugunsten von R_{19}. Damit ist das Generalisieren der ursprünglichen Regel R_{11} abgeschlossen.

Mit dieser Methode entstehen aus den ursprünglichen 13 Regeln aus den Endknoten des Entscheidungsbaums die sieben generalisierten und statistisch abgesicherten Regeln in Tabelle 5.19.

Anschließend werden Hypothesen für eine Regelbasis aufgestellt und mit (5.143) bewertet. In einem ersten Schritt werden sieben Regelbasen überprüft, die jeweils eine der Regeln in Kombination mit einer Sonst-Regel mit Rückweisung enthalten. Die beste Regelbasis enthält R_2. Der nächste Schritt testet Regelbasen mit Regel R_2, einer weiteren Kandidatenregel und der Sonst-Regel usw. Auf diese Weise werden schrittweise die Regeln R_{19}, R_{24} und R_6 ergänzt. Alle weiteren Regeln verbessern das Ergebnis nicht und werden verworfen. Somit entsteht eine Regelbasis mit vier Regeln und einer Sonst-Regel (mit * markierte Regeln in Tabelle 5.19).

R_{19} überdeckt sich mit Teilgebieten von Regel R_{24} (widersprüchliche Konklusionen $B_1 \leftrightarrow B_2$) und R_6 (gleiche Konklusion B_2). Die Inferenz löst die Widersprüche auf und sorgt letztlich für plausible Klassengrenzen (Bild 5.23). Eine Lösung mit optimalen Einzelregeln entsteht so allerdings nicht, weil R_{24} unnötig fehlerbehaftet ist.

Nr.	Prämisse V_r	C_r	Q_{ges} (5.149)	$Q_{R^2,F}$ (5.143)	Q_{Klar} (5.144)	Q_{Stat} (5.146)	F_r	N_r
R_2^*	$x_1 = A_{1,1}$	B_3	0.56	0.56	1.00	0.64	0	9
R_{19}^*	$x_1 = A_{1,4} \cup A_{1,5}$ $\cap x_2 = A_{2,5}$	B_2	0.46	0.46	1.00	0.71	0	13
R_{24}^*	$x_1 = A_{1,2} \cup A_{1,3} \cup A_{1,4}$	B_1	0.27	0.42	0.96	0.76	9	208
R_6^*	$x_1 = A_{1,5}$	B_2	0.17	0.39	0.92	0.64	1	13
R_{25}	$x_1 = A_{1,2} \cup A_{1,3} \cup A_{1,4}$ $\cap x_2 = \overline{A_{2,5}}$	B_1	0.35	0.41	0.98	0.76	3	198
R_{26}	$x_2 = \overline{A_{2,5}}$	B_1	0.09	0.19	0.92	0.58	16	212
R_{23}	$x_1 = A_{1,4} \cup A_{1,5}$ $\cap x_2 = A_{2,4} \cup A_{2,5}$	B_2	0.07	0.48	0.83	0.71	4	23
$R_{r_{sonst}}^*$	SONST	B_1	-	-	-	-	-	-

Tabelle 5.19: Regeln nach Generalisierung und daraus zusammengestellte Regelbasis (alle Regeln mit *) incl. Bewertung für das 3-Klassen-Problem, Abkürzungen für Bewertungsmaße siehe Tabelle 5.18, Visualisierung siehe Bild 5.23

Da die Regeln der Regelbasis im Beispiel alle möglichen Eingangsgrößen abdecken, wird strenggenommen keine Sonst-Regel benötigt. Solche Eigenschaften sind allerdings bei einer Vielzahl verwendeter Merkmale kaum noch prüfbar. Folglich ist es sinnvoll, die Vollständigkeit der Regelbasis immer durch eine Sonst-Regel abzusichern.

Die entstehenden Regelbasen hängen hauptsächlich von den ausgewählten Zugehörigkeitsfunktionen, den verwendeten Verfahren zur Hypothesengenerierung und den Bewertungsmaßen ab. Eine Auswahl von Ergebnissen für das Beispiel zeigt Tabelle 5.20. Alle Verfahren lösen sowohl das 3-Klassen- als auch das 2-Klassen-Problem ohne merkliche Unterschiede. Die Erzeugung klassenspezifischer Entscheidungsbäume generiert beim 3-Klassen-Problem $n_{EB} = 3$ unterschiedliche Bäume (jede Klasse gegen die beiden anderen), während beim 2-Klassen-Problem nur ein Baum entsteht (Klasse Proband gegen Klasse Patient). Allerdings reicht für das Beispiel ein Entscheidungsbaum auch aus, um hinreichend viele Regelhypothesen zu generieren.

Die mit einem Clusterverfahren bestimmten Parameter der Zugehörigkeitsfunktionen in Tabelle 5.9 bieten eine gute Ausgangsbasis für den Entwurf von Regelbasen. Ein äquifrequenter Ansatz ist für das Beispiel etwas schlechter, weil er Randterme mit zu wenigen Datentupeln in den Regeln erzeugt und außerdem eher zufällig zu ungünstigeren Klassengrenzen neigt. Ein Optimieren der ZGF-Parameter nach dem Entwurf der Regelbasis[9] lohnt sich nur über dem Lerndatensatz und mit Einschränkungen bei Testdaten einer 5-fachen Crossvalidierung. Die Ursache liegt in einer erhöhten Empfindlichkeit gegenüber einer Überanpassung über kleinen

[9]zu maximierendes Gütemaß: (5.143), freie Parameter für Optimierung: Parameter der Zugehörigkeitsfunktionen der in der Regelbasis verwendeten Merkmale

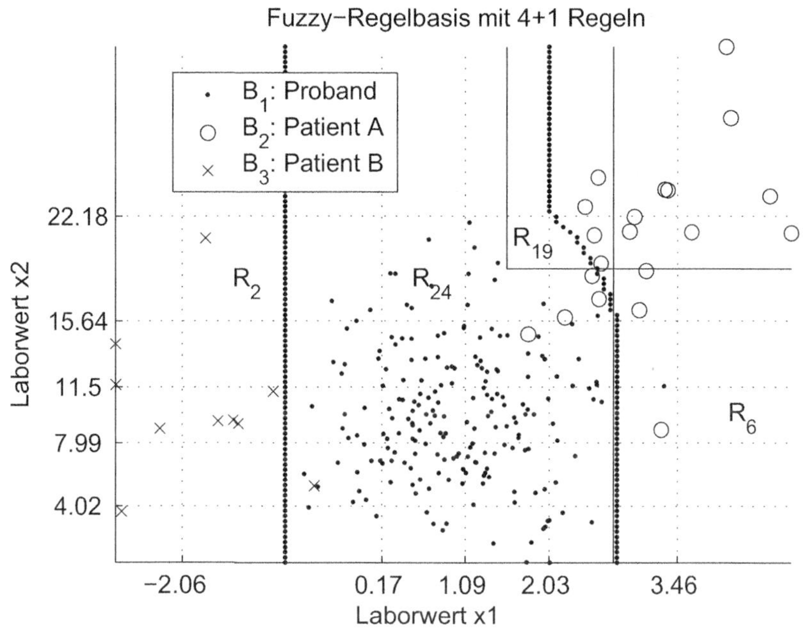

Bild 5.23: Einzugsgebiete der ausgewählten Regeln (alle Regeln mit * in Tabelle 5.19) und Klassengrenzen der resultierenden Regelbasis

Lerndatensätzen (vgl. 2-fache Crossvalidierung), weil der Lerndatensatz stärker ausgebeutet wird. Ein Runden der Parameter der Zugehörigkeitsfunktionen gemäß (5.137) verbessert zwar die Interpretierbarkeit, erhöht aber den Klassifikationsfehler und die Entscheidungskosten. Dieser Widerspruch ist typisch für viele Aufgaben [296] und muss durch einen aufgabenspezifisch zu wählenden Kompromiss aus Interpretierbarkeit und Klassifikationsgüte aufgelöst werden.

Eine Verwendung aller gefundenen Einzelregeln ohne die explizite Suche nach einer kleinen Regelbasis führt zu schlechten Ergebnissen (RB: nein). Einige der verwendeten Einzelregeln sind zwar für sich statistisch abgesichert und relevant, verursachen aber dennoch unnötige Klassifikationsfehler. Außerdem sind so entstandene Fuzzy-Systeme schlechter interpretierbar, weil sie aus sehr vielen Regeln mit beträchtlichen Überlappungen bestehen. Die Suche nach Regelbasen verwirft hingegen solche Regeln, wenn sie das Gütemaß für die gesamte Regelbasis verschlechtern.

Eine Berücksichtigung der unterschiedlichen Entscheidungskosten (EK) beim Entwurf bringt für das Beispiel eine deutliche Reduzierung der Kosten mit sich, ohne dass die Klassifikationsfehler merklich ansteigen. Die heuristisch festgelegten Entscheidungskosten aus (5.2) bewirken im Zweifelsfall eine Entscheidung zu Gunsten der beiden Patientenklassen. ■

Aufgrund der kombinatorischen Explosion aller möglichen Komponenten in den Lösungsverfahren und den auftretenden komplexen Wechselwirkungen zeigt das Bei-

m_y	ZGF-Entwurf		n_{EB}	RB	Bewer-	Klassifika-	Kosten gemäß
	Parameter	RU (5.137)			tung	tionsfehler [%] LD (5CV, 2CV)	(3.59) LD (5CV, 2CV)
3	Clustering	nein	3	ja	RRG	2.6 (**2.8**,4.2)	0.11 (0.11,0.16)
3	Äquifrequent	nein	3	ja	RRG	4.3 (5.7,6.6)	0.20 (0.26,0.29)
3	Optimiert	nein	3	ja	RRG	**1.7** (**2.8**,4.7)	0.07 (0.10,0.18)
3	Clustering	ja	3	ja	RRG	4.3 (5.1,4.3)	0.11 (0.16,0.14)
3	Clustering	nein	1	ja	RRG	2.6 (3.0,**3.4**)	0.11 (0.12,0.14)
3	Clustering	nein	3	nein	RRG	5.2 (5.3,4.3)	0.26 (0.27,0.20)
3	Clustering	nein	3	ja	EK	2.2 (3.1,4.4)	**0.06** (**0.08**,**0.11**)
2	Clustering	nein	1	ja	RRG	2.6 (3.2,5.0)	0.11 (0.13,0.20)
2	Äquifrequent	nein	1	ja	RRG	4.3 (5.9,7.0)	0.20 (0.27,0.32)
2	Optimiert	nein	1	ja	RRG	**1.7** (3.6,5.3)	0.07 (0.14,0.20)
2	Clustering	ja	1	ja	RRG	4.3 (5.0,5.5)	0.11 (0.17,0.20)
2	Clustering	nein	1	nein	RRG	5.2 (5.7,5.2)	0.26 (0.28,0.23)
2	Clustering	nein	1	ja	EK	2.2 (3.0,4.7)	**0.06** (**0.08**,0.14)

Tabelle 5.20: Klassifikationsfehler und Kosten für unterschiedliche Fuzzy-Systeme: m_y: 2- oder 3-Klassen-Problem, RU: gerundete Parameter entsprechend (5.137), n_{EB}: Anzahl generierter Entscheidungsbäume, RB: Suche nach einer Regelbasis, RRG: Bewertung mit relativer Regressionsgüte, EK: Bewertung mit minimalen Entscheidungskosten, LD: Lerndatensatz, 5CV: 10 Versuche 5-fache Crossvalidierung, 2CV: 10 Versuche 2-fache Crossvalidierung

spiel nur einige ausgewählte Aspekte. Eine Verallgemeinerung der Ergebnisse auf andere Anwendungen ist nur eingeschränkt möglich. Deswegen ist es sinnvoll, verschiedene Einstellungen automatisiert auszuprobieren und diejenigen mit den besten Ergebnissen über Testdaten zu verwenden. Allerdings ist die Kombination mit Clusterverfahren zum Entwurf von Zugehörigkeitsfunktionen, m_y klassenspezifischen Entscheidungsbäumen zur Extraktion von Regelhypothesen, Generalisieren und nachfolgendem Suchen nach einer Regelbasis relativ robust und erzielt in vielen Anwendungen gute Ergebnisse [258, 288, 296].

5.5.6 Automatisierte Generierung von Erklärungstexten

Bei der Bewertung von Regeln fallen viele Zusatzinformationen an, die zu einem besseren Verständnis der Regeln beitragen können. Dabei handelt es sich insbesondere um Aussagen, inwieweit eine Regel fehlerfrei ist, wie speziell sie ist und wie die einzelnen Teilprämissen zu den Ergebnissen beitragen.

Kennzahlen für solche Aussagen finden sich in den ohnehin berechneten bedingten Wahrscheinlichkeiten $\hat{P}(\cdot)$. Eine Idee zur Vermittlung dieser Zusatzinformationen und zur Annäherung an den menschlichen Sprachgebrauch besteht darin, Erklärungstexte automatisch zu erzeugen [260, 301] und relevante Regelbewertungen in die Beschreibung zu integrieren.

Die entstehenden Erklärungstexte setzen sich dann aus mehreren Bestandteilen zusammen:

- feststehende Textrahmen zur Struktur der Regeln und der Erklärungstexte,
- textuelle Übersetzungen für verschiedene Wahrscheinlichkeitsaussagen $T_{Wahr}(\cdot)$, bzw. der relativen Anzahl von Datentupeln $T_{Anz}(\cdot)$ aus der Regelbewertung (Tabelle 5.21),
- textuelle Langfassungen für linguistische Terme $T_{Term}(\cdot)$ inkl. numerischer Zusatzinformationen wie deren Einzugsbereiche,
- relative Aussagen für die Lage der Regelprämisse im Verhältnis zu ihrer jeweiligen Sonst-Regel $T_{Relsonst}(\cdot)$ sowie
- aufgabenspezifische natürlichsprachliche Namen von Merkmalen und Ausgangsgrößen $T_{Name}(\cdot)$.

Das Konzept lässt sich auch erweitern, um bei komplexeren entscheidungstheoretischen Maßen Gründe für die Annahme und Ablehnung alternativer Hypothesen für Einzelregeln und Regelbasen anzugeben [38].

Die textuelle Übersetzung der Zahlenwerte der bedingten Wahrscheinlichkeiten in linguistische Terme (Tabelle 5.21) stützt sich auf [24, 59, 375]. Aus sprachlichen Gründen wird zwischen der geschätzten Wahrscheinlichkeit und der relativen Anzahl der Datentupel unterschieden.

Relative Häufigkeit h	linguistischer Term $T_{Wahr}(h)$ (geschätzte Wahrscheinlichkeit)	linguistischer Term $T_{Anz}(h)$ (relative Anzahl von Datentupeln)
0	nie	keine
$(0, 0.20]$	selten	wenige
$(0.20, 0.50]$	gelegentlich	einige
$(0.50, 0.80]$	häufig	viele
$(0.80, 1)$	meistens	fast alle
1	immer	alle

Tabelle 5.21: Linguistische Terme zur Beschreibung der relativen Häufigkeiten

Ein erster Textrahmen erklärt alle relevanten Merkmale der Regel R_r. Die sind dadurch gekennzeichnet, dass die l-te Teilprämisse der Regel nicht aus einer ODER-

Verknüpfung aller Terme besteht. Für das erste Merkmal entsteht der folgende Textrahmen:

Die Beispiele für $T_{Term}(C_r)$ *sind dadurch charakterisiert, dass* $T_{Name}(x_l)$ $T_{Wahr}(\Delta P(H_{rl}))$ $T_{Relsonst}(V_r)$ *als sonst ist:* $T_{Anz}(\hat{P}(x_l = A_{l,L_1}\|C_r))$ $T_{Term}(A_{l,L_1})$ *und* ... *und* $T_{Anz}(\hat{P}(x_l = A_{l,L_v}\|C_r))$ $T_{Term}(A_{l,L_v})$.

Mögliche relative Aussagen $T_{Relsonst}(V_r)$ sind die drei zu testenden Hypothesen H_{rl} "größer", "kleiner" und "anders" für jedes Merkmal, das in der Prämisse vorkommt. Dabei wird z. B. bei der Hypothese größer geprüft, ob die in der Teilprämisse ausgewählten Terme und alle größeren Terme für die Regelkonklusion häufiger auftreten als für die negierte Regelkonklusion. Für die Berechnung der Häufigkeit wird die Differenz der Häufigkeiten gebildet. Kommt beispielsweise der Term $A_{l,4}$ als Teilprämisse vor, werden Differenzen der Häufigkeiten als Maße für die beiden Hypothesen größer und kleiner berechnet:

$$\Delta P(H_{rl} = \text{größer}) = \sum_{i=4}^{m_l} \hat{P}(x_l = A_{l,i}|C_r) - \sum_{i=4}^{m_l} \hat{P}(x_l = A_{l,i}|\overline{C}_r) \tag{5.151}$$

$$\Delta P(H_{rl} = \text{kleiner}) = \sum_{i=1}^{4} \hat{P}(x_l = A_{l,i}|C_r) - \sum_{i=1}^{4} \hat{P}(x_l = A_{l,i}|\overline{C}_r). \tag{5.152}$$

Ist keines der beiden Maße relevant positiv (z. B. $\Delta P(H_{rl}) > 0.2$), wird noch das Maß anders getestet:

$$\Delta P(H_{rl} = \text{anders}) = \hat{P}(x_l = A_{l,4}|C_r) - \hat{P}(x_l = A_{l,4}|\overline{C}_r). \tag{5.153}$$

Für das so gefundene größte Maß $\Delta P(H_{rl})$ wird die entsprechende Bezeichnung für Häufigkeiten aus Tabelle 5.21 eingesetzt. Die Vergleichsinformation wird nur für $\Delta P(H_{rl}) > 0.2$ angezeigt. Ansonsten wird diese Information ersatzlos weggelassen und ein leicht modifizierter Textbaustein verwendet:

Die Beispiele für $T_{Term}(C_r)$ *sind durch* $T_{Name}(x_l)$ *charakterisiert:* $T_{Anz}(\hat{P}(x_l = A_{l,L_1}\|C_r))$ $T_{Term}(A_{l,L_1})$ *und* ... *und* $T_{Anz}(\hat{P}(x_l = A_{l,L_v}\|C_r))$ $T_{Term}(A_{l,L_v})$.

Die Bezeichnungen der Merkmale $T_{Name}(x_l)$ werden stets als Langtext ausgeschrieben.

Zur Verbesserung der Lesbarkeit werden die relevanten Terme nach absteigender relativer Häufigkeit $h = \hat{P}(x_l = A_{li}|C_r)$ sortiert $(L_1, \ldots, L_v)$ und Terme mit einer relativen Häufigkeit kleiner $h < 0.2$ weggelassen.

Eine verbesserte Erklärung der Bedeutung der Terme bewirkt die zusätzliche Angabe des Abdeckungsbereiches anhand des α-Schnitts ($\alpha = 0.5$) der Zugehörigkeitsfunktionen. Für Randterme werden die Bausteine *kleiner als* und *größer als*, für Mittelterme *zwischen ... und ...* genutzt. Eventuell anhand der Merkmale und der Kategorien ermittelte physikalische Einheiten werden optional als weitere Textbausteine angehängt.

Ab dem zweiten Merkmal einer Teilprämisse wird ein leicht veränderter Textbaustein verwendet, der den ersten Teilsatz durch *"Weiterhin gilt für diese Beispiele, ..."* ersetzt.

Der zweite Textrahmen beschreibt die eigentliche Regel:

> *Aus diesen Aussagen lässt sich eine Regel aufbauen, die* $T_{Anz}(\hat{P}(V_r|C_r))$ *Fälle von* $T_{Term}(C_r)$ *beschreibt. Wenn* $T_{Term}(V_{r1})$ *ist und* $\cdots$ $T_{Term}(V_{rs})$ *ist, folgt daraus* $T_{Wahr}(\hat{P}(C_r|V_r))$ $T_{Term}(C_r)$.

Zur Komprimierung des Inhalts werden ODER-verknüpfte hintereinander stehende Terme (*erster Term, zweiter Term, dritter Term, ...* oder *letzter Term*) durch *erster Term* bis *letzter Term* inklusive des daraus resultierenden Abdeckungsbereiches abgekürzt.

Beispiel: Für die Regel R_{23} lässt sich so der folgende Erklärungstext ermitteln:

> Die Beispiele für Patient A sind dadurch charakterisiert, dass Laborwert x1 häufig größer als sonst ist: häufig sehr groß (größer als 2.75) und gelegentlich groß (zwischen 1.56 und 2.75). Weiterhin gilt für diese Beispiele, dass Laborwert x2 häufig größer als sonst ist: häufig sehr groß (größer als 18.9) und gelegentlich groß (zwischen 13.6 und 18.9). Aus diesen Aussagen lässt sich eine Regel aufbauen, die viele Fälle von Patient A beschreibt: Wenn Laborwert x1 groß bis sehr groß (größer als 1.56) ist und Laborwert x2 sehr groß (größer als 18.9) ist, folgt daraus immer Patient A.

Obwohl dieser Text einer menschlichen Beschreibung noch wenig ähnelt, ist er dennoch für einen Nichtspezialisten verständlicher als eine formale Regelbeschreibung. Dieser Vorteil kommt insbesondere bei komplexeren Regeln zum tragen, die nicht mehr zweidimensional darstellbar sind. ■

5.5.7 Implementierungsaspekte

Ein hemmender Faktor beim Einsatz von Fuzzy-Systemen in Geräten ohne leistungsfähige integrierte Computer ist die intransparente und rechenaufwändige Implementierung, um Mamdani-Systeme mit einer aufwändigen Fuzzifizierung bei vielen Merkmalen, einer einschrittigen Akkumulation und einer Defuzzifizierung mit der Schwerpunktmethode umzusetzen. Einen Ausweg bieten effizientere Implementierungsstrategien, die bei den Eingangsgrößen von einer Standardpartition mit dreieck- oder trapezförmigen Zugehörigkeitsfunktionen sowie von einer kleinen Regelanzahl mit wenigen Teilprämissen ausgehen. Diese Voraussetzungen schränken die Anwendbarkeit bei den meisten Medizingeräten nicht ein.

Eine Möglichkeit bei Fuzzy-Systemen mit ein bis drei Eingangsgrößen besteht darin, eine Look-up-Tabelle (engl. look-up table) zu berechnen und zwischen den berechneten Stützpunkten (multi-) linear zu interpolieren. Diese Lösung entspricht einem nichtlinearen Kennfeld und ist für bestimmte Fuzzy-Zugehörigkeitsfunktionen und -Operatoren[10] identisch bezüglich des Ein-Ausgangs-Verhaltens des Systems. Dazu existieren unterschiedliche Varianten, siehe z. B. [285, 298].

Ein anderer Ansatz [372] führt Fuzzifizierung und Teile der Prämissenauswertung in einem Schritt aus. Dieser Ansatz lässt viele Merkmale zu, lohnt sich aber nur bei einer kleinen Anzahl von Regeln und Teilprämissen. Teilprämissen mit Disjunktionen von Termen werden als neue Terme mit trapezförmigen Zugehörigkeitsfunktionen interpretiert, was einer ODER-Verknüpfung mit der Beschränkten Summe entspricht. Der Zugehörigkeitsgrad einer Teilprämisse basiert auf einer Umformung von (5.96) mit den zwei begrenzenden Geraden ($f(x)$: 2. Fallunterscheidung in (5.96) bzw. $g(x)$: 4. Fallunterscheidung in (5.96)) (siehe Ergebnis am Beispiel der Regel R_{24} aus Tabelle 5.19 in Bild 5.24) und einer Hilfsfunktion $f_{TP}(\cdot)$:

$$\mu_{V_{rl}}(x_l) = \begin{cases} 0, & \text{für} \quad f_{TP}(x_l) < 0 \\ 1, & \text{für} \quad f_{TP}(x_l) > 1 \\ f_{TP} & \text{sonst} \end{cases} \quad \text{mit} \quad f_{TP}(x_l) = \min(f(x_l), g(x_l)). \tag{5.154}$$

Die Prämissenauswertung erfordert zur Umsetzung von (5.116) nun noch eine Multiplikation der Ergebnisse von (5.154) für alle Teilprämissen. Die Akkumulation I erfolgt gemäß (5.118) durch eine Addition aller Zugehörigkeitswerte gleicher Konklusionen. Zur Defuzzifizierung wird die Maximum-Defuzzifizierung (5.128) oder die Schwerpunktmethode für Singletons verwendet. Der verwendete Algorithmus generiert einen kompakten recheneffizienten Quellcode, der sich problemlos in Medizingeräte integrieren lässt und sich auch für Mikrocontrollerimplementierungen eignet.

Den Quellcode für das Beispiel zeigt Bild 5.25.

[10]Verwendung einer Standardpartition für alle Zugehörigkeitsfunktionen, Produkt als Operator für die UND-Verknüpfung, Beschränkte Summe als Operator für die ODER-Verknüpfung, vollständige und nicht überlappende Regelbasis

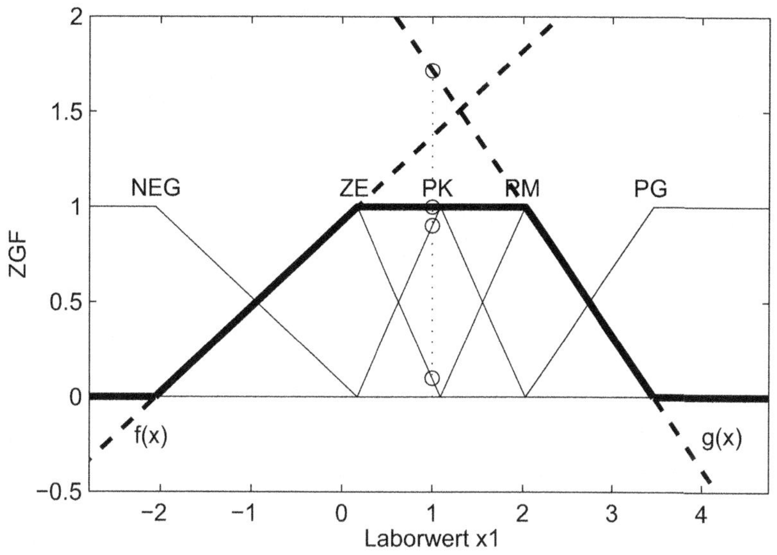

Bild 5.24: Implementierungsstrategie für die Fuzzifizierung und die Auswertung von Teilprämissen am Beispiel der Teilprämisse $V_{24,1}$ mit $f(x_1) = \frac{x_1+2.06}{2.29}$, $g(x_1) = \frac{3.46-x_1}{1.43}$ (gestrichelt) und der resultierenden Funktion f_{TP} (fett) an der Stelle $x_1 = 1$: Ergebnis $\mu_{V_{24,1}}(1) = 1$

5.5.8 Anwendungsfelder in der Medizin

Fuzzy-Systeme sind in der Medizin und Medizintechnik wegen ihrer guten Interpretierbarkeit und des (scheinbar) geringeren mathematischen Aufwands sehr beliebt. Umfassende Übersichten geben [17, 18, 98, 268, 297, 418, 424, 429, 440]. Fuzzy-Systeme finden sich sowohl bei Klassifikationsproblemen (z. B. Diagnose, Therapieauswahl usw.) als auch bei Regressionsproblemen (z. B. Modellbildung biologischer Systeme, Regelung in Medizingeräten).

Bereits die Pionierarbeit in [24] nutzt die Fähigkeit von Fuzzy-Systemen zur Fusion verschiedener Arten von Unsicherheiten in Merkmalen, Häufigkeitsaussagen, zeitlichen Abläufen und Regeln aus. Basierend auf jener Arbeit begann die Entwicklung medizinischer Diagnose- und Beratungssysteme für die innere Medizin (z. B. CADIAG-II, Medframe/CADIAG-IV), die auf eine Differentialdiagnose und eine Therapieauswahl zielen (siehe z. B. [25, 57] für neuere Übersichten). Das CADIAG-System ist in das klinische Informationssystem des Allgemeinen Krankenhauses der Stadt Wien (AKH) eingebunden und in verschiedenen klinischen Studien erprobt (siehe z. B. [247]). Die hier verwendeten Regeln und Logiken gehen deutlich über einen modus ponens hinaus und lassen verschiedene Arten logischer Operatoren zu. Ähnlich geartet sind erste Überlegungen [255], Fuzzy-Logik zur Auswertung von textuell ge-

```
//Automatically generated C code of a fuzzy rulebase with 4 rules
//Project: patient.prj, 03-May-2005, 10:49

//Default value output variable: y=1
/*Rulebase:
   Rule 1 (Q=+0.563,   0 Err./  9 Examp.): IF x1=1 THEN y=3
   Rule 2 (Q=+0.463,   0 Err./ 13 Examp.): IF (x1=4 OR 5) AND x2=5 THEN y=2
   Rule 3 (Q=+0.431,   9 Err./208 Examp.): IF (x1=2 OR 3 OR 4) THEN y=1
   Rule 4 (Q=+0.399,   1 Err./ 13 Examp.): IF x1=5 THEN y=2
*/


//Input variables, program definition necessary: float x[5];
//Output variable's membership degrees, program definition necessary: float mu_y[4];

//Function for partial premises and fuzzification (triangular or trapezoid MBF's)
float computeTp(float tp1,float tp2)
{
float tp;
if (tp1<tp2) tp=tp1; else tp=tp2;
if (tp<0) tp=0;
if (tp>1) tp=1;
return tp;
};

//Main function fuzzy_control, return value: y (defuzzified output value)
int fuzzy_control(float* x,float* mu_y)
{
float pr[5],max_mu_y;
int i,y;
//Fuzzifizication and Aggregation
pr[1]=computeTp(1,(0.169348-x[1])/2.228516);
pr[2]=computeTp((x[1]-1.091154)/0.934189,1)*computeTp((x[2]-15.644869)/6.538353,1);
pr[3]=computeTp((x[1]+2.059168)/2.228516,(3.458289-x[1])/1.432947);
pr[4]=computeTp((x[1]-2.025342)/1.432947,1);

//Accumulation I
mu_y[1]=pr[3];
mu_y[2]=pr[2]+pr[4];
mu_y[3]=pr[1];

//Defuzzification
y=1;max_mu_y=0;
for (i=1;i<4;i++)
{
if (mu_y[i]>max_mu_y) {y=i;max_mu_y=mu_y[i];};
if (mu_y[i]>1) {mu_y[i]=1;};
return y;
};
```

Bild 5.25: Automatisch generierter Quellcode zum Implementieren einer Fuzzy-Regelbasis (Maximum-Defuzzifizierung). Die Regeln wurden neu nummeriert.

gebenem Wissen in Leitlinien einzusetzen. Hierbei werden unscharfe Aussagen in Leitlinien als Regeln übersetzt. Die Regeln werden dann zur Diagnose und Therapieplanung für konkrete Patienten eingesetzt. Weitere Systeme aus der gleichen Gruppe befassen sich mit der intensivmedizinischen Überwachung der Beatmung von Patienten nach Herzoperationen (Fuzzy-KBWean, [406]) und akutem Lungenversagen (FuzzyARDS, [433]). Beide Systeme basieren methodisch auf Fuzzy-Automaten, die unscharfe extrahierte Merkmale aus Zeitreihen (z. B. detektierte Trends) als Transitionen verwenden [432]. Die Systeme lassen sich der Problemstellung Auswahl von Steuerstrategien zuordnen.

Eine Reihe von Arbeiten befasst sich mit Fuzzy-Reglern und -Modellen zur Anästhesie-Regelung [199, 338, 387, 424]. So stellt beispielsweise [424] eine hierarchische Überwachung der Anästhesietiefe mit Fuzzy-Modellen vor, die in erster Linie auf das Generieren von Alarmen bei unzulässigen Zuständen zielt. Interessant ist hier die iterative Entwicklung mit mehrfachen Expertenbefragungen und der Auswertung von Patientendaten, um zu gültigen Regelbasen zu kommen. [338] verwendet mehrere miteinander verschaltete Fuzzy-Systeme vom Takagi-Sugeno-Typ und vom Mamdani-Typ als Modell der Pharmakinetik. Das Modell wurde anhand von Patientendaten angelernt und evaluiert, eine Erprobung im Rahmen einer prädiktiven Regelung steht aber noch aus.

Die datenbasierte Entwicklung von Fuzzy-Modellen des Herz-Kreislauf-Systems zeigt [273]. Hier werden für Probanden und Patienten separate Modelle von Regulationsmechanismen generiert und nachfolgend miteinander verglichen. Die Modelle erlauben die simulative Analyse unterschiedlicher Szenarien. Vorteilhaft ist hier insbesondere die strukturierte Einbeziehung von Vorwissen (z. B. bekannte Eingangsgrößen und Zeitverzögerungen für Regulationsmechanismen) und die Möglichkeit zur physiologischen Interpretation von Regelbasen.

In der Bildverarbeitung spielen Fuzzy-Regeln hauptsächlich bei der Segmentierung eine Rolle. Beispielsweise wendet [30] manuell definierte Fuzzy-Regeln in MRT-Daten und bei der Lasermikroskopie an. Ähnliche Ansätze, bei denen Fuzzy-Regeln anatomisches Expertenwissen enthalten, finden sich in [165] bei der automatischen Segmentierung von MRT-Daten des Gehirns.

5.6 Künstliche Neuronale Netze

5.6.1 Aufbau und Einteilung

Künstliche Neuronale Netze (KNN) bestehen aus einer Vielzahl miteinander verknüpfter relativ einfacher Verarbeitungseinheiten, den sogenannten Neuronen (typische Struktur in Bild 5.26a). Sie unterscheiden sich in der Art ihrer Verschaltung und in der Art ihrer Neuronen. Umfassende Übersichten zu Künstlichen Neuronalen Netzen finden sich beispielsweise in [158, 386, 410]. Eine Zusammenstellung wichtiger Begriffe steht in [5].

Im Vergleich zu ihren biologischen Vorbildern sind Künstliche Neuronale Netze extrem vereinfacht. Biologische Neuronen kommunizieren durch Spikes als Ein- und Ausgangsgrößen und sind durch komplizierte Vernetzungsstrukturen mit gegenseitigen Erregungen und Hemmungen gekennzeichnet. Gegenwärtig verwendete Modelle des Übertragungsverhaltens solcher Neuronen basieren auf dem Hodgkin-Huxley-Modell [170]. Inzwischen wurden zahlreiche Erweiterungen vorgeschlagen (siehe z. B. [60, 394]), eine Übersicht findet sich in [95, 96]. Alle genannten Modelle sind deutlich komplizierter als die im Folgenden vorgestellten Modelle und werden wegen dieser Kompliziertheit nur selten für Künstliche Neuronale Netze verwendet.

Besonders einfache Eigenschaften und Lernverfahren ergeben sich bei einer Verschaltung als sogenanntes Feedforward-Netz. Jedes Neuron gehört zu einer Schicht. Die Eingänge eines Neurons einer Schicht sind nur mit den Neuronen der vorhergehenden Schicht und der Ausgang eines Neurons mit Neuronen der nachfolgenden Schicht verbunden (Bild 5.26b). Die erste Schicht (Eingabeschicht) verbindet das Netz mit den Eingangsgrößen, die letzte Schicht (Ausgabeschicht) mit den Ausgangsgrößen des Systems. Die dazwischen liegenden Schichten werden auch als verdeckte Schichten (Synonym: verborgene Schicht, versteckte Schicht, engl. hidden layer) bezeichnet.

Netze mit Rückkopplungen über mehrere Schichten, innerhalb einer Schicht oder innerhalb eines Neurons eignen sich in Kombination mit dynamischen Übertragungsgliedern (z. B. Zeitverzögerungen um einen Abtastzeitpunkt oder speziellen Filterbänken) besonders zur Repräsentation dynamischer Systeme und werden als rekurrente Netze bezeichnet. Aufgrund von Problemen beim Entwurf rekurrenter Netze, ihres komplexen Verhaltens und der reduzierten Analysefähigkeit haben sich solche Netze bislang nicht in breitem Umfang durchgesetzt. Deshalb werden im Folgenden Feedforward-Netze betrachtet.

Jedes einzelne Neuron ist durch sogenannte Kanten (zugehöriger Parametervektor: $\mathbf{w}$) mit seinem Eingangsvektor $\mathbf{x}$ verbunden und verfügt über einen skalaren inneren Zustand z, eine Aktivierungsfunktion $f(z)$ und eine skalare Ausgangsgröße y. Diese Ausgangsgröße berechnet sich mittels

$$y(\mathbf{x}) = f(z(\mathbf{x}, \mathbf{w})). \tag{5.155}$$

Beispiele für Aktivierungsfunktionen sind

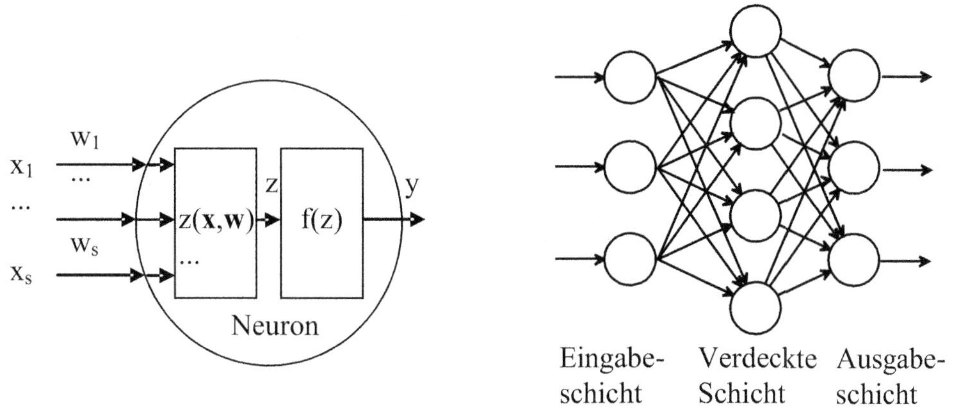

Bild 5.26: a. Typische Struktur eines Neurons (links),
b. Feedforward-Netz mit einer verdeckten Schicht (rechts)

$$f(z) = z \quad \text{(Lineare Aktivierungsfunktion)}, \tag{5.156}$$

$$f(z) = \frac{2}{1+e^{-2z}} - 1 \quad \text{(Tansig-Funktion)}, \tag{5.157}$$

$$f(z) = \frac{1}{1+e^{-z}} \quad \text{(Sigmoid-Funktion)}. \tag{5.158}$$

Wichtige Funktionen zur Berechnung des internen Zustands sind

$$z(\mathbf{x},\mathbf{w}) = \mathbf{w}^T \cdot \mathbf{x} + w_0 \quad \text{(gewichtete Summe mit Absolutterm)}, \tag{5.159}$$

$$\begin{aligned} z(\mathbf{x},\mathbf{w}) &= e^{-w_0 \cdot d^2_{Euk}(\mathbf{x},\mathbf{w})} \\ &= e^{-w_0 \cdot (\mathbf{x}-\mathbf{w})^T (\mathbf{x}-\mathbf{w})} \quad \text{(RBF: Radiale Basisfunktion)}, \end{aligned} \tag{5.160}$$

$$z(\mathbf{x},\mathbf{w}) = e^{-d^2(\mathbf{x},\mathbf{w})} \quad \text{(beliebige Distanz)}, \tag{5.161}$$

$$z(\mathbf{x}) = \text{argmax}_i x_i \quad \text{(Wettbewerbslernen)}. \tag{5.162}$$

Der Parametervektor spielt somit eine unterschiedliche Rolle: als Wichtigkeit der Kante in (5.159) (bei einem Wert Null hat die Kante keinen Einfluss auf das Neuron) oder als Referenzwert für die Eingangsgröße in (5.160) und (5.161). Beim Wettbewerbslernen benötigt ein Neuron keinen Parametervektor am Eingang.

Neuronen mit (5.159) wirken global im gesamten Merkmalsraum. Zudem nehmen sie eine lineare Merkmalstransformation D_{17} mit einem zusätzlichen Eingang (Wert Eins) vor. Neuronen mit (5.160), (5.161) haben hingegen nur einen lokalen Einfluss in der Nähe von $\mathbf{w}$. Die lokale Wirkung ähnelt Vorgehensweisen bei einem Nearest-Neighbor-Klassifikator: Ein Neuron wird umso stärker aktiviert, je näher sich der Eingangsvektor $\mathbf{x}$ am Parametervektor $\mathbf{w}$ befindet. Der Parameter w_0 in (5.160) bestimmt die Größe des lokalen Einzugsbereichs. Er wird oftmals auf

$$w_0 = \frac{s_{Neuron,i}}{d_{max}^2}, \quad d_{max} = \max d_{Euk}(\mathbf{w}_i, \mathbf{w}_j) \tag{5.163}$$

gesetzt [158], wobei $s_{Neuron,i}$ die Anzahl der Neuronen in der zugehörigen Schicht und d_{max} die maximale euklidische Distanz zwischen zwei Parametervektoren der Schicht darstellt.

Nach der Verschaltung entstehen aus den vergleichsweise einfachen Elementen komplizierte statische nichtlineare Funktionen zur Beschreibung des kompletten Netzes.

Die Ein- und die Ausgabeschicht haben meist je eine lineare Aktivierungsfunktion und eine gewichtete Summe mit Absolutterm zur Ermittlung des inneren Zustands. Die Funktionen zur Berechnung des inneren Zustands der verdeckten Schichten entscheiden hingegen über die Typisierung der Netze. Sogenannte MLP-Netze (Multi-Layer Perceptrons) verwenden stets (5.159), RBF-Netze (Radiale Basisfunktionen) (5.160) und Kohonen-Karten (Synonyme: SOM bzw. SOFM – Self Organizing (Feature) Maps) (5.161).

Eine Kohonen-Karte arbeitet mit nur einer verdeckten Schicht und einer Ausgabeschicht mit einem Neuron, das (5.162) zur Bestimmung des Gewinnerneurons verwendet. Die Neuronen in Kohonen-Karten sind in einer feststehenden Topologie mit Positionsvektoren $\mathbf{p}_i$ angeordnet. Üblich sind dabei zweidimensionale Netze mit

$$\mathbf{p}_1 = \begin{pmatrix} 1 \\ 1 \end{pmatrix}, \mathbf{p}_2 = \begin{pmatrix} 2 \\ 1 \end{pmatrix}, \ldots, \mathbf{p}_{s_{Ebene}} = \begin{pmatrix} s_{Ebene} \\ 1 \end{pmatrix}, \ldots, \mathbf{p}_{s_{Ebene}^2} = \begin{pmatrix} s_{Ebene} \\ s_{Ebene} \end{pmatrix}. \tag{5.164}$$

Wegen den verwendeten Funktionen zur Berechnung des internen Zustands wirken die Neuronen der verdeckten Schicht bei MLP-Netzen global, aber bei RBF-Netzen und Kohonen-Karten lokal. Alle drei Netztypen sind noch in engem Maße mit speziellen Entwurfs- bzw. Lernverfahren verbunden, die im folgenden Abschnitt erläutert werden.

Klassifikationsprobleme können über ein Ausgangsneuron (D_2 mit der Nummer der Klasse als Ausgangsgröße $\hat{y}$) oder über m_y Ausgangsneuronen (Kodierung als Fuzzy-Klassifikationsproblem D_3 mit der geschätzten Zugehörigkeit der Klasse μ_{B_c} als Ausgangsgröße) umgesetzt werden. In der Praxis dominiert die zweite Variante, weil sie bessere Konvergenzeigenschaften in der Entwurfsphase aufweist. Bei scharfen Klassifikationsproblemen kommen dann im Lerndatensatz nur Zugehörigkeiten von Null oder Eins vor.

Mit speziellen Netzstrukturen (Eingabeschicht mit linearen Aktivierungsfunktionen; eine verdeckte Schicht mit RBF-Neuronen, deren Eingänge nur mit einem Neuron der

Eingabeschicht verbunden sind usw.) lassen sich Künstliche Neuronale Netze erzeugen, die zu Fuzzy-Systemen äquivalent sind (siehe z. B. ANFIS – Adaptive Network based Fuzzy Inference System [194], NEFCLASS – **Ne**uro **F**uzzy Approach for the **Class**ification of Data [321, 322]). Der Vorteil solcher Strukturen besteht darin, Fuzzy- und Neuro-Systeme ineinander umwandeln zu können. Somit sind Lernverfahren für beide Verfahren einsetzbar, Vorwissen ist in Form von Fuzzy-Regeln integrierbar und die bessere Interpretierbarkeit von Fuzzy-Systemen kann ausgenutzt werden. Zudem finden sich bei einigen Fuzzy-Systemen Strukturen, die sich auch als Künstliche Neuronale Netze darstellen lassen (siehe z. B. RBF-ähnliche Strukturen in [356]). Außerdem existiert eine Vielzahl weiterer Netztypen mit entsprechenden Lernverfahren.

Künstliche Neuronale Netze sind bei richtigem Einsatz (insbesondere mit einer geeigneten Struktur) ein leistungsfähiges Verfahren für verschiedene Problemstellungen:

- Regression D_1 (meist Multi-Layer-Perceptrons oder RBF-Netze),
- Klassifikation, die über die Schätzung von bedingten Wahrscheinlichkeiten D_{11} der Ausgangsgröße für den aktuellen Wert der Eingangsgrößen erfolgt (meist Multi-Layer-Perceptrons oder RBF-Netze, jeweils mit m_y Neuronen in der Ausgabeschicht) sowie
- Clustering D_7 bzw. Fuzzy-Clustering D_8 (meist mit Kohonen-Karten).

Künstliche Neuronale Netze orientierten sich ursprünglich an Verarbeitungsmechanismen im menschlichen und tierischen Gehirn. Diese Ähnlichkeit dient häufig als Marketing-Instrument für ihre Überlegenheit gegenüber anderen Verfahren. Allerdings stellen sie nur ein stark vereinfachtes Modell dar, was die Argumentation fragwürdig erscheinen lässt.

5.6.2 Entwurfsverfahren

Auch bei Künstlichen Neuronalen Netzen müssen beim Entwurf die Struktur und die Parameter festgelegt werden. Zur Festlegung der Struktur gehört die Anzahl der Neuronen in der i-ten Schicht $s_{Neuron,i}$, die Anzahl der Schichten $s_{Schicht}$ (inkl. Ein- und Ausgabeschicht) und die Art der Neuronen pro Schicht (Festlegung der Funktionstypen für f,z). Ebenso wichtig ist die Verknüpfung des Künstlichen Neuronalen Netzes mit den Merkmalen und Ausgangsgrößen in der Ein- bzw. Ausgabeschicht.

Auch hier erfolgt die Strukturbestimmung in der Regel indirekt durch Bewertung verschiedener Strukturen, deren Parameter jeweils geschätzt werden müssen. Die Bewertungsmaße entsprechen den üblichen Maßen aus Abschnitt 3.5. Bei MLP- und RBF-Netzen dominiert der Regressionsfehler über den Neuronen der Ausgabeschicht (3.71). Kohonen-Karten verwenden hingegen Distanzmaße über die letzte (und meist einzige) verdeckte Schicht.

Pro Netz existieren

$$s_{KNN} = \sum_{i=1}^{s_{Schicht}-1} (s_{Neuron,i}+1) \cdot s_{Neuron,i+1} \tag{5.165}$$

zu wählende Parameter $\mathbf{w}$, wobei noch zusätzliche Parameter aus nichteuklidischen Distanzmaßen in (5.161) stammen können. Bereits mit wenigen Einzelmerkmalen und Schichten resultieren große Parameteranzahlen, die mit Hilfe des Lerndatensatzes geeignet zu bestimmen sind. Um eine Überanpassung zu vermeiden, ist deshalb bei größeren Anwendungen unbedingt auf eine vorgelagerte Merkmalsselektion und evtl. -transformation sowie eine möglichst kleine Zahl von Schichten zu achten.

Meist ergeben sich parameternichtlineare Schätzprobleme für die Parameter. Ein wichtiger Sonderfall sind die Parameter zwischen der letzten verdeckten Schicht und der Ausgabeschicht bei Verwendung linearer Aktivierungsfunktionen (z. B. bei RBF- und MLP-Netzen), die mit der Methode der kleinsten Fehler-Quadrate (MKQ) gemäß (5.192) geschlossen ermittelbar sind.

Die Parameterbestimmung bei Multi-Layer-Perceptrons erfolgt hauptsächlich durch rekursives Auswerten der partiellen Ableitungen des Bewertungsmaßes Q nach den Parametern des Netzes $\mathbf{w}_{MLP}$:

$$\mathbf{w}_{MLP}[k+1] = \mathbf{w}_{MLP}[k] - \rho[k]\mathbf{W}_{rek}[k]\frac{\partial Q}{\partial \mathbf{w}_{MLP}}|_{\mathbf{w}_{MLP}[k]}, \rho \in [0,1], \tag{5.166}$$

wobei $\rho[k]$ ein Lernfaktor, $\mathbf{W}_{rek}[k]$ eine Wichtungsmatrix und $\mathbf{w}_{MLP}[k]$ der k-te Iterationsschritt für den Parametervektor ist. Durch geschicktes Ausnutzen der Schichtenstruktur und geschlossene Berechnung der partiellen Ableitungen ergibt sich ein erheblich vereinfachtes Verfahren, das als Backpropagation-Verfahren bezeichnet wird und die Einheitsmatrix als Wichtungsmatrix verwendet: $\mathbf{W}_{rek}[k] = \mathbf{I}$. Modifikationen des Verfahrens mit verbesserten Konvergenzeigenschaften berücksichtigen zusätzlich die Schätzung der inversen Hesse-Matrix[11] als Wichtungsmatrix sowie zusätzliche Regularisierungstechniken (z. B. Levenberg-Marquardt-Verfahren: $\mathbf{W}_{rek}[k] = (\hat{\mathbf{H}} + \alpha[k] \cdot \mathbf{I})^{-1}$, $\alpha[k]$ – Wichtungsfaktor).

Beispiel: Die Ergebnisse des Anlernens von MLP-Netzen für das Beispiel zeigen Bild 5.27 und Tabelle 5.22. MLP-Netze lösen bei annähernd passender Anzahl der Neuronen in der verdeckten Schicht sowohl das 2-Klassen- als auch das 3-Klassen-Problem mit guten Ergebnissen (Klassifikationsfehler über Testdaten ≤ 4 % bei 5-facher Crossvalidierung). Dabei

[11] Hesse-Matrix $\mathbf{H}$: Matrix der partiellen zweiten Ableitungen des Bewertungsmaßes nach den Parametern mit Elementen $H_{ij} = \partial^2 Q/(\partial w_{MLP,i} \cdot \partial w_{MLP,j})$.

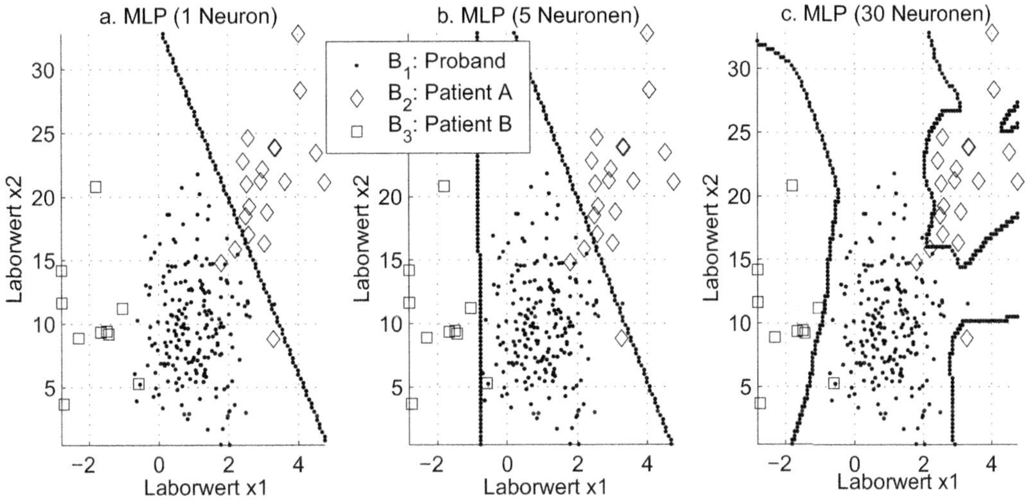

Bild 5.27: Trennebenen dreier angelernter MLP-Netze für das 3-Klassen-Problem des Beispiels mit unterschiedlicher Anzahl von Neuronen in der verdeckten Schicht: a. 1 Neuron, b. 5 Neuronen, c. 30 Neuronen

ist ein Neuron auf jeden Fall zu wenig: Es reicht nicht aus, um angepasste Trennebenen zu generieren (Bild 5.27a) und produziert hohe Fehlerquoten über Lern- und Testdaten. Geeignete Strukturen weisen etwa 5-10 Neuronen auf (Bild 5.27b). Bei Strukturen mit mehr Neuronen kommt es zu überangepassten Lösungen (Bild 5.27c), wobei der Klassifikationsfehler über Testdaten wieder ansteigt. Im Beispiel ist das Künstliche Neuronale Netz nicht auf eine Merkmalsselektion angewiesen und liefert mit und ohne Merkmalsselektion vergleichbare Ergebnisse.

Eine typische Netztopologie für ein MLP-Netz mit den Eingangsgrößen x_1,x_2, einer verdeckten Schicht mit fünf Neuronen und drei Ausgangsneuronen zeigt Bild 5.28a. Die drei Ausgangsneuronen wurden mit den geschätzten Zugehörigkeiten der Ausgangsgröße zu den Termen B_1,B_2 und B_3 angelernt. Durchgezogene Linien geben negative, gestrichelte Linien positive Werte der verbindenden Wichtungsfaktoren an. Die Linienstärke nimmt mit der Stärke der Verbindung zu.

Einen Ausschnitt aus dem Ein-Ausgangs-Verhalten des Netzes visualisiert Bild 5.28b. Dabei wurde ein fester Wert für $x_2 = 10$ gesetzt und der Wert von x_1 schrittweise verändert. Die Verläufe erinnern prinzipiell an gaußförmige Zugehörigkeitsfunktionen bei Fuzzy-Systemen. Die Grenze zur Entscheidung zwischen Klasse B_1 und B_3 liegt bei $x_1 \approx -0.7$, die für die Entscheidung zwischen B_2 und B_3 bei $x_1 \approx 3.5$ (vgl. Bild 5.27). In den dünn besetzten Gebieten um etwa $x_1 = 5$ steigt die Gefahr einer fehlerhaften Extrapolation. Hier kommt es im Beispiel sogar zu negativen Werten für $\mu_{B_1}(x_1)$, was durch eine spätere Begrenzung auf das Intervall $[0,1]$ korrigiert werden kann.

Klassen	Merkmale	Anzahl Neuronen	Klassifikationsfehler [%] LD (5CV, 2CV)	Kosten gemäß (3.59) LD (5CV, 2CV)
3	alle	1	5.7 (7.3, 10.3)	0.28 (0.32, 0.45)
3	alle	2	3.0 (5.8, 5.8)	0.13 (0.22, 0.20)
3	alle	5	2.2 (4.0, 4.7)	0.09 (0.12, 0.16)
3	alle	10	2.2 (3.4, 4.8)	0.09 (0.12, 0.18)
3	alle	15	1.7 (4.0, 4.3)	0.09 (0.14, 0.15)
3	alle	20	0.9 (4.7, 4.8)	0.04 (0.15, 0.19)
3	alle	30	0.9 (4.7, 5.0)	0.04 (0.16, 0.17)
3	alle	50	**0.9** (4.8, 7.3)	**0.04** (0.16, 0.26)
3	x_1, x_2	5	2.6 (3.4, **3.5**)	0.10 (0.12, **0.13**)
2	alle	5	1.3 (3.7, 4.4)	0.07 (0.12, 0.16)
2	x_1, x_2	5	2.6 (**3.3**, 4.3)	0.10 (**0.11**, 0.16)

Tabelle 5.22: Auswirkungen verschiedener Merkmale und der Anzahl von Neuronen für das 2- und das 3-Klassen-Problem des Beispiels, LD: Lerndatensatz, 5CV: 10 Versuche 5-fache Crossvalidierung, 2CV: 10 Versuche 2-fache Crossvalidierung

Die Komplexität der Auswirkungen einzelner Parameteränderungen verdeutlicht Bild 5.29. Die meisten Parameter erzeugen nichtlineare Verschiebungen und Verformungen der gezeigten Funktion. Lediglich der Absolutterm der Ausgabeschicht (Bild 5.29d) weist ein lineares Verhalten auf, in dem er die Funktion anhebt oder absenkt. ■

Die Idee des Lernens einer Kohonen-Karte [221, 223] besteht darin, jedes Neuron i der einzigen verdeckten Schicht zum Zeitpunkt $k+1$ durch das Lerngesetz

$$\mathbf{w}_{SOM,i}[k+1] = \mathbf{w}_{SOM,i}[k] + \rho_{i,i_G[k]}[k](\mathbf{x}[k] - \mathbf{w}_{SOM,i}[k]) \tag{5.167}$$

$$i_G[k] = \text{argmin}_i\, d(\mathbf{w}_{SOM,i}[k], \mathbf{x}[k]) \tag{5.168}$$

$$\rho_{i,j}[k] = \rho_0[k] \cdot \exp(-d(\mathbf{p}_i, \mathbf{p}_j)) \text{ mit } \rho_{i_G[k],i_G[k]}[k] = \rho_0[k] \geq \rho_{i,i_G}[k] \tag{5.169}$$

zu aktualisieren. Dabei wird zunächst das Gewinnerneuron i_G bestimmt, dessen Parametervektor im Sinne eines beliebig wählbaren Distanzmaßes d dem Eingangsvektor $\mathbf{x}[k]$ am Ähnlichsten ist. Der Parametervektor des Gewinnerneurons wird mit (5.167) am stärksten in Richtung des Eingangsvektors geschoben. Die Lernfaktoren $\rho_{i,i_G}[k]$ für alle anderen Neuronen hängen nicht direkt vom Abstand ihres Parametervektors zum Eingangsvektor, sondern vom Abstand ihres Positionsvektors im Netz $\mathbf{p}_i$ im Vergleich zur Position des Gewinnerneurons i_G ab. Je näher das Neuron am Gewinnerneuron liegt, desto stärker wird es mit verschoben. Der Lernfaktor $0 < \rho_0[k] < 1$ fällt dabei monoton mit der Zeit. Durch das Lerngesetz entstehen topologieerhaltende

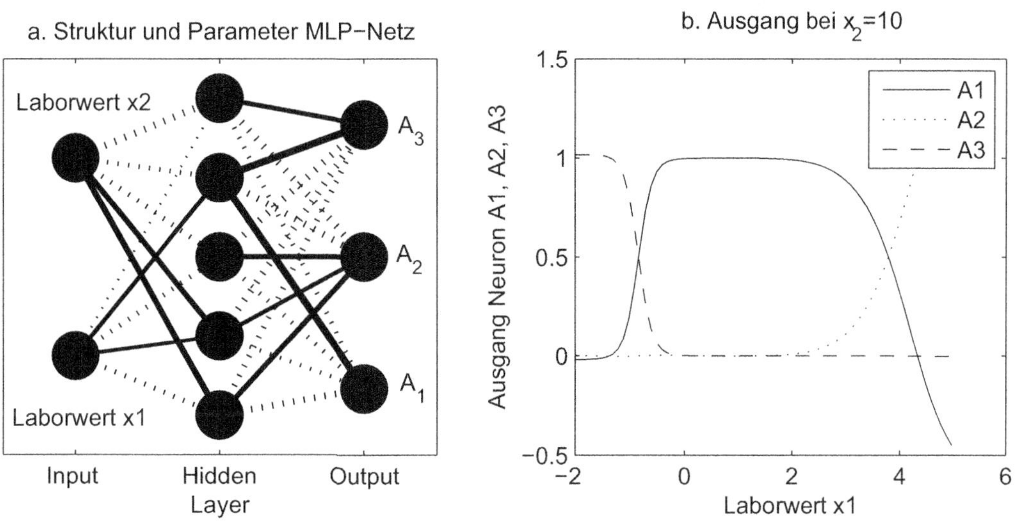

Bild 5.28: a. Topologie eines angelernten MLP-Netzes mit zwei Eingangsneuronen für x_1, x_2 (E1-E2), einer verdeckten Schicht mit fünf Neuronen (V1-V5) und drei Neuronen in der Ausgabeschicht (A1-A3) für die drei Terme der Ausgangsgröße (links)
b. Ein-Ausgangs-Verhalten des Netzes $\mu_{B_c}(x_1, x_2), c = 1, 2, 3,$ für variable Werte von x_1 und einem festen Wert von $x_2 = 10$ (rechts)

Abbildungen, die Zusammenhänge in höherdimensionalen Räumen in einen wertediskreten niederdimensionalen (meist zweidimensionalen) Raum transformieren.

Die Vektorquantisierung erlaubt eine Interpretation als Kohonen-Karte ohne Nachbarschaftsbeziehungen. Sie verwendet das Lerngesetz (5.167) mit

$$\rho_i[k] = \begin{cases} 0 & \text{für } i \neq i_G[k] \\ \rho_0[k] & \text{für } i = i_G[k]. \end{cases} \tag{5.170}$$

Die Lernende Vektorquantisierung (LVQ, engl. Learning Vector Quantization) ist ein Verfahren für überwachtes Lernen [150, 222]. Sie berücksichtigt im Lerngesetz (5.167) zusätzlich die Ausgangsklasse y_i, die einem Neuron zugewiesen wird. Die Zuweisung erfolgt je nach Aufgabenstellung entsprechend dem geringsten Klassifikationsfehler oder den geringsten Entscheidungskosten aller Datentupel des Lerndatensatzes, für die das Neuron Gewinnerneuron ist. Der Parametervektor des Gewinnerneurons i_G wird in Richtung des aktuellen Datentupels verschoben, wenn die Ausgangsklassen des Neurons und des Datentupels übereinstimmen. Anderenfalls erfolgt eine Verschiebung in Gegenrichtung. Die Parametervektoren der anderen Neuronen bleiben unverändert:

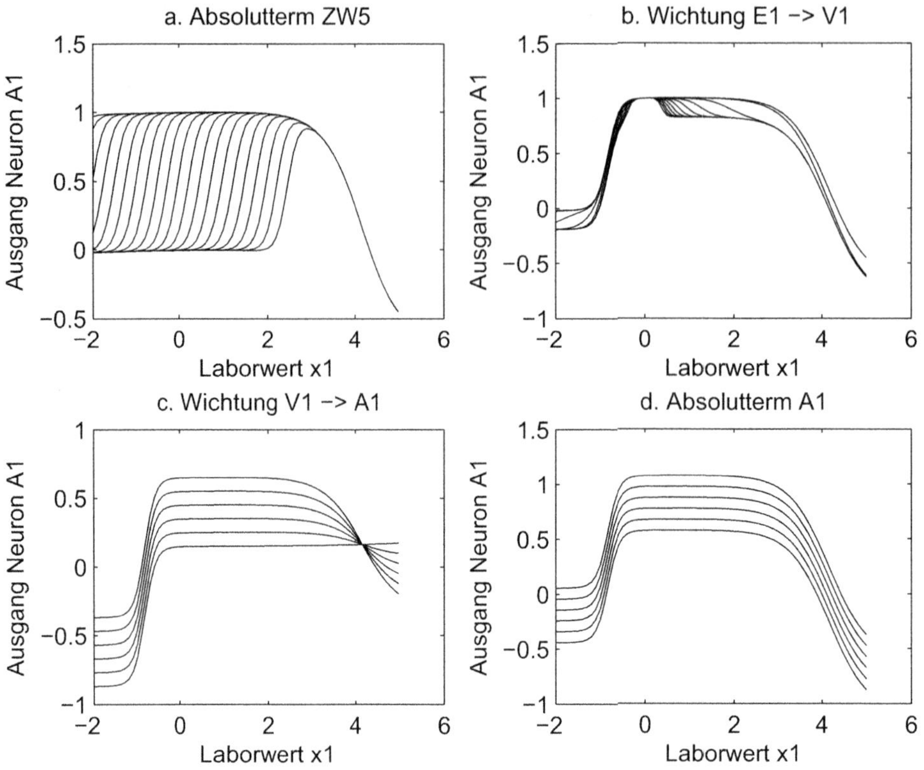

Bild 5.29: Auswirkungen von Parameteränderungen auf das Ein-Ausgangs-Verhalten des Netzes am Beispiel von $\mu_{B_1}(x_1, x_2 = 10)$:

a. Änderung des Absolutterms w_0 des fünften Neurons der verdeckten Schicht,

b. Änderung des Kantengewichts w_1 zwischen dem ersten Neuron der Eingabeschicht und dem ersten Neuron der verdeckten Schicht,

c. Änderung des Kantengewichts w_1 zwischen dem ersten Neuron der verdeckten Schicht und dem ersten Neuron der Ausgabeschicht,

d. Änderung des Absolutterms w_0 des ersten Neurons der Ausgabeschicht

$$\rho_i[k] = \begin{cases} 0 & \text{für } i \neq i_G[k] \\ \rho_0[k] & \text{für } i = i_G[k] \text{ und } y_i = y[k] \\ -\rho_0[k] & \text{für } i = i_G[k] \text{ und } y_i \neq y[k]. \end{cases} \tag{5.171}$$

Für alle Netze kann die Aktualisierung der Parameter in (5.166) bzw. (5.167) separat für jedes Datentupel (Datentupel-basiertes Training, Synonym: Datenpunkt-basiertes Training) oder gemittelt für den vollständigen Lerndatensatz erfolgen (Datensatz-basiertes Training, Synonym: Batch-Training). Die Unterschiede beider Varianten liegen hauptsächlich in den Konvergenzeigenschaften, die Vor- und Nachteile sind aber

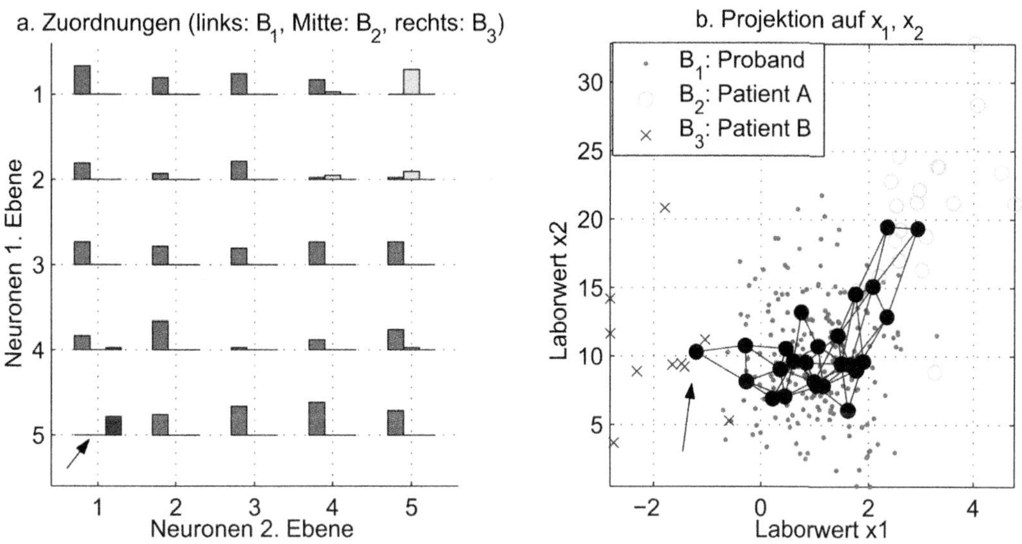

Bild 5.30: Ergebnisse einer Kohonen-Karte für das Beispiel, a. Neuronen mit Klassenzuordnung (Histogramme für jedes Neuron von links nach rechts: Klasse B_1 bis B_3), b. Lage der Neuronen für x_1, x_2 (Projektion der vierdimensional angelernten Kohonen-Karte)

umstritten. Datensatz-basiertes Training konvergiert meist schneller und sicherer gegen gute lokale Optima oder sogar zum globalen Optimum der Bewertungsfunktion, bleibt aber gelegentlich auch in ungünstigen lokalen Optima hängen. Datentupel-basiertes Training mit einer zufälligen Reihenfolge der präsentierten Datentupel ist eher in der Lage, solche ungünstigen lokalen Optima wieder zu verlassen. Es konvergiert aber meist langsamer und hat auch in einem annähernd eingeschwungenen Zustand noch oszillierende Werte des Klassifikationsfehlers.

Beispiel: Die Ergebnisse einer zweidimensionalen Kohonen-Karte mit insgesamt 25 Neuronen ($s_{Ebene} = 5$) für das Beispiel zeigt Bild 5.30. Jedes Neuron besitzt einen Parametervektor, z. B. $\mathbf{w}_{5,1} = \begin{pmatrix} -1.21 & 10.30 & 10.70 & 1.22 \end{pmatrix}^T$ für das Neuron mit der Ordnungsnummer Fünf in der ersten und der Ordnungsnummer Eins in der zweiten Ebene, Positionsvektor: $\mathbf{p} = \begin{pmatrix} 5 & 1 \end{pmatrix}$ (mit dem Pfeil gekennzeichnetes Neuron in Bild 5.30a und b).

Das Anlernen erfolgte mit varianznormierten Merkmalen, um eine Dominanz der stark streuenden Merkmale zu verhindern. Die Kohonen-Karte bewirkt eine nichtlineare Merkmalstransformation D_{16} von $s = 4$ auf $s_m = 2$ Dimensionen, wobei die beiden transformierten Merkmale wertediskret mit je s_{Ebene} möglichen Werten sind (Bild 5.30a). Die Parametervektoren geben die Lage im vierdimensionalen Merkmalsraum an und lassen sich auch in niederdimensionalen Unterräumen visualisieren (Bild 5.30b). Die meisten Neuronen (21) siedeln sich in den dichter besetzten Gebieten mit der Probandenklasse an und entscheiden sich auch für die Klasse Proband. Nur vier Neuronen entscheiden sich für die beiden Patientensubklassen Patient A: $\mathbf{p} = \begin{pmatrix} 5 & 1 \end{pmatrix}$ und Patient B: $\mathbf{p} = \begin{pmatrix} 1 & 5 \end{pmatrix}$, $\mathbf{p} = \begin{pmatrix} 2 & 4 \end{pmatrix}$, $\mathbf{p} = \begin{pmatrix} 2 & 5 \end{pmatrix}$. Diese Zuordnung ist an der größten lokalen Häufigkeit für eine der beiden Klassen zu erkennen (Mitte oder rechts).

Da alle vier Merkmale die Parametervektoren beeinflussen und zumindest drei Merkmale $(x_1/x_4, x_2, x_3)$ voneinander unabhängig sind, spiegelt die Kohonen-Karte die Verteilung hier nur bedingt wider. Immerhin zeigt sie auch ohne Kenntnis der Klasseneinteilung die grundsätzliche Topologie, dass sich zwei unterschiedliche Patientensubklassen an gegenüberliegenden Seiten der Probandenklasse befinden. ■

Neuronen in der verdeckten Schicht von RBF-Netzen können im einfachsten Fall durch das Abspeichern ausgewählter oder aller Datentupel im Lerndatensatz parametriert werden: $\mathbf{w}_n = \mathbf{x}[n]$. Besser geeignet sind Clusterverfahren, wobei die Clusterzentren für Merkmale $\mathbf{x}_c$ als Parametervektor $\mathbf{w}_c$ eines Neurons übernommen werden. Ein weiterer Ansatz besteht darin, Parametervektoren über einer vollständigen oder unvollständigen wertediskreten Gitterstruktur im Merkmalsraum zu platzieren. Die genannten Lösungen können entweder als finale Lösung oder als Startschätzung dienen. Die Startschätzung kann dann ebenfalls durch die partiellen Ableitungen des Bewertungsmaßes modifiziert werden (Backpropagation-Verfahren, Algorithmen in [158]). Da RBF-Netze meist lineare Aktivierungsfunktionen und eine gewichtete Summe mit Absolutterm zur Ermittlung des inneren Zustands in der Ausgabeschicht verwenden, werden deren Parameter geschlossen mit der Methode der kleinsten Fehler-Quadrate (MKQ) bestimmt.

Hebbsches Lernen (siehe z. B. [63, 158]) verstärkt Parameter $w_{i,j}$ an Verbindungen zwischen zwei Neuronen i, j mit den Ausgangsgrößen y_i, y_j gemäß

$$\Delta w_{i,j}[k+1] = w_{i,j}[k] + \Delta w_{i,j}[k] \text{ mit} \tag{5.172}$$

$$\Delta w_{i,j}[k] = f(y_i[k], y_j[k]), \text{ z. B. } \Delta w_{i,j}[k] = \rho \cdot y_i[k] \cdot y_j[k], \tag{5.173}$$

(Lernfaktor $\rho > 0$).[12] Dieses Lerngesetz erhöht immer dann die Werte einer Wichtung in besonders starkem Maß, wenn die Ausgangsgrößen der durch sie verbundenen Neuronen für die gleichen Datentupel groß sind. Im Gegensatz dazu reduziert Anti-Hebbsches-Lernen den verbindenden Parameter ($\rho < 0$). Oftmals wird ein Vergessensfaktor α ergänzt, um ein unbeschränktes Wachstum von $\Delta w_{i,j}$ zu verhindern:

$$\Delta w_{i,j}[k] = y_i[k](\rho \cdot y_j[k] - \alpha \cdot w_{ij}[k]). \tag{5.174}$$

[12] Teilweise wird in der Literatur noch zwischen präsynaptischen Aktivitäten $y_j[k]$ und postsynaptischen Aktivitäten $y_i[k]$ unterschieden. Anstelle der Ausgangsgrößen können auch innere Zustände der Neuronen verwendet werden.

Außerdem existiert eine Vielzahl von Erweiterungen, z. B. mit modifiziertem Zeitverhalten bei den Vergessensfaktoren [122] oder zur Integration von Reinforcement-Lernen [63]. Hebbsches Lernen eignet sich im Gegensatz zum Backpropagation-Verfahren auch für komplexe rekurrente Netze.

5.6.3 Anwendungsfelder in der Medizin

Eine umfangreiche Übersicht über den Einsatz von Künstlichen Neuronalen Netzen in klinischen Studien gibt [254] inklusive einer Auflistung des Anwendungsfeldes, des Studientyps und der Validierungstechniken.

Die wichtigste Problemstellung für Künstliche Neuronale Netze ist die Differentialdiagnose. [157] klassifiziert mit einem MLP-Netz vier verschiedene Leberschäden auf der Basis von zehn Merkmalen (z. B. Laborwerte für Blut und Urin) anhand einer Datenbasis von 536 Patienten. Außerdem werden aus dem angelernten Netzwerk Regeln extrahiert. Die Ergebnisse werden mit einer linearen Diskriminanzanalyse und einem Neuro-Fuzzy-System verglichen und zeigen die Überlegenheit des MLP-Netzes. [119] vergleicht ein MLP-Netz mit verschiedenen statistischen Ansätzen (logistische Regression über alle Merkmale, Schwellwerte über einzelnen Merkmalen) bei der Früherkennung von Prostatakrebs (Differentialdiagnose gegen normales Gewebe und verschiedene gutartige Veränderungen). Die Studie basiert auf Laborwerten von 1246 Patienten. Die Netzstruktur wird über Genetische Algorithmen bestimmt. Auch hier zeigt sich bei einer Analyse der ROC-Kurve die Überlegenheit des Künstlichen Neuronalen Netzes. Eine weitere große klinische Studie (928 Patienten) zu dieser Thematik beschreibt [434] (Merkmale z. B. Laborwerte, Stammdaten). Anwendungen zur Prognose stellt beispielsweise [79] zur Schätzung der Überlebenszeiten bei Tumoren vor.

Neben Einzelmerkmalen finden sich auch bild- und zeitreihengestützte Analysen. [340] analysiert je eine Ruhe- und Belastungsmessung des Blutflusses im Herz mit SPECT-Aufnahmen (Single-Photon-Emission-Computertomographie). Dabei werden dreidimensionale Aufnahmen ortsdiskretisiert und in Form einer sogenannten Bulls-eye-Darstellung zweidimensional visualisiert, um die Interpretierbarkeit zu verbessern. Als Lerndatensatz standen 1320 Bilder zur Verfügung. Mit einem MLP-Netz werden fünf wertediskrete Aussagen (nein, wahrscheinlich nein, schwer entscheidbar, wahrscheinlich ja, ja) für die Wahrscheinlichkeit eines Herzinfarktes berechnet. Das Netz ist besser als eine logistische Regression und ein Nearest-Neighbor-Verfahren. Das MLP-Netz wurde in das Expertensystem WeAidU integriert, das 17 Kliniken in Schweden zur Verfügung gestellt wurde. Eine nachfolgende Studie zu Entscheidungen mit und ohne Expertensystemunterstützung ist geplant. Eine ähnliche Applikation mit einem komplett unterschiedlichen Merkmalssatz (zeitdiskrete Zeitreihen verschiedener Laborwerte) zeigt [129], wobei hier eine Vielzahl modifizierter MLP-Strukturen und rekurrente Netze verglichen werden (Lerndatensatz: 88 Patienten mit Brustschmerzen). [206] klassifiziert mit einem MLP-Netz Atmungsgeräusche von 126 Patienten in sechs Klassen und setzt dabei eine Wavelet-Transformation zur Vorverarbeitung ein.

Künstliche Neuronale Netze eignen sich auch zur Segmentierung in Bildern. Ein Beispiel hierfür ist die Segmentierung von Osteosarkomen in MRT-Aufnahmen [143] mit einer Kohonen-Karte zur Vermessung der Tumorgröße nach einer Chemotherapie (Studie mit 43 Patienten).

5.7 Clusterverfahren

Der entscheidende Unterschied zwischen Clusterverfahren und Klassifikationsverfahren besteht darin, dass bei Clusterverfahren in der Entwurfsphase keine Informationen über die Klassenzugehörigkeit der Datentupel im Lerndatensatz vorliegen. In der Entwurfsphase sind folglich neben der Beschreibung der unterschiedlichen Cluster mit explizit oder implizit gegebenen Funktionen $\hat{y}(\cdot)$ (scharfes Clustering D_7) oder $\hat{\mu}_{B_c}(\cdot), c = 1, \ldots, m_y$ (Fuzzy-Clustering D_8) auch die entsprechenden Ausgangsgrößen der Datentupel im Lerndatensatz zu ermitteln. Die Aufgabe bei der Anwendung eines Clusterverfahrens besteht darin, einem Datentupel eine Klasse $\hat{y}[n] = B_c$ oder unscharfe Zugehörigkeitswerte zu mehreren Klassen $\mu_{B_c}[n]$ zuzuordnen. Damit ist es in der Anwendungsphase äquivalent zu einer Klassifikation bzw. Fuzzy-Klassifikation. Bild 5.31 zeigt die prinzipiellen Arbeitsschritte während der Entwurfs- und Anwendungsphase eines Clusterverfahrens, die im Folgenden erläutert werden.

Der Begriff Cluster entspricht prinzipiell dem Begriff Klasse. Er betont aber die unterschiedliche Entstehung der zugeordneten Information und die Tatsache, dass bei einem datengestützt gefundenen Cluster im Gegensatz zu einer vorgegebenen Klasse keine semantische Äquivalenz aller Datentupel gesichert ist. Ein gutes Cluster zeichnet sich dadurch aus, dass sich die Datentupel innerhalb eines Clusters ähneln, sich aber möglichst deutlich von Datentupeln unterscheiden, die zu anderen Clustern gehören.

Das wichtigste Bewertungsmaß beim Clustering ist die Summe der quadratischen Distanzen aller Datentupel im Lerndatensatz zum nächstgelegenen Clusterzentrum $\overline{\mathbf{x}}_c$

$$Q_{Cluster}(\overline{\mathbf{X}}) = \sum_{n=1}^{N} \min_{c} d_c^2(\mathbf{x}[n], \overline{\mathbf{x}}_c) \rightarrow \min_{\overline{\mathbf{X}}}, \qquad (5.175)$$

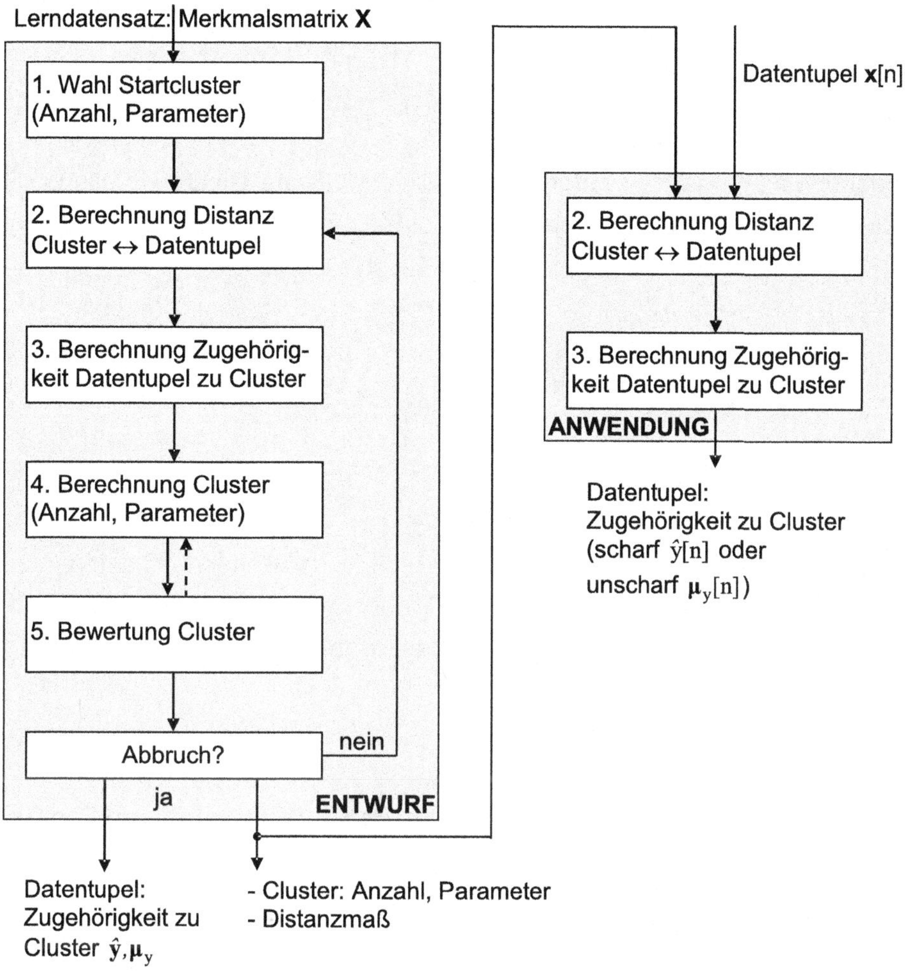

Bild 5.31: Arbeitsschritte in der Entwurfs- und Anwendungsphase bei Clusterverfahren

die zu minimieren ist. Die Anpassung erfolgt durch die Festlegung der Lage der Clusterzentren, die in einer Matrix $\overline{\mathbf{X}} = \begin{pmatrix} \overline{\mathbf{x}}_1 & \cdots & \overline{\mathbf{x}}_{m_y} \end{pmatrix}$ mit der Dimension $s \times m_y$ (s Anzahl Merkmale, m_y Anzahl Cluster) angeordnet sind. Die Variante mit der Euklidischen Distanz $d_c = d_{Euk}$ wird als K-means-Algorithmus bezeichnet.

Das Kriterium ist äquivalent zu einer Formulierung

$$Q_{Cluster}(\hat{\mathbf{y}}, \overline{\mathbf{X}}) = \sum_{c=1}^{m_y} \sum_{n \text{ mit } \hat{y}[n]=B_c} d_c^2(\mathbf{x}[n], \overline{\mathbf{x}}_c) \to \min_{\hat{\mathbf{y}}, \overline{\mathbf{X}},} \tag{5.176}$$

$$\hat{y}[n] = \underset{B_c}{\operatorname{argmin}}\, d_c^2(\mathbf{x}[n], \overline{\mathbf{x}}_c). \tag{5.177}$$

Fuzzy-Clusterverfahren [48, 180] verallgemeinern das Kriterium in (5.176) durch das Zulassen unscharfer Zugehörigkeiten $\mu_{B_c}[n]$ eines Datentupels zu einem Cluster. Das zu minimierende Bewertungsmaß des Fuzzy-C-Means-Algorithmus (FCM) lautet

$$Q_{Fuzzy-Cluster}(\boldsymbol{\mu}_{\mathbf{y}}, \bar{\mathbf{X}}) = \sum_{n=1}^{N} \sum_{c=1}^{m_y} (\mu_{B_c}[n])^q \cdot d_c^2(\mathbf{x}[n], \bar{\mathbf{x}}_c) \rightarrow \min_{\boldsymbol{\mu}_{\mathbf{y}}, \bar{\mathbf{X}}}. \tag{5.178}$$

Die Nebenbedingungen erzwingen eine probabilistische Clustereinteilung (Summe aller Zugehörigkeiten für jedes Datentupel ist Eins, keine negativen Zugehörigkeiten) in (5.179) und fordern in (5.180), dass kein Cluster leer ist:

$$\sum_{c=1}^{m_y} \mu_{B_c}[n] = 1, \text{ für alle } n = 1, \ldots, N, \text{ mit } \mu_{B_c}[n] \geq 0, \tag{5.179}$$

$$\sum_{n=1}^{N} \mu_{B_c}[n] > 0, \text{ für alle } c = 1, \ldots, m_y. \tag{5.180}$$

Sie vermeiden die Triviallösung mit $\mu_{B_c}[n] \rightarrow 0$. Possibilistische Clustereinteilungen lassen anstelle der Nebenbedingung (5.179) auch Summen kleiner Eins zu. Sie müssen dann aber mit modifizierten Gütekriterien arbeiten, um die Triviallösung zu verhindern (siehe z. B. [444]).

Durch den Fuzzifier q können „harte" ($q \rightarrow 1$) oder „weiche" Zugehörigkeiten $q \rightarrow \infty$ eingestellt werden, üblich ist $q = 2$. Hinweise zu Auswirkungen der Wahl des Fuzzifiers finden sich beispielsweise in [215]. Das Bewertungsmaß bewirkt große Zugehörigkeiten $\mu_{B_c}[n]$ bei kleinen quadratischen Distanzen zum zugehörigen Clusterzentrum und kleine Zugehörigkeiten bei großen Distanzen.

Die Optimierungsprobleme mit den Gütekriterien in (5.176) bzw. (5.178) sind nicht in einem Schritt geschlossen lösbar. Die meisten Algorithmen berechnen die Clusterzuordnung und die Clusterparameter (z. B. Clusterzentren, u. U. clusterspezifische Distanzen) iterativ durch das wechselseitige Lösen reduzierter Probleme mit festgehaltenen Clusterparametern bzw. festgehaltenen Clusterzuordnungen (Bild 5.31). Das iterative Vorgehen erfordert entweder eine initiale Zuordnung von Datentupeln zu Clustern (Weglassen des 1. Schrittes und Start mit dem 3. Schritt) oder eine initiale (meist zufällige) Parameterwahl für Startcluster (Bild 5.31, 1. Schritt der Entwurfsphase). Aus den nun gegebenen Clusterparametern werden die Distanzen jedes Datentupels zu jedem Cluster berechnet (2. Schritt). Für die reduzierten Probleme im 3. und 4. Schritt lassen sich oft analytische Lösungen angeben. So ergibt sich für (5.178) im 3. Schritt die Lage der Clusterzentren durch Ableiten von (5.178) nach den Clusterzentren, Nullsetzen der Ableitung und Umstellen. Für Euklidische Distanzen folgt z. B.

$$\bar{\mathbf{x}}_c = \frac{\sum_{n=1}^{N} (\mu_{B_c}[n])^q \mathbf{x}[n]}{\sum_{n=1}^{N} (\mu_{B_c}[n])^q}. \tag{5.181}$$

Datensätze mit einer großen Zugehörigkeit ziehen das Clusterzentrum stärker in ihre Richtung als Datensätze mit kleinen Zugehörigkeiten. Der nachfolgende 4. Schritt hält die Clusterzentren fest und bestimmt nach Einsetzen der Nebenbedingung (5.179), Nullsetzen der Ableitung von (5.178) nach $\boldsymbol{\mu}_{\mathrm{y}}$ für $q > 1$ und Umstellen die Zugehörigkeit

$$\mu_{B_c}[n] = \frac{\left(d_c^2(\mathbf{x}[n], \overline{\mathbf{x}}_c)\right)^{\frac{1}{1-q}}}{\sum_{i=1}^{m_y} \left(d_i^2(\mathbf{x}[n], \overline{\mathbf{x}}_i)\right)^{\frac{1}{1-q}}}. \tag{5.182}$$

Eine Bewertung (5. Schritt) beurteilt die Güte der Ergebnisse und koppelt u. U. durch Löschen zu unbedeutender oder zu ähnlicher Cluster bzw. Ergänzen neuer Cluster auf die Berechnung der Parameter zurück. Zudem beurteilt sie, wie stark sich die Clusterparameter im letzten Iterationsschritt verändert haben. Die Iteration wird beendet, wenn sich die Clusterzuordnung der Datentupel nicht mehr oder nur noch geringfügig ändert. Anderenfalls wiederholt sich der Ablauf durch Berechnen der Distanzen zu den aktualisierten Clustern (2. Schritt). Die Konvergenz ist nicht a priori gesichert, allerdings sind insbesondere bei Fuzzy-Clusterverfahren mit nicht clusterspezifischen Distanzen die Konvergenzeigenschaften gutmütig. Der Algorithmus konvergiert oft gegen das globale Optimum oder zumindest gegen ein lokales Optimum, das nur eine geringe Gütedifferenz zum globalen Optimum aufweist. Bei clusterspezifischen Kovarianzmatrizen neigt der Algorithmus bei ungünstigen Startwerten dazu, Cluster mit sehr geringen Datentupelzahlen und mit betragsmäßig kleinen Werten der Kovarianzmatrizen zu generieren.

In der Anwendungsphase sind meist nur noch die Schritte 2 und 3 mit gegebenen Clusterparametern für jedes neue Datentupel auszuführen. Es existieren aber auch adaptive Varianten, die die Clusterparameter entsprechend dem vierten Schritt ständig nachführen.

Die Freiheitsgrade beim Clustering bestehen in der Wahl der Clusteranzahl, des Distanzmaßes und der Art der Berechnung der Clusterzugehörigkeiten. Zusätzlich können Bewertungsmaße auf die extrahierten Merkmale zurückkoppeln, so dass ein geschlossener Kreis aus Merkmalsextraktion und Clustering entsteht.

Die Clusteranzahl wird entweder manuell gesetzt oder durch mehrfaches Clustering mit unterschiedlicher Clusteranzahl und Auswahl der besten Lösung gemäß einem Bewertungsmaß ermittelt. Sie kann sich auch während eines iterativen Algorithmus ändern, wenn dicht beieinander liegende Cluster verschmolzen oder heterogene Cluster aufgespalten werden.

Die Festlegung eines Distanzmaßes bedeutet implizit auch eine Annahme über die Clustergeometrie. Die Euklidische Distanz (3.34) (Sonderfall der quadratischen Form (3.35) mit $\mathbf{W}_{QF} = \mathbf{I}$) unterstellt (hyper-)kugelförmige Cluster mit Volumen Eins. Eine Varianznormierung (VN) kompensiert lediglich unterschiedliche Skalierungen der Merkmale mit $\mathbf{W}_{QF} = \mathrm{diag}(\mathbf{S})^{-1}$, bei der nur die Diagonalelemente von $\mathbf{W}_{QF}$ besetzt sind.[13] Eine Mahalanobis-Distanz mit $\mathbf{W}_{QF} = \mathbf{S}^{-1}$ korrigiert sowohl unterschiedliche Skalierungen der Merkmale als auch Korrelationen im Merkmalsraum, nimmt aber nach wie vor gleiche Clustervolumina und -orientierungen an.

Clusterspezifische Distanzmaße heben zwar die Einschränkung z. T. auf, ziehen aber oftmals Konvergenzprobleme in den Algorithmen nach sich. Von praktischer Bedeutung ist hier der Gustafson-Kessel-Algorithmus, der eine clusterspezifische quadratische Distanz entsprechend (3.35) mit

$$\mathbf{W}_{QF} := \mathbf{W}_{QF,c} = \sqrt[s]{\det(\mathbf{S}_{F,c})}\mathbf{S}_{F,c}^{-1} \tag{5.183}$$

$$\text{mit } \mathbf{S}_{F,c} = \frac{\sum_{n=1}^{N} (\mu_{B_c}[n])^q (\mathbf{x}[n] - \overline{\mathbf{x}}_c)(\mathbf{x}[n] - \overline{\mathbf{x}}_c)^T}{\sum_{n=1}^{N} (\mu_{B_c}[n])^q} \tag{5.184}$$

verwendet, wobei $\mathbf{S}_{F,c}$ wegen der Ähnlichkeit zu einer Kovarianzmatrix als Fuzzy-Kovarianzmatrix bezeichnet wird. Die Cluster haben wegen des Normierungsterms $\sqrt[s]{\det(\mathbf{S}_{F,c})}$ das gleiche Volumen, sind aber Ellipsoide mit clusterindividuellen Seitenverhältnissen und Orientierungen. Der Gath-Geva-Algorithmus arbeitet in Anlehnung an einen statistischen Zugang auf der Basis einer Normalverteilung (5.3) mit clusterspezifischen Maßen[14]

$$d_c^2(\mathbf{x}[n], \overline{\mathbf{x}}_c) = \frac{\sqrt{\det(\mathbf{S}_{F,c})}}{\hat{P}(\hat{y} = B_c)} \exp\left(\frac{1}{2}(\mathbf{x}[n] - \overline{\mathbf{x}}_c)^T \mathbf{S}_{F,c}^{-1} (\mathbf{x}[n] - \overline{\mathbf{x}}_c)\right) \tag{5.185}$$

$$\text{mit } \hat{P}(\hat{y} = B_c) = \frac{\sum_{n=1}^{N} \mu_{B_c}[n]}{\sum_{n=1}^{N} \sum_{i=1}^{m_y} \mu_{B_i}[n]}, \tag{5.186}$$

die sowohl unterschiedliche Clustervolumina als auch unterschiedliche Orientierungen zulassen.

Andere Clusterprototypen (z. B. Konturen in Form von Linien, Kreisen, Ellipsen und Rechtecken) können durch entsprechend modifizierte Clusterparameter und Distanzmaße oder durch geeignete extrahierte Merkmale nachgebildet werden. Solche Prototypen sind insbesondere bei der Suche nach Objekten mit einer bestimmten Geometrie in Bildern und Videos bedeutsam.

Clusterbewertungsmaße beurteilen die Güte eines Clusterings und sind somit wertvolle Hilfsmittel zur Merkmalsselektion und zur Auswahl der Clusteranzahl (Übersicht siehe z. B. [180, 444]). Obwohl eine Vielzahl von Bewertungsmaßen vorgeschla-

[13] Alternativ dazu können auch alle Merkmale gemäß (5.6) auf Seite 106 normiert werden, damit gilt dann die Euklidische Distanz mit $\mathbf{W}_{QF} = \mathbf{I}$.

[14] Das Maß ist allerdings keine Distanz: $d_c(\mathbf{x}, \mathbf{x}) \neq 0$, damit Widerspruch zu (3.28).

gen wurde, existiert bisher kein hundertprozentig befriedigendes Maß. Ein wichtiger Vertreter ist der Trennungsgrad (engl. separation)

$$Q_{Trenn}(m_y) = \frac{Q_{Cluster}(\hat{\mathbf{y}}, \overline{\mathbf{X}})}{m_y \cdot \min\limits_{i,j=1,\ldots,m_y, i \neq j} (d_c^2(\overline{\mathbf{x}}_i, \overline{\mathbf{x}}_j))}, \tag{5.187}$$

der analog auch für $Q_{Fuzzy-Cluster}(\boldsymbol{\mu}_\mathbf{y}, \overline{\mathbf{X}})$ einsetzbar ist. Er bestraft eine zu kleine Distanz zwischen den beiden am nächsten benachbarten Clustern. Die beste Clusteranzahl wird durch das erste lokale Minimum für m_y ermittelt. Mit steigender Clusteranzahl sinken die Werte allerdings weiter.

Beispiel: Aufgrund der eng aneinander grenzenden Klassen ist ein Clusterverfahren im Beispieldatensatz nicht in der Lage, die drei Klassen mit einem unüberwachten Lernverfahren im originalen Lerndatensatz befriedigend aufzufinden (Bild 5.32a). Das ist daran zu erkennen, dass die Clusterzugehörigkeiten nicht mit den Klassenzuordnungen in Bild 5.23 übereinstimmen. Allerdings findet es nach einer Datentupelselektion zur alleinigen Auswahl der Patientendaten bei geeigneter Parametrierung die beiden Patienten-Subgruppen (Bild 5.32c,f). Hier gelingt sogar die automatische Bestimmung der Clusteranzahl $m_y = 2$ (Bild 5.32c), weil die Lösung mit drei Clustern (Bild 5.32b) einen höheren Wert der Separation aufweist ($Q_{Trenn}(m_y = 2) = 2.17, Q_{Trenn}(m_y = 3) = 2.25$) und somit das erste lokale Minimum gewählt wird. Damit ist das Clusterverfahren in der Lage, ein 2-Klassen-Problem durch Auffinden der Patientensubklassen in ein leichter lösbares 3-Klassen-Problem umzuwandeln. Außerdem gibt es einen gut interpretierbaren Hinweis auf die Existenz der zwei Subklassen, die anhand der Zuweisungen der Patienten zu den Clustern bzw. Subklassen und einer Visualisierung klinisch auswertbar ist.

Die Auswirkungen von Merkmalsselektionen und von unterschiedlichen Distanzmaßen erfordern eine sorgfältige Analyse: Der verstärkte Einfluss durch die große Streuung des informationslosen Merkmals x_3 beeinträchtigt die Ergebnisse der Euklidischen Distanz. Hier kommt es zu zahlreichen falschen Zuordnungen (Bild 5.32d). Der Gustafson-Kessel-Algorithmus ohne Merkmalsselektion (Bild 5.32e) scheitert, weil er die Redundanzen von x_1 und x_4 nicht ausnutzt, aber die Reststörung auf beiden Merkmalen verstärkt.[15] Auch hier steigt die Zahl der falschen Zuordnungen deutlich an. Das Problem lässt sich beispielsweise durch eine Merkmalsselektion (nur noch x_1 und x_2, siehe Bild 5.32f) lösen, wonach auch der Gustafson-Kessel-Algorithmus die Datentupel richtig zuordnet[16]. ■

In der Literatur existiert eine Vielzahl modifizierter Verfahren. Die Entwicklung wurde und wird hauptsächlich von Problemstellungen getrieben, für die Standard-Clusterverfahren unbefriedigende Ergebnisse liefern (Ausreißer im Lerndatensatz, Cluster mit stark unterschiedlichen Verteilungsdichtefunktionen und A-priori-Wahrscheinlichkeiten, Merkmalsräume mit fehlenden Werten, Integration von

[15] Ähnliche Wirkungen verursacht die Mahalanobis-Distanz.

[16] Genauso wirkungsvoll sind Merkmalsselektionen x_1,x_2,x_3 oder x_2,x_3,x_4 usw.

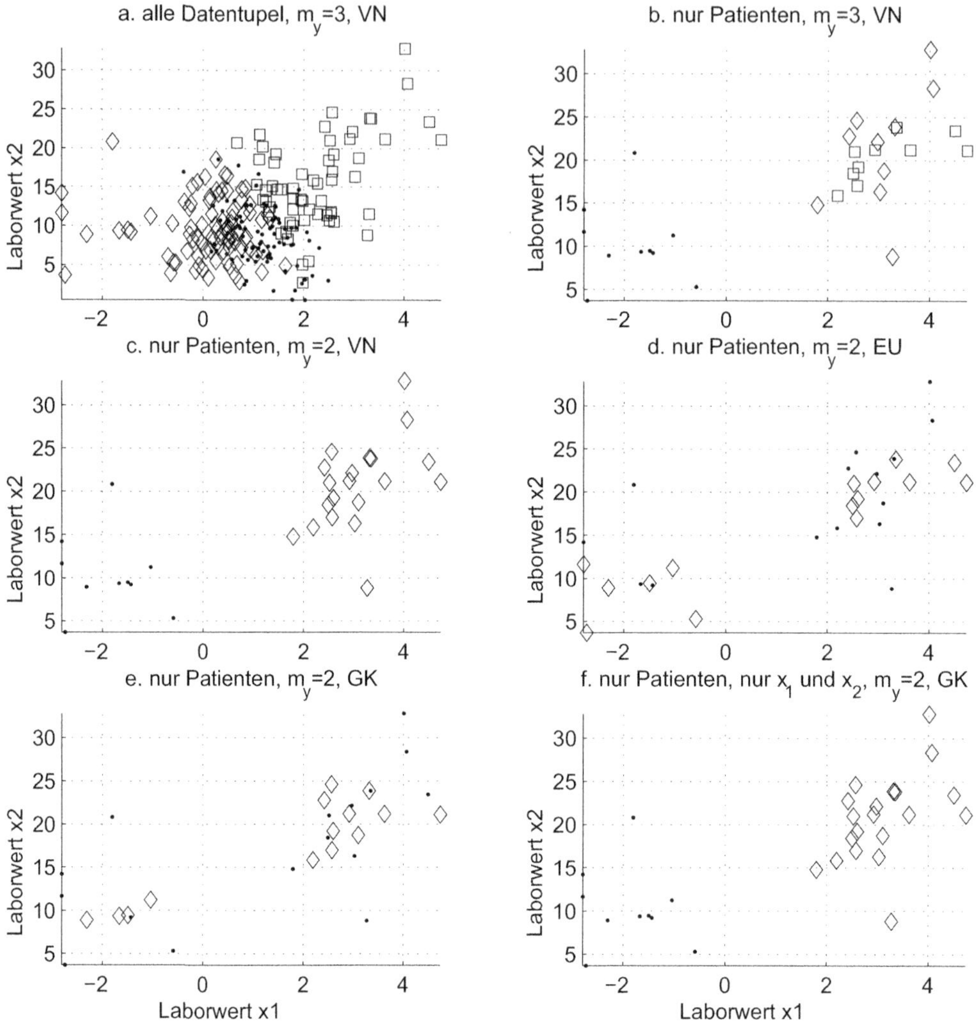

Bild 5.32: Clusterergebnisse für den Beispieldatensatz (alleinige Darstellung der Merkmale x_1, x_2 für alle Teilbilder, siehe auch Klasseneinteilung in Bild 5.3d auf Seite 119):

a. alle Datentupel, alle Merkmale, 3 Cluster, Distanzmaß: Varianznormierung

b. nur Patienten, alle Merkmale, 3 Cluster, Distanzmaß: Varianznormierung

c. nur Patienten, alle Merkmale, 2 Cluster, Distanzmaß: Varianznormierung

d. nur Patienten, alle Merkmale, 2 Cluster, Distanzmaß: Euklidische Distanz

e. nur Patienten, alle Merkmale, 2 Cluster, Distanzmaß: Gustafson-Kessel-Algorithmus

f. nur Patienten, nur Merkmale x_1 und x_2, 2 Cluster, Distanzmaß: Gustafson-Kessel-Algorithmus

A-priori-Informationen wie bekannte Ausgangsklassen für einen Teil der Datentupel usw.). So verfälschen z. B. Ausreißer die Clusterergebnisse, da sie bei scharfen Clusterverfahren ein Clusterzentrum und bei Fuzzy-Clusterverfahren mehrere Clusterzentren in ihre Richtung ziehen und bei clusterspezifischen Distanzmaßen auch die Distanzen beeinflussen. Zum Reduzieren des Effektes bieten sich verschiedene Techniken an, z. B. eine vorherige Datentupelselektion. Das Einführen eines Rauschclusters B_{Rausch} mit $d_{Rausch}(\mathbf{x}) = const.$ wirkt wie eine scharfe bzw. unscharfe Datentupelselektion. Datentupel mit einer großen Distanz zu allen anderen Clusterzentren werden vollständig oder anteilig dem Rauschcluster (engl. noise cluster) zugewiesen. Das beseitigt oder reduziert den Einfluss solcher Datentupel auf die anderen Cluster. Die Zuweisung zum Rauschcluster ähnelt einer Rückweisung bei einer Klassifikation.

Ein hierarchisches Clustering stellt ein mehrfaches scharfes Clustering eines Datensatzes in Form eines Baums (sogenanntes Dendrogramm) dar. Ein Dendrogramm besteht in der obersten Ebene aus einem Wurzelknoten mit einem Cluster, das alle Datentupel umfasst. In der untersten Ebene bildet jedes Datentupel ein eigenes Cluster. In den dazwischen liegenden Ebenen werden die Knoten höherer Ebenen schrittweise aufgespalten.

Beispiel: Ein Beispiel für ein Dendrogramm zeigt Bild 5.33. Es resultiert aus einem hierarchischen Clustering mit den beiden Merkmalen x_1 und x_2, einer Varianznormierung und einer Euklidischen Distanz. Hierbei wurden nur die Datentupel der beiden Patientenklassen verwendet. Deren Nummerierung und die paarweisen Abstände der Datentupel sind in Bild 5.34 zu sehen. Sowohl im Merkmalsraum als auch in den Distanzen können die beiden Gruppen mit den Nummern der Datentupel 1-20 (Patient B) und 21-30 (Patient A) deutlich unterschieden werden.

Das Dendrogramm zeigt von unten nach oben das stückweise Zusammenfassen ähnlicher Datentupel (z. B. 7-9, 25-29). In den nächsten Ebenen werden die gefundenen Cluster untereinander bzw. mit einzelnen Datentupeln fusioniert, wobei immer ein Zusammenschluss der Cluster mit den geringsten mittleren Abständen erfolgt. In der vierten Hierarchieebene gelingt eine fehlerfreie Trennung der beiden Patientenklassen. Somit liefert ein hierarchisches Clusterverfahren auf den verschiedenen Ebenen unterschiedliche Vorschläge für die Anzahl von Clustern. ■

Clusterverfahren spielen sowohl direkt zum Auffinden unbekannter (Sub-) Klassen als auch als Hilfsverfahren (z. B. beim Bestimmen der Anzahl und Parameter von Zugehörigkeitsfunktionen für Fuzzy-Systeme D_{19} oder für den Entwurf von Diskretisierungsvorschriften D_{20}) eine Rolle.

Clusterverfahren sind in der Medizin insbesondere dann interessant, wenn es um die automatische Analyse von Lerndatensätzen mit einer großen Anzahl von Datentupeln ohne oder mit unvollständiger Klassenzuweisung geht (unüberwachtes oder

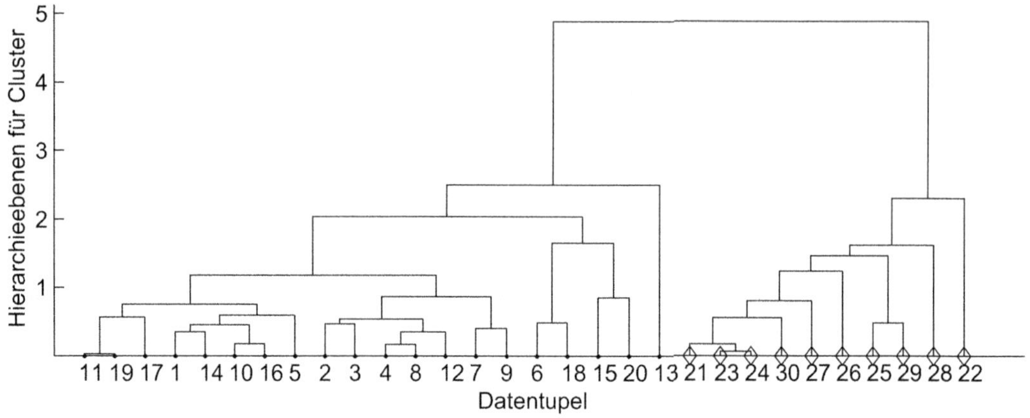

Bild 5.33: Dendrogramm für ein hierarchisches Clustering mit den Merkmalen x_1 und x_2 für alle Datentupel der beiden Patientenklassen

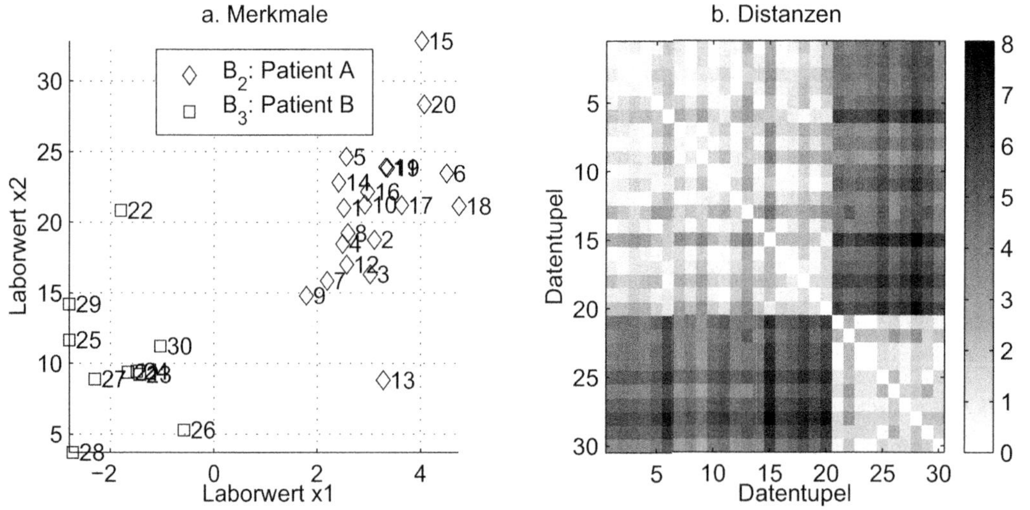

Bild 5.34: a. Merkmale x_1 und x_2 für alle Datentupel der beiden Patientenklassen als Basis für das Dendrogramm in Bild 5.33, die Nummern der Datentupel stehen neben den jeweiligen Symbolen,
b. Paarweise Distanzen der ausgewählten Datentupel nach einer Varianznormierung und der Verwendung der Euklidischen Distanz, dunklere Farben bedeuten größere Distanzen

teilüberwachtes Lernen). Beispiele für solche Problemstellungen sind die unüberwachte oder teilüberwachte Segmentierung von MRT-Bildern [450, 469] oder CT-Bildern (z. B. [476] zur automatisierten Erkennung von Darmpolypen, Studie mit 43 Fällen). Bei Zeitreihen geht es beispielsweise um die Auswertung von visuell evozierten Potenzialen aus EEG-Daten zur Diagnose von Multipler Sklerose [108]. Ähnliche Problemstellungen finden sich auch bei der Auswertung von Genexpressionsprofilen, wo Clusterverfahren eine dominierende Rolle einnehmen. So sucht z. B. [451] prognostische Aussagen für die Metastasenbildung bei Brusttumoren aus Genexpressionsprofilen.

Bei Zeitreihen und Videos ist sorgfältig darauf zu achten, über welche Informationen geclustert wird. So behandelt [471] die Zeitverläufe einzelner Pixel in fMRT-Bildern als Merkmale und die einzelnen Pixel als Datentupel. Entsprechend repräsentieren die Clusterzentren Zeitverläufe, die wiederum über die Ortsinformationen im Bild darstellbar sind. Die hier auftretenden Interpretationsdifferenzen ähneln denen bei den Merkmalstransformationen vom Typ I und II auf Seite 121.

5.8 Regressionsverfahren

5.8.1 Übersicht

Regressionsprobleme mit einer skalaren Ausgangsgröße y lassen sich allgemein durch

$$\hat{y} = f(\mathbf{x}, \hat{\mathbf{a}}) \tag{5.188}$$

ausdrücken. Die Ausgangsgröße y wird in medizinischen Anwendungen oftmals als Zielvariable (engl. response variable), ein Merkmal x_l als erklärende Variable (engl. explanatory variable) bezeichnet. Während der Entwurfsphase sind eine geeignete Struktur $f(\cdot)$ und ein Parametersatz $\hat{\mathbf{a}}$ zu bestimmen.

Die allgemeine Form in (5.188) ist zwar sehr flexibel, aber die Bestimmung der Parameter muss meist durch eine numerische Optimierung erfolgen. Das kann insbesondere bei höherdimensionalen Strukturen zu Konvergenzproblemen sowie zu langen Rechenzeiten führen.

Bei parameterlinearen Regressionsproblemen gilt[17]

$$\hat{y} = \mathbf{f}(\mathbf{x})^T \cdot \hat{\mathbf{a}}, \tag{5.189}$$

[17] In der Literatur wird oftmals ein Modell ohne die nichtlineare Transformation mit veränderten Bezeichnungen verwendet: $y = \alpha + \sum_{l=1}^{s} \beta_l x_l$. Dieses Modell ist ein Sonderfall von (5.189) mit $f_1 = 1$, $f_{i+1} = x_i$, $\hat{a}_1 = \alpha$ und $\hat{a}_{i+1} = \beta_i$ für $i = 1, \ldots, s$.

die Parameter $\hat{a}_i$ gehen nur linear in das Ergebnis ein. Sie lassen sich somit bei einigen wichtigen Bewertungsmaßen wie z. B. beim Minimieren von (3.75) über die Methode der kleinsten Fehler-Quadrate (MKQ, engl. LS – least square method) geschlossen bestimmen. Anderenfalls wird das Problem als parameternichtlinear bezeichnet.

Die Strukturfindung besteht in der Festlegung geeigneter Funktionen $\mathbf{f}(\mathbf{x})$, wozu eine umfangreiche theoretische Literatur über Suchstrategien existiert (siehe z. B. [179]). Ein Beispiel für einen solchen Ansatz sind Polynome mit $f_1 = 1$ (zur Einbeziehung eines konstanten Absolutterms), $f_2 = x_1, f_3 = x_2, f_4 = (x_1)^2, f_5 = x_1 \cdot x_2, f_6 = (x_2)^2$ usw. Deren Werte werden dann in eine Matrix $\mathbf{F}$ der Dimension (N, s_f) mit Elementen f_i geschrieben:

$$\mathbf{F} = \begin{pmatrix} 1 & x_1[1] & x_2[1] & (x_1[1])^2 & x_1[1] \cdot x_2[1] & (x_2[1])^2 \\ \vdots & \vdots & \vdots & \vdots & \vdots & \vdots \\ 1 & x_1[N] & x_2[N] & (x_1[N])^2 & x_1[N] \cdot x_2[N] & (x_2[N])^2 \end{pmatrix}. \tag{5.190}$$

Die Parameter stehen im s_f-dimensionalen Vektor $\hat{\mathbf{a}}$, der entsprechend dem Bewertungsmaß

$$Q = \frac{1}{2}(\mathbf{y} - \underbrace{\mathbf{F} \cdot \hat{\mathbf{a}}}_{\hat{\mathbf{y}}})^T \cdot (\mathbf{y} - \underbrace{\mathbf{F} \cdot \hat{\mathbf{a}}}_{\hat{\mathbf{y}}}) \to \min_{\hat{\mathbf{a}}} \tag{5.191}$$

als Spezialfall von (3.71) geschätzt wird. Die Lösung des Problems lautet

$$\hat{\mathbf{a}} = (\mathbf{F}^T \cdot \mathbf{F})^{-1} \cdot \mathbf{F}^T \cdot \mathbf{y}. \tag{5.192}$$

Das Ergebnis ist eindeutig, wenn $\mathbf{F}^T \cdot \mathbf{F}$ den Rang s_f hat. Das erfordert mindestens s_f linear unabhängige Zeilen (Datentupel) und Spalten (Merkmale) in $\mathbf{F}$, was durch einen geeigneten Datensatz zu sichern ist[18]. Wegen dieser Rechenvorteile ist anzustreben, entweder von vornherein parameterlineare Funktionen anzusetzen oder zu versuchen, parameternichtlineare Strukturen durch geeignete identische Transformationen (z. B. Logarithmieren beider Seiten in (5.188)) in parameterlineare Funktionen umzuwandeln.

Auch das Problem in (3.81) (Diagonalmatrix $\mathbf{W}_{QF}$ mit Wichtungskoeffizienten) kann geschlossen mit der MKQ gelöst werden:

$$\hat{\mathbf{a}} = (\mathbf{F}^T \cdot \mathbf{W}_{QF} \cdot \mathbf{F})^{-1} \cdot \mathbf{F}^T \cdot \mathbf{W}_{QF} \cdot \mathbf{y}. \tag{5.193}$$

Struktursuche-Probleme werden üblicherweise durch das Aufstellen vieler Hypothesen für potenziell relevante Funktionen f_i, die jeweilige Auswertung von (5.192) bzw.

[18] Das ist lediglich eine Mindestanforderung. Besser ist eine gezielte Versuchsplanung, die zusätzlich auf besonders günstige statistische Eigenschaften für das resultierende Problem zielt. Bei vielen medizinischen und medizintechnischen Problemen ist der Datensatz aber überhaupt nicht oder nur eingeschränkt beeinflussbar.

(5.193) und die schrittweise Auswahl der besten Funktionen suboptimal gelöst. Die so ausgewählten Funktionen erlauben eine Deutung als zusätzliche transformierte Merkmale, die aus den bisher gegebenen Merkmalen x_l resultieren.

Im Spezialfall einer univariaten linearen Regression mit $\hat{y} = a_1 \cdot x$ ist a_1 nach einer Varianznormierung von x und y auf jeweils Mittelwert Null und Standardabweichung Eins der lineare Korrelationskoeffizient R. Der hängt wiederum über $a_1^2 = R^2$ mit dem Bestimmtheitsmaß aus (3.76) zusammen.

Für parameterlineare Regressionsmodelle in (5.192), die mindestens einen Mittelwert-Schätzer mit $f_1 = 1$ enthalten[19], gilt der Streuungszerlegungssatz, der eine Gesamtstreuung (TSS: Total Sum of Squares), eine erklärte Streuung (ESS: Explained Sum of Squares) und eine nicht erklärte Streuung (RSS: Residual Sum of Squares) enthält (vgl. auch (3.76) auf S. 59):

$$\underbrace{(\mathbf{y}-\overline{\mathbf{y}})^T(\mathbf{y}-\overline{\mathbf{y}})}_{\text{Gesamtstreuung (TSS)}} = \underbrace{(\hat{\mathbf{y}}-\overline{\mathbf{y}})^T(\hat{\mathbf{y}}-\overline{\mathbf{y}})}_{\text{erklärte Streuung (ESS)}} + \underbrace{(\mathbf{y}-\hat{\mathbf{y}})^T(\mathbf{y}-\hat{\mathbf{y}})}_{\text{nicht erklärte Streuung } Q \text{ (RSS)}}. \tag{5.194}$$

Regressionsprobleme entstehen hauptsächlich bei der Modellbildung, Regelung und Steuerung biologischer Systeme, bei der quantitativen Patientenbewertung und der Suche nach alternativen Messverfahren. Zudem entsprechen viele andere Ansätze (z. B. MLP-Netz, Fuzzy-Systeme vom Takagi-Sugeno-Typ, Verteilungsdichtefunktionen) Regressionsproblemen mit speziellen Strukturansätzen $\mathbf{f}(\cdot)$. In den folgenden Abschnitten werden außerdem spezielle Regressionsprobleme vorgestellt, die in der Medizin eine wichtige Rolle spielen.

Beispiel: Die Ergebnisse von Regressionsmodellen für die Suche nach alternativen Messverfahren zeigen Tabelle 5.23 und Bild 5.35. Hierbei besteht die Aufgabe darin, einen Ersatz für den Laborwert x_1 des Beispiels zu finden. Eine lineare Korrelationsanalyse und eine Visualisierung aller paarweisen Korrelationskoeffizienten in Bild 5.35a zeigen, das insbesondere der Messwert x_4 (linearer Regressionskoeffizient $r_{x_1,x_4} = -0.997$), aber auch der Laborwert x_2 ($r_{x_1,x_2} = -0.320$) relevante Informationen enthalten. Hingegen hängt der Messwert x_3 erwartungsgemäß kaum mit x_1 zusammen ($r_{x_1,x_2} = -0.065$). Aus diesen Erkenntnissen lassen sich unterschiedlich komplexe Modelle aufbauen. Das sinnvollste Modell ist eine Merkmalsselektion auf ein Merkmal mit dem betragsgrößten linearen Regressionskoeffizienten als Bewertungsmaß gefolgt von einer linearen Regression mit einem Merkmal gemäß (5.192) mit

$$\mathbf{F} = \begin{pmatrix} 1 & x_4[1] \\ \vdots & \vdots \\ 1 & x_4[N] \end{pmatrix}. \tag{5.195}$$

Die Optimierung mit (5.192) liefert dann die entsprechenden Koeffizienten für das Modell:

[19]Die Gleichung geht nur auf, wenn die Schätzung mindestens genauso gut wie der Mittelwert-Schätzer mit $\hat{\mathbf{y}} = \overline{\mathbf{y}}$ ist.

$$\hat{x}_1[n] = -0.005 - 1.001 \cdot x_4[n]. \quad (5.196)$$

Die dadurch generierten Zusammenhänge sind in Bild 5.35b als Scatterplot $\hat{x}_1[n]$ gegen $x_1[n]$ sowie in Bild 5.35c als Funktion $\hat{x}_1(x_4)$ mit einem zusätzlichen Scatterplot $x_4[n]$ gegen $x_1[n]$ visualisiert. Ein Polynom-Ansatz ohne Merkmalsselektion erzeugt mit

$$\mathbf{F} = \begin{pmatrix} 1 & x_2[1] & x_3[1] & x_4[1] \\ \vdots & \vdots & \vdots & \vdots \\ 1 & x_2[N] & x_3[N] & x_4[N] \end{pmatrix} \quad (5.197)$$

ein Modell

$$\hat{x}_1[n] = -0.019 + 0.002 \cdot x_2[n] - 0.000 \cdot x_3[n] - 0.998 \cdot x_4[n]. \quad (5.198)$$

Komplexere Modelle wie ein MLP-Netz (mit fünf Neuronen in der verdeckten Schicht) oder ein k-Nearest-Neighbor-Verfahren ($k = 10$, Ermittlung der Ausgangsgröße über einen gewichteten Mittelwert der Nachbarn mit einer linear fallenden Wichtung entsprechend der steigenden Euklidischen Distanz) verbessern aufgrund des nahezu linearen Zusammenhangs das Ergebnis nicht. Nur im Lerndatensatz gelingt dem MLP-Netz eine geringe Verbesserung, während das k-Nearest-Neighbor-Modell strukturell nicht passt. Bei einer Crossvalidierung fällt die Güte beider Modelle deutlich ab, insbesondere bei einer 2-fachen Crossvalidierung mit entsprechend weniger Lerndaten. Die Unterschiede zwischen dem Polynom-Modell mit und ohne Merkmalsselektion sind zu vernachlässigen und bei der Crossvalidierung eher durch die zufällige Zusammenstellung der Datensätze bedingt. Zusammenfassend ist festzustellen, dass sich ein polynomiales Modell gemäß (5.196) bei Bedarf gut für ein alternatives Messverfahren eignet. ■

Merkmale	Verfahren	Linearer Korrelationskoeffizient (3.77) LD (5CV, 2CV)	Mittlerer Modellfehler (3.74), Manhattan-Distanz LD (5CV, 2CV)
x_4	Polynom	0.997 (**0.997**, **0.997**)	0.067 (**0.069**, 0.070)
Alle	Polynom	0.997 (**0.997**, **0.997**)	0.067 (**0.069**, **0.069**)
Alle	MLP-Netz	**0.998** (0.986, 0.978)	**0.063** (0.082, 0.099)
Alle	k-Nearest-Neighbor	0.994 (0.977, 0.960)	0.132 (0.234, 0.297)

Tabelle 5.23: Auswirkungen verschiedener Regressionsmodelle auf die Suche nach alternativen Messverfahren zum Ersetzen von Laborwert x_1, LD: Lerndatensatz, 5CV: 10 Versuche 5-fache Crossvalidierung, 2CV: 10 Versuche 2-fache Crossvalidierung

5.8.2 Schätzung von Überlebenszeiten

Spezielle strukturierte Regressionsansätze ergeben sich in der Medizin insbesondere bei der Analyse von erwarteten Überlebensraten $S(t)$ (engl. survival rate), die

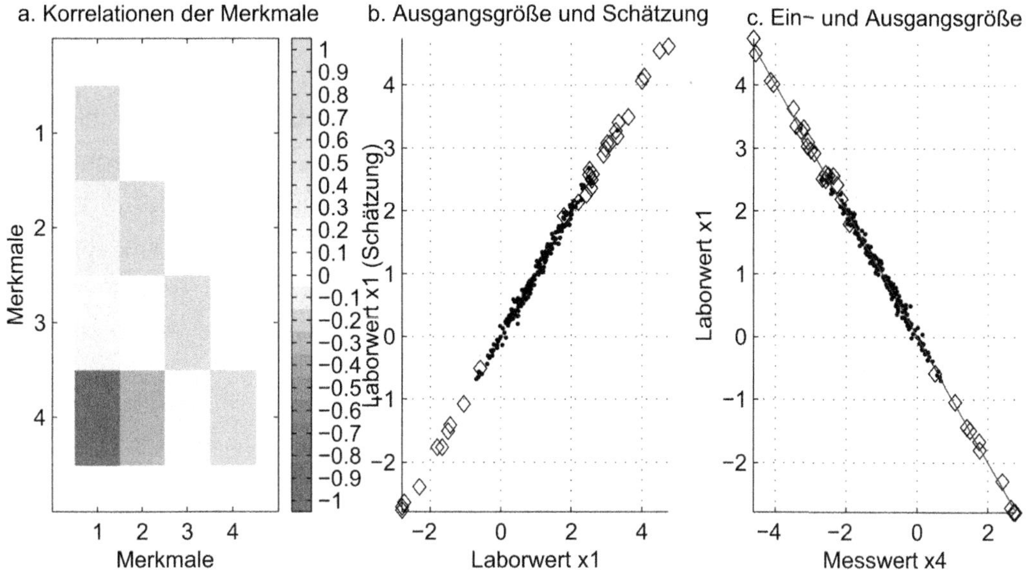

Bild 5.35: Ergebnisse der Regression für die Suche nach alternativen Messverfahren zum Ersetzen von Laborwert x_1 für das Beispiel: a. Korrelationsvisualisierung, b. Schätzung des Polynom-Modells gemäß (5.196) als Funktion der wirklichen Werte von x_1, c. Schätzung des Polynom-Modells gemäß (5.196) mit Regressionsgerade und wirklichen Werten von x_1 als Funktion des Messwertes x_4

in Abhängigkeit des kumulierten Sterberisikos $H(t)$ bzw. des Sterberisikos (Hasard) $h(t)$ mittels

$$S(t) = e^{-H(t)} \text{ mit } H(t) = \int_{\tau=0}^{t} h(\tau) d\tau \tag{5.199}$$

erfolgt [147]. Als zeitdiskrete Variante für (nicht unbedingt äquidistante) (Abtast-) Zeitpunkte k kommt das Verfahren nach Kaplan-Meier mit

$$S[k] = (1 - h[k]) \cdot S[k-1] = \prod_{i=1}^{k} (1 - h[i]) = \prod_{i=1}^{k} \frac{N_S[k]}{N_S[k-1]} \text{ mit } S[0] = 1, k \geq 1 \tag{5.200}$$

zum Einsatz. $h[k]$ ist das Sterberisiko für den Zeitraum zwischen den Zeitpunkten $k-1$ und k mit

$$h[k] = \frac{N_T[k]}{N_S[k-1]} = \frac{N_S[k-1] - N_S[k]}{N_S[k-1]} \tag{5.201}$$

($N_T[k]$: Anzahl der im Zeitraum zwischen $k-1$ und k verstorbenen Personen und $N_S[k]$: Anzahl der zum Zeitpunkt k lebenden Personen).

Der Einfluss der Merkmale x_l in (5.199) kann durch das parameternichtlineare Cox-Modell mittels

$$h(t) = h_0(t) \cdot \prod_{l=1}^{s} e^{\beta_l \cdot x_l} = h_0(t) \cdot e^{\sum_{l=1}^{s} \beta_l \cdot x_l} = h_0(t) \cdot e^{\mathbf{x}^T \cdot \mathbf{a}}, \mathbf{a} = \begin{pmatrix} \beta_1 & \dots & \beta_s \end{pmatrix}^T, \quad (5.202)$$

mit einer gegebenen Referenzkurve $h_0(t)$ approximiert werden. Alle Merkmale ohne Einfluss haben zugehörige Parameter $\beta_l = 0$ bzw. $e^{\beta_l} = 1$, $\beta_l > 0$ ist lebenszeitverkürzend und $\beta_l < 0$ ist lebenszeitverlängernd. Bei der Interpretation der β_l sind die auftretenden Wertebereiche von x_l zu berücksichtigen, da e^{β_l} das erhöhte Risiko für die Erhöhung eines (einheitslosen) Merkmalswertes von x_l um $\Delta x_l = 1$ beschreibt. Alle wertediskreten Merkmale x_l sind geeignet wertekontinuierlich zu kodieren.

Das Problem ist nach Logarithmieren von (5.202)

$$\ln\left(\frac{h(t)}{h_0(t)}\right) = \sum_{l=1}^{s} \beta_l \cdot x_l = \mathbf{x} \cdot \mathbf{a}^T \text{ mit } \hat{y} := \ln\left(\frac{h(t)}{h_0(t)}\right) \quad (5.203)$$

zwar parameterlinear, allerdings sind bei praktischen Anwendungen nicht die Hasards $h(t)$, sondern die Überlebenszeiten für N Patienten gegeben. Deswegen muss das Problem iterativ gelöst werden, ein Lösungsalgorithmus findet sich z. B. in [306].

Die Struktur ist somit prinzipiell gegeben, dennoch können als Data-Mining-Aufgabe Struktursuche-Probleme für die Auswahl weniger Merkmale mit $\beta_l \neq 0$ auftreten. Da es sich um ein mehrfaktorielles Problem handelt (alle x_l mit $\beta_l \neq 0$ beeinflussen $S(t)$), sind sorgfältige Interpretationen und statistische Abschätzungen erforderlich. Besondere Vorsicht sollte bei der Analyse verschiedener einfaktorieller und mehrfaktorieller Ansätze gelten, wenn Vermutungen über Ursache-Wirkungs-Mechanismen abgeleitet werden sollen.

Das Modell in (5.199) ist auch auf andere Studien übertragbar, bei denen es um die Eintrittswahrscheinlichkeit eines binären Ereignisses zu bestimmten Zeitpunkten geht (z. B. zeitliche Funktion der Rückfallquote einer Erkrankung).

Die Schätzung von Überlebenszeiten ist eine dominierende Anwendung von Regressionsansätzen in der Medizin.[20] Sie ist eine spezielle Anwendung zur Therapieprognose und Therapieevaluierung. Ein Beispiel zeigt [203] im Rahmen einer randomisierten klinischen Studie mit 457 Patienten zur Behandlung nach Schlaganfällen. Nach dem Prüfen von Einschlusskriterien wird für einen Patienten zufällig eine von drei Behandlungsstrategien gewählt (A: stationäre Behandlung in einer spezialisierten Schlaganfall-Einrichtung, B: in einer normalen Station unter Einbeziehung von Schlaganfall-Spezialisten oder C: häusliche Behandlung unter Einbeziehung von Schlaganfall-Spezialisten und Weiterführung mit A beim Eintreten von Komplikationen). Die Ergebnisse (Überlebenszeiten, Wiedergewinnen funktioneller Fähigkeiten)

[20] Stand 2005: 3811 Publikationen unter MEDLINE (*www.medline.de*) mit den Schlagwörtern "survival analysis" und "prognostic factors".

zeigen die Überlegenheit der spezialisierten Schlaganfall-Einrichtung. Im Falle solcher Studien werden im Wesentlichen nur noch Parameter für einen gegebenen strukturellen Ansatz in (5.202) bestimmt.

Andere Studien suchen gezielt prognostische Faktoren im Sinne von relevanten Merkmalen in (5.202). Ein Beispiel ist eine retrospektive klinische Studie mit 213 Patienten [344], die Überlebensraten bei Leukämie in Abhängigkeit verschiedener Blutwerte, klinischer Anomalien und Chromosomenanomalien untersucht.

Solche Studien haben einen indirekten Einfluss auf eine nachfolgende Therapie, indem sie sinnvolle Ansatzpunkte für therapeutische Interventionen aufdecken. So zeigt beispielsweise [20, 346] anhand einer retrospektiven Analyse von 68 querschnittgelähmten Tumor-Patienten, dass der physische und funktionelle Allgemeinzustand ein wesentlicher Faktor für eine verlängerte Überlebenszeit darstellt. Daraus lässt sich die Hypothese ableiten, dass eine verstärkte querschnittorientierte Rehabilitation mit dem Ziel der Verbesserung des funktionellen Zustands eine sinnvolle Therapieoption ist. Aufgrund der komplexen Wechselwirkungen müssen solche Hypothesen aber mit randomisierten und kontrollierten Studien überprüft werden.

5.8.3 Logistische Regression

Ein wichtiger medizinischer Regressionsansatz für Wahrscheinlichkeiten von binären Ausgangsgrößen B_c (z. B. Diagnose ja/nein) ist die logistische Regression (engl. logistic regression) [45], die Logarithmen von Wahrscheinlichkeitsverhältnissen (sogenannte Logit-Funktionen) angibt:

$$\mathrm{logit}(\hat{y} = B_c) = \ln\left(\frac{\hat{P}(y = B_c)}{1 - \hat{P}(y = B_c)}\right) = \mathbf{f}(\mathbf{x}[k])^T \cdot \hat{\mathbf{a}}. \tag{5.204}$$

Der Term $P(\cdot)/(1 - P(\cdot))$ wird dabei als Chance (engl. odds) bezeichnet. Der aus dem geschätzten Vektor $\hat{\mathbf{a}}$ berechenbare Term $\exp(\hat{a}_i)$ ist das sogenannte adjustierte Odds Ratio (OR) für das transformierte Merkmal $f_i(\mathbf{x}[k])$. Somit eignet sich die logistische Regression hauptsächlich für Klassifikationsprobleme D_2 mit zwei Klassen und die Schätzung von bedingten Verteilungsdichtefunktionen D_{11}.

Insbesondere bei medizinischen Datensätzen mit wenigen Datentupeln und (relativ) vielen Merkmalen ist bei der Struktursuche darauf zu achten, einerseits alle informationstragenden Merkmalskombinationen zu erfassen, aber ein Overfitting zu vermeiden. Hinweise zu geeigneten Strategien finden sich in [435].

Ein Beispiel für eine logistische Regression gibt [326], wo anhand großer Datensätze mit über 87000 Patienten aus 106 Intensivstationen von französischen Kliniken mit Regressionsansätzen und verschiedenen Entscheidungsbäumen Überlebensraten geschätzt werden.

5.8.4 Regressionsansätze für dynamische Modelle

Nichtlineare Differentialgleichungsmodelle werden oft als Zustandsgleichungssystem

$$\dot{\mathbf{x}}(t) = \mathbf{f}(\mathbf{x}(t), \mathbf{u}(t), \mathbf{z}(t)) \tag{5.205}$$

$$\mathbf{y}(t) = \mathbf{g}(\mathbf{x}(t), \mathbf{u}(t), \mathbf{z}(t)) \tag{5.206}$$

dargestellt, dessen Funktionen $\mathbf{f}$ und $\mathbf{g}$ zu bestimmen sind. Dabei bezeichnen $\mathbf{u}$ die Eingangsgrößen, $\mathbf{y}$ die Ausgangsgrößen, $\mathbf{x}$ die internen Zustände und $\mathbf{z}$ die Störgrößen eines Systems.

Die Bestimmung von $\mathbf{f}$ und $\mathbf{g}$ erfolgt iterativ durch numerisches Lösen der Differentialgleichung und Bewerten der Lösungen anhand eines gegebenen Lerndatensatzes. Das Lösen erfordert einen angenommenen Parametersatz bei einer vorgegebenen Struktur für beide Funktionen. Die in den Lerndaten enthaltene Ausgangsgröße $\mathbf{y}(t)$ und die geschätzten Werte $\hat{\mathbf{y}}(t)$ werden dann mit einem regressionsorientierten Maß verglichen (vgl. Abschnitt 3.5.5). Das entstehende Problem ist meist parameternichtlinear. Deshalb wird im Rahmen einer ebenfalls numerischen Optimierung ein neuer Parametersatz bestimmt und das Vorgehen bis zu einem Abbruchkriterium fortgesetzt. Nachteilig sind hierbei ein großer Rechenaufwand und die unbekannten Konvergenzeigenschaften.

In einigen Fällen reicht es aus, parameterlineare Funktionen anzusetzen, das System zeitlich zu diskretisieren ($t = k \cdot T_A, k \in \mathbb{N}, T_A$: Abtastzeit) und eine z-Transformation [75] durchzuführen. Dann entstehen gemäß [256] Differenzengleichungsmodelle vom Typ

$$A(z)Y(z) = \frac{B(z)}{F(z)}U(z) + \frac{C(z)}{D(z)}Z(z) \tag{5.207}$$

$$A(z)D(z)F(z)Y(z) = B(z)D(z)U(z) + C(z)F(z)Z(z) \tag{5.208}$$

mit Parameterpolynomen A, B, C, D, F und z-transformierten Eingangs- $U(z)$, Ausgangs- $Y(z)$ und Störgrößen $Z(z)$. Die internen Zustände sind in dieser Darstellung nicht mehr explizit sichtbar, verstecken sich aber in den gespeicherten vergangenen Werten der Eingangs-, Ausgangs- und Störgrößen. In der Literatur wird oft $U(z)$ zusätzlich mit einer separaten Totzeit $z^{-k_{Tot}}$ versehen, die in der obengenannten Schreibweise in B berücksichtigt ist. Die Störgröße $z[k]$ wird dabei als gaußverteiltes weißes Rauschen angenommen.

Die Polynome in (5.207) sind für ein SISO-System (ein Eingang und ein Ausgang, engl. single input single output, damit $s = s_y = 1$) durch

$$\begin{aligned} A(z) &= 1 + a_1 z^{-1} + \ldots + a_{n_a} z^{-n_a} & B(z) &= b_0 + b_1 z^{-1} + \ldots + b_{n_b} z^{-n_b} \\ C(z) &= 1 + c_1 z^{-1} + \ldots + c_{n_c} z^{-n_c} & D(z) &= 1 + d_1 z^{-1} + \ldots + d_{n_d} z^{-n_d} \\ F(z) &= 1 + f_1 z^{-1} + \ldots + f_{n_f} z^{-n_f} \end{aligned} \tag{5.209}$$

beschrieben. Bei einem MIMO-System (Mehrgrößensystem mit s Eingängen und s_y Ausgängen, engl. multiple input multiple output) werden $\mathbf{A}(z), \mathbf{B}(z), \mathbf{C}(z), \mathbf{D}(z), \mathbf{F}(z)$ Matrizen mit Polynomen als Elemente (z. B. $\mathbf{A}(z)$ der Dimension (s_y, s_y), $\mathbf{B}(z)$ der Dimension (s_y, s) usw.) sowie $\mathbf{U}(z), \mathbf{Y}(z), \mathbf{Z}(z)$ Vektoren mit z-Transformierten als Elementen.

Vereinfachte Sonderfälle der Modellstruktur (5.207) sind in Tabelle 5.24 dargestellt. Dabei werden Modellansätze mit Vergangenheitswerten der Ausgangsgröße $A \neq 1$ als autoregressive Modelle und Systeme mit speziellen Störfiltern ($C \neq 1$ oder $D \neq 1$) als Moving-Average-Modelle bezeichnet.

Polynome	Kurzbezeichner	Langbezeichner (engl.)
$A = C = D = F = 1$	FIR	Finite Impulse Response model
$C = D = F = 1$	ARX	AutoRegressive model with eXternal input
$A = C = D = 1$	OE	Output Error
$D = F = 1$	ARMAX	AutoRegressive Moving Average with eXternal input
$A = 1$	BJ	Box-Jenkins model
$B = 0, C = D = F = 1$	AR	AutoRegressive model
$A = D = F = 1, B = 0$	MA	Moving Average model
$B = 0, D = F = 1$	ARMA	AutoRegressive Moving Average model

Tabelle 5.24: Vereinfachte Sonderfälle des Modells in (5.207) (Die Schreibweise Polynome= $0,1$ bedeutet, dass alle Koeffizienten für vergangene Werte Null sind: $a_1 = \ldots = a_{n_a} = 0, b_1 = \ldots = n_{n_b} = 0$ usw., der Wert Null ($b_0 = 0$) bzw. Eins (alle anderen Polynome) beschreibt dann den Wert ohne Zeitverschiebung), nach [256]

Somit entstehen Differenzengleichungen wie z. B.

$$y[k] = -\sum_{i=1}^{n_a} a_i y[k-i] + \sum_{j=0}^{n_b} b_j u[k-j] + z[k] \tag{5.210}$$

für ein ARX-Modell mit einem Eingang und einem Ausgang.

Bei ARIMA(X)-Modellen bzw. AutoRegressive Integrated Moving Average models (with eXternal input) werden anstelle $y[k]$ die zeitlichen Differenzen $y[k]-y[k-1]$ verwendet. Nichtlineare Ansätze werden in den Kurzbezeichnern durch ein vorgestelltes N gekennzeichnet, z. B. NARMAX.

Ein statisches parameterlineares Modell entsprechend (5.189) zeichnet sich durch $A=1, C=D=F=1, B=b_0$ aus. Bei einem entsprechenden MISO-System (engl. multiple input single output) mit s Eingängen und einem Ausgang ($s_y=1$) hat $\mathbf{B}$ die Dimension $(s \times 1)$ mit Elementen $B_l = b_{0,l}$.

Bei der Parameterschätzung für (5.207) ergeben sich nach Ausmultiplizieren der Polynome in (5.208) Parameterkombinationen in a_i, d_i, f_i, sowie b_i, d_i und c_i, f_i, die wiederum aufzulösen sind. Je nach Sonderfall ergibt sich für $C=F=1$ ein parameterlineares Problem, was nach entsprechender Umformung mit (5.191) lösbar ist. Spezielle Algorithmen für parameternichtlineare, vollbesetzte Problemstellungen (z. B. über die Hilfsvariablenmethode) in (5.207) finden sich u. a. in [72, 256].

Bei zeitvarianten Systemen, bei denen einige oder alle Parameter $a_i, \ldots, f_i$ vom Abtastzeitpunkt k abhängen, kommen rekursive Schätzungen zum Einsatz. Für die Güte der Parameterschätzung ist dabei wichtig, dass sich die Parameter im Vergleich zu den Änderungen in den Ein- und Ausgangsgrößen nur langsam verändern.

Alle diskutierten Verfahren bereiten in Abhängigkeit der Eigenschaften von Eingangs- und Störgrößen u. U. numerische Probleme, weswegen die Ergebnisse kritisch zu prüfen sind. Insbesondere beim On-line-Einsatz von Schätzalgorithmen sind Überwachungsmechanismen vorzusehen, die auftretende numerische Probleme erkennen und behandeln.

Modelle entsprechend (5.205) bzw. (5.207) kommen in der Medizintechnik hauptsächlich bei der Modellierung biologischer Systeme und bei der Informationskompression und Analyse von Zeitreihen zum Einsatz.

Eine modellprädiktive Anästhesie-Regelung auf der Basis patientenindividuell ermittelter ARMAX-Modelle stellt [269] vor. Die Stellgröße des Reglers ist die Dosierung eines Anästhesie-Gases (Isofluran), die Regelgrößen sind die Zusammensetzungen des Atemgases und der Blutdruck. Während einer Operation kommt es zu signifikanten Parameteränderungen der Modelle, ohne deren Berücksichtigung keine hinreichende Regelgüte zu erzielen ist. Der Ansatz wurde anhand von acht Patienten klinisch erprobt. Weitergehende NARMAX-Modelle für ähnliche Aufgabenstellungen untersucht [251] anhand einer Pilotstudie mit zehn gesunden Probanden.

Eine wichtige Aufgabe bei Zeitreihen ist die Erkennung von Ausreißern, Parameteränderungen sowie Wirkungsrichtungen und -stärken von therapeutischen Eingriffen, die beispielsweise in der Patientenüberwachung in Intensivstationen eingesetzt wird [309].

5.9 Wertung

Die vergangenen Abschnitte verdeutlichen die Breite und Vielfalt der zur Verfügung stehenden Data-Mining-Verfahren. Die meisten der genannten Verfahren lassen sich für eine Vielzahl von Problemstellungen aus Abschnitt 3.3 verwenden. Eine subjektive Einschätzung des Autors hinsichtlich der jeweiligen Eignung verdeutlicht Tabelle 5.25. Die Einstufung als Hilfsverfahren bedeutet, dass das jeweilige Verfahren bei einer Dekomposition der Problemstellung in mehrere Teilschritte (insbesondere durch Merkmalsextraktion, -selektion und -transformation) bedeutsam sein kann.

Verfahren	D_1	D_2	D_3	D_4	D_5	D_7	D_8
Hauptkomponentenanalyse	H	H	H	H	H	H	H
Diskriminanzanalyse	-	H, +	H, +	H, +	-	-	-
Klassifikation	-	+	+	+	0	H	H
SVM							
linear	+	+	+	+	0	-	-
nichtlinear	+	+	+	+	+	-	-
Fuzzy-Systeme							
Mamdani-Typ	0+	+	+	+	0+	0+	0+
Takagi-Sugeno-Typ	+	0+	0+	0+	+	H	H
Künstliche Neuronale Netze							
MLP-Netz	+	+	+	+	+	H	0+, H
RBF-Netz	+	+	+	+	+	H	0+, H
Kohonen-Karte	0+	0+	0+	0+	+	+	+
Nearest-Neighbor-Verfahren	+	+	+	+	+	H	H
Clusterverfahren	0, H	0+, H	0+, H	0+, H	0+, H	+	+
Regression	+	0	0	0	0	-	-
Logistische Regression	+	+	+	+	+	-	-

Tabelle 5.25: Einsatzgebiete für verschiedene Data-Mining-Verfahren, H: Hilfsverfahren, +: gut geeignet, 0: bedingt geeignet, -: ungeeignet, D_1: Regression, D_2: Klassifikation, D_3: Fuzzy-Klassifikation, D_4: Entscheidungsproblem, D_5: statistisches Entscheidungsproblem, D_7: Clustering, D_8: Fuzzy-Clustering

Ein wichtiger Faktor für die Eigenschaften jedes Verfahrens ist dessen Empfindlichkeit gegen verschiedene Merkmalstransformationen und spezielle Eigenschaften einer bestimmten Problemstellung (Tabelle 5.26). Invarianz gegen Skalierung bedeutet, dass eine Merkmalstransformation mit $x_{Trans,l} = a_l \cdot x_l$ das Ergebnis nicht beeinflusst. Invarianz gegen Drehung bezieht sich auf eine Merkmalstransformation für jedes Merkmal mit $x_{Trans,l} = \sum_{i=1}^{s} a_{il} \cdot x_i$ und $\mathbf{A}^T\mathbf{A} = \mathbf{I}$. Eine Einstufung mit "nein" kennzeichnet jeweils den allgemeinen Fall, spezielle Strukturen mit drehungs- und skalierungsinvarianten Eigenschaften sind möglich (z. B. bei der nichtlinearen Regression).

Nichtkompakte Ausgangsgrößen bedeuten, dass Gebiete mit gleichen oder ähnlichen Ausgangsgrößen (z. B. Klassen) im Merkmalsraum der Eingangsgrößen nicht zusammenhängen. Nicht jedes Verfahren eignet sich zur Lösung solcher Probleme. Dieser Fall verursacht insbesondere bei Verfahren mit linearen Funktionsansätzen und kompakten Verteilungsannahmen (z. B. Normalverteilungen) Probleme. Er lässt sich z. B. durch problemspezifisch zu wählende nichtlineare Merkmalstransformationen (z. B. Logarithmen, Potenzen) oder Clusterverfahren zur Aufteilung von Ausgangsklassen behandeln.

Viele Verfahren gehen von einer strukturell feststehenden Verteilungsannahme für die Merkmale aus. Nachteilig ist, dass sie nur bei annähernder Einhaltung der Annahme gute Ergebnisse liefern. Der Vorteil solcher Annahmen liegt oftmals in einer geschlossenen Lösbarkeit. Geschlossen lösbare Verfahren zur Parametersuche erzeugen für einen feststehenden Lerndatensatz stets die optimale Lösung im Sinne des jeweiligen Bewertungsmaßes. Diese wünschenswerte Eigenschaft weisen z. B. die statistischen Verfahren Hauptkomponenten- und Diskriminanzanalyse, die Klassifikatoren in (5.46) sowie die lineare und logistische Regression auf. Bei den anderen Verfahren kommt es meist zu zufälligen Initialisierungen und nachfolgenden numerischen Optimierungen. Das führt oft zu suboptimalen Lösungen, die außerdem für den Lerndatensatz variieren. Geeignete Heuristiken bzw. eine definierte Initialisierung des Zufallsgenerators vermeiden solche Variationen. Die Chance zum Finden der optimalen Lösung verbessert sich hingegen durch ein mehrfaches Starten des Algorithmus mit verschiedenen Initialisierungen. Heuristiken bei der Struktursuche (z. B. bei der Regression) neigen ebenfalls zum Generieren suboptimaler Lösungen. Hier ist ein geeigneter Kompromiss zwischen Rechenaufwand und einem systematischen Durchsuchen der möglichen Strukturvarianten anzustreben.

Die Robustheit gegen Überanpassung unterscheidet sich ebenfalls für die verschiedenen Verfahren. Besonders anfällig sind Verfahren mit einer Vielzahl von Parametern und großen strukturellen Freiheiten (z. B. Künstliche Neuronale Netze, Nearest-Neighbor-Verfahren, nichtlineare Support-Vektor-Maschinen). Bei unüberwachten Verfahren (z. B. Hauptkomponentenanalyse, Clusterverfahren) existiert keine Überanpassung im Sinne eines Auswendiglernens der Ausgangsgröße.

Operation	Invarianz gegen		Eignung für nicht-kompakte Ausgangs-größen	Feststehende Verteilungs-annahme für Merkmale	Robustheit gegen Über-anpassung
	Drehung	Skalierung			
Hauptkomponenten-analyse	ja	nein	ja	ja	-
Diskriminanz-analyse	ja	ja	nein	ja	mittel
Klassifikation mit (5.46) und					
$\mathbf{S}_c$	ja	ja	bedingt	ja	mittel
$\mathbf{S}_c = \mathbf{I}$	nein	nein	nein	ja	groß
$\mathbf{S}_c = \mathrm{diag}(\mathbf{S})$	nein	ja	nein	ja	groß
$\mathbf{S}_c = \mathbf{S}$	ja	ja	nein	ja	groß
SVM					
linear	ja	nein	bedingt	ja	groß
nichtlinear	ja	nein	ja	bedingt	mittel
Fuzzy-Systeme	nein	ja	ja	bedingt	mittel
Künstliche Neuronale Netze					
MLP	bedingt	nein	ja	nein	gering
RBF	nein	nein	ja	nein	gering
SOM	bedingt	nein	ja	nein	gering
k-NN	ja	nein	ja	nein	gering
Clusterverfahren	nein	nein	ja	bedingt	-
Regression					
Linear	ja	ja	nein	ja	mittel
Nichtlinear	nein	nein	ja	ja	mittel
Logistische Regression					
Linear	ja	ja	nein	ja	mittel
Nichtlinear	nein	nein	ja	ja	mittel

Tabelle 5.26: Ausgewählte Eigenschaften einiger Verfahren

Eine generelle aufgabenübergreifende Verfahrensempfehlung ist wegen der unterschiedlichen Stärken und Schwächen der verschiedenen Verfahren nahezu unmöglich. Eine solche Empfehlung setzt ein tiefgreifendes strukturelles Wissen über die Aufgabe voraus, das in der Regel nicht existiert. Dennoch gibt eine zunehmende Anzahl von Publikationen einen Überblick über verschiedene Data-Mining-Verfahren in bestimmten Anwendungsgebieten und versucht die Ergebnisse für ein bestimmtes Anwendungsgebiet zu werten: [149] systematisiert beispielsweise verschiedene Studien zur Tumordetektion aus MRT-Bildern mit Künstlichen Neuronalen Netzen, linearer Diskriminanzanalyse und Clusterverfahren. Eine weitere Option ist der konkurrierende Entwurf mehrerer Verfahren und die Auswahl des besten Verfahrens über Validierungsdaten. Noch weitgehender ist die Idee, mehrere Verfahren parallel einzusetzen und die Ergebnisse zu fusionieren. So untersucht z. B. [310] Metaanalysen mit mehreren konkurrierenden Verfahren inklusive einer fallbasierten Verfahrensauswahl. Bislang fehlten allerdings Arbeiten, die den kompletten Umfang der in Kapitel 5 vorgestellten Verfahren abdecken und Zusatzforderungen wie z. B. Interpretierbarkeit mit einbeziehen.

Für eine zusätzliche Überprüfung der gefundenen Zusammenhänge empfiehlt sich eine konsequente Merkmalsselektion und -transformation sowie eine umfassende Visualisierung aller Zwischen- und Endergebnisse. Das Vorgehen trägt zu einer gut interpretierbaren Lösung bei, vermittelt wertvolle Informationen über die Aufgabenstellung und reduziert das Risiko einer Überanpassung bzw. der ungeprüften Ermittlung irreführender Zusammenhänge.

Eine realistische Abschätzung der klinischen Bedeutung der verschiedenen Verfahren fällt schwer. Ein möglicher Ansatz besteht darin, die Anzahl der themenbezogenen Veröffentlichungen in medizinischen Literaturdatenbanken zu vergleichen. Das ermöglicht zumindest einen Überblick über aktuelle und vergangene Forschungsschwerpunkte. Die Ergebnisse einer Recherche in MEDLINE zeigt Tabelle 5.27 mit den entsprechenden Schlagwörtern und einer Einschränkung auf den Themenbereich Mensch sowie Mensch und Klinische Studien. Letzteres ist ein Indikator für sorgfältig geplante Untersuchungen, die über reine Vorversuche hinausgehen. Diese Suche erfasst einen kleinen Anteil nichtklinischer Arbeiten, die sich beispielsweise mit Sprach- und Gesichtserkennungen sowie psychiatrischen und ökonomischen Untersuchungen beschäftigen. Eine Abschätzung anhand der Titel zeigte aber, dass sich der überwiegende Anteil (ca. 80...90 %) der Publikationen klinischen und medizintechnischen Fragen widmet. Bei Künstlichen Neuronalen Netzen wurde die Suche weiter eingeschränkt (diagnosis), um offensichtliche Fehlklassifikationen von Grundlagenarbeiten zu reduzieren.

Schlagwort	Anzahl Publikationen	
	Mensch	Mensch UND Klinische Studien
t-Test	13206	2529
Hauptkomponentenanalyse (Principal component analysis)	2106	161
Diskriminanzanalyse (Discriminant analysis)	6683	370
Bayes-Klassifikator (Bayes* classif*)	81	3
Support-Vektor-Maschinen (Support vector machine*)	187	11
Fuzzy-Logik (Fuzzy logic)	753	46
Künstliche Neuronale Netze (Neural network (computer))	1865	108
MLP-Netze (Multi-layer perceptron)	43	3
Kohonen-Karte (Kohonen map, Self organizing (feature) map)	97	4
RBF-Netze (Radial basis function*)	82	3
Nearest-Neighbor-Verfahren (Nearest neighbo(u)r)	535	10
Lineare Regression (Linear regression)	14141	1298
Logistische Regression (Logistic regression)	37145	2582
Clusterverfahren (Cluster analysis) ... UND Gene (gene*)	8143 3226	433 119

Tabelle 5.27: Rechercheergebnisse der Anzahl an Publikationen für ausgewählte Verfahren in MEDLINE mit deutschen Begriffen und den verwendeten englischen Suchanfragen in Klammern (Stand: August 2005, *www.medline.de*), der Operator * kennzeichnet eine Suchanfrage für den Wortstamm

Auffällig ist die hohe Anzahl von Publikationen bei statistischen Verfahren und Clusterverfahren. Clusterverfahren profitieren besonders stark von Struktursuchen in Genexpressionsprofilen (siehe gesonderte Abfrage in Tabelle 5.27). Die vergleichsweise niedrigen Zahlen der speziellen Arten bei Künstlichen Neuronalen Netzen lassen sich hauptsächlich darauf zurückführen, dass die medizinische Fachliteratur keine detaillierten Informationen über die verwendeten Netze bereitstellt. Hierbei ist auch zu beachten, dass viele Lösungen durch den routinemäßigen Einsatz von fertigen Programmpaketen für Künstliche Neuronale Netze entstehen und somit ein tiefgreifendes Verständnis (z. B. über Netztypen) nicht erforderlich ist. Generell weisen alle Verfahren relevante Publikationszahlen auf, wobei sich die Arbeiten in den Jahren seit 2002 konzentrieren.

Eine große Herausforderung ist die Zulassung von integrierten Data-Mining-Verfahren im Rahmen der Zertifizierung von Medizingeräten. Hier spielen Aspekte einer numerischen und algorithmischen Zuverlässigkeit und die Fähigkeit zur Eigendiagnose eine Rolle. Das betrifft die Anwendungsphase einer existierenden Data-Mining-Lösung und mit noch wesentlich größeren Anforderungen die Entwurfsphase, falls eine ständige Adaption gefordert ist. Während sich zumindest in der medizinischen Fachliteratur eine Art Pseudostandard bei der Verwendung von statistischen Tests (insbesondere t-Tests mit p-Werten als Irrtumswahrscheinlichkeiten) gebildet hat, fehlen solche Berechnungsvorschriften für andere Data-Mining-Verfahren. Hier sind zukünftige Entwicklungen unabdingbar.

6 Data-Mining-Softwarelösungen in der Medizin

6.1 Ausgangssituation

Alle in den vorherigen Kapiteln vorgestellten Verfahren erfordern aufgrund ihrer Komplexität eine umfangreiche Unterstützung durch Softwarelösungen. Hierbei ist eine Unterstützung des kompletten Auswerteprozesses aus Kapitel 4 anzustreben, wobei in den einzelnen Auswerteschritten (wie z. B. Merkmalsextraktion, -selektion, Klassifikation) möglichst viele unterschiedliche Verfahren implementiert sein sollen. Zusätzlich sind die Problemformulierung, die grafische Auswertung, eine komfortable Bedienung, die Automatisierung von Auswerteabläufen und die anwendungsspezifische Erweiterbarkeit zu unterstützen. Anderenfalls ist ein effektives Arbeiten nicht oder nur eingeschränkt möglich.

Bei klinischen Datenanalysen dominieren bislang kommerziell verfügbare Pakete wie z. B. SPSS (1851 Nennungen in MEDLINE und 127 explizite Nennungen bei klinischen Studien[1]), STATISTICA (555/21) und MATLAB (470/31) für statistische Verfahren, Regressionsverfahren und ausgewählte Erweiterungen wie z. B. Künstliche Neuronale Netze.

Eine zweite große Gruppe von Softwarelösungen setzt ein oder mehrere spezielle Data-Mining-Verfahren um (wie z. B. Fuzzy-Systeme mit dem Paket WINROSA mit der Fuzzy-ROSA-Methode [212, 230], DataEngine der Fa. MIT GmbH, Clementine der Fa. SPSS Inc.). Hierbei existieren sowohl frei verfügbare als auch kommerzielle Produkte.

Eine Vielzahl von Open-Source-Toolboxen ist frei verfügbar. Der JAVA-basierte Rapid Miner[2] (früher Yale) enthält statistische Algorithmen, Entscheidungsbäume, Support-Vektor-Maschinen, Künstliche Neuronale Netze, aber keine datenbasierte Suche nach Fuzzy-Modellen. Nefclass[3] der Universität Magdeburg ist auf Neuro-Fuzzy-Systeme spezialisiert. Der Stuttgart Neural Network Simulator (SNNS[4]) unterstützt eine Vielzahl verschiedener Netzstrukturen. Der Konstanz Information Miner

[1] Recherche am 1.2.2007, Schlagwörter: "human?" und zusätzlich "clinical trial?" für klinische Studien in Textfeldern. Damit werden allerdings nur die Artikel erfasst, die die verwendeten Softwarepakete explizit im Abstract erwähnen.

[2] http://sourceforge.net/projects/yale

[3] http://fuzzy.cs.uni-magdeburg.de/nefclass

[4] http://www.ra.cs.uni-tuebingen.de/SNNS

(Knime[5]) umfasst viele Verfahren und koppelt an das frei verfügbare Statistik-Paket R[6] an. BioSig[7] der TU Graz enthält umfangreiche Importfilter für verschiedene Datenformate, Algorithmen zur Statistik und Zeitreihenanalyse.

Darüber hinaus existieren spezielle anwendungsspezifische Implementierungen, die in die Auswertesoftware von kommerziell verfügbaren medizinischen Geräten implementiert sind (z. B. bei bildgebenden Verfahren), und einige klinische Expertensysteme zur Entscheidungsunterstützung (z. B. [247]).

Alle genannten Softwarelösungen decken jeweils nur einen kleinen Teil des Einsatzszenarios aus Kapitel 4 sowie der verfügbaren Methoden aus Kapitel 5 ab. Außerdem unterstützen sie die komfortable Analyse und Visualisierung von Zeitreihen und Einzelmerkmalen nur in stark reduziertem Umfang. Das Durchführen eines umfassenden Vergleichs verschiedener Verfahren erfordert den Einsatz verschiedener Softwarelösungen und wird oftmals aus Aufwandsgründen nur in reduziertem Umfang oder gar nicht durchgeführt.

6.2 Gait-CAD als Plattform für interaktive Analysen

6.2.1 Motivation

Aus dieser Situation heraus entstanden etwa seit 1998 am Forschungszentrum Karlsruhe verschiedene MATLAB-Toolboxen zunächst für die interne Nutzung. Die Entscheidung für eine MATLAB-basierte Lösung fiel, um die umfangreiche mathematische Funktionalität und modulare Erweiterbarkeit des Programmpakets der Fa. The Mathworks Inc. zu nutzen. Die weit verbreitete Plattform vermeidet die Entwicklung von Insellösungen durch das sukzessive Einbinden von Verfahren und Funktionen. Alle Toolboxen sind als offene Entwicklungsplattformen für methodische Weiterentwicklungen von Data-Mining-Verfahren und deren Spezifikation für verschiedene Anwendungsfelder konzipiert:

Die MATLAB-Toolbox KAFKA (KArlsruher Fuzzy-Modellbildungs-, Klassifikations- und datengestützte Analyse-Toolbox) zielte hauptsächlich auf die Analyse von Problemen mit Einzelmerkmalen.

Etwa ab 2001 verschob sich im Rahmen neuer Projekte (insbesondere durch das DFG-geförderte Projekt "Diagnoseunterstützung in der Ganganalyse") der Fokus zunehmend in Richtung Klassifikation aus Zeitreihen [302]. Hierbei entstand die MATLAB-Toolbox Gait-CAD (Gait = Englisch für Gang, CAD: Computer Aided Dia-

[5] http://www.knime.org
[6] http://www.r-project.org
[7] http://biosig.sourceforge.net

gnosis) zur Visualisierung und Analyse von Ganganalyse-Zeitreihen [258, 263]. Die Toolbox DAVE-Design [363] umfasst anwendungsspezifische Funktionen zum Entwurf von Prothesensteuerungen.

Ab 2006 wurden die Funktionalitäten aller Toolboxen in Gait-CAD integriert, woraus eine universelle Toolbox zur Analyse von Zeitreihen und Einzelmerkmalen entstand [84, 292, 300]. Das Ziel bestand darin, in MATLAB die Auswertung und Visualisierung hochdimensionaler Datensätze komfortabel zu ermöglichen und so Einblicke in die strukturellen Eigenschaften von komplizierten Datensätzen zu erhalten. Gait-CAD ist eine freie Software (open source) und steht in der deutschen Version seit November 2006 im Internet zur Verfügung. 2007 folgten weitere zwei weitere Updates und eine englische Version. Die Toolbox kann unter den Bedingungen der GNU[8] General Public License (GNU-GPL), wie von der Free Software Foundation veröffentlicht, weitergegeben und/oder modifiziert werden (siehe http://www.fsf.org/).

6.2.2 Leistungsumfang und Bedienkonzept

Gait-CAD[9] verfügt über eine grafische Oberfläche (GUI - Graphical User Interface) mit Menüpunkten sowie Bedienelementen wie Auswahllisten, Checkboxen und Editierfeldern (Bild 6.1). Eine solche Arbeitsweise reduziert den Einarbeitungsaufwand für neue Nutzer und erleichtert bei Verwendung der später vorgestellten Makros die Automatisierung und Standardisierung von Auswerteabläufen. Prinzipiell ist aber auch eine MATLAB-typische Arbeit mit dem Kommandofenster und den Variablen möglich.

Gait-CAD beruht auf einer konsequenten Umsetzung des Konzepts zum Entwurf und zur Anwendung von Data-Mining-Verfahren in Bild 4.1 und 4.2. Es ermöglicht die komfortable Bedienung zahlreicher Algorithmen zur

- Datentupelselektion (z. B. Ausreißerdetektion, Auffinden und Löschen unvollständiger Datentupel bzw. Merkmale, Auswählen von Teildatensätzen),
- Merkmalsextraktion (z. B. Spektrogramme, FFT-Analysen, Korrelationsanalysen, lineare Filter, Ermittlung von Extrema und Mittelwerten von Zeitreihensegmenten, Fuzzifizierung usw.),
- Merkmalsbewertung und -selektion mit verschiedenen Bewertungsmaßen (z. B. ANOVA, MANOVA, t-Test, Informationstheoretische Maße, Regressionsanalyse),
- Merkmalstransformation (z. B. Diskriminanzanalyse, Hauptkomponentenanalyse, ICA - Independent Component Analysis),

[8]Die Abkürzung GNU ist rekursiv und bedeutet **G**NU is **N**ot **U**nix. Sie steht für ein freies Betriebssystem, das sich an UNIX orientiert.

[9]http://sourceforge.net/projects/gait-cad/

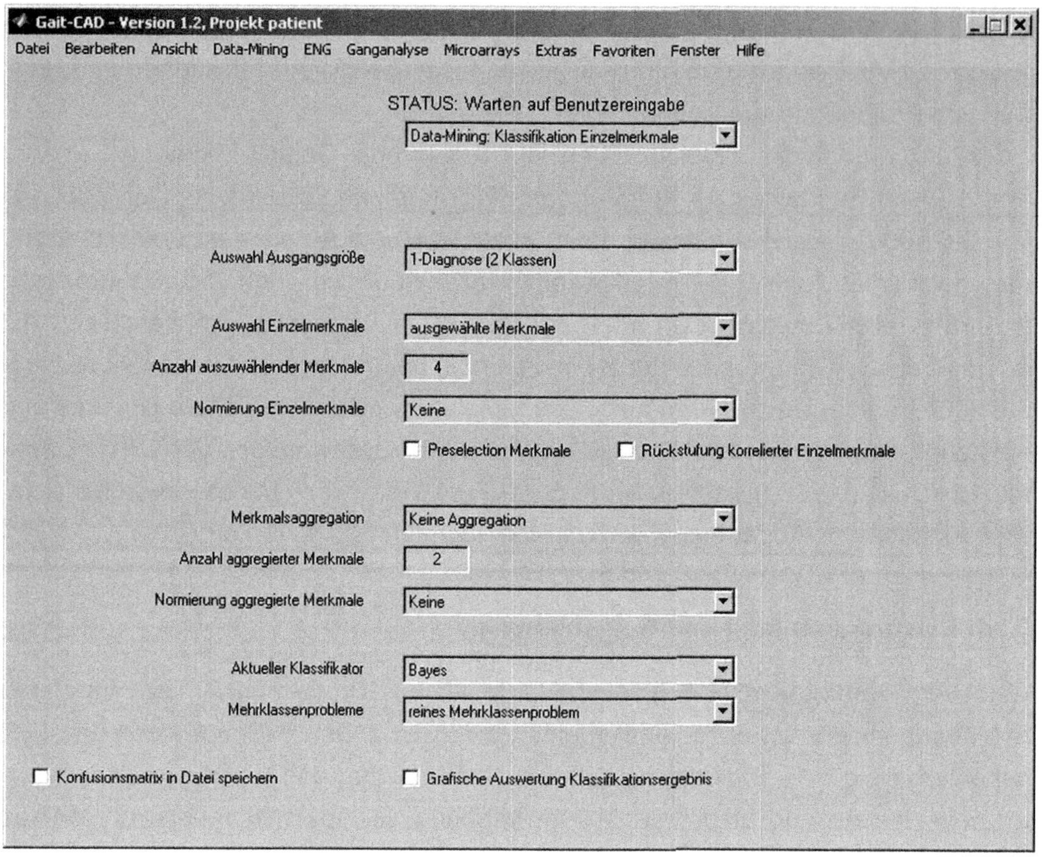

Bild 6.1: Menüs und Bedienelemente in Gait-CAD

- überwachten bzw. unüberwachten Klassifikation (z. B. Entscheidungsbäume, Clusterverfahren, Bayes-Klassifikatoren, Künstliche Neuronale Netze wie RBF-Netze und MLP-Netze, Nearest-Neighbor-Verfahren, Support-Vektor-Maschinen, Fuzzy-Klassifikation),
- Regression für Einzelmerkmale und Zeitreihen sowie zur
- Visualisierung (z. B. ROC-Kurve, Merkmalslisten).

Hinzu kommen umfangreiche Funktionen zu Validierungstechniken (z. B. Crossvalidierung, Bootstrap), zum Importieren und Exportieren von Daten, zum Protokollieren von Ergebnissen in Text- und LaTeX-Dateien, zum Umbenennen usw.

Gait-CAD setzt MATLAB (getestet für Version 5.3 bis 2008a) voraus. Die Funktionen greifen auf Matlab-Standardfunktionen, freie Matlab-Toolboxen (FastICA[10],

[10]http://www.cis.hut.fi/projects/ica/fastica/

SVM and Kernel Methods Matlab Toolbox [89][11], SOM Toolbox [459][12], lp_solve[13]) und eine Vielzahl eigener Funktionen zu. Einzelne Funktionen erfordern außerdem MATLAB-Standard-Toolboxen wie die Signal-Toolbox, die Statistik-Toolbox und die Wavelet-Toolbox.

6.2.3 Repräsentation der Problemstellungen

Ausgangspunkt für jede Problemstellung ist ein Lerndatensatz mit Einzelmerkmalen $\mathbf{X}$, Zeitreihen $\mathbf{X}_{Roh}$ und Ausgangsgrößen $\mathbf{Y}$ entsprechend Bild 3.1. Neben diesen Daten können weitere Informationen (z. B. Merkmalspräferenzen $Q_{PF,l}$ entsprechend (3.89)) und Merkmalskategorien verarbeitet werden. Der Lerndatensatz wird durch eine binäre MATLAB-Projektdatei dargestellt, die Matrizen mit standardisierten Namen enthält (z. B. `d_orgs` für Zeitreihen, `d_org` für Einzelmerkmale und `code_alle` für Ausgangsgrößen). Hinzu kommen optionale Matrizen bzw. Strukturen mit textuellen Bezeichnern und weiteren Informationen. Fehlende Informationen werden soweit wie möglich durch Standardwerte und -bezeichner ergänzt.

Die Auswahl verschiedener Klassifikationsprobleme entsprechend Tabelle 4.1 erfolgt durch die parallele Verwaltung mehrerer Ausgangsgrößen (z. B. Diagnosen bezüglich verschiedener Erkrankungen, Therapieentscheidungen, qualitative Bewertung von Therapieerfolgen, Untersuchungszeitpunkt vor/nach einer Behandlung, Geschlecht, Altersgruppen, Patienten-ID usw.) für jedes Datentupel. Die Strategie ermöglicht sowohl die Datentupelselektion für die problemspezifische Zusammenstellung des Lerndatensatzes als auch die Auswahl der aktuell gewünschten Ausgangsgröße für die Bewertung und Visualisierung.

Beispiel: Eine solche Aufteilung zeigt Tabelle 6.1 anhand eines Lerndatensatzes aus der Bewegungsanalyse, der später in Abschnitt 7.2 noch ausführlicher behandelt wird. Der Datensatz enthält ursprünglich 218 Datentupel, von denen 6 Datentupel wegen Ausreißern und nicht plausibler Messwerte in der Vorverarbeitung ausgeschlossen werden. Für jeden Patienten und Probanden gibt es jeweils zwei Datentupel für die Messungen der linken und rechten Körperseite. Für die verbleibenden 42 Patienten gibt es je eine prä- (PRE) und posttherapeutische (POST) Messung. Je nach formalisierter klinischer Problemstellung entsprechend Tabelle 4.1 werden unterschiedliche Datentupel selektiert und unterschiedliche Klassenzuweisungen verwendet: Die Problemstellung Diagnose Patient – Proband vergleicht prätherapeutische Patientendaten mit Probandendaten, die Problemstellung Therapieevaluierung prä- mit posttherapeutischen Patientendaten. ■

[11] http://asi.insa-rouen.fr/~arakotom/toolbox/index.html

[12] http://www.cis.hut.fi/projects/somtoolbox/

[13] http://lpsolve.sourceforge.net/5.5/

Datentupel	Alle	nach Vorverarbeitung	Diagnose Patient – Proband (y_1)	Therapie-evaluierung (y_2)
Patient PRE, links	43	42	42 ($y_1 = B_1$)	42 ($y_2 = B_1$)
Patient POST, links	44	42	-	42 ($y_2 = B_2$)
Proband, links	22	22	22 ($y_1 = B_2$)	-
Patient PRE, rechts	43	42	42 ($y_1 = B_1$)	42 ($y_2 = B_1$)
Patient POST, rechts	44	42	-	42 ($y_2 = B_2$)
Proband, rechts	22	22	22 ($y_1 = B_2$)	-
Anzahl Datentupel	218	212	128	168

Tabelle 6.1: Datentupelselektion als Methode zur Verwaltung mehrerer Problemstellungen in einem Projekt. Die Zahlen geben die Anzahl von Datentupeln an, die Werte in Klammern die jeweilige Ausgangsgröße y_j mit ihrem linguistischen Term B_c.

6.2.4 Versuchsautomatisierung

Die Versuchsautomatisierung wird in Gait-CAD hauptsächlich durch Makros unterstützt. Makros sind Textdateien mit aufgezeichneten Betätigungen von Menü- und Bedienelementen, die später wieder abgespielt werden können. In die Textdateien können zusätzlich beliebige MATLAB-Funktionen manuell eingetragen werden. Der Hauptvorteil besteht darin, auch komplexe Verarbeitungsketten verschiedener Operationen schnell und fehlerlos ausführen zu können. Die Vorgehensweise ersetzt zumindest teilweise grafische Editoren zum Festlegen der Verarbeitungsreihenfolge (z. B. Clementine der Fa. SPSS[14], InformationMiner [389]), die deutlich aufwändiger zu implementieren sind.

Zur Validierung wurde eine universelle Funktion für die Crossvalidierung und das Bootstrap-Verfahren implementiert. Die Funktion benötigt zwei verschiedene Makros für das Anlernen und Testen. Die Validierungsfunktion übernimmt lediglich noch die Auswahl der Datentupel entsprechend dem aktuellen Lern- bzw. Testdatensatz. Makros können über Skripte auch auf mehrere Projektdateien automatisiert angewendet werden, was ein effektives Arbeiten für Probleme mit einem hohen Rechenaufwand ermöglicht. Beispiele hierfür sind Projekte mit vielen Datentupeln und Merkmalen, bei denen eine Validierung oft einige Stunden Rechenaufwand erfordert.

6.2.5 Erweiterbare Merkmalsextraktion mit Plugins

In Gait-CAD übernehmen Plugins die Merkmalsextraktion aus Zeitreihen. Plugins sind speziell konfigurierbare und strukturierte Funktionen, die aus ganzen Zeitrei-

[14] http://www.spss.com/clementine/

hen oder Zeitreihensegmenten neue Zeitreihen oder Einzelmerkmale (z. B. Extrema usw.) extrahieren. Dazu existiert ein Schema zur Auswahl für

- eine oder mehrere ausgewählte Zeitreihen aus dem aktuellen Projekt,
- ein oder mehrere allgemeine oder projektspezifische Einzugsgebiete (Datei `*.einzug`) in Abtastzeitpunkten für die Segmente einer Zeitreihe $[k_{min},\ldots,k_{max}]$ sowie
- Algorithmen zum Extrahieren der neuen Merkmale (enthalten in Datei `plugin_*.m`) aus dem jeweiligen Segment.

Gait-CAD verfügt über vielfältige vorgefertigte Plugins. Das Erzeugen nutzerspezifischer Plugins ist ebenfalls möglich. Ein Beispiel für ein vorgefertigtes Plugin ist das Berechnen der Mittelwerte von Zeitreihensegmenten mit dem Plugin `plugin_mean_em.m`

$$x_{Mean\_[k_{min}..k_{max}]\_l}[n] = \frac{1}{k_{max}-k_{min}+1}\sum_{k=k_{min}}^{k_{max}} x_{ZR,l}[k,n], \quad \text{mit } 1 \leq k_{min} \leq k_{max}, \tag{6.1}$$

woraus sich beispielsweise mit einem Einzug $[k_{min}=10,\ldots,k_{max}=100]$ für die Zeitreihe $l=5$

$$x_{Mean\_[10..100]\_5}[n] = \frac{1}{91}\sum_{k=10}^{100} x_{ZR,5}[k,n] \tag{6.2}$$

ergibt. Die Auswahl mehrerer Zeitreihen, Einzugsbereiche und Merkmalsextraktoren bewirkt ein sequentielles Abarbeiten aller möglichen Kombinationen. Somit ist ein schnelles und automatisiertes Erzeugen einer Vielzahl von Einzelmerkmalen möglich.

6.3 Diskussion

Die Entwicklung von Gait-CAD zielt auf die Bereitstellung einer universellen Toolbox unter MATLAB, um das Einsatzszenario aus Kapitel 4 mit den speziellen Data-Mining-Verfahren umzusetzen. Inzwischen wird Gait-CAD u. a. zur Auswertung von Bewegungsanalysen (Abschnitt 7.2, [472]), Nervensignalen [233] und Handkraftmessungen [358] eingesetzt. Zudem wurden medizintechnische Fragestellungen für die Auswahl von Steuerstrategien für Unterarmprothesen (Abschnitt 7.3, [363]) und Brain Machine Interfaces (Abschnitt 7.4, [83]) bearbeitet. Das Einsatzpotenzial für technische Anwendungen zeigen die Auswertung von Kfz-Benchmark-Daten [288], die Fehlerdiagnose von pH-Sensoren in der chemischen Industrie [146] sowie mehrere nicht publizierte industrielle Vorstudien auf dem Gebiet der thermischen Abfallbehandlung.

Einerseits erleichtert Gait-CAD durch die Visualisierung von Rohdaten, Zwischen- und Endergebnissen eine interaktive Arbeitsweise. Somit gelingt oftmals ein Einblick in die strukturellen Eigenheiten der jeweiligen Aufgabenstellung, um Ursachen für unbefriedigende Ergebnisse zu verstehen und die Auswertung gezielt zu verbessern. Hervorzuheben sind Möglichkeiten zum Generieren und Bewerten neuer Merkmale, zum Auswählen einzelner Klassen, zum Vergleich verschiedener Klassifikatoren, zur Validierung usw. Typische Probleme wie z. B. zeitvariante Änderungen von Merkmalen, das Vorhandensein von Ausreißern, gravierende Abweichungen zu getroffenen Verteilungsannahmen (z. B. das Vorhandensein heterogener Subklassen innerhalb einer Klasse), die grundlegende Nichteignung bestimmter Algorithmen für die jeweilige Aufgabenklasse und die Nicht-Unterscheidbarkeit einzelner Klassen können so insbesondere in der Phase des Algorithmenentwurfs für eine Aufgabenklasse komfortabel analysiert werden. Deren Behandlung erfolgt dann über eine manuelle oder teilautomatische Selektion von Datentupeln und Merkmalen.

Andererseits unterstützt Gait-CAD durch das Arbeiten mit Makros und Plugins die Automatisierung von Abläufen und das einfache Einbinden anwendungsspezifischer Funktionalitäten. Das erlaubt

- eine schnelle und komfortable Bearbeitung ähnlicher Problemstellungen,
- das Wiederholen von Auswerteabläufen nach der Modifikation von Datensätzen (z. B. durch detektierte Ausreißer) und
- eine automatische Struktursuche durch das systematische oder stochastische Durchsuchen verschiedener Strukturvarianten.

Bei der Entwicklung wurde besonderer Wert auf offene Benutzerschnittstellen, die Anpassbarkeit an neue Anwendungsgebiete und eine komfortable Erweiterung der Funktionalität gelegt.

Somit steht erstmals eine Data-Mining-Softwarelösung für medizinische Problemstellungen zur Verfügung, die eine Umsetzung des vorgeschlagenen Einsatzszenarios unterstützt und zudem auf nichtmedizinische Probleme übertragbar ist [291].

7 Anwendungen

7.1 Übersicht

Die Zielstellung dieses Kapitels besteht darin, typische medizinische Anwendungsszenarien für den Einsatz von Data-Mining-Verfahren zu demonstrieren. Alle betrachteten Anwendungsfelder weisen dabei wesentliche Unterschiede auf und sollen einen Einblick in verschiedene Problemstellungen vermitteln.

Bei der Entscheidungsunterstützung für Bewegungsanalysen (Abschnitt 7.2) dominiert die Entdeckung bisher unbekannter Zusammenhänge aus Daten im Sinne der Hypothesengenerierung für klinische Studien mit einer Vielzahl unterlagerter Problemstellungen. Die Analyse von Bewegungsdaten basiert im Wesentlichen auf aufgezeichneten Zeitreihen, die die Kinematik, Kinetik und die zugehörigen Muskelaktivierungen pathologischer menschlicher Bewegungen beschreiben. Das Gebiet wird bisher hauptsächlich von hochspezialisierten medizinischen Experten bearbeitet, die ihr Wissen über mehrere Jahre aufbauen. Sie sind aufgrund der Komplexität des Themengebiets und der eher unbewussten Natur ihres Wissens nur bedingt in der Lage, es zu systematisieren, zu verallgemeinern und weiterzuverbreiten. Data-Mining-Verfahren zielen hauptsächlich auf interpretierbare Einschätzungen zur Diagnose, Therapieplanung, -prognose und -evaluierung für einzelne Patienten und Patientengruppen. Die Echtzeitfähigkeit ist somit von untergeordneter Bedeutung.

Die Echtzeitfähigkeit stellt hingegen bei der individuellen Anpassung von myoelektrischen Unterarmprothesen (Abschnitt 7.3) einen entscheidenden Faktor dar. Hier soll für jeden Patienten eine optimale Einstellung zur Auswahl von Griffarten gefunden und automatisiert eine effiziente Steuerstrategie für ein medizintechnisches Gerät (Prothese) entwickelt werden. Diese Steuerstrategie ist auf einem Mikrocontroller so zu implementieren, dass der komplette Entwurfsprozess von einem Medizintechniker ohne explizite Data-Mining-Kenntnisse zu führen ist und in der Anwendungsphase etwa innerhalb einer Sekunde eine möglichst fehlerfreie Griffartenauswahl durch den Patienten erfolgen kann. Der datenanalytische Schwierigkeitsgrad ist dabei verglichen mit den anderen Anwendungen mittel bis gering.

Die Entwicklung von Brain Machine Interfaces (Abschnitt 7.4) beruht auf EEG-Daten, die schlechtere Nutz-Rausch-Signalverhältnisse aufweisen als myoelektrische Signale. Hier ist derzeit die Anwendung rechenaufwändigerer Algorithmen ak-

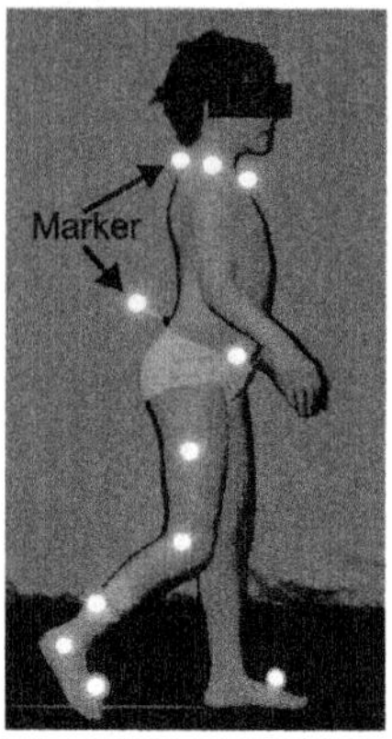

Bild 7.1: Patientin während einer Gangmessung

zeptabel, solange sie relevante Informationen aus EEG-Zeitreihen extrahieren. Folglich ist für diese Anwendung eher auf das Maximieren der Klassifikationsgüte als auf das Reduzieren des Aufwands zu achten.

Die bildgestützte Analyse von Mammakarzinomen ist seit Jahren nahezu ein Benchmarkproblem für die Analyse medizinischer Bilder (Abschnitt 7.5). Wie bei der Bewegungsanalyse ging es in der Vergangenheit zunächst um eine Extraktion von Hypothesen aus Daten im Sinne der Hypothesengenerierung für klinische Studien. Heute existieren zunehmend kommerzielle Lösungen, die den Kliniker im Sinne der Anwendungsphase eines Data-Mining-Problems bei der Analyse massenweise anfallender Bilder effizient unterstützen. Die Anforderungen an die Echtzeitfähigkeit sind dabei mittel, weil PCs mit einigen Sekunden Rechenzeit als Auswertemedium akzeptabel sind.

7.2 Entscheidungsunterstützung bei Bewegungsanalysen

7.2.1 Aufgabenstellung

Die Instrumentelle Ganganalyse untersucht menschliche Bewegungen durch quantitative Messungen [349]. Sie erfasst mit Hilfe von speziellen Markern (Bild 7.1) Videodaten von Bewegungsabläufen sowie optional Bodenreaktionskräfte sowie Muskelaktivitäten (Bild 7.2).

Im Ergebnis entstehen Zeitreihen, die über die Freiheitsgrade in den Gelenken bzw. Körpersegmenten (Becken, Hüfte, Knie, oberes Sprunggelenk (OSG) bzw. Fuß) und die drei körperbezogenen Ebenen (von der Seite: sag – sagittal, von oben: tra – transversal, von vorn: fro – frontal) aufgetragen werden (Bild 7.3). Die Methodik er-

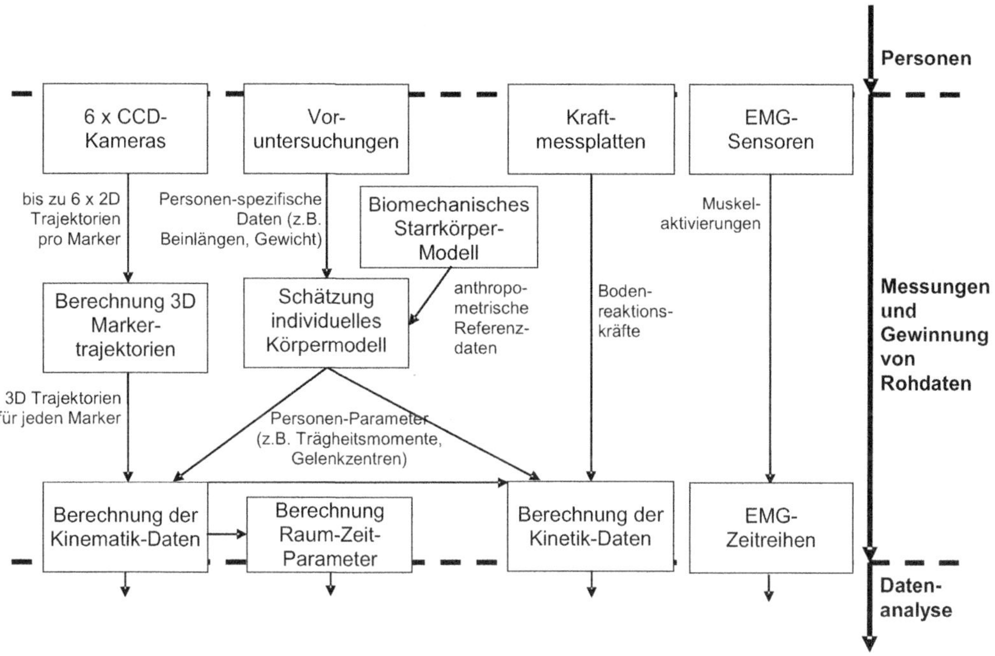

Bild 7.2: Messablauf bei der Instrumentellen Ganganalyse (erweiterte Fassung in Anlehnung an [258, 302])

laubt die systematische Beurteilung von dynamischen Bewegungsvorgängen, die in ihrer Komplexität durch einfaches Beobachten nicht erfassbar sind. Historisch geht die Instrumentelle Ganganalyse auf die manuelle Auswertung von Filmen im späten 19. Jahrhundert zurück. Allerdings erlangte sie erst mit der Einführung kommerziell verfügbarer Mehrkamerasysteme mit computergestützter Auswertung etwa ab 1980 eine relevante klinische Bedeutung. Die Systeme unterstützen zwar den Messablauf, Teile der Merkmalsextraktion (Segmentierung, Generierung Raum-Zeit-Parameter) und die Visualisierung, aber nicht die nachfolgenden klinischen Problemstellungen im Sinne von Abschnitt 4.2.

In der klinischen Praxis dominieren Patienten mit neurogenen Bewegungsstörungen wie infantilen Zerebralparesen (siehe z. B. [21, 349]), Schlaganfällen (siehe z. B. [342]) oder inkompletten Querschnittlähmungen (siehe z. B. [22, 393]), aber auch zunehmend Prothesenträger.

Infantile Zerebralparesen (ICP) sind die Folge eines Geburtstraumas, wobei bestimmte Hirnregionen geschädigt werden. Das bewirkt individuell stark variierende motorische Beeinträchtigungen, die beidseitig (Diplegie) oder auf einer Körperseite (Hemiplegie) auftreten. Sie verursachen oftmals Muskelspastiken (nicht willkürlich beeinflussbare Muskelspannungen). So entstehen pathologische Veränderungen

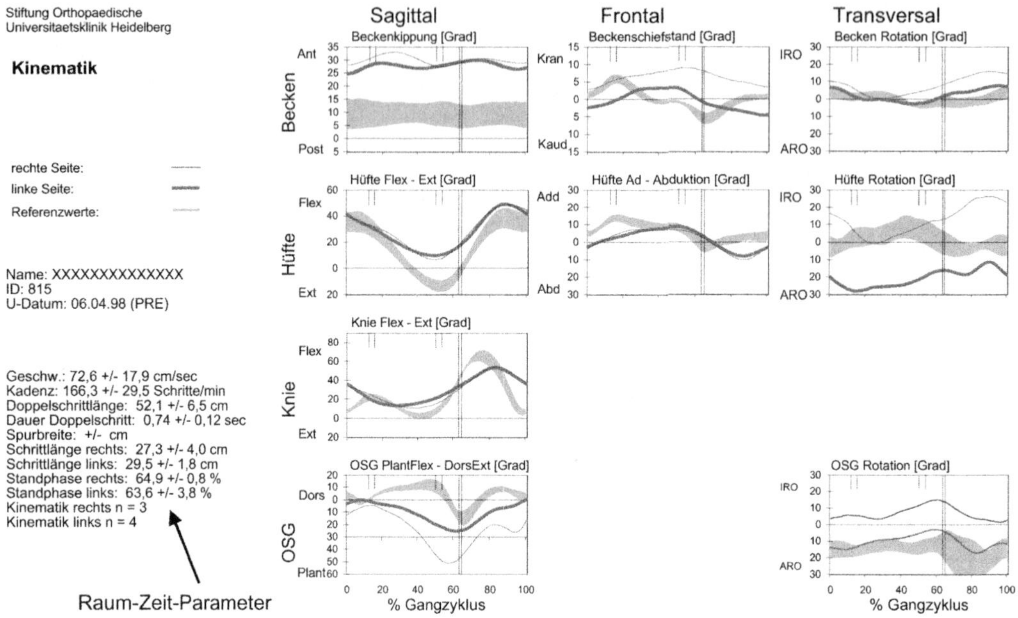

Bild 7.3: Rechte und linke Gelenkwinkelverläufe (Becken, Hüfte, Knie, oberes Sprunggelenk – OSG) aus den drei körperbezogenen Ebenen (sagittal, frontal, transversal) (rechts) [258], Daten aus der Orthopädischen Universitätsklinik Heidelberg

des Gangbildes, die u. a. Wachstumsstörungen, Gelenküberlastungen und mit zunehmendem Alter den vollständigen Verlust der Gehfähigkeit verursachen können. Behandlungen mit Botulinum Toxin [439] stellen spastische Muskeln gezielt ruhig, um das Gangbild temporär so zu gestalten, dass keine irreversiblen Schäden auftreten. Orthopädisch-chirurgische Eingriffe wie Verlängerungen und Transfers von Muskeln und Sehnen sowie Eingriffe am knöchernen Bewegungsapparat verbessern das Gangbild auch langfristig, erfordern aber wegen der stark eingeschränkten Korrigierbarkeit eine sorgfältige Planung.

Querschnittlähmungen ziehen abhängig von der Höhe der Schädigung dramatische Funktionsstörungen sowohl des somatischen als auch des vegetativen Nervensystems nach sich [142]. Je nach Umfang der Beeinträchtigung ist zwischen kompletten und inkompletten Querschnittlähmungen zu unterscheiden. Die resultierenden Bewegungsstörungen erstrecken sich auf die unteren Extremitäten (Paraplegie) oder auf alle vier Extremitäten (Tetraplegie). Die betreffenden Muskeln sind nicht mehr willkürlich ansteuerbar und bzw. oder die sensomotorische Rückkopplung (Bewegungsgefühl) für bestimmte Körperregionen fehlt vollständig oder teilweise. Bei inkompletten Querschnittlähmungen gibt es starke individuelle Unterschiede der betroffenen

Regionen. Im Laufe der Zeit kann es zu neurologischen Erholungen kommen. Mit Hilfe einer individuell auszuwählenden geeigneten Therapie (z. B. Laufbandtraining, Physiotherapie) kann in einigen Fällen die Stand- und Gehfähigkeit zumindest teilweise wiederhergestellt werden. Zudem trägt eine geeignete Therapie entscheidend zur Kreislaufstabilisierung und somit zur Erhöhung der Lebenserwartung bei.

Normale und pathologische Bewegungsmuster hängen stark von der Geschwindigkeit ab [395]. Die Komplexität der Bewegungsanalyse resultiert aber insbesondere aus Kompensationsmechanismen, die die meisten ursächlichen Bewegungsstörungen begleiten. Die ermöglichen dem Patienten zwar die Einhaltung notwendiger Bedingungen (Gleichgewicht, angemessene Geschwindigkeit, energieeffiziente Bewegungen) entsprechend den individuellen Einschränkungen (neurologische Dysfunktionen, Schmerzvermeidung, maximale Bewegungsumfänge in bestimmten Gelenken), tragen aber ihrerseits ebenfalls zur Abweichung vom normalen Bewegungsablauf bei. Sowohl die ursächlichen Bewegungsstörungen als auch die Kompensationsmechanismen sind in gleichen Patientengruppen mit erheblichen individuellen Unterschieden versehen, so dass die Patientengruppen heterogen sind. Außerdem werden die Unterschiede durch die erwähnten Geschwindigkeitseffekte überlagert.

Für die genannten Patientenkollektive ist die Instrumentelle Ganganalyse ein wichtiges Diagnoseverfahren mit Einfluss auf die nachfolgende Therapieentscheidung. Hier sind detaillierte Patientenbeschreibungen für eine Diagnose, aber auch globale und zusammenfassende Bewertungen von Interesse. Viele Therapieoptionen sind noch Gegenstand klinischer Studien und weisen bisher nicht vollständig befriedigende Erfolgsquoten auf. Seit vielen Jahren wird versucht, Wissen zu systematisieren und formalisieren (z. B. Dr. Gait Expertensystem [168]). Pionierarbeit für die Entwicklung von Data-Mining-Verfahren auf dem Gebiet der Ganganalyse leisteten u. a. die Arbeiten [36, 112, 177, 258, 264, 343], umfassende Übersichten finden sich in [19, 93, 405]. Dennoch existieren bisher aufgrund der kleinen Patientenzahlen, der hohen Komplexität der Zusammenhänge und der heterogenen Patientenkollektive keine in der Evidenz-basierten Medizin verankerten Leitlinien zur Diagnose und Therapieauswahl.

7.2.2 Methoden und Ergebnisse

Merkmalsextraktion und -transformation

In den meisten Publikationen basiert die Merkmalsextraktion auf heuristischen Voruntersuchungen, wobei eine kleine, aber gut interpretierbare Merkmalsmenge ausgewählt wird. Die Merkmale enthalten somit relevante Informationen für die jeweilige

Problemstellung, müssen aber für andere Problemstellungen grundlegend überarbeitet werden. Andere Arbeiten [258, 261] präferieren hingegen einen systematischen Ansatz, bei dem einige Tausend Merkmale problemunabhängig generiert werden und die Problemstellung erst zur Bewertung hinzugezogen wird.

Die Merkmalsextraktion aus Zeitreihen vollzieht sich entsprechend Abschnitt 4.4 und Bild 4.5. Aus jeder originalen Zeitreihe $x_{ZR,l}[k,n]$ können optional zusätzliche Zeitreihen extrahiert werden [258][1]. Das sind insbesondere Geschwindigkeitszeitreihen (GZR)

$$\dot{x}_{ZR,l}[k,n] \approx x_{GZR,l}[k,n] = \frac{x_{ZR,l}[k+1,n] - x_{ZR,l}[k-1,n]}{2} \tag{7.1}$$

und Referenzabweichungszeitreihen (RZR)

$$x_{RZR,l}[k,n] = \frac{\left| x_{ZR,l}[k,n] - \bar{x}_{l,Ref}[k] \right|}{\sigma_{l,Ref}[k]}, \tag{7.2}$$

mit der mittleren Zeitreihe eines Referenzkollektivs $\bar{x}_{l,Ref}[k]$ und der Standardabweichung des Referenzkollektivs $\sigma_{l,Ref}[k]$. Referenzabweichungszeitreihen quantifizieren das Ausmaß der Abweichung eines Zeitreihenwertes von einem Referenzkollektiv (z. B. von der Probandengruppe). Null bedeutet Identität zur Referenz, Werte bis ca. Eins kennzeichnen übliche Abweichungen und Werte größer Eins deutliche Abweichungen.

Standardabweichungszeitreihen (SZR) eignen sich zur Charakterisierung der Wiederholgenauigkeit der Bewegungsmuster von Patienten, wenn sie die Standardabweichung eines Patienten über mehrere Schritte als Maß für die intraindividuelle Variabilität angeben. Dabei bezeichnet im Folgenden $N_{Schritt,Pat_i}$ die Anzahl aller aufgenommenen Schritte des i-ten Patienten während einer Messung. Die Kennzeichnung der zugehörigen Datentupel übernimmt eine Ausgangsklasse y_{PatID}, die jedem Datentupel die entsprechende Patienten-ID zuweist. Mit diesen Informationen kann zunächst eine Zeitreihe berechnet werden, die das mittlere Verhalten eines Patienten für die l-te Zeitreihe beschreibt:

$$\bar{x}_{l,Pat_i}[k] = \frac{1}{N_{Schritt,Pat_i}} \sum_{n \text{ mit } y_{PatID}[n]=Pat_i} x_{ZR,l}[k,n]. \tag{7.3}$$

Nun folgt die Berechnung der zugehörigen Standardabweichungszeitreihe:

$$x_{SZR,l,Pat_i}[k] = \sqrt{\frac{1}{N_{Schritt,Pat_i}-1} \sum_{n \text{ mit } y_{PatID}[n]=Pat_i} (x_{ZR,l}[k,n] - \bar{x}_{l,Pat_i}[k])^2}. \tag{7.4}$$

Diese Standardabweichungszeitreihe muss bei Bedarf wieder allen Datentupeln des Patienten zugewiesen werden. Wenn sich mehrere Messungen zu verschiedenen

[1] k: Abtastzeitpunkt, n: Datentupel, vgl. Tabelle 3.2 auf Seite 32.

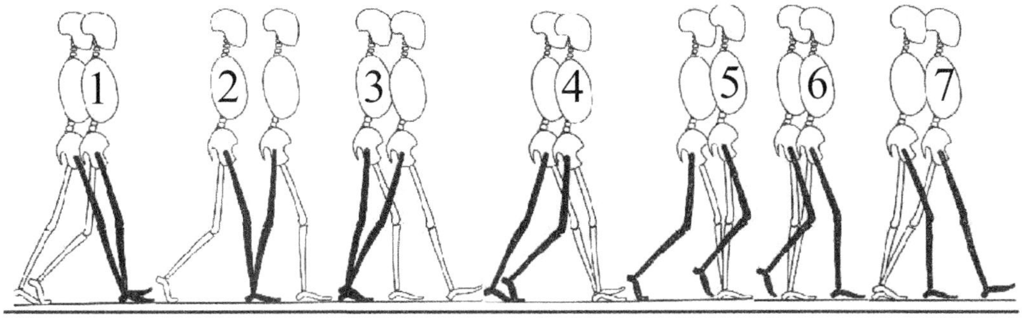

Bild 7.4: Visualisierung der sieben Schrittphasen gemäß [349] am Beispiel des rechten Beins, Standphase: Schrittphase 1-4, Schwungphase: Schrittphase 5-7

Zeitpunkten oder mit verschiedenen Versuchsbedingungen (z. B. eine prä- und eine posttherapeutische) in einem Datensatz befinden, müssen (7.3) und (7.4) separat für jede Messung berechnet werden.

Zur weiteren Verarbeitung werden die neuen Zeitreihen an die Datensätze angehängt, die Zahl der Zeitreihen s_z vergrößert sich entsprechend.

Die leider unvermeidliche Komplexität des Bezeichnungsapparats für die zusätzlichen Zeitreihen weist bereits darauf hin, dass äußerste Sorgfalt bei der Analyse, Berechnung und Implementierung angebracht ist. Die Segmentierung erfolgt meist dreistufig. In der obersten Hierarchieebene wird nur auf ganze Doppelschritte (engl. stride) segmentiert, in der darunter liegenden zusätzlich auf die sogenannte Stand- (St) und Schwungphase (Sw) sowie in der untersten auf eine achtstufige Feineinteilung des Doppelschrittes durch sieben Schrittphasen und den Zeitpunkt des Fußaufsetzens Initial Contact (IC). Die Schrittphasen heißen 1. Loading Response (LR), 2. Midstance (MSt), 3. Terminal Stance (TSt), 4. Preswing (PSw), 5. Initial Swing (ISw), 6. Midswing (MSw) und 7. Terminal Swing (TSw) (Bild 7.4). Die Segmentierung erfolgt teils über separat zu erkennende Ereignisse (z. B. gemessene Kraftspitzen beim Aufsetzen des Fußes, Extrema von Markertrajektorien [395]), teils über relative Zeitdauern [349].

Als Einzelmerkmale werden beispielsweise Minima (MIN), Maxima (MAX), Spannweiten (SpW, engl. Range of Motion), Mittelwerte (MW) und die Positionen der Extremwerte (MIPO: Minimumposition, MAPO: Maximumposition) für jede Zeitreihe und jedes Segment extrahiert. In einigen Publikationen finden sich aber auch stärker auf die Bewegungsanalyse zugeschnittene Merkmale wie die Volumina von 3D-Markertrajektorien über mehrere Schritte als Maß für die Reproduzierbarkeit des Gangbildes [19, 20]. Hinzu kommen die bereits angesprochenen Raum-Zeit-

Parameter wie Schrittlänge, Geschwindigkeit, Zeitdauer der Standphase usw. Hierbei ist über geeignete Normierungen (auf Alter, Körpergröße, Körpergewicht) nachzudenken, um die Vergleichbarkeit der Merkmale bei verschiedenen Patienten zu erhöhen [343].

Auch Merkmalstransformationen wurden vorgeschlagen, um ein zusammengefasstes Merkmal zu bilden. So wird die erste Hauptkomponente über 16 bereits extrahierte Merkmale [412] (13 Kinematik-Einzelmerkmale und 3 Raum-Zeit-Parameter) oder über Fourier-Koeffizienten von Gangkurven [445] als Indikator für die Normalität des Gangbildes verwendet (Normalcy-Index).

Segmentierung der Zeitreihen

Bereits die Segmentierung in Form der Ermittlung der Schrittphasen kann neben heuristischen Verfahren (z. B. auf der Basis von Markertrajektorien [395]) durch Data-Mining-Verfahren unterstützt werden [302]. So zeigt Bild 7.5 einen Merkmalsraum, der durch eine Merkmalsselektion auf $s_m = 6$ Merkmale mit dem MANOVA-Verfahren und einer nachfolgenden Diskriminanzanalyse auf $s_d = 2$ transformierte Merkmale aus ursprünglich $s = 174$ Merkmalen hervorgeht. Die Merkmale beinhalten die aktuellen Abtastzeitpunkte verschiedener Kinematik- und Kinetikzeitreihen inkl. des Oberkörpers beider Körperseiten (siehe Anhang A1 in [302]). Als Klassen wurden die sieben Schrittphasen der rechten Körperseite verwendet. Der Schrittzyklus ist deutlich durch die Kreisform der Datenprojektion erkennbar, beginnt unten rechts mit dem Zustand LR und wird im Uhrzeigersinn durchlaufen. Die benachbarten Phasen sind qualitativ voneinander trennbar. Allerdings überlagern Geschwindigkeitseffekte die Klassifikationsergebnisse deutlich, was die Klassifikationsfehler erhöht.

Solche Bilder eignen sich aber gerade wegen der deutlich sichtbaren Geschwindigkeitseffekte für weitergehende Visualisierungen. So verdeutlicht Bild 7.6 für einen Probanden die Auswirkung unterschiedlicher Gehgeschwindigkeiten, die bei geringeren Geschwindigkeiten zu engeren Kreisen führen. Die Unterschiede treten insbesondere in der Schwungphase (linker oberer Teil des Zyklus) in Erscheinung. Ebenso gut sichtbar sind Unterschiede zwischen der linken und der rechten Körperseite. Jedoch ist anzumerken, dass die Akzeptanz solcher durchaus interessanten Ergebnisse bei Medizinern wegen der abstrakten transformierten Merkmale gering ist.

Klinische Problemstellungen

Eine große klinische Bedeutung kommen der Diagnose und Therapieevaluierung zu. Bei der Diagnose geht es allerdings weniger um die Anwendung eines Klassifika-

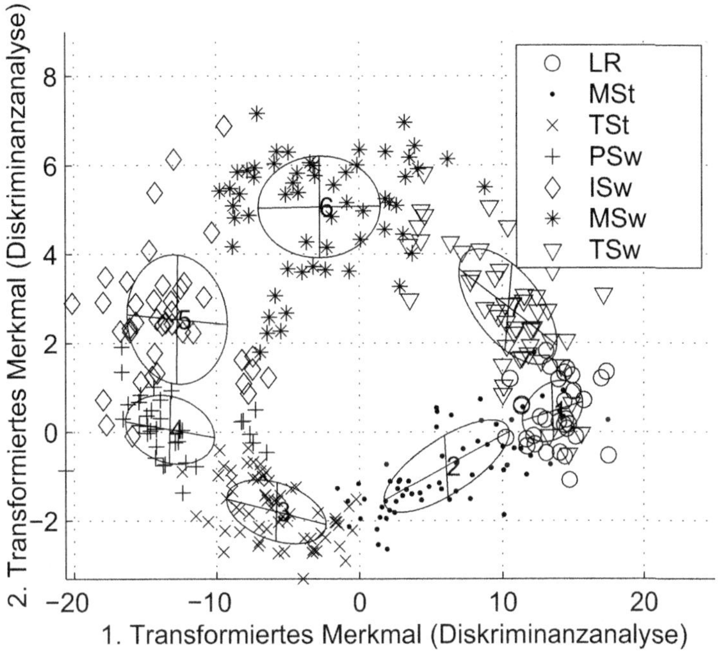

Bild 7.5: Klassifikation der Schrittphasen (rechte Körperseite) in einem zweidimensionalen transformierten Merkmalsraum nach einer Diskriminanzanalyse mit vorgeschalteter Merkmalsselektion auf sechs Merkmale

tors, da Patienten in der Regel bereits mit detaillierten Voruntersuchungen zu einer Ganganalyse kommen. Insbesondere die Unterscheidung eines Patienten mit schwerwiegenden neurologischen Defiziten von einem gesunden Probanden ist auch ohne Data-Mining-Verfahren problemlos möglich und klinisch vollkommen irrelevant. Allerdings ist sehr wohl interessant, wodurch sich bestimmte Patientengruppen von der Probandengruppe unterscheiden und wie Therapien wirken.

Ein Weg zur Beantwortung dieser Fragen ist die Erzeugung von Merkmalslisten für verschiedene Problemstellungen. Die im Folgenden verwendeten Datensätze und Ergebnisse entstammen [472] und entsprechen bis auf einige Vorverarbeitungsschritte und ein anderes Probandenkollektiv denen in [258].

Für die folgenden Probleme werden 3670 Merkmale angesetzt. Davon resultieren 3660 durch Merkmalsextraktion aus Zeitreihen durch die folgenden Kombinationen:

- drei körperbezogene Ebenen,
- vier Gelenke bzw. Körpersegmente,

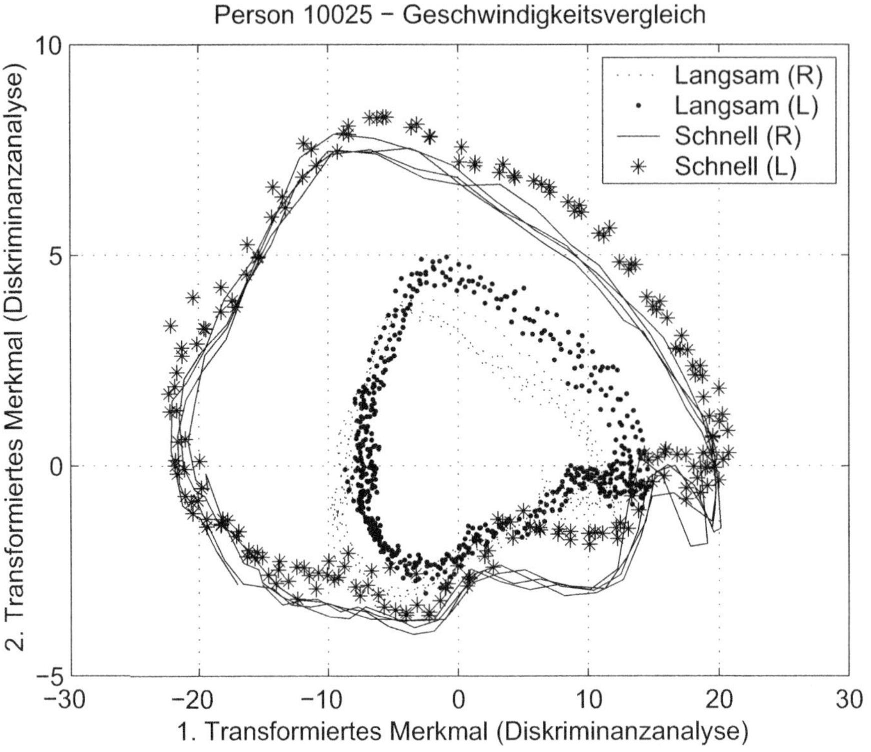

Bild 7.6: Visualisierung von Geschwindigkeitseffekten im Merkmalsraum aus Bild 7.5, Abkürzungen R: rechte Körperseite, L: linke Körperseite

- fünf Zeitreihen (originale Zeitreihe mit Gelenkwinkeln, Geschwindigkeitszeitreihe GZR (7.1), Referenzabweichungszeitreihen RZR (7.2) für die originale und die Geschwindigkeitszeitreihe sowie eine Standardabweichungszeitreihe SZR (7.4)),
- elf Segmente (Stri, St, Sw, IC, LR, MSt, TSt, PSw, ISw, MSw, TSw) sowie
- sechs extrahierte Merkmale (MIN, MAX, MW, SpW, MIPO, MAPO) für zehn Segmente und lediglich der Mittelwert für IC

mit

$$s = 3 \cdot 4 \cdot 5 \cdot (10 \cdot 6 + 1) = 3660. \tag{7.5}$$

Weitere zehn Merkmale (Raum-Zeit-Parameter wie Geschwindigkeit, Schrittlänge usw.) liegen bereits in extrahierter Form vor.

Auf den Kategorien (Ebenen, Gelenke bzw. Körpersegmente, Zeitreihen, Segmente, Merkmale) der obigen Aufzählung basieren problemunabhängige Merkmalspräferenzen $Q_{PF,l}$ entsprechend (3.89), die besser interpretierbare oder messtechnisch zuverlässigere Merkmale bevorzugen (siehe [258] für eine ausführliche Übersicht und Berechnungsalgorithmen).

Ein erstes Beispiel für eine Merkmalsliste zeigt Tabelle 7.1 zur Diagnose Patient – Proband. Die Formulierung erfolgt entsprechend Tabelle 4.1 als Klassifikationsproblem eines Patientenkollektivs *vor* einer Therapie (Bezeichnung: ICP-PRE, 42 Patienten, Alter 6.1 ± 2.2 Jahre) gegen ein Kollektiv von gesunden Probanden (Bezeichnung: PROB, 22 Probanden, Alter 8.3 ± 1.8 Jahre). Bei allen folgenden Untersuchungen werden die linke und rechte Körperseite als separate Datentupel behandelt.

Merkmal	Q_{PT}	Q_{PF}= $Q_{PF,l}$	Q_{PD}= Q_l	ICP-PRE MW±STD	ICP-POST MW±STD	PROB MW±STD
SpW Stri Becken sag	0.517	1	0.517	8.0 ±3.3	7.8 ±3.2	3.0 ±0.8
Geschwindigkeit	0.505	1	0.505	0.8 ±0.3	0.8 ±0.3	1.2 ±0.1
SpW Sw Knie sag	0.463	0.8	0.579	24.6 ±9.6	24.9±10.8	50.6±6.2
MW Stri OSG sag	0.339	1	0.339	-12.0±13.0	-2.2 ±10.2	2.3 ±2.7
MIN LR Knie sag GZR	0.330	0.48	0.688	-1.2 ±0.8	-1.2 ±0.8	0.4 ±0.4
MW Stri Becken tra SZR	0.323	0.6	0.538	2.9 ±1.3	2.9 ±1.3	1.1 ±0.4
MW MSt OSG sag GZR	0.277	0.48	0.577	-0.3 ±0.4	-0.2 ±0.3	0.5 ±0.1
MW Stri OSG sag SZR	0.260	0.6	0.433	6.0 ±3.5	5.7 ±3.5	2.3 ±0.6
MAX Stri Fuß trans	0.257	0.8	0.321	11.7 ±13.6	7.0 ±15.1	-3.7 ±4.8
MIN Stri OSG sag GZR	0.213	0.8	0.266	-1.7 ±0.9	-1.6 ±0.7	-2.7 ±0.6

Tabelle 7.1: Beste zehn Einzelmerkmale für eine Diagnose Patient – Proband, $Q_{PD} = Q_l$ problembezogene Bewertung durch Transinformation pro Ausgangsentropie (3.52), $Q_{PF,l}$ problemunabhängige Merkmalspräferenzen zur Berücksichtigung der Interpretierbarkeit und der Messgenauigkeit, Q_{PT} Gesamtpräferenz entsprechend (3.88) mit zusätzlicher Rückstufung korrelierter Merkmale, Mittelwerte und Standardabweichungen für das prätherapeutische (ICP-PRE) und posttherapeutische (ICP-POST) Patientenkollektiv sowie das Probandenkollektiv (PROB) [472]

Tabelle 7.1 enthält eine sortierte Liste gut geeigneter Merkmale mit charakteristischen Eigenschaften des ICP-Kollektivs. Die Bewertung orientiert sich an einer möglichst eindeutigen Klassifikation und bevorzugt folglich solche Merkmale, die sich bei möglichst allen Datentupeln der Patienten im Lerndatensatz von den Werten der Probanden unterscheiden. Das Löschen von Merkmalen, die mit besser platzierten Merkmalen stark korrelieren, verhindert eine unübersichtliche Häufung vieler ähnlicher Merkmale. In der Liste finden sich sowohl alle klinisch bekannten Merkmale (z. B. MW Stri OSG sag, SpW Stri Becken sag) als auch weniger bekannte (z. B. MW Stri Becken tra SZR). Eine klinische Diskussion in [472] bestätigt, dass die Merkmalsliste sinnvoll ist und zudem bisher unbekannte, aber plausible Informationen enthält.

Die zusätzliche Angabe von Mittelwerten und Standardabweichungen für die untersuchten Kollektive verbessert die Interpretierbarkeit, weil sie näher an der klinischen Denkweise ist. Sie dient einer weiteren Plausibilitätsprüfung, indem sie das Ausmaß der Unterschiede verdeutlicht. Bei gravierenden Abweichungen der Merkmale von einer Normalverteilung sind Mittelwerte und Standardabweichungen aber eher irreführend. Generell sinnvoll ist eine visuelle Analyse der Histogramme, um Abweichungen von Normalverteilungen, Ausreißer sowie eventuelle Überkompensationen zu erkennen (siehe Bild 7.7).

Ein erster Schritt in Richtung einer Therapieevaluierung ist die zusätzliche Angabe der Mittelwerte und Standardabweichungen für das posttherapeutische Patientenkollektiv (ICP-POST). Das Kollektiv enthält die gleichen Patienten wie ICP-PRE, aber bei einer späteren Ganganalyse ca. sechs Wochen nach einer Therapie mit Botulinum Toxin. Auffällig ist, dass sich nur für das viertbeste Merkmal "MW Stri OSG sag" aus Tabelle 7.1 eine markante Änderung ergibt, alle anderen Merkmale bleiben nahezu gleich. Der Effekt ist dadurch zu erklären, dass die Botulinum Toxin Therapie hauptsächlich eine Spastikreduktion und somit eine Entspannung der Unterschenkelmuskulatur bewirkt. Allerdings widerspricht er der weit verbreiteten Annahme, dass ein geringeres Ausmaß einer Hauptpathologie eine Normalisierung anderer Gelenkwinkel (z. B. wegen nicht mehr notwendiger Kompensationsmechanismen) nach sich zieht.

Eine nachfolgende formale Therapieevaluierung als Klassifikationsproblem zwischen prä- und posttherapeutischen Datentupeln der Patientengruppe (vgl. Tabelle 4.1) bestätigt den Eindruck. Tabelle 7.2 beinhaltet die besten Einzelmerkmale für die Problemstellung. Die relevantesten Merkmale der Therapieevaluierung unterscheiden sich deutlich von denen der Diagnose Patient – Proband, kein Merkmal kommt in beiden Listen vor. Allerdings sind einige Merkmale aus Tabelle 7.1 stark mit Merkmalen aus Tabelle 7.2 korreliert (z. B. "MW Stri OSG sag" und "MW St OSG sag"). Tabelle 7.2 untermauert die Tatsache, dass sich nur Sprunggelenks- bzw. Fußmerkmale relevant verbessern, was auch die p-Werte der gepaarten t-Tests zeigen. Bei einem Verzicht auf problemunabhängige Merkmalsrelevanzen und auf eine Rückstufung korrelierter Merkmale gehören sogar die besten 29 Merkmale zum Sprunggelenk bzw. Fuß. Die posttherapeutische Annäherung für die ersten drei Merkmale an die Probandenwerte zeigt den Behandlungserfolg und ermöglicht dessen Quantisierung. Im Falle von Verschlechterungen (z. B. durch Nebenwirkungen) enthält eine Tabelle für die Therapieevaluierung noch zusätzliche Merkmale, bei denen die posttherapeutischen Werte weiter von den Probandenwerten entfernt sind als die prätherapeutischen Werte. Das ist hier nicht der Fall. Daraus folgt ein weiteres positives

Ergebnis der Therapie, dass durch die Therapie keine relevanten Verschlechterungen bei anderen Merkmalen auftreten. Das Fehlen solcher Merkmale wie die Spannweite des Beckens (SpW Stri Becken sag) zeigt aber auch, dass die Therapie lediglich lokal wirkt und das Gangbild nicht bezüglich aller Merkmale verbessert.

Merkmal	Q_{PT}	p-Wert PRE-POST	ICP-PRE MW±STD	ICP-POST MW±STD	PROB MW±STD
MW St OSG sag	0.091	2.30E-07	-9.1 ±14.0	1.7 ±11.8	6.0 ±2.6
SpW MSw OSG sag	0.037	3.90E-05	7.2 ±5.5	4.3 ±3.0	7.5 ±2.6
MW St OSG sag GZR	0.032	1.50E-03	-0.3 ±0.2	-0.2 ±0.2	-0.2 ±0.1
MAX Stri Becken tra GZR	0.023	>0.05	0.7 ±0.3	0.7 ±0.4	0.5 ±0.2
MAX MSt OSG sag GZR	0.021	>0.05	0.1 ±0.4	0.2 ±0.3	0.8 ±0.2
MW Stri Fuß tra GZR	0.020	>0.05	0.0 ±0.1	0.0 ±0.1	0.0 ±0.0
Schrittlänge	0.019	>0.05	0.7 ±0.2	0.7 ±0.2	1.1 ±0.1
MW Stri Knie sag GZR	0.018	>0.05	-0.0 ±0.1	-0.1 ±0.1	-0.0 ±0.0
MW Stri Hüfte sag	0.016	>0.05	24.7 ±8.0	23.7 ±8.6	16.0 ±5.6
MW PSw Knie sag SZR	0.014	>0.05	7.0 ±4.5	7.2 ±3.0	3.3 ±1.7

Tabelle 7.2: Beste Einzelmerkmale für eine Therapieevaluierung, Q_{PT} Gesamtpräferenz, p-Wert (Irrtumswahrscheinlichkeit) bzgl. unterschiedlicher Mittelwerte (gepaarter t-Test), Mittelwerte und Standardabweichungen für das prätherapeutische (ICP-PRE) und das posttherapeutische Patientenkollektiv (ICP-POST) sowie für das Probandenkollektiv (PROB) [472]

Solche Analysen ermöglichen eine systematische Suche nach relevanten Zusammenhängen. Beide Merkmalslisten sind hierbei immer in Kombination zu betrachten. Die Diagnose Patient – Proband betont die Hauptprobleme einer Patientengruppe, die in einer Therapie verbessert werden sollen. Die Therapieevaluierung findet alle tatsächlichen Änderungen und ist somit auch in der Lage, unerwünschte Änderungen (z. B. Nebenwirkungen) jenseits der Hauptprobleme zu detektieren.

Bei den Merkmalslisten ist zu beachten, dass die absoluten Zahlenwerte für Q_{PT} in verschiedenen Tabellen nur bedingt quantitativ vergleichbar sind. Sie werden vom jeweiligen Maß, von der Anzahl der Datentupel in den jeweiligen Klassen, von Abständen zwischen den betrachteten Klassen und von Ausreißern in komplexer Art und Weise beeinflusst. Generell empfehlenswert sind eine begleitende visuelle Analyse der Histogramme und Scatterplots von zusammengehörigen Datenpaaren (wie Patienten aus ICP-PRE und ICP-POST in Bild 7.7), um detailliertere Aussagen über die Verteilung zu gewinnen und typische Veränderungsmuster aufzudecken. Diese Vorgehensweise wird nun anhand von Bild 7.7 beispielhaft erläutert.

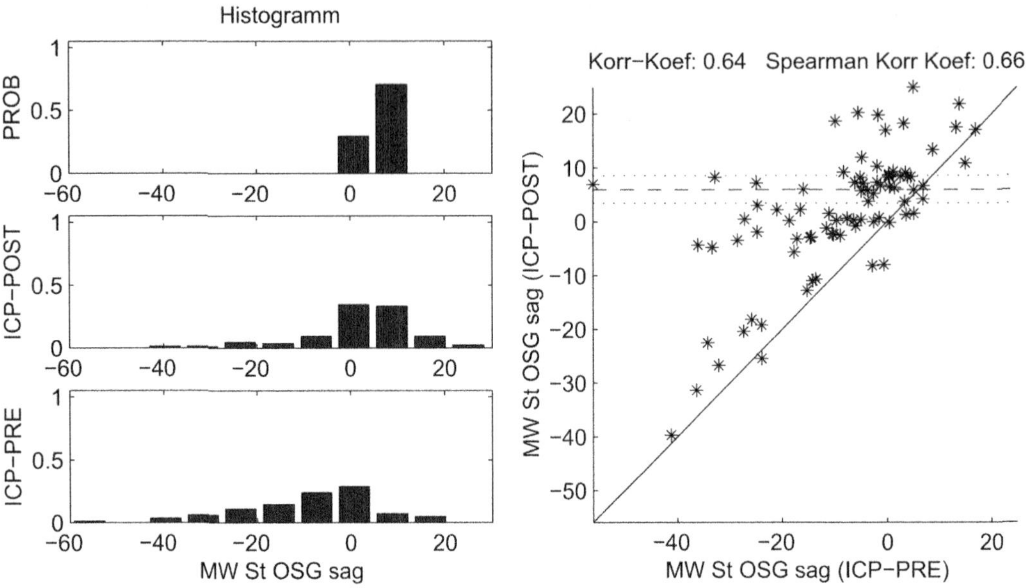

Bild 7.7: a. Histogramme (links) und b. prä- und posttherapeutische Scatterplots (rechts) für das Merkmal "MW St OSG sag" für die Kollektive PROB, ICP-PRE und ICP-POST

Deutlich zu erkennen sind die großen Unterschiede in den prä- und posttherapeutischen Verteilungen in Bild 7.7a. Das posttherapeutische Kollektiv ähnelt dem Probandenkollektiv wesentlich stärker als das prätherapeutische Kollektiv, was auf eine erfolgreiche Therapie hinweist. Bild 7.7b verdeutlicht die Veränderung der Patienten durch die Therapie. Die durchgezogene Linie kennzeichnet Werte ohne Veränderungen. Einige Patienten mit großen prätherapeutischen Abweichungen (< -20°) ändern sich durch die Therapie kaum. Eine große Anzahl von Patienten weist nach der Therapie nahezu normale Werte auf (mit gepunkteten Linien eingezeichneter Bereich). Patienten mit vergleichsweise hohen prätherapeutischen Werten (>-5°) neigen zu einer Überkompensation mit zu hohen posttherapeutischen Werten (>10°).

Für beide Problemstellungen können auch multivariate Merkmalsrelevanzen oder Klassifikatoren entworfen werden. Der Vorteil besteht darin, Merkmalskombinationen zu finden, die eine Trennung von Patienten und Probanden gestatten. Eine zweite Motivation ist eine zielgerichtete Visualisierung der Patientengruppe, um eventuelle Heterogenitäten (z. B. in Form von Subgruppen oder Ausreißern) zu detektieren. Ein Beispiel zeigt Bild 7.8 für eine Fuzzy-Regel.

Aus dieser Regel lässt sich zudem automatisch ein Erklärungstext generieren, der mit seinen Zusatzinformationen das Verständnis der Regel erleichtert:

Die Datentupel für Proband (PROB) sind dadurch charakterisiert, dass die Schrittlänge meistens größer als sonst ist: gelegentlich groß (zwischen 0.45 m und 0.6 m)

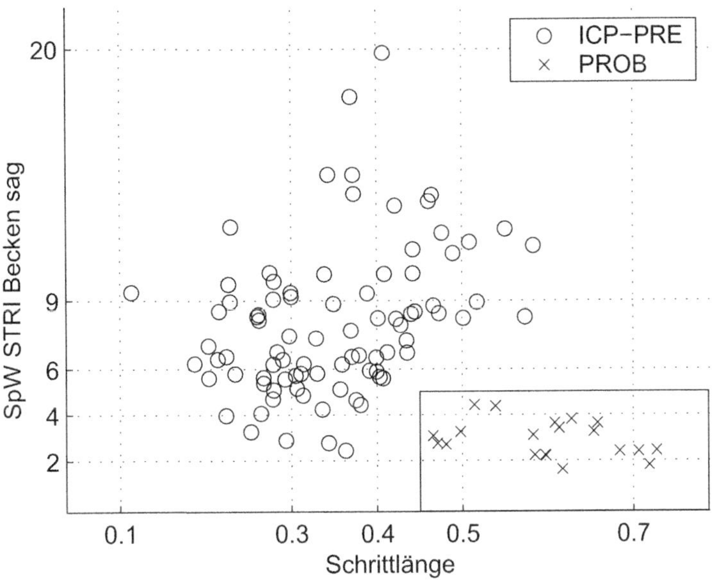

Bild 7.8: Visualisierung der Regel „WENN (Schrittlänge=PG oder PSG) UND (SpW Stri Becken sag =PSK oder PK) DANN Klasse=PROB“

und gelegentlich sehr groß (größer als 0.6 m). Weiterhin gilt für die Beispiele, dass die Spannweite der Beckenkippung während des Schrittes (SpW Stri Becken sag) meistens kleiner als sonst ist: gelegentlich sehr klein (kleiner als 3°) und gelegentlich klein (zwischen 3° und 5°). Aus den Aussagen lässt sich eine Regel aufbauen, die alle Fälle für Proband (PROB) beschreibt: WENN die Schrittlänge groß bis sehr groß (größer als 0.45 m) ist UND die Spannweite der Beckenkippung während des Schrittes (SpW Stri Becken sag) sehr klein bis klein (kleiner als 5°) ist, DANN FOLGT DARAUS immer Proband (PROB).

Mit der Kombination aus beiden Merkmalen ist im Lerndatensatz eine fehlerfreie Klassentrennung möglich. Ein Blick auf die Patienten zeigt (Bild 7.8), dass sie deutlich heterogener sind als die Probandengruppe. Patienten, die eine größere Schrittlänge erreichen, weisen immer auch eine größere Spannweite in der sagittalen Beckenzeitreihe auf. Umgekehrt gibt es keine Patienten, die bei normähnlichen geringen Spannweiten im Becken mit normalen Geschwindigkeiten gehen.

Eine den Merkmalslisten der Diagnose verwandte Aufgabe ist die quantitative Patientenbewertung für einzelne Patienten und ganze Patientenkollektive, um individuelle Besonderheiten einzelner Patienten zu lokalisieren und Gemeinsamkeiten herauszufinden. Ein mögliches Einsatzgebiet ist eine echtzeitfähige Visualisierung quantitativer Ergebnisse während der Therapie [396]. Solche Informationen vermitteln aber ebenfalls wertvolle Hinweise für die nachfolgende Therapieauswahl. Dazu eignen sich insbesondere Mittelwerte über Referenzabweichungszeitreihen gemäß (7.2). Die Mittelwerte können sowohl über einzelne Zeitreihen bzw. deren Segmente gebildet werden, aber auch über alle beteiligten Zeitreihen einer körperbezogenen Ebene, eines Gelenks bzw. Körpersegments, einer Körperseite oder über alle Zeitreihen gemittelt werden. Werte zwischen Null und Eins bedeuten annähernd normales, größere Werte zunehmend anormales Verhalten. Ein Beispiel zeigt Tabelle 7.3 für das Patientenkollektiv ICP-PRE und beispielhaft für einen einzelnen Patienten. Hierbei ist deutlich zu erkennen, dass insbesondere die sagittale Ebene des Fußgelenks deutlich von den Werten der Probandengruppe abweicht. Interessant sind die unterschiedlichen Hervorhebungen: Während das relevanteste Einzelmerkmal in Tabelle 7.3 zur sagittalen Ebene des Beckens gehört, ist die Referenzabweichung der zugehörigen Zeitreihe moderat. Das Merkmal "Spannweite Becken sag" erkennt allerdings die abweichende Kurvenform, die sich auch in der Geschwindigkeitszeitreihe des Beckens widerspiegelt. Somit ergänzen sich beide Problemstellungen und betonen andere Aspekte. Der Patient ID 50504 zeigt im Wesentlichen ein durchschnittliches Verhalten für das Patientenkollektiv. Auffällig sind lediglich die vergleichsweise geringen Referenzabweichungen in der sagittalen Ebene des Beckens. Auch mit solchen Merkmalen können Fragen der Therapieevaluierung beantwortet werden, indem nach markanten Verbesserungen der Referenzabweichungen in den verschiedenen Zeitreihen gesucht wird [258].

Merkmalslisten müssen aber keinesfalls immer ergiebig sein. Beispielsweise findet sich in den erwähnten Datensätzen nur ein signifikanter Zusammenhang für eine Therapieprognose. Diese sucht im prätherapeutischen Patientenkollektiv nach möglichen Ursachen für unbefriedigende Verbesserungen durch eine Therapie. Hierbei wird eine prozentuale Verbesserung der gemittelten Referenzabweichung vom prä- zum posttherapeutischen Zustand gefordert und als Basis für ein 2-Klassen-Problem (Therapie erfolgreich – Therapie nicht erfolgreich) genommen. Die Ergebnisse in [258, 472] zeigen, dass die Verbesserung insbesondere bei Patienten mit einer großen mittleren Referenzabweichung für die Zeitreihe OSG sag RZR erreicht wird. Patienten mit geringeren Abweichungen neigen zu einer Überkompensation, die signifikante Verbesserungen verhindert. Eine alleinige Auswertung des Mittelwertes von "MW St OSG sag" ist insofern gefährlich, weil dabei die unerwünschten Überkompensationen leicht übersehen werden, zumal sie sogar zu einer besonders starken Änderung des Mittelwertes des Patientenkollektivs in Richtung der Probandengruppe beitragen. Hilfreich ist hier wiederum die bereits diskutierte visuelle Analyse des Histogramms und Scatterplots in Bild 7.7, die eine Zunahme unerwünschter Wer-

Gelenk/ Ebene	ICP, PRE (Werte in Klammern: Patient ID 50504) sagittal	frontal	transversal	gesamt
Becken	1.7 ± 1.1 (1.1)	2.5 ± 1.1 (2.5)	2.1 ± 1.2 (1.9)	2.1 ± 1.0 (1.8)
Becken GZR	2.7 ± 1.0 (2.1)	2.3 ± 0.7 (2.8)	1.6 ± 0.7 (0.9)	2.2 ± 0.7 (1.9)
Hüfte	2.0 ± 1.1 (2.1)	1.6 ± 0.9 (1.6)	2.1 ± 1.3 (2.6)	1.9 ± 1.1 (2.1)
Hüfte GZR	2.5 ± 0.9 (2.3)	2.0 ± 0.7 (1.1)	1.5 ± 0.3 (1.2)	2.0 ± 0.5 (1.5)
Knie	3.9 ± 1.8 (2.8)			3.9 ± 1.8 (2.8)
Knie GZR	3.6 ± 0.9 (2.4)			3.6 ± 0.9 (2.4)
Fuß/OSG	5.1 ± 3.7 (4.6)		3.2 ± 1.9 (1.7)	4.6 ± 2.6 (3.2)
Fuß/OSG GZR	2.7 ± 0.8 (2.5)		2.4 ± 0.9 (1.0)	2.6 ± 0.8 (1.8)
gesamt	3.1 ± 1.2 (2.6)	2.0 ± 0.9 (2.0)	2.4 ± 0.9 (2.3)	2.5 ± 0.8 (2.3)
gesamt GZR	2.9 ± 0.6 (2.3)	2.2 ± 0.9 (2.0)	1.9 ± 0.3 (1.1)	2.3 ± 0.5 (1.8)

Tabelle 7.3: Gemittelte Referenzabweichungen der Kinematikzeitreihen sowie deren Geschwindigkeitszeitreihen (GZR) des ICP-Kollektivs und in Klammern eines einzelnen Patienten (Patienten-ID 50504), jeweils zum prätherapeutischen Zustand [258]

te $> 10^\circ$ im Kollektiv ICP-POST aufdeckt. Komplexere Zusammenhänge (wie z. B. ein Zusammenhang für eine Patientensubgruppe mit Recurvatum in [258]) konnten wegen der geringen Datentupelzahlen zwar vermutet, aber nicht mit akzeptablen statistischen Sicherheiten belegt werden.

Ein weiteres klinisch relevantes Problem ist die Suche nach unbekannten Patientengruppen. Sie ist ein Instrument, um heterogene Patientenkollektive sinnvoll zu unterteilen und so einen Eindruck über voneinander abweichende Wirkungsmechanismen zu gewinnen. Je nach gewünschtem Ergebnis werden alle Zeitreihen, eine Zeitreihe oder extrahierte bzw. transformierte Merkmale einbezogen. Solche extrahierten oder transformierten Merkmale können sich auf alle Zeitreihen (z. B. Raum-Zeit-Parameter, die das komplette Gangbild beinhalten) oder auf eine einzelne Zeitreihe beziehen. Bild 7.9 zeigt ausgewählte Ergebnisse am Beispiel des Clusterings der prätherapeutischen Patientendaten für die Zeitreihe "OSG sag GZR" (Bild 7.9a). Dazu werden zwei verschiedene Merkmalssätze verwendet:

- alle Abtastzeitpunkte der Zeitreihen in Bild 7.9a ($s = 101$) oder
- daraus berechnete transformierte Merkmale nach einer linearen Merkmalstransformation durch eine Hauptkomponentenanalyse ($s_d = 2$, Bild 7.9b).

Basierend auf beiden Merkmalssätzen werden mit einem Fuzzy-C-Means-Algorithmus (FCM) unscharfe Clusterzugehörigkeiten (Bild 7.9c, d) und Clusterzentren gemäß (5.181) und (5.182) mit $q = 2$ berechnet. Während die Clusterzugehörigkeiten bei der Variante mit 101 Merkmalen nahezu gleichverteilt sind (Bild 7.9c), ergibt sich bei den zwei Merkmalen die erwünschte deutliche Unterscheidung (Bild 7.9d). Der Effekt äußert sich insbesondere bei der Verwendung der unscharfen Zugehörigkeiten mit einem Fuzzifier $q = 2$ in (5.181) zur Berechnung der Clusterzentren. Selbst nach einer Diskretisierung mit $q \to 1$ ergeben sich bei zwei Merkmalen noch deutlich besser unterscheidbare Clusterzentren als bei der Variante mit 101 Merkmalen (Bild 7.9e, f). Clusterzugehörigkeiten dienen dann wiederum als neue Merkmale oder als Klassen in der Differentialdiagnose oder bei der Therapieevaluierung. Weitergehende Diskussionen finden sich in [258, 259, 262].

Die bisher für das ICP-Kollektiv beschriebene Methodik wird in [258] für die Problemstellungen Diagnose Patient – Proband und Therapieevaluierung bei inkomplett gelähmten Querschnittpatienten vor und nach einer Laufbandtherapie angewendet. Hierbei zeigt sich, dass erwartungsgemäß andere Merkmalslisten im Vergleich zu ICP-Patienten entstehen. Insgesamt ist das Patientenkollektiv bei inkompletten Querschnittlähmungen weniger klar von gesunden Probanden zu trennen. Die Ähnlichkeit verstärkt sich, wenn die langsamere Gehgeschwindigkeit der Patienten dadurch berücksichtigt wird, indem sie mit Probanden ähnlich langsamer Gehgeschwindigkeiten verglichen werden. Eine umfassende Untersuchung solcher Geschwindigkeitseinflüsse bei gesunden Probanden und Querschnittpatienten auf eine Vielzahl von Merkmalen findet sich in [395].

Einen anderen Ansatz für eine quantitative Patientenbewertung verwenden [115, 258]. Hier wurden durch drei Kliniker (Untersucher A, B und C, Mittelwert in M) Videodaten von Querschnittpatienten subjektiv ausgewertet. Sie quantifizierten das Gangbild mit einer visuellen Analogskala (VAS) mit Werten zwischen Null (schlecht) und Zehn (optimal). Nachfolgend wurde ein Regressionsproblem aufgestellt, um die Werte von VAS aus gemessenen Merkmalen vorherzusagen. Als Bewertungsmaß dient der Korrelationskoeffizient R, der aus der Berechnung des Bestimmtheitsmaßes R^2 in (3.76) hervorgeht. Hierbei zeigt sich, dass alle Untersucher sehr stark auf die Geschwindigkeit achten. Es folgen klinische Merkmale wie die Lähmungshöhe oder die eingestellte Gewichtsentlastung auf dem Laufband, die durch Erfahrungswerte eingestellt wurde. Das beste Kinematik-Merkmal ist der Mittelwert der Referenzabweichungszeitreihen, der aus den sagittalen Gelenkwinkelzeitreihen von Hüfte, Knie und oberem Sprunggelenk gebildet wurde (mittlere RZR sagittal). Ausgewählte Ergebnisse zeigt Tabelle 7.4. Die Korrelation steigt stark an, wenn nur Patienten ohne Gewichtsentlastung betrachtet werden ($R = 0.78$ zu VAS M). Das deutet darauf hin, dass die Patienten mit Gewichtsentlastung zwar ein scheinbar normales Gangbild aufweisen, aber dieses Gangbild nur unter Hilfestellung aufrechterhalten kön-

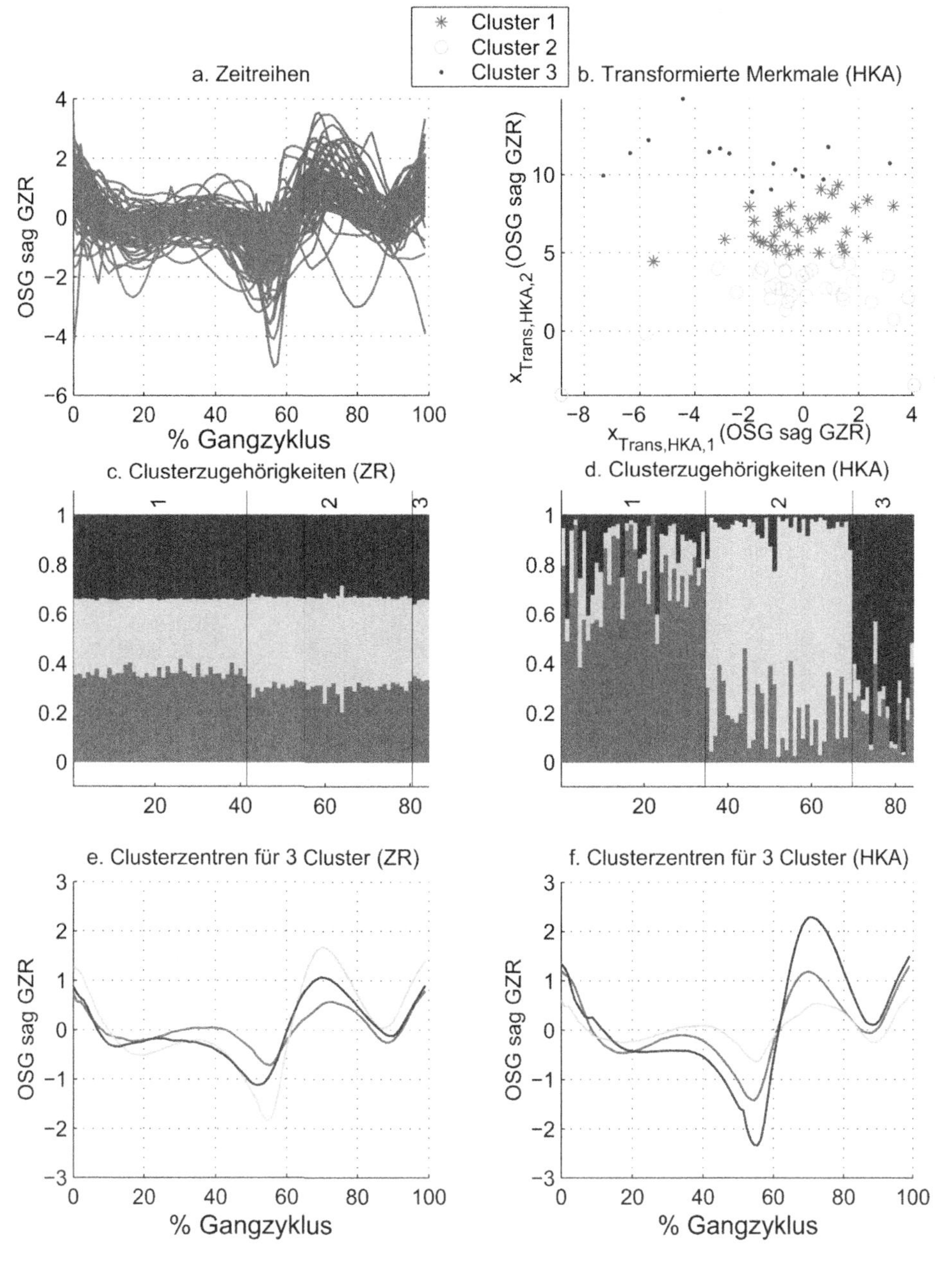

Bild 7.9: Clustering der Zeitreihe OSG sag GZR für die prätherapeutischen Patientendaten (ICP-PRE) mit drei Clustern: a. originale Zeitreihen, b. zwei daraus durch Hauptkomponentenanalyse transformierte Merkmale (HKA), c. unscharfe Clusterzugehörigkeiten mit den 101 Abtastzeitpunkten der Zeitreihe als Merkmale, d. unscharfe Clusterzugehörigkeiten mit den zwei Merkmalen aus b., e. Clusterzentren der diskretisierten Cluster aus c. ($q \to 1$), f. Clusterzentren der diskretisierten Cluster aus d. ($q \to 1$)

nen. Weitere umfassende Untersuchungen zur Diagnose und Therapieevaluierung für ähnliche Patientenkollektive unter Einbeziehung von verschiedenen klinischen Scores (VAS, Bewertungsbogen der American Spinal Cord Injury Association – ASIA, Walking Index for Spinal Cord Injury – WISCI), Variabilitätsmaßen und der Geschwindigkeit enthält [19].

VAS	Merkmal(e)	R
VAS A	Gehgeschwindigkeit	0.56
	Gehgeschwindigkeit und Entlastung [kg]	0.70
	mittlere RZR sagittal	0.62
VAS B	Gehgeschwindigkeit	0.52
	Gehgeschwindigkeit und Lähmungshöhe	0.68
	mittlere RZR sagittal	0.55
VAS C	Gehgeschwindigkeit	0.77
	Gehgeschwindigkeit und Lähmungshöhe	0.81
	mittlere RZR sagittal	0.64
VAS M	Gehgeschwindigkeit	0.70
	Gehgeschwindigkeit und Lähmungshöhe	0.76
	mittlere RZR sagittal	0.64

Tabelle 7.4: Lineare Regression mit erreichten Korrelationskoeffizienten R zur Erklärung der VAS mit den klinischen Parametern: Gewichtsentlastung, erreichte Gehdauer, Gehgeschwindigkeit, Halten am Barren links bzw. rechts, Lähmungshöhe, Gehstrecke, Variabilität, Körpergewicht, Hilfsmittel rechter bzw. linker Fuß und Kinematik-Einzelmerkmale, angegeben sind die beste univariate (ein Merkmal) und bivariate Regression (zwei Merkmale) sowie die beste univariate Regression mit einem Kinematik-Merkmal

Fragen einer Therapieauswahl sind anhand der hier vorliegenden Daten nicht zu beantworten, weil keine Daten für andere Therapieoptionen vorliegen.

Ein Beispiel für ein entscheidungsunterstützendes System zur Operationsplanung bei Multi-Level- und Multi-Joint-Operationen wird in [80, 81, 82] mit einem anderen Datensatz vorgestellt. Data-Mining-Verfahren finden Regeln und Merkmalsregionen, bei denen sich bestimmte Klassen von Operationen in ihrer Häufigkeit deutlich unterscheiden. Allerdings reicht die Güte nicht für eine automatisch generierte und detaillierte Empfehlung einer Operation für einen unbekannten Patienten aus. Solche Probleme weisen oftmals eine sehr hohe Komplexität auf, weil sie durch viele Merkmale beeinflusst werden, die nicht alle im Lerndatensatz enthalten sein müssen.

7.2.3 Diskussion

Die Wahl eines geeigneten Kompromisses zwischen einer möglichst umfassenden Untersuchung des potenziellen Merkmalsraums einerseits, sowie der Sicherung der Interpretierbarkeit und der statistischen Signifikanz der Lösungen andererseits ist in der Bewegungsanalyse der entscheidende Erfolgsfaktor. Eine unkritische Generierung von Lösungen mit einem vollen Merkmalsraum führt zu fragwürdigen Lösungen, weil schwer interpretierbare Merkmale die Lösung beeinflussen und somit zufällige Effekte ungebremst auf die Lösung durchschlagen. Kleine Merkmalsräume durch eine individuelle Vorauswahl relevanter Merkmale bieten sich nur bei bekannten Patientengruppen an und versperren zudem den Blick auf weitergehende Lösungen. Die Einführung problemunabhängiger Merkmalspräferenzen zur Bewertung der messtechnischen Zuverlässigkeit und der Interpretierbarkeit ist ein interessanter Ansatz zur Lösung des Dilemmas, bedarf aber weitergehender Untersuchungen. Da die vorgeschlagenen Data-Mining-Verfahren stets oberhalb des biomechanischen und neurologischen Abstraktionsniveaus agieren, müssen die Ergebnisse nachfolgend auf Plausibilität geprüft werden und möglichen Ursachen zugeordnet werden. Eine engere Kopplung der Abstraktionsniveaus ist zwar wünschenswert, überschreitet aber wegen der messtechnischen Restriktionen bei der Erfassung neurologischer und muskulärer Größen, der fehlenden systematischen Kenntnisse und fehlender praxistauglicher Softwarelösungen die heutigen Möglichkeiten erheblich. Rechenzeit- und Implementierungsrestriktionen spielen hingegen nur eine untergeordnete Rolle, weil leistungsfähige PC-Systeme zur Verfügung stehen und die anfallenden Rechenzeiten bei der ohnehin aufwändigen Interpretation von Bewegungsdaten nicht ins Gewicht fallen.

In den letzten Jahren wurden in Fachzeitschriften und Konferenzen Hunderte Arbeiten mit Ergebnissen von Data-Mining-Verfahren vorgestellt. Viele davon sind in der Lage, relevante Zusammenhänge für die untersuchten Patientenkollektive automatisch aus Daten zu extrahieren. Besonders verbreitet sind Problemstellungen der Diagnose und der Therapieevaluierung. Hingegen existieren kaum Anwendungen zur Therapieprognose und Therapieauswahl.

Der bisherige Einfluss der Ergebnisse auf die klinische Meinungsbildung ist schwer abzuschätzen. Einige mit Data-Mining-Verfahren erzeugte Merkmale wie der Normalcy-Index gewinnen zunehmend eine klinische Akzeptanz. Dennoch existiert bisher weder in der Anwendungsphase zur Diagnose und Therapieplanung neuer Patienten noch in der Entwurfsphase zur Generierung klinischen Wissens über Patientenkollektive eine routinemäßige Entscheidungsunterstützung mit Data-Mining-Verfahren. Zudem ist die klinische Skepsis für die vorgeschlagenen Methoden bisher noch erheblich. Eine Hürde liegt im Fehlen prospektiver kontrollierter klinischer Studien, die Vor- und Nachteile entscheidungsunterstützender Systeme im Vergleich zu einer rein manuellen Auswertung untersuchen. Eine weitere Ursache ist, dass Data-Mining-Verfahren bislang noch nicht in die Softwarepakete der Hersteller von Messsystemen eingebunden sind.

7.3 Individuelle Anpassung von myoelektrischen Unterarmprothesen

7.3.1 Aufgabenstellung

Myoelektrisch angesteuerte Unterarmprothesen (Fremdkraftprothesen) mit ein bis zwei aktiven Freiheitsgraden sind eine wichtige Versorgungsoption bei Unterarmamputationen [13, 388]. Sie bestehen aus einem Prothesenschaft, einem in der Regel drehbaren Handgelenk und einer Handprothese mit einem ästhetisch wirkenden Prothesenhandschuh.

Hierbei erfassen zwei oberflächlich am Prothesenschaft angebrachte EMG-Sensoren elektrische Aktivierungssignale von Muskeln im Armstumpf (EMG: Elektromyogramm). Die Bewegungsgeschwindigkeit der Prothese beim Öffnen und Schließen ist proportional zur Amplitude der Sensorsignale, wobei jeder Sensor eine Bewegungsrichtung steuert. Eine einfache Freigabelogik unterdrückt Rauschsignale und schaltet optional durch Aktivieren beider Sensoren zwischen zwei Freiheitsgraden um.

Kommerziell angebotene Prothesen (z. B. von Otto Bock) verfügen lediglich über eine Griffart (Pinzettengriff) und z. T. eine zusätzliche Drehung des Handgelenks. Für eine befriedigende Abdeckung wichtiger Alltagsbewegungen sind aber mindestens fünf Griffarten erforderlich (Bild 7.10).

Eine formale Erweiterung des bisherigen Steuerungskonzepts (mehr Freiheitsgrade, mehr Sensoren) stößt schnell an seine Grenzen: Einerseits sind nur wenige Patienten in der Lage, mehr als zwei Muskelgruppen im Armstumpf unabhängig voneinander zu kontrahieren. Andererseits sind Sensoren teuer und der Bauraum in der Prothese ist beschränkt. Die Probleme des Steuerungskonzepts verhindern neben weiteren Gründen (Gewicht, Kosmetik, Energieversorgungsprobleme) bisher den technologischen Durchbruch für Prothesen mit einer akzeptablen Anzahl von Freiheitsgraden und Griffarten.

Die Situation stellt eine Herausforderung für Data-Mining-Verfahren dar. Hierbei ist die Aufgabe zu lösen, einem Prothesenträger eine komfortable Auswahl und Bedienung mehrerer Griffarten mit Muskelsignalen zu ermöglichen.

Teilziele sind

- eine sichere Erkennung von Griffarten,

- eine hohe Robustheit gegen äußere elektromagnetische Störungen, zeitvariante Änderungen der Signale und Bewegungsartefakte,
- eine Rückkopplung der aktuellen Situation der Prothese (insbesondere der auftretenden Greifkräfte) für den Patienten,
- eine Teilautomatisierung von Greifaufgaben (z. B. Festhalten rutschender Objekte),
- ein geringer messtechnischer Aufwand (idealerweise Nutzung der vorhandenen Sensoren) und
- eine Integration in eine Mikrocontrollerumgebung.

7.3.2 Methoden und Ergebnisse

Das anspruchsvollste der genannten Teilziele ist die Erkennung der gewünschten Griffart aus den EMG-Signalen als ein spezielles Klassifikationsproblem zur Auswahl von Steuerstrategien.

Üblicherweise werden die Muskelsignale in einer bipolaren Messanordnung aufgenommen (Bild 7.11a), verstärkt und im Frequenzbereich gefiltert (z. B. durch eine Bandsperre bei 50 Hz zum Unterdrücken von Netzstörungen). EMG-Signale erstrecken sich über einen Frequenzbereich von 10-1000 Hz, wobei sich ein Großteil in einem breiten Bereich zwischen 30 und 300 Hz findet (Bild 7.11b). Oftmals schließt

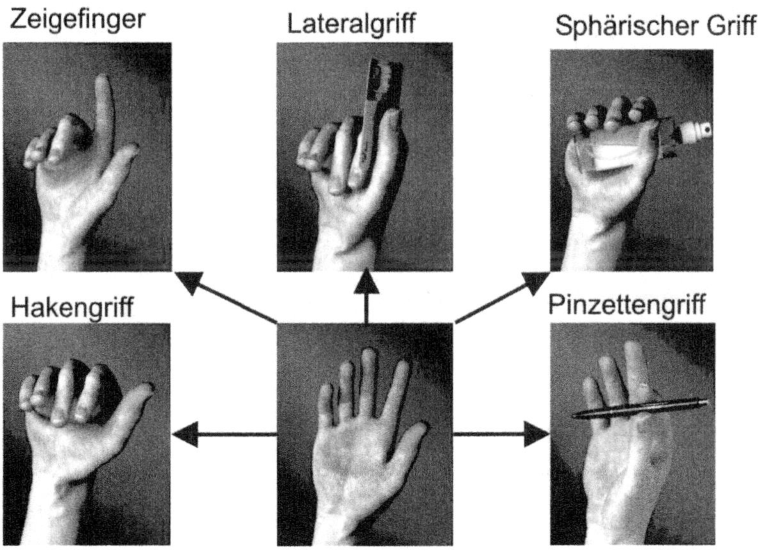

Bild 7.10: Wichtige Griffarten für Alltagsbewegungen [363]

sich eine Gleichrichtung (Bild 7.11c) und eine weitere Tiefpassfilterung und Verstärkung an, um Aktivitätssignale zu erzeugen (Bild 7.11d). Bei Prothesen erfolgen jene Arbeitsschritte wegen des großen Rechenaufwands stets hardwareseitig im EMG-Sensor [205]. Aufgrund der geringen Amplituden und der hohen Anfälligkeit gegen elektromagnetische Störungen haben sich Sensoren durchgesetzt, die nur ein Aktivitätssignal messen und keine weiteren Differenzierungen (z. B. im Frequenzbereich) zulassen. Solche Sensoren werden von erfahrenen Orthopädietechnikern eingestellt, was die Platzierung der Sensoren auf dem Unterarmstumpf (und damit die Festlegung des Einbauortes im Prothesenschaft) und das Einstellen der Verstärkung jedes Sensors umfasst. Bei Forschungsprojekten finden sich aber auch Lösungen, die unterschiedliche Frequenzen auswerten.

Zur Erkennung von Griffarten kristallisieren sich zwei Konzepte heraus (vgl. auch Bild 4.5 auf Seite 91):

Das erste Konzept versucht, direkt aus originalen oder zusätzlichen gefilterten EMG-Zeitreihen zu jedem Zeitpunkt eine Entscheidung über die Griffart und die jeweils anzusteuernden Freiheitsgrade zu treffen [161, 333, 371]. Die Merkmalsextraktion besteht folglich daraus, den aktuellen Abtastzeitpunkt der Zeitreihe als Merkmal zu verwenden.

Das zweite Konzept wertet hingegen die Zeitreihen über einen bestimmten Zeitraum aus, erkennt Segmente und extrahiert daraus Einzelmerkmale [130, 183, 250, 365]. Der Zeitraum und die Segmentlängen werden entweder fest vorgegeben (z. B. 200 ms in [183] mit 50 ms Segmenten, 240 ms mit 40 ms Segmenten in [250]) oder aus detektierten Ereignissen wie Schwellwertüberschreitungen und erkannten lokalen Extrema ermittelt [373]. Typische extrahierte Merkmale sind Mittelwerte, mittlere Absolutwerte, die Anzahl von Nulldurchgängen bei nichtvorverarbeiteten EMG-Signalen, Trends, geschätzte Standardabweichungen, Parameter von autoregressiven Modellen, Wavelet-Koeffizienten usw.

Die Klassifikation erfolgt in einem nachfolgenden Schritt auf Basis der so extrahierten Merkmale mit Künstlichen Neuronalen Netzen (MLP-Netz: [183, 250, 333], Kohonen-Karte: [132]), einer Diskriminanzanalyse [130, 131, 161] oder Fuzzy-Regelbasen [92, 286, 371].

Einige Arbeiten werden im Folgenden detaillierter dargestellt. [161] zeichnet mit sechs EMG-Sensoren über nahezu unabhängig aktivierbaren Muskelgruppen Phantomhandbewegungen von vier Patienten auf und versucht, sechs verschiedene Griffarten zu unterscheiden. Der Begriff der Phantomhand bedeutet, dass ein Patient noch über eine kognitive Repräsentation einer amputierten Hand verfügt und sich ihre Bewegungen vorstellen kann. In der Regel bewirken die Bewegungsvorstellungen

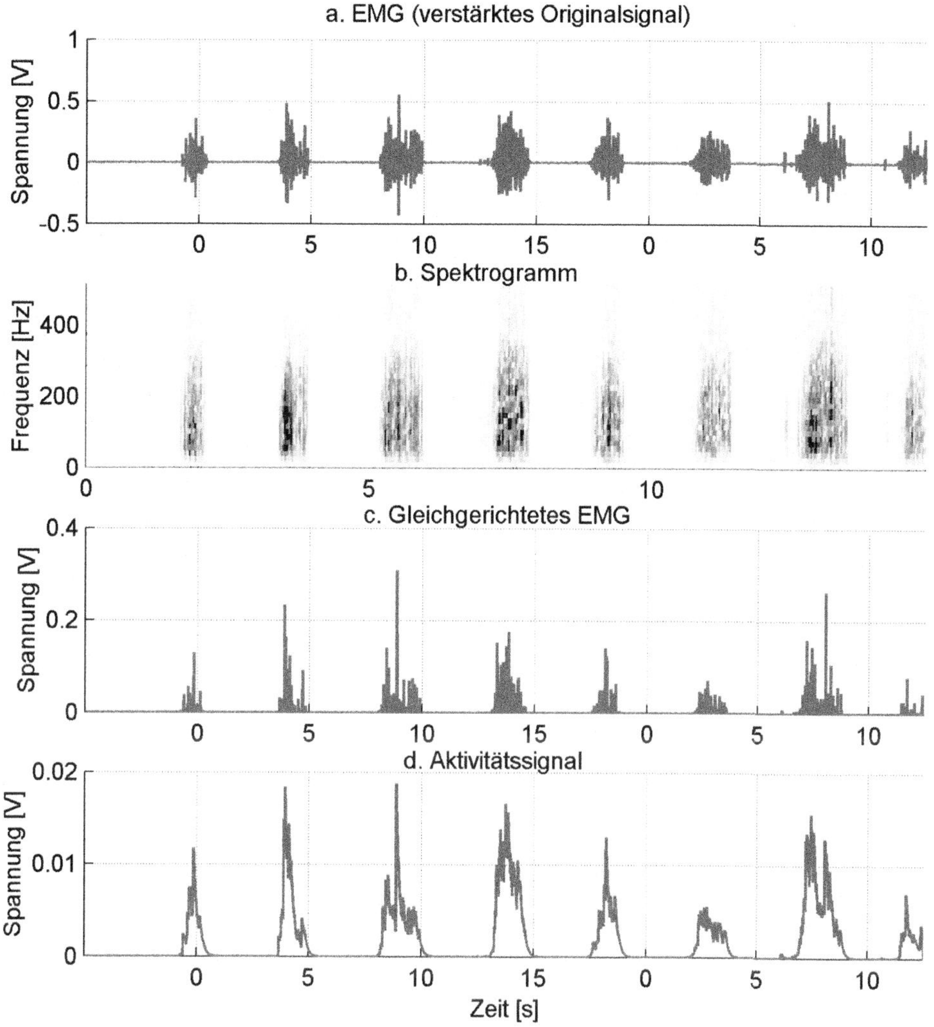

Bild 7.11: a. EMG-Signal von musculus extensor digitorum, b. Spektrogramm, c. Gleichgerichtetes EMG-Signal, d. Aktivitätssignal

auch auswertbare Signale an den zugehörigen Muskeln, soweit die noch vorhanden und durch EMG-Sensoren erfassbar sind. Die EMG-Zeitreihen werden in Aktivitätssignale umgewandelt und für jeden Abtastzeitpunkt durch eine lineare Diskriminanzanalyse ausgewertet (Konzept 1). Bei der Klassifikation sind simultane Erkennungen von Klassen möglich, was auf eine Formulierung als sechs parallel auszuwertende 2-Klassen-Probleme (*i*-te Griffart ja – nein) hindeutet. Trainierte Patienten erreichen Klassifikationsgüten von 77-100 %, allerdings z. T. mit unerwünschten simultan erkannten weiteren Griffarten. Das Konzept ist nicht bei allen Patienten sinnvoll einsetzbar, weil die Operationstechnik bei der Amputation eine separate Aktivierung so vieler Muskelgruppen erschwert, Phantomhandbewegungen nicht immer existieren und ein hoher Trainingsaufwand erforderlich ist.

[183] arbeitet mit dem zweiten Konzept und demonstriert anhand der Daten von zwölf Probanden und sechs Patienten mit einer Unterarmamputation dessen Funktionalität. Der Ansatz verwendet mit 1 kHz abgetastete, vorverstärkte EMG-Signale entsprechend Bild 7.11a. Das Überschreiten eines Amplitudenschwellwertes zu einem Zeitpunkt t triggert die Auswertung eines Zeitfensters in einem Intervall [$t - 50$ ms, $t + 150$ ms]. Das Zeitfenster wird in Segmente von 50 ms unterteilt. Die Merkmalsextraktion berechnet für jedes Segment den mittleren Absolutwert, dessen Differenz zum vorhergehenden Segment, durchschnittliche mittlere Änderungen sowie die Anzahl von Nulldurchgängen und Richtungsänderungen. Somit werden 40 Merkmale (2 EMG-Sensoren, 4 Segmente mit jeweils 5 Merkmalen) extrahiert. Die Klassifikation der Griffart übernimmt ein MLP-Netz, das vier Griffarten unterscheidet. Für vier Probanden und Patienten aus dem gleichen Datensatz gelingt es [92] mit einem Neuro-Fuzzy-System, den Klassifikationsfehler über Testdaten von 11 % auf 9 % zu reduzieren.

Das Konzept in [363, 367, 373] basiert auf einem Zustandsautomaten (Bild 7.12) mit einem neutralen Zustand und m_y Bewegungszuständen, die Griffarten repräsentieren.

Bild 7.13 zeigt einen typischen Bedienablauf. Die Auswahl von Griffarten erfolgt nur im neutralen Zustand. Hier startet wie bei [183] die Auswertung beim Überschreiten eines Schwellwertes im Aktivitätssignal eines EMG-Sensors. Das nachfolgende Zeitfenster hat eine variable Länge und wird anhand der Detektion lokaler Maxima und Minima in bis zu vier variable Segmente unterteilt. Mit Segmentbeschreibungen wie Zeitdauer des Segments, Mittelwert, Anzahl Durchgänge durch gefilterte Verläufe, mittlere geschätzte Standardabweichung, Amplitude und Zeitpunkt lokaler Extrema sowie verschiedener Verhältnisse entstehen insgesamt 108 Merkmale [366].

Für die nachfolgende Klassifikation zur Erkennung der Griffart werden verschiedene Methoden miteinander verglichen. Hierbei kommen sechs verschiedene Klassifikatoren zum Einsatz, die sich bezüglich der Techniken und Bewertungsmaße zur Merkmalsselektion (3.8), (3.69) und Merkmalstransformation (3.8), (3.70) sowie des eigentlichen Klassifikators (3.68) unterscheiden:

- MAN/DA: Merkmalsselektion mit einer multivariaten Varianzanalyse (MANOVA) von 108 auf acht Merkmale (5.23), (5.30), lineare Diskriminanzanalyse (DA) auf zwei transformierte Merkmale mit (5.23) und Bayes-Klassifikator (5.46),

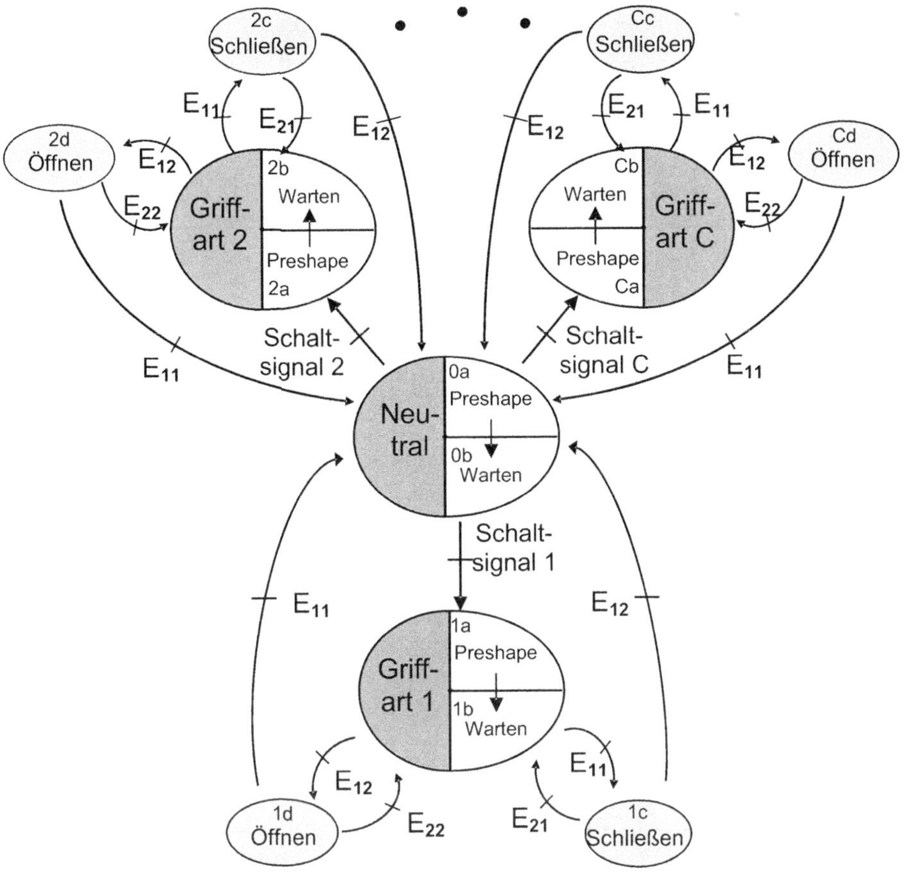

Bild 7.12: Zustandsautomat zur Umsetzung von $m_y = C$ Griffarten [367] unter Verwendung von zwei EMG-Sensoren. Erkannte Ereignisse: E_{11}: Kontraktion von Muskel 1, E_{12}: Kontraktion von Muskel 2, E_{21}: Relaxation von Muskel 1, E_{22}: Relaxation von Muskel 2, $E_{11} \wedge E_{12}$: Kokontraktion

- MM/MD: modifizierte Merkmalsselektion (MM) von 108 auf sechs Merkmale mit (3.56), modifizierte Merkmalstransformation (MD) auf zwei transformierte Merkmale mit (3.56) und Bayes-Klassifikator (5.46),
- KO: Merkmalsselektion mit einer multivariaten Varianzanalyse von 108 auf sechs Merkmale (5.23), (5.30), danach Berechnung separater Klassifikatoren für alle möglichen 2-Klassen-Probleme (one-against-one), dazu jeweils eine Merkmalsselektion von sechs auf drei Merkmale mit einer multivariaten Varianzanalyse, einer linearen Diskriminanzanalyse auf ein transformiertes Merkmal mit (5.23) und einem Bayes-Klassifikator (5.46), in der Anwendungsphase schrittweises Ausschließen von Klassen (KO: Knock-out) durch Auswerten der 2-Klassen-Probleme Siegerklasse der vorherigen Auswertung – noch nicht getestete Klasse,

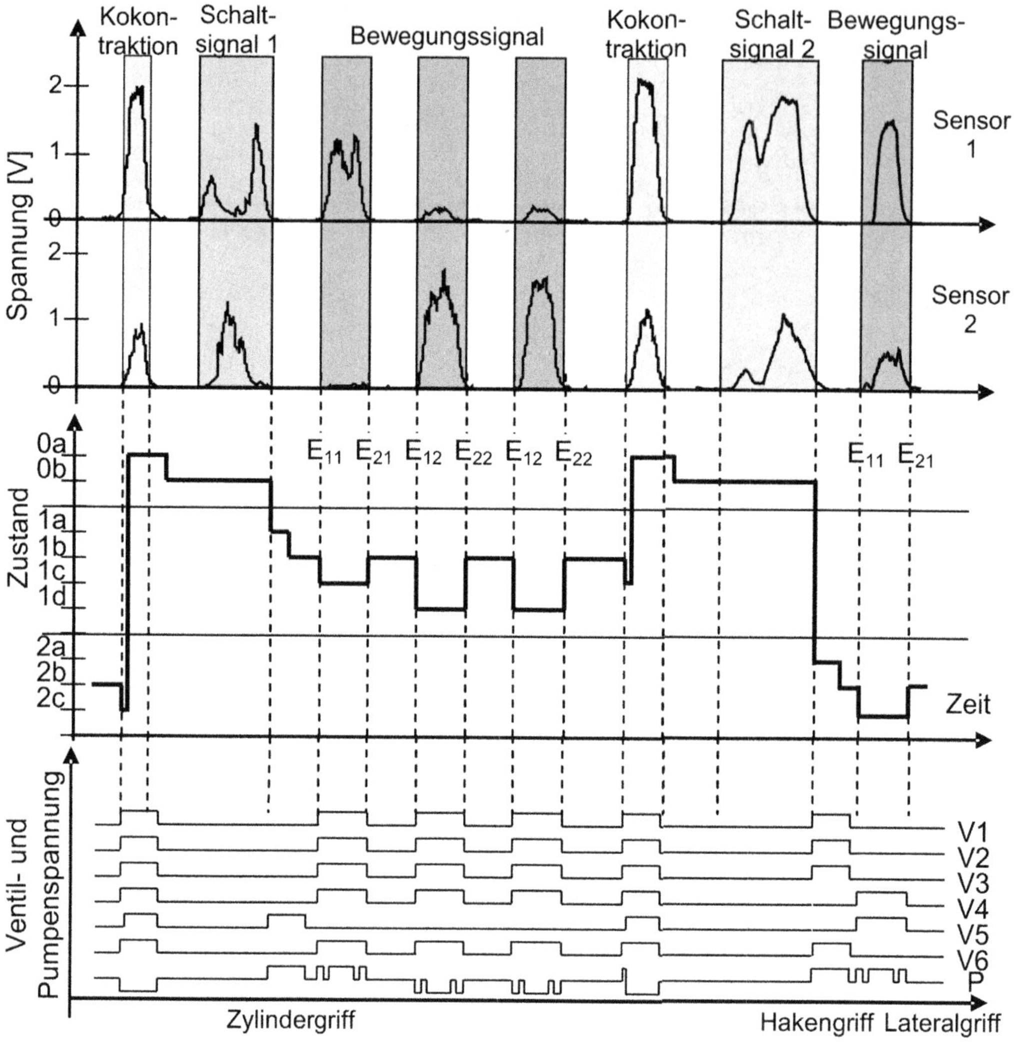

Bild 7.13: Myoelektrisches Signal zur Umsetzung von Bewegungsmustern unter Verwendung von zwei EMG-Sensoren [363]

- Fuzzy: Entwurf eines Fuzzy-Klassifikators entsprechend Abschnitt 5.5.5 (Bild 5.19) ohne explizite Merkmalsselektion,
- KNN: Merkmalsselektion mit einer multivariaten Varianzanalyse von 108 auf acht Merkmale (5.23), (5.30), danach Entwurf eines MLP-Netzes entsprechend Abschnitt 5.6 mit m_y separaten Ausgangsneuronen,
- SVM: Entwurf von Support-Vektor-Maschinen für alle 2-Klassen-Probleme und Zusammenfassung der Ergebnisse entsprechend Abschnitt 5.3, keine vorherige Merkmalsselektion.

Die unterschiedlichen Parametrierungen sind Ergebnisse von heuristischen Einstellungen, um für das jeweilige Verfahren den Klassifikationsfehler über der Crossvalidierung zu minimieren.

Tabelle 7.5 zeigt die Ergebnisse einer Erprobung des Konzepts anhand eines Patientenkollektivs aus 17 Patienten (Amputationshöhe: 14 Unterarm, 2 Oberarm, 1 Hand) [363, 460]. Die Ergebnisse weisen zwar patientenspezifische Unterschiede, aber eine Tendenz zugunsten von SVM und (mit Abstrichen) KO und KNN auf. MAN/DA hat Probleme mit der Unterscheidung ähnlicher Klassen, die durch die entsprechenden Bewertungsmaße nicht gezielt angegangen werden (vgl. Diskussion auf S. 115). Zudem beeinträchtigen deutliche Verletzungen der Normalverteilungsannahme die Ergebnisse von MAN/DA und MM/MD. Für MM/MD reichen die kleinen Datentupelzahlen nicht aus, um die Auswahl irreführender nicht normalverteilter Merkmale zu unterdrücken. Der Fuzzy-Klassifikator scheitert an stark korrelierten Merkmalen. Weiterführende Probanden- und Patiententests unter Berücksichtigung von Zeitvarianzen werden in [162] vorgestellt.

Für die zusammenfassende quantitative Bewertung wird in [363] eine Gesamtpräferenz namens MMI-Index verwendet, die u. a. problemspezifische Präferenzen für Klassifikationsfehler und den Implementierungsaufwand multiplikativ zusammenfasst. Die Vorgehensweise ähnelt somit (3.88). Für einen Einsatz in einer Mikrocontrollerumgebung scheiden KNN und SVM wegen des erforderlichen hohen Rechenaufwands aus. Die beste Gesamtpräferenz hat KO gefolgt von MM/MD. Umfangreiche Betrachtungen zur Mikrocontroller-Implementierung finden sich in [144, 363].

Nach Erkennen eines Schaltsignals geht die Prothesensteuerung vom neutralen Zustand in den Preshape-Zustand der erkannten Griffart über. Im neutralen Zustand bewegt die Unterarmprothese alle Finger programmgesteuert in eine geeignete Startposition für die folgende Bewegung (z. B. Zylindergriff: Oppositionsstellung des Daumens), was dem Anwender zugleich ein Feedback über die erkannte Griffart gibt. Für eine Griffart werden die entsprechenden Freiheitsgrade gekoppelt. Die Kopplung erfolgt für die verwendete Prothese mit hydraulisch betriebenen Aktoren [408] durch ein gleichzeitiges Öffnen von Ventilen Vi (Bild 7.14). Durch das Kontrahieren von Muskelgruppen (z. B. Flexoren und Extensoren des Unterarms, Biceps und Triceps des Oberarms) öffnet und schließt der Anwender den gewählten Griff (Ereignisse E_{ij}: Start-Stopp-Erkennung). Die Amplitude des Aktivitätssignals steuert die Geschwindigkeit bzw. Kraft der Bewegung (hier: Förderrichtung und -geschwindigkeit einer Pumpe P).

Eine Kokontraktion führt in den neutralen Zustand zurück, die Prothese öffnet sich und wartet auf ein weiteres Schaltsignal. Um eine Griffart zu wechseln, ist somit eine

Patient s_m s_d	m_y	MAN/DA 8 4	MM/MD 6 3	KO 6 bzw. 3 1	Fuzzy 108 -	KNN 8 -	SVM 108 -
A	6	5.5 ± 1.3	4.3 ± 1.6	2.3 ± 0.8	7.0 ± 2.8	3.6 ± 1.5	$\mathbf{2.3 \pm 0.4}$
B	4	7.4 ± 2.0	11.1 ± 3.9	9.6 ± 2.5	$\mathbf{5.7 \pm 1.6}$	7.8 ± 2.7	9.9 ± 1.2
C	8	11.2 ± 2.8	13.4 ± 3.1	7.5 ± 2.5	10.6 ± 2.6	9.7 ± 3.0	$\mathbf{4.0 \pm 0.7}$
D	8	6.1 ± 1.7	5.6 ± 1.8	2.9 ± 1.5	10.6 ± 2.1	3.0 ± 1.2	$\mathbf{0.9 \pm 0.2}$
E	7	11.7 ± 1.6	10.5 ± 2.2	$\mathbf{7.5 \pm 2.1}$	11.3 ± 2.7	11.3 ± 1.9	8.3 ± 1.2
F	5	5.8 ± 0.5	8.3 ± 1.8	7.5 ± 1.6	8.5 ± 3.8	$\mathbf{4.5 \pm 1.8}$	5.0 ± 0.6
G	5	9.2 ± 1.9	5.9 ± 2.2	4.2 ± 2.2	6.4 ± 2.3	5.7 ± 1.8	$\mathbf{1.9 \pm 0.0}$
H	5	8.6 ± 1.6	7.4 ± 2.7	$\mathbf{6.3 \pm 2.7}$	15.6 ± 5.4	12.2 ± 2.8	8.0 ± 1.1
I	5	0.0 ± 0.3	5.0 ± 3.0	2.6 ± 2.0	11.5 ± 5.1	0.7 ± 1.1	$\mathbf{0.0 \pm 0.0}$
J	6	1.5 ± 1.5	3.0 ± 1.9	2.2 ± 1.7	24.0 ± 5.5	3.8 ± 2.0	$\mathbf{0.2 \pm 0.6}$
K	4	7.6 ± 1.5	8.7 ± 2.6	6.6 ± 1.8	9.7 ± 4.2	6.0 ± 2.2	$\mathbf{6.0 \pm 1.1}$
L	7	5.4 ± 0.9	3.4 ± 1.1	4.1 ± 0.7	6.2 ± 2.7	3.3 ± 0.8	$\mathbf{1.9 \pm 0.0}$
M	5	7.5 ± 1.7	7.4 ± 2.0	5.9 ± 1.8	8.8 ± 3.2	8.1 ± 2.2	$\mathbf{5.4 \pm 1.0}$
N	5	7.8 ± 2.1	5.7 ± 2.4	4.8 ± 1.7	9.7 ± 4.1	9.7 ± 2.1	$\mathbf{1.7 \pm 0.9}$
O	6	$\mathbf{6.9 \pm 2.3}$	10.2 ± 2.1	8.9 ± 1.9	17.4 ± 6.3	6.8 ± 2.2	5.5 ± 1.0
P	4	4.5 ± 1.6	4.5 ± 1.7	$\mathbf{3.9 \pm 1.4}$	4.3 ± 2.1	5.4 ± 1.9	4.9 ± 0.9
Q	4	8.7 ± 1.9	8.2 ± 2.7	7.3 ± 2.8	14.7 ± 4.2	4.5 ± 1.9	$\mathbf{3.1 \pm 1.3}$
Ø	5.5	6.8	7.2	5.5	10.7	6.2	**4.0**

Tabelle 7.5: Klassifikationsfehler der Klassifikatoren bei Verwendung von Patientendaten mit Training (50 Wiederholungen einer 10-fachen Crossvalidierung) (Daten aus [363], ohne Probanden)

Kokontraktion und ein Schaltsignal zu generieren. Das Konzept eignet sich für beliebige Schaltsignale, wenn sie vom Patienten reproduzierbar sind und die extrahierten Merkmale zu ihrer Beschreibung ausreichen.

Die erzeugten Muskelsignale hängen von verschiedenen zeitvarianten technischen (z. B. Schweißfilm unter den Sensoren, Akku-Versorgungsspannungen) und persönlichen (z. B. Motivation, Tagesform, Konzentration, Muskelermüdung, Trainingszustand) Einflussfaktoren von Prothese und Prothesenträger ab. Die einmalige Aufzeichnung von Schaltsignalen in einer Aufnahmesitzung erfasst folglich nur einen nicht repräsentativen Ausschnitt der auftretenden Signale.

Das führt in der Regel zu schlechten Klassifikationsergebnissen bei der Erkennung von Schaltsignalen bei einer nachfolgenden Anwendung an anderen Tagen (z. B. Anstieg der Klassifikationsfehler von etwa 5 % in der Crossvalidierung der Aufnahmesitzung auf 20-30 % in einer nachfolgenden Sitzung [162]). Diese Situation kann nur

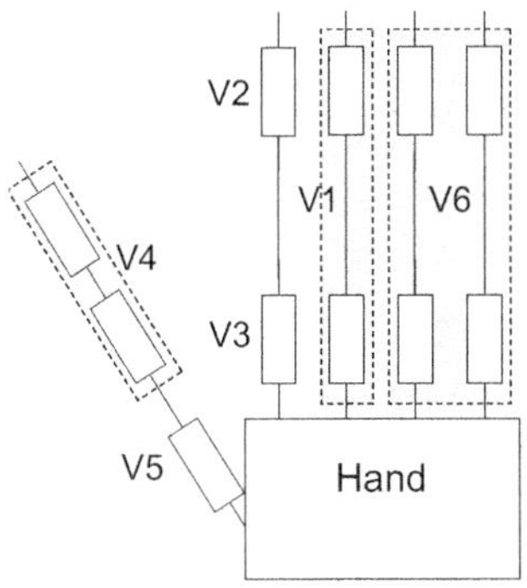

Griff	Preshape	Bewegung
Zylindergriff	V5, P+	V1-4, V6, P±
Zeigefingerstellung	V1, V6, P+	keine
Lateralgriff	V1-3, V6, P+	V4-5, P±
Pinzettengriff	V5, P+	V3, P±
neutraler Zustand	V1-6, P−	keine

Bild 7.14: Gekoppelte Freiheitsgrade der Prothese: Ventile V1, V4, V6 bedienen mehrere Fluidaktoren gleichzeitig, das Öffnen zusammengehöriger Ventile führt zur Ausführung von Griffarten, die Förderrichtung der Pumpe (P+: in Richtung Aktor, P−: aus Aktor heraus) bewirkt ein Öffnen oder Schließen, Hakengriff: Preshape des Lateralgriffs [362]

durch die Zusammenfassung von verschiedenen Aufnahmesitzungen an verschiedenen Tagen zu einem Lerndatensatz erfolgreich gelöst werden (z. B. Klassifikationsfehler unter 10 % bei nachfolgenden Sitzungen bei der Verwendung von Lerndaten aus zwei Aufnahmesitzungen [162]). Dabei erfolgt eine Selektion anderer Merkmale (z. B. die Bevorzugung relativer Zeitdauern oder Amplituden) als bei einer Aufnahmesitzung.

Wenn das Aufzeichnen mehrerer Sitzungen aus Aufwandsgründen nicht möglich ist, bringt die Bevorzugung besonders robuster Merkmale durch Merkmalspräferenzen oder eine künstliche Erweiterung des Lerndatensatzes durch abweichende Signale eine zumindest verbesserte Erkennung im Vergleich zu einer einmaligen Aufnahmesitzung. Detaillierte Erläuterungen der Trainingsparadigmen und der erreichten Ergebnisse werden in [162, 363] vorgestellt.

Neben der Erkennung von Griffarten ist die Teilautomatisierung von Greifaufgaben (z. B. Festhalten rutschender Objekte) ein weiterer Schwerpunkt bei Unterarmprothesen, was allerdings die Integration von Sensoren in eine Prothese voraussetzt. Danach besteht die Aufgabe darin, bestimmte Situationen (wie ein rutschendes Objekt) richtig zu erkennen und entsprechend zu reagieren. Dazu sind Sensorsignale von Kraftsensoren [275, 276, 357], Beschleunigungssensoren an der Prothesenhaut [182] oder akustischen Sensoren [240] auszuwerten.

In der Entwurfsphase ist eine Kalibrierung und Anpassung von Schwellwerten anhand von Messdaten erforderlich, was auf Regressions- und Klassifikationsprobleme (Kontakt – kein Kontakt) führt [41, 275]. Eine kommerziell verfügbare Lösung ist die überlagerte Griffsteuerung in der Sensorhand von Otto Bock, die über einen miniaturisierten taktilen Rutschsensor zur Messung der Kraft und der Kraftrichtung im Daumen sowie einen weiteren Kraftsensor zur Messung der Handkraft zwischen Finger und Daumen verfügt [357, 388]. Ein Mikrocontroller übernimmt die Auswertung der Sensorsignale sowie die unterlagerte Steuerung und Regelung. [250] integriert einen akustischen Rutschsensor in die Prothese und unterscheidet sensorbasiert die Zustände Positionieren, Berühren, Halten, Zudrücken und Freilassen (SAMS: Southampton Adaptive Manipulation Scheme). Die Implementierung erfolgt auf einem Digitalen Signalprozessor (DSP).

Einen Prototyp für eine Rückkopplung der Greifkräfte einer Prothese zum Patienten stellt [311] vor. Das Ziel besteht darin, feinfühligere Prothesenbewegungen zu ermöglichen, die sich näher am biologischen Vorbild einer eher taktilen Wahrnehmung beim Greifen orientieren. Das Konzept beruht auf vibrotaktilen Aktoren im Prothesenschaft und einer Kraftmessung an den Fingern der Prothese mit den bereits oben erwähnten Kraftsensoren. Eine gute Patientenakzeptanz setzt schmerzlose, aber zuverlässig wahrnehmbare vibrotaktile Reize sowie eine sichere Kontakterkennung zur Vermeidung fehlerhafte Reize voraus. Das erfordert wiederum eine umfassende Modellierung des Übertragungsverhaltens der vibrotaktilen Aktoren, der Haut sowie der entsprechenden menschlichen Wahrnehmung (z. B. Unterscheidbarkeit von Reizen) mit Regressionsansätzen auf der Basis von Patienten- und Probandendaten. Eine Mikrocontrollerimplementierung des Konzepts [226, 363] ermöglicht den Protheseneinsatz.

7.3.3 Diskussion

Zum gegenwärtigen Zeitpunkt gibt es noch keinen kommerziell erfolgreichen Einsatz myoelektrischer Unterarmprothesen mit einer Vielzahl von Freiheitsgraden und den zugehörigen Steuerungskonzepten. Das derzeit am weitesten fortgeschrittene Konzept (5-Finger-Hand *i-LIMB* der schottischen Fa. Touch Bionics[2]) ist erst seit 2008 auf dem Markt und verwendet ein einfaches dezentrales Steuerungskonzept, bei dem jeder Finger beim Schließen der Hand ab bestimmten gemessenen Kontaktkräften stoppt. Das ermöglicht über Trickbewegungen verschiedene Griffarten. Alle anderen laufenden Entwicklungen befinden sich zwischen Laborversuchen mit gesunden Probanden und ersten klinischen Voruntersuchungen am Patienten.

Data-Mining-Verfahren dienen hier sowohl zur Unterstützung der Entwicklungsphase (z. B. bei der Modellierung der zugrundeliegenden Zusammenhänge) als auch zur patientenindividuellen Anpassung von Prothesen. Eine zumindest teilautomatisierte patientenindividuelle Anpassung stellt einen entscheidenden Erfolgsfaktor zur Eta-

[2] http://www.touchbionics.com

blierung solcher Konzepte dar, weil sich die anatomischen Voraussetzungen und die Steuersignale für die Prothese von Patient zu Patient stark unterscheiden.

Eine Vielzahl von Laborversuchen führte in technologische Sackgassen, weil zu komplizierte Lösungen angestrebt und Patienten überhaupt nicht oder in zu geringem Umfang in die Entwicklungen einbezogen wurden. Die Erfolgschancen laufender Projekte sind um so höher einzustufen, je realitätsnäher das entwickelte Gesamtszenario unter Beachtung der Hardwarerestriktionen bei einer Mikrocontrollerimplementierung sowie der Trainings- und Einstellstrategien ist. Die bisher durchgeführten klinischen Vorversuche lassen eine gute Erfolgschance erwarten. Sie zeigen aber auch, dass zu stark vereinfache Lösungen die vom Patienten erwartete Funktionalität nicht leisten können. Allerdings ist immer das Medizingerät als Gesamtsystem am Markt erfolgreich oder nicht. Es kann sowohl an der Einsatzreife der mechanischen und elektrischen Komponenten, am Steuerungskonzept, an Zertifizierungsfragen und nicht zuletzt auch an ökonomischen Fragen wie dem erzielbaren Preis und dem Misserfolg des Marketing-Konzepts scheitern.

7.4 Brain Machine Interfaces

7.4.1 Aufgabenstellung

Der Begriff Brain Machine Interfaces (BMI) fasst alle Mensch-Maschine-Schnittstellen zusammen, bei denen ein technisches System direkt durch elektrisch oder magnetisch erfasste Hirnpotenziale angesteuert wird (siehe z. B. [121, 277, 473] für einen Überblick). Brain Computer Interfaces (BCI) sind spezielle BMIs, bei denen das technische System ein Computer ist.

Ein Haupteinsatzgebiet von Brain Machine Interfaces sind Kommunikationsgeräte für Locked-In-Patienten, die sich wegen der Lähmung nahezu aller Muskeln nur noch so mit ihrer Umgebung verständigen können. Eine typische Ursache ist eine Amyotrophe Lateralsklerose (ALS) (Prävalenz: 4-7/100000), bei der Motoneuronen degenerieren, was zu Spastiken und Paresen der betroffenen angesteuerten Muskulatur führt [198]. Hier spielen insbesondere virtuelle BMI-Keyboards eine Rolle, die ein Schreiben von Texten durch Auswahl von Buchstaben an einem Computer ermöglichen.

Außerdem existieren mittel- bis langfristige Zielstellungen wie das Bedienen eines Rollstuhls [304, 441] oder das Extrahieren von Bewegungsabsichten für Neuroprothesen [243, 244, 318, 353].

Messbare Hirnsignale entstehen hauptsächlich durch extra- und intrazelluläre Ströme der Pyramidenzellen in der Hirnrinde. Die wichtigsten Informationen sind in örtlich und zeitlich abhängigen Leistungsdichten bei bestimmten Frequenzen enthalten. Die örtliche Zuordnung bestimmter Prozesse zu Hirnregionen, die relevanten Frequenzbänder (Tabelle 7.6) und Grundprinzipien der örtlichen und zeitlichen Abfolge beim Vorstellen und Ausführen von Bewegungen sind im Wesentlichen bekannt.

Zeitliche Abläufe umfassen u. a. langsame Potenzialänderungen (engl. SCP: slow cortical potentials) oder ereignisabhängige Erhöhungen (engl. ERS: event-related synchronization) oder Reduzierungen der Leistungsdichte (engl. ERD: event-related desynchronization) für bestimmte Frequenzen (siehe z. B. [352]). Spezielle Mechanismen sind P300 (positiver Peak ca. 300 ms nach einem unerwarteten Ereignis, Synonym: oddball response), N300 oder N400 (negative Peaks ca. 300 ms bzw. 400 ms nach einem Ereignis) oder Bereitschaftspotenziale (langsam betragsmäßig zunehmende negative Potenziale vor der Ausführung einer geplanten Bewegung).

Name	Frequenzen in [Hz]	Amplitude in [μV]	Anmerkungen
langsame Potenzialänderungen (SCP)			Erregungen und Hemmungen
δ-Wellen	0.5-3	5-250	Schlaf
θ-Wellen	4-7	20-100	Schlaf
μ-Wellen	7-12	20-120	Bewegungen, Bewegungsvorstellungen (insbesondere motorischer oder somatosensorischer Kortex)
α-Wellen	8-13	20-120	wacher Ruhezustand (insbesondere visueller Kortex)
β-Wellen	14-30	5-50	Aufmerksamkeit und Lernen
γ-Wellen	31-60	ca. 10	Aufmerksamkeit und Lernen

Tabelle 7.6: Typische EEG-Signale bei Erwachsenen (nach [246, 403, 473])

Solche Informationen gestatten allerdings nur grobe Schlussfolgerungen (z. B. unterschiedliche Wach- oder Schlafzustände, aktive Regionen) und sind zudem durch eine Vielzahl nebenläufiger Prozesse überlagert. Zudem bestehen beträchtliche individuelle Unterschiede. Die Ausnutzung solcher Effekte für Brain Machine Interfaces erfordert deshalb stets einen patientenindividuellen Entwurf. Die entsprechenden Signale können über Bewegungsvorstellungen beeinflusst werden. Eine gute Reproduzierbarkeit bei einer willkürlichen Ansteuerung stellt sich meist erst nach einem umfangreichen Training ein.

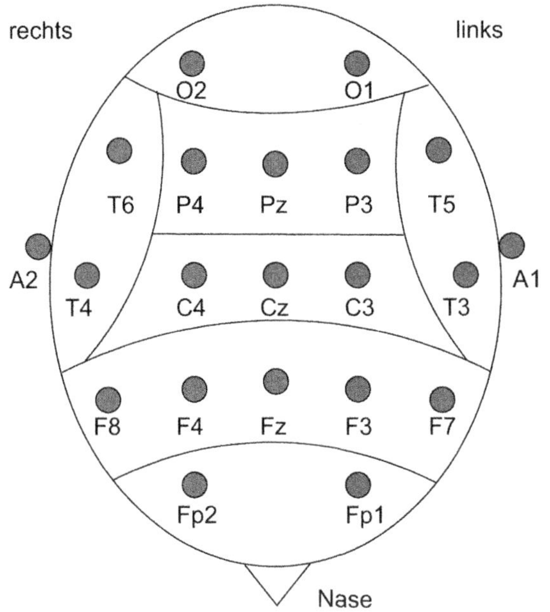

Abkürzungen und Symbole	
A:	aurikulär (auf das Ohr bezogen)
F:	frontal
Fp:	fronto-polar
T:	temporal (Schläfe)
C:	central
P:	parietal (Scheitelbein)
O:	occipital (Hinterkopf)
Z:	zero (Mitte)
gerade Nummern: rechts	
ungerade Nummern: links	

Bild 7.15: International standardisiertes Schema zur Anbringung von 21 EEG-Sensoren bei Draufsicht auf den Kopf mit Bezeichnung der Sensorpositionen. Erweiterungen behalten diese Bezeichnungen bei.

Zur Erfassung von Hirnsignalen dominieren oberflächlich angebrachte EEG-Sensoren (Synonym: EEG-Elektroden, EEG: Elektroencephalogramm), die entsprechend einem international standardisierten Schema über bestimmten Hirnregionen befestigt werden (Bild 7.15). EEG-Sensoren messen Summenpotenziale über eine relativ große Anzahl von oberflächennahen Neuronen, die zudem durch dazwischenliegende Schichten (insbesondere die Schädeldecke) tiefpassgefiltert werden. Problematisch ist der große Einfluss elektromagnetischer Störungen, die aus anderen bioelektrischen Zeitreihen (z. B. Augenbewegungen, andere Muskelaktivierungen) oder äußeren Störquellen (z. B. Mobiltelefone, Straßenbahnen) resultieren.

Invasiv angebrachte Sensoren, die als flaches Sensorfeld direkt unter der Schädeldecke (ECoG: Elektrokortikographie) oder als Nadelelektroden angebracht werden, bringen eine wesentlich bessere Signalqualität (bessere Ortsauflösung, geringere Dämpfung hochfrequenter Signale). Tierversuche zur Korrelation von Hand- oder Armbewegungen mit Hirnpotenzialen bei Affen mit invasiven Sensoren [120, 283, 466] zeigen die Fähigkeit der Affen zur willkürlichen Steuerung von Objekten auf einem Computermonitor und bei der Ansteuerung eines Roboterarms zur Aufnahme von Futter [456]. Eine zusätzliche simultane Erfassung von EMG- und ECoG-Signalen ermöglicht eine weitere Analyse. Zunehmend existieren auch erste Humanversuche als Kurzzeitmessungen mit Epilepsiepatienten als "Probanden" [34][3], bei einem Tetraplegiker zur Ansteuerung von Computern oder dem Öffnen und Schließen einer Handprothese [169] oder als Langzeitmessungen (>4 Jahre) bei zwei ALS-Patienten [211]. Derzeit stellen sie wegen der nicht erwiesenen Langzeit-Biokompatibilität und der geringeren Patientenakzeptanz aber noch keine vollwertige Alternative dar.

Prinzipiell sind auch BMIs auf der Basis von MRT-Bildern und PET-Bildern denkbar, was aber wegen des immensen gerätetechnischen Aufwands ausscheidet. Solche Untersuchungen kommen eher bei der Grundlagenforschung zur Aufklärung von pathologischen oder nichtpathologischen kortikalen Wirkungsmechanismen (z. B. Bewegungsplanung, Phantomschmerzen) und zur Diagnostik bei neurologischen Erkrankungen (z. B. Parkinson, Epilepsie) oder neurologischen Nebenwirkungen anderer Erkrankungen (z. B. bei Hirntumoren) zum Einsatz.

Der folgende Abschnitt beschreibt eine Auswahl relevanter Arbeiten zu Klassifikationsproblemen mit EEG-Sensoren sowie die darin enthaltenen Methoden und Ergebnisse. Eine umfassendere Literaturübersicht gibt z. B. [277].

7.4.2 Methoden und Ergebnisse

Bei Kommunikationsgeräten für Locked-in-Patienten mit einem BMI ist das wichtigste Erfolgskriterium zum Schreiben von Texten die erreichbare Anzahl von richtig erkannten Zeichen pro Minute. Dabei auftretende Klassifikationsfehler muss der Patient durch geeignete Maßnahmen korrigieren. Ein gutes System wählt somit einen geeigneten Kompromiss aus einer schnellen Klassifikation und geringen Klassifikationsfehlern aus. Da die Zahl unterscheidbarer Klassen stets kleiner als die Zahl der Buchstaben ist, muss der Auswerteprozess in eine geeignete Sequenz von Klassifikationsproblemen gegliedert werden.

Viele Arbeiten stützen sich auf die willkürliche Beeinflussung von langsamen Potenzialänderungen (SCP) [50]. Solche Systeme verwenden die EEG-Sensoren C3, C4, Cz, F3, F4, Pz (vgl. Bild 7.15) und erfordern Auswahlzeiten von ca. 4-6 Sekunden pro Klassifikation. Die EEG-Signale werden gefiltert und durch Schwellwerte ausgewertet. Wichtig ist hier die automatische Korrektur von störenden Augenbewegungen. Das System erreicht je nach Patient Klassifikationsgüten zwischen 75 und 90 %, was etwa zwei Buchstaben pro Minute ermöglicht. [51] stellt die klinische Erprobung für 11 Patienten (darunter 9 ALS-Patienten) vor.

[3]Die Messungen entstanden als zusätzlicher Versuch bei einer Kurzzeitimplantation, die auf die Suche nach Zentren für epileptische Anfälle zielte.

[397] verwendet zwei EEG-Sensorpositionen (C3, Cz oder C4 mit optionalen Modifikationen) zur Vorstellung einer linken bzw. rechten Handbewegung und einer Fußbewegung (3 Klassen). Aus diesen Signalen werden über zwei Filter patientenindividuell spektrale Leistungsdichten als Merkmale gewonnen. Die Parametrierung der Filter erfolgt über Genetische Algorithmen und erlaubt eine Interpretation als Merkmalsselektion über der Menge aller zulässigen Merkmale. Die Klassifikation basiert auf einer Dekomposition in drei 2-Klassen-Probleme (linke Hand – Fuß, rechte Hand – Fuß, linke Hand – rechte Hand; Dekomposition mit one-against-one) mit jeweils einer linearen Diskriminanzanalyse. Auszuwählende Buchstaben und Steuersignale wie "OK" und "Delete" erscheinen auf der linken und rechten Seite eines Bildschirms. Eine erkannte Fußbewegung bewegt den Cursor nach unten, die erkannten Handbewegungen nach links und rechts. Beim Erreichen eines Buchstabens oder Steuersignals erfolgt eine Auswahl. So werden bei drei gesunden Probanden Erkennungsraten von 2 Zeichen pro Minute (etwa 10 Bit/Minute bei einem etwaigen Kodierungsbedarf von 5 Bit pro Buchstabe $= 2^5 = 32$ Buchstaben) beim Schreiben von Wörtern erreicht. Diese Algorithmen wurden mit Erkennungsraten von 0.2-2.5 Zeichen pro Minute auch für einen nahezu vollständig gelähmten Patienten mit Zerebralparese eingesetzt [328].

[52] beschreibt ein System, das aus den Signalen von 27 EEG-Sensoren eines gesunden Probanden drei Klassen (links, rechts, keine Aktivität) erkennt und so Prognosen zu Fingerbewegungen beim realen Betätigen von zwei Tasten einer herkömmlichen Computertastatur abgibt ($N = 516$ Tastaturbetätigungen). Die Merkmale entstehen aus einer Abtastung mit 100 Hz, einer Tiefpassfilterung mit 5 Hz und einem Downsampling auf 20 Hz durch Mittelung von fünf gefilterten Werten. Als Klassifikatoren kommen eine lineare Diskriminanzanalyse (z. T. optional mit einer zusätzlichen Regularisierung und Merkmalsselektion), Support-Vektor-Maschinen und ein Nearest-Neighbor-Klassifikator zum Einsatz. Das System ist in der Lage, Bewegungsabsichten (Bereitschaftspotenziale) etwa 120 ms vor der Bewegungsausführung zu erkennen. Alle Klassifikatoren außer den deutlich abfallenden Nearest-Neighbor-Klassifikatoren liefern etwa gleichwertige Ergebnisse (Klassifikationsfehler ca. 3-4 %). Für einen zukünftigen Patienteneinsatz (z. B. ALS-Patienten) ist allerdings die Tatsache zu hinterfragen, ob mit einer reinen Vorstellung der Bewegung die gleichen Resultate zu erzielen sind.

Eine Untersuchung mit acht Probanden und leicht modifizierten Algorithmen (u. a. eine Selbstdetektion von Fehlern aus dem EEG-Signal der Probanden) beschreibt [53]. Insgesamt werden Bitraten von 6-25 Bit pro Minute bei sechs Probanden und von über 50 Bit pro Minute bei zwei weiteren Probanden erreicht. Allerdings finden sich keine Angaben über die erreichte Güte beim Schreiben von Wörtern. Die gleiche Gruppe berichtet in späteren Arbeiten [315] über ein System mit 118 EEG-Elektroden, das bei zwei Probanden 2.3 bis 7.3 Zeichen pro Minute erreicht.

[241] erprobt BCIs mit Support-Vektor-Maschinen und 39 EEG-Sensoren anhand acht gesunder Probanden. Die EEG-Sensoren mit den besten Positionen werden anhand der Klassifikationsergebnisse probandenspezifisch ausgewählt.

Erste Erfolge zum Extrahieren von Bewegungsabsichten für die Elektrostimulation einer Neuroprothese für einfache Greiffunktionen zeigt [354] am Beispiel eines Patienten mit einer hohen Querschnittlähmung (vollständige Lähmung ab Halswirbelsegment C5, inkomplette Lähmung ab Halswirbelsegment C4). Mit Hilfe von zwei bipolaren EEG-Sensoren (modifizierte Positionen nahe den Sensorpositionen C3 und Cz) gelingt die Ansteuerung einer Neuroprothese mit vier oberflächlich angebrachten Stimulationselektroden am Unterarm.

Das System verfügt über fünf stets aufeinander folgende Griffphasen. Jeder Phasenübergang wird durch ein EEG-Aktivitätssignal ausgelöst, wobei ein Mindestzeitabstand von 5 s erforderlich ist, um unerwünschte Phasenübergänge zu vermeiden. Somit reicht eine Erkennung von zwei Klassen (Aktivitätssignal – kein Aktivitätssignal) aus. Als Merkmale kommen aktuelle Werte von Zeitreihen (jeweils spektrale Leistungsdichten in Frequenzbereichen 15-19 Hz und 20-60 Hz) zum Einsatz, die durch eine Diskriminanzanalyse ausgewertet werden. Bei der Auswahl der Merkmale ist hier insbesondere auf eine geringe Beeinflussung durch die hohen Störsignale durch die Elektrostimulation zu achten. Mittelfristig ist die routinemäßige Kopplung mit implantierten Neuroprothesen wie dem Freehand-System anzustreben.

Einen ersten Patientenversuch mit einem ähnlichen Steuerungskonzept (drei aufeinander folgende Griffphasen) zeigt [318, 392]. Entsprechende Grundlagenuntersuchungen stellt [313] dar, die sich mit den Feedback-Reaktionen von neun gesunden Probanden auf eigene Handbewegungen und durch eine Elektrostimulation ausgelöste Handbewegungen befassen. Relevante Bewegungsunterschiede im Zeit- und Frequenzbereich werden dabei durch eine Bootstrap-Methode angezeigt.

Eine weitergehende Zielstellung ist das Bedienen eines Rollstuhls, das wegen der Vermeidung von Kollisionen und der Notwendigkeit einer quantitativen Bewegungsplanung hohe Anforderungen an die Güte des BMIs stellt. Simulative Untersuchungen stellt [304] vor. Erste praktische Versuche mit gesunden Probanden in einer stark vereinfachten Umgebung zeigt [441] (15 EEG-Sensoren, FFT-Merkmale, Bayes-Klassifikator als Abstandsklassifikator mit Euklidischer Distanz). Eine praxistaugliche Lösung ist allerdings nur zu erwarten, wenn die EEG-Steuerung durch eine teilautonome Bahnplanung und Kollisionsvermeidung des Rollstuhls ergänzt wird.

Eine wesentliche Rolle beim Vergleich verschiedener Methoden nehmen regelmäßige Wettbewerbe ein, die mit realen Daten als Benchmarkprobleme bei unbekannten Testdatensätzen mit einer nachfolgenden Auswertung stattfinden. Die Ergebnisse der BCI Competition 2003 mit vier Datensätzen fasst [54] zusammen. Der darin enthaltene Datensatz III wurde von der Technischen Universität Graz zur Verfügung gestellt[4]. Eine weibliche Probandin (25 Jahre) steuert ein Zeichen auf einem Bildschirm durch das Vorstellen linker und rechter Handbewegungen ($m_y = 2$ Klassen). Die Problemstellung entspricht somit annähernd einem virtuellen Keyboard. Der Datensatz enthält die Aufzeichnung von drei bipolaren EEG-Sensoren (C3, Cz, C4) in sieben Durchläufen mit je 40 Versuchen mit einer Zeitdauer von $9s$ (280 Zeitreihen). Jeweils 140 Zeitreihen wurden als Lern- und Testdatensatz zufällig ausgewählt. Die Aufzeichnung startet vor einem akustischen Signal ($t = 2s$), das den Versuchsbeginn anzeigt. Im Zeitraum zwischen $t = 3 - 9s$ versucht die Probandin, das Zeichen in die gewünschte Richtung zu steuern. Die Problemstellung umfasst die Auswahl geeigneter Merkmale und Klassifikatoren.

Als Merkmale kommen in [374] die rekursiv mit exponentiellem Vergessen geschätzten Parameter eines autoregressiven Modells dritter Ordnung (MATLAB-Algorithmus AAR.M in der BIOSIG-Toolbox [399], Merkmalsbezeichnungen AR1-3) und spektrale Leistungsdichtespektren (BP10: 10-12 Hz, BP16: 16-24 Hz) zum Einsatz. Somit stehen maximal $s = 15$ Merkmale (3 Sensoren mit je 3 AR-Merkmalen und 2 BP-Merkmalen) zur Verfügung.

Eine erste Orientierung über die enthaltenen Informationen geben die für beide Klassen gemittelten Spektrogramme in Bild 7.16. Sie zeigen insbesondere, dass es bei den μ-Wellen (ca. 11 Hz) nach etwa 4-5 s beim Sensor C3 für Klasse 2 und beim Sensor C4 für Klasse 1 eine Tendenz zu einer Abschwächung der Leistungsdichte (ERD) gibt, die an den helleren Bereichen zu erkennen ist. Auffällig sind auch die markanten Oberwellen bei Vielfachen der μ-Wellen (ca. 22 Hz, ca. 33 Hz), die sich dann formal im β-Band befinden. μ-Wellen werden häufig als arkadenförmig beschrieben [246], was bereits auf das Vorhandensein von Oberwellen im Gegensatz zu einem rein monofrequenten sinusförmigen Signal hindeutet. Auch dort sind Abschwächungen an den helleren Bereichen zu erkennen. Alle anderen Frequenzen verändern sich kaum.

Die erreichbaren multivariaten Merkmalsbewertungen $Q(t)$ verdeutlichen Bild 7.17 und Tabelle 7.7 (maximale Werte über der Zeit $Q_{opt} = \max_t Q(t)$) anhand des MANOVA-Verfahrens mit dem (inversen) Likelihood-Quotienten-Kriterium entsprechend (5.30) [374]. Im Gegensatz zur Auswertung von Einzelmerkmalen handelt es sich

[4]Daten unter http://ida.first.fraunhofer.de/projects/bci/competition/ verfügbar

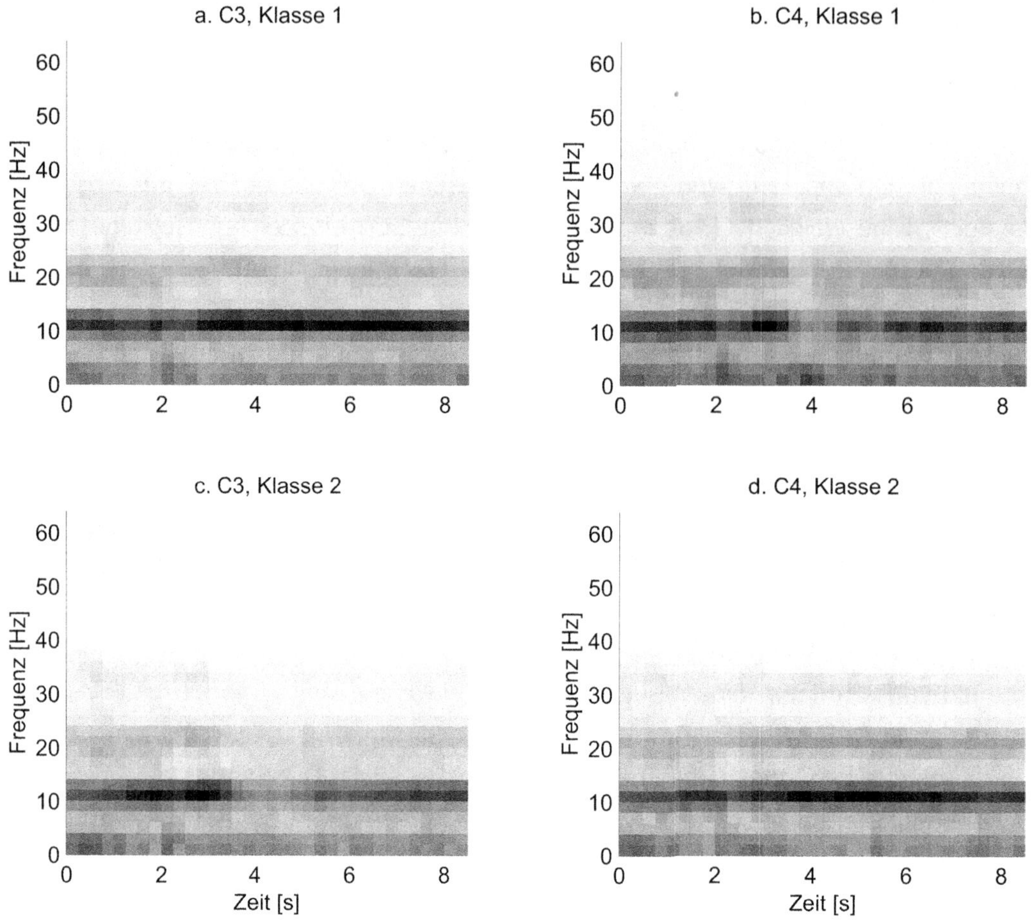

Bild 7.16: Klassenspezifische Spektrogramme für die Sensoren C3 und C4 für den Datensatz III der BCI Competition 2003. Werte mit größeren Leistungsdichten werden dunkler dargestellt.

bei $Q(t)$ zunächst um eine Zeitreihe, bei der immer Merkmale für einen Zeitpunkt gemeinsam auszuwerten sind. Dabei erfolgt zunächst eine Auswahl des besten Einzelmerkmals für den jeweiligen Merkmalssatz. Anschließend ergänzt der Algorithmus jeweils das Merkmal, das das multivariate Bewertungsmaß maximiert.

Die Tabelle enthält zusätzlich den ersten Zeitpunkt t_{min} mit einer Merkmalsbewertung $Q > 0.4$ als Indikator für die Schnelligkeit des Klassifikators. Je kleiner t_{min} ist, desto geringer ist auch die Zeitverzögerung nach Beginn der Ansteuerung. Der optimale Zeitpunkt bei sofortiger Erkennung der Bewegungsvorstellung ist $t = 3s$, Bewegungsintentionen in Form von Bereitschaftspotenzialen können theoretisch ab dem Stimulus bei $t = 2s$ erkannt werden. Die deutlich spätere Erkennung gegenüber dem

Merkmale (Sensor)	s	t_{min}	Q_{opt} $s_m = 1$	$s_m = 2$	$s_m = 3$	$s_m = 4$	$s_m = 5$
AR+BP (C3)	5	-	0.20 (BP10C3)	0.21 (BP16C3)	0.22 (AR3C3)	0.22 (AR2C3)	0.22 (AR1C3)
AR+BP (Cz)	5	-	0.07 (BP10Cz)	0.09 (AR3Cz)	0.11 (BP16Cz)	0.17 (AR1Cz)	0.18 (BP16Cz)
AR+BP (C4)	5	-	0.17 (AR3C4)	0.30 (BP16C4)	0.33 (BP10C4)	0.33 (AR1C4)	0.33 (AR2C4)
AR+BP (C3+Cz)	10	-	0.20 (BP10C3)	0.26 (BP10Cz)	0.29 (AR3Cz)	0.32 (AR2Cz)	0.36 (AR1Cz)
AR+BP (C3+C4)	10	4.1 s	0.20 (BP10C3)	0.51 (BP10C4)	**0.55 (AR3C4)**	0.57 (AR2C4)	0.57 (AR3C3)
AR+BP (C4+Cz)	10	4.5 s	0.17 (AR3C4)	0.47 (BP10Cz)	0.51 (BP10C4)	0.52 (AR2C4)	0.53 (AR1Cz)
AR (C3+C4)	6	4.4 s	0.17 (AR3C4)	0.34 (AR3C3)	0.37 (AR2C4)	**0.47 (AR1C3)**	0.48 (AR1C4)
BP (C3+C4)	4	5.2 s	0.20 (BP10C3)	**0.51 (BP10C4)**	0.52 (BP16C3)	0.52 (BP16C4)	
AR+BP (alle Ci)	15	4.1 s	0.20 (BP10C3)	0.51 (BP10C4)	0.55 (AR3C4)	0.57 (AR2C4)	0.57 (BP10Cz)

Tabelle 7.7: Maximale Merkmalsbewertung Q_{opt} mit dem MANOVA-Verfahren und dem inversen Likelihood-Quotienten-Kriterium für die gewählten Merkmalssätze mit einer schrittweisen Auswahlstrategie im Lerndatensatz, fett: ausgewählte Merkmale für die Diskriminanzanalyse in Tabelle 7.8

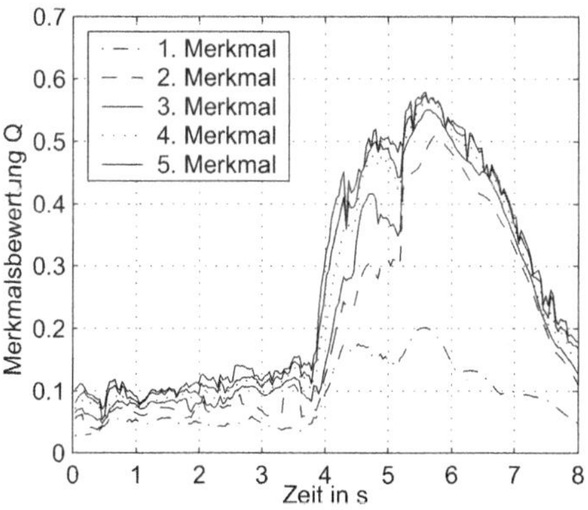

Bild 7.17: Zeitreihe der multivariaten Merkmalsbewertung Q mit dem MANOVA-Verfahren (beste fünf Merkmale)

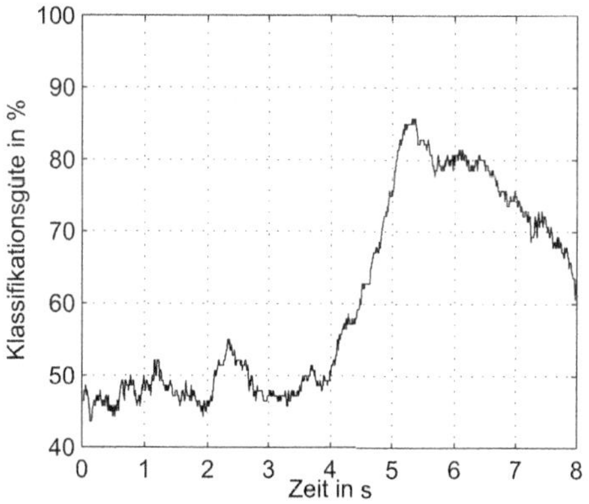

Bild 7.18: Zeitreihe der Klassifikationsgüte $Q_{K,G}$ bei Verwendung der drei besten Merkmale über Testdaten in Prozent

Spektrogramm in Bild 7.16 resultiert aus den Filtereigenschaften bei der Erzeugung der AR- und BP-Merkmale, die auf eine gute Störunterdrückung optimiert sind.

Die Ergebnisse zeigen, dass unabhängig vom Merkmalstyp AR oder BP mindestens zwei Sensoren für die Ausschöpfung des Informationsgehalts notwendig sind. Die besten Ergebnisse gibt jeweils die Kombination C3 und C4. Autoregressive Merkmale erfordern mindestens vier Merkmale, weisen aber eine schnellere Reaktion auf (kleineres t_{min} als bei alleiniger Verwendung der spektralen Leistungsdichten). Spektrale Leistungsdichten kommen hingegen mit zwei Merkmalen aus, die beide den μ-Wellen (hier: 10-12 Hz) entstammen. Das bestätigt den Eindruck der visuellen Analyse aus Bild 7.16. Die gemeinsame Verwendung beider Merkmalstypen bringt weitere Güteverbesserungen, erfordert aber einen höheren Rechenaufwand. Die Merkmalssätze sind somit etwa gleichwertig, die Präferenz hängt von der konkreten Anwendung ab.

Eine vergleichende Untersuchung mit Wavelet-Koeffizienten (Daubechies-Wavelets, Symlet-Wavelets und Coiflet-Wavelets, jeweils mit verschiedenen Ordnungen) ergibt mit $Q = 0.51...0.56$ ähnliche Merkmalsrelevanzen bei Auswahl von jeweils vier Merkmalen, Verwendung aller drei Sensoren und Bewertung mit dem gleichen Bewertungsmaß [253].

Eine schnelle Übersicht über die enthaltenen Informationen in Zeitreihen bieten Merkmalskarten. Zwei Beispiele für einen erweiterten Merkmalssatz mit 48 Zeitreihen für die Kanäle C3 und C4 zeigt Bild 7.19. Die ANOVA-Werte in Bild 7.19a verdeutlichen, dass es eine Vielzahl von informationstragenden Zeitreihen mit $Q_{ANOVA,l}[k] \approx 0.2$ insbesondere um $k \approx 500 \rightarrow t = 5s$ gibt, die durch eine dunklere Farbe gekennzeichnet sind. Auffällig sind insbesondere die guten Werte für BP10 C3/C4 (Zeitreihen ZR 9 und ZR 10) und bestimmte Daubechies-Wavelets (C3: ZR 40-42, C4: ZR 45-47). Hingegen bringen die Zeitreihen der Rohdaten (ZR 1-2) und einzelner AR-Werte (ZR 33-38) nur schlechte Ergebnisse. Nach Auswahl der Zeitreihe 9 ($\mathbb{I} = \{9\}$) und einer nachfolgenden MANOVA (Bild 7.19b) bringen nur noch BP10 C4 (Zeitreihe 10) und mit Abstrichen die Daubechies-Wavelets des Kanals C4 (ZR 45-47) eine relevante Verbesserung. Bei der MANOVA-Merkmalskarte werden Verbesserungen der Merkmalsbewertung gemäß

$$\Delta Q_l[k] = \frac{Q_{\text{MANOVA},\{l,\mathbb{I}\}}[k] - Q_{\text{MANOVA},\{\mathbb{I}\}}[k]}{1 - Q_{\text{MANOVA},\{\mathbb{I}\}}[k]} \tag{7.6}$$

angezeigt. Für ein einzelnes Element in $\mathbb{I}$ ist der MANOVA-Wert gleich dem ANOVA-Wert:

$$Q_{\text{MANOVA},\{\mathbb{I}\}}[k] = Q_{\text{ANOVA},l}[k] \text{ wenn } \mathbb{I} = \{l\}. \tag{7.7}$$

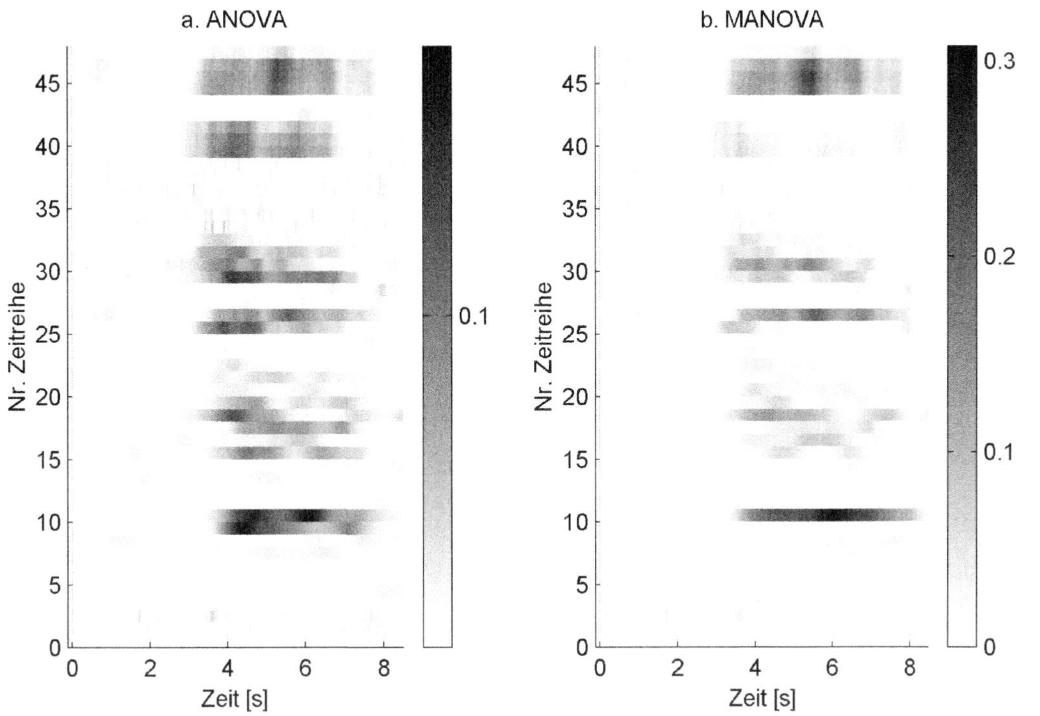

Bild 7.19: a. ANOVA-Merkmalskarte, b. MANOVA-Merkmalskarte mit einer relativen Verbesserung ΔQ_l

Alle ANOVA- und MANOVA-Bewertungen entstammen (5.30), wobei die entsprechenden Matrizen $\mathbf{B}, \mathbf{W}$ für die ausgewählten Merkmale berechnet werden.

Ein Wert von $\Delta Q_l \approx 0.35$ bedeutet hier, das es zusätzlich zum ANOVA-Wert eine Verbesserung um etwa 30 %, also $Q_{MANOVA,\{9,10\}} = 0.2 + 0.35 \cdot (1 - 0.2) \approx 0.5$ für die Gesamtbewertung ergibt. Alle anderen Zeitreihen, insbesondere aus Kanal C3, bringen kaum noch Zusatzinformationen. Zeitlich gibt es sowohl bei der ANOVA als auch bei der MANOVA etwa ab 3.5 s informationstragende Zeitreihen.

Als Klassifikatoren kommen eine lineare Diskriminanzanalyse (DA) auf $s_d = 1$ Merkmal mit einem nachfolgenden Bayes-Klassifikator (entspricht einer quadratischen Diskriminanzanalyse) und Fuzzy-Regeln zum Einsatz. Die Klassifikationsgüte und die Transinformation (nach einer modifizierten Berechnung gemäß [401]) sind wiederum Zeitreihen. Ein Beispiel für die Klassifikationsgüte zeigt Bild 7.18 für eine lineare Diskriminanzanalyse auf der Basis der drei besten Merkmale für den Testdatensatz. Tabelle 7.8 gibt die jeweils besten Werte der Zeitreihe über dem Testdatensatz an [374]. Die Ergebnisse für die unterschiedlichen Merkmalstypen bestätigen die Ergebnisse der multivariaten Merkmalsbewertung über dem Lerndatensatz, dass eine Kombination beider Merkmalstypen überlegen ist. Die deutlich besseren Ergebnisse erreicht hier die Diskriminanzanalyse mit dem Bayes-Klassifikator.

Klassifikator	Merkmale (Anzahl s_m)	maximale Transinformation (Pos.)	maximale Klassifikationsgüte $Q_{K,G}$ in [%] (Pos.)
DA + Bayes-Klassifikator	AR+BP (3)	0.46 (2)	85.7 (4)
DA + Bayes-Klassifikator	AR (4)	0.27 (6)	79.3 (8)
DA + Bayes-Klassifikator	BP (2)	0.41 (5)	82.9 (5)
Fuzzy-Regeln (6 Regeln)	AR+BP (7)	0.14 (8)	74.3 (8)
Fuzzy-Regeln (7 Regeln)	AR (7)	0.13 (8)	71.4 (8)
Fuzzy-Regeln (2 Regeln)	BP (2)	0.25 (7)	78.6 (8)
Ergebnisse in [398]		0.61-0.00 (1-9)	89.3-50.8 (2-10)
Ergebnisse in [248]		0.61 (1)	89.3 (2)
Ergebnisse in [253]		-	83.6 (4)

Tabelle 7.8: Vergleich der unterschiedlichen Merkmalssätze und Klassifikatoren über dem Testdatensatz (Pos.: Position des Klassifikators bei Einordnung in die Rangliste aus [398])

Fuzzy-Regelbasen verfehlen diese Ergebnisse deutlich. Ein Beispiel für eine gefundene Fuzzy-Regel zeigt Bild 7.20

WENN (BP10C3 = NICHT NSK) UND (BP10C4 =NM ODER NK ODER NSK)

DANN y = rechts

mit den linguistischen Termen NSK (negativ sehr klein), NK (negativ klein), NM (negativ mittel).

Das Bild verdeutlicht, dass eine achsenparallele Aufteilung wegen der deutlichen Korrelation beider Merkmale hier ungünstig ist. Das erklärt die besseren Ergebnisse einer Diskriminanzanalyse, die eine nichtachsenparallele Trennung zulässt. Andererseits ist die Regel gut interpretierbar und inspiriert beispielsweise zu der Idee, ein Verhältnis zwischen beiden Merkmalen als neues transformiertes Merkmal einzuführen. Das transformierte Merkmal BP10C3/BP10C4 ist mit einer univariaten Merkmalsbewertung von $Q_{opt} = 0.48$ bestes Einzelmerkmal.

Die besten Ergebnisse für den Datensatz im offiziellen Wettbewerb (Zusammenfassung in [398]) beschreibt [248] (Tabelle 7.8). Als Merkmale kommen modifizierte Morlet-Wavelets über die Zeitreihen der Sensoren C3 und C4 zum Einsatz, woraus vier Zeitreihen entstehen. Die Wavelet-Parameter werden über die Minimierung des Klassifikationsfehlers ermittelt, die Modifikation sichert die Kausalität. Daraus ermittelt ein Bayes-Klassifikator entsprechend (5.43) Wahrscheinlichkeiten für beide Klassen. Dessen Ergebnisse werden nochmals tiefpassgefiltert. Insbesondere der letzt-

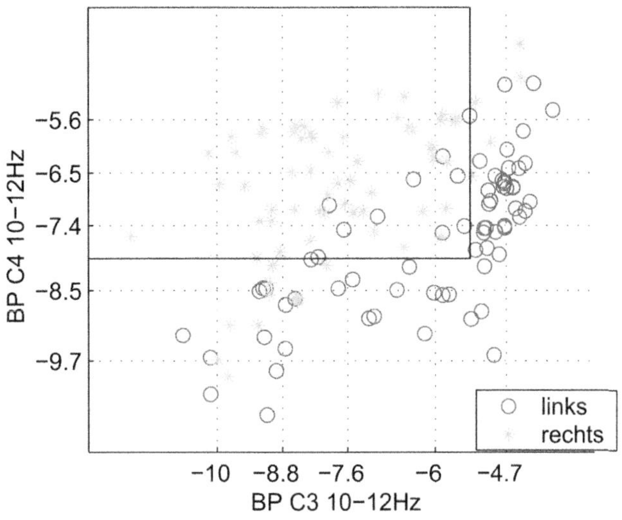

Bild 7.20: Fuzzy-Regel (durchgezogene Linie) und Parameter $a_{l,i}$ der Zugehörigkeitsfunktionen (gepunktete Linien für $\mu_{A_{l,i}}(x_l) = \mu_{A_{l,i}}(a_{l,i}) = 1$)

genannte Schritt sichert eine gute Unterdrückung kurzfristiger Störungen und erhöht die Robustheit des Ansatzes.

Die Kombination von Wavelet-Koeffizienten, einer Diskriminanzanalyse und einem nachfolgenden Bayes-Klassifikator liegt qualitativ etwa im Bereich der AR- und BP-Merkmale mit der gleichen Klassifikationsstrategie [253]. Da der Berechnungsaufwand für Wavelet-Koeffizienten höher liegt, sind hier die beiden anderen Merkmalstypen zu bevorzugen.

In der nachfolgenden BCI-Competition III im Jahr 2005 [55] wurden drei ähnliche Datensätze vorgestellt (Datensatz IIIb mit drei Probanden 03vr, S4b, X11, Tabelle 7.9). Die besten Klassifikationsgüten im offiziellen Wettbewerb[5] erreichten Klassifikatoren, die zwei Bayes-Klassifikatoren mit verschiedenen Merkmalssätzen (ERD und Bereitschaftspotenziale) über der Zeit mit variablen Wichtungsfaktoren fusionieren [249].

Auch in [83] werden die Zeitinformationen unter Nutzung eines mehrstufigen Verfahrens explizit in den Klassifikator einbezogen, was zu den bisher besten bekannten Ergebnissen führt. Das Ergebnis ist allerdings nicht im offiziellen Wettbewerb der BCI-Competition III 2005 enthalten. Zunächst werden 53 verschiedene bandpassgefilterte Zeitreihen (inkl. relativer Anteile für bestimmte Frequenzen und Kanäle) berechnet, der beste Zeitpunkt für eine Klassifikation ermittelt und die dort besten Zeitreihen ausgewählt. Darauf folgt unter Nutzung dieser Merkmale für jeden Zeit-

[5] Datensätze und Ergebnisse siehe http://ida.first.fhg.de/projects/bci/competition_iii/

Datensatz	03vr	S4b	X11
Anzahl Lern- und Testdatentupel	320/160	540/540	540/540
Ergebnisse des Wettbewerbs [400]	10.7 - 47.8	11.5 - 46.2	16.5 - 45.6
Ergebnisse in [249]	10.7	11.5	16.5
Ergebnisse in [81, 83]	10.1	10.9	10.7
Takagi-Sugeno-Fuzzy-System in [290]	-	13.3	-

Tabelle 7.9: Ergebnisse (beste Klassifikationsgüte über Testdaten) der BCI-Competition III 2005

punkt ein separater Bayes-Klassifikator-Entwurf und dessen Anwendung. Als Ergebnis entsteht eine Zeitreihe mit geschätzten Klassenzugehörigkeiten, die über ein Filter mit variablen Parametern tiefpassgefiltert wird. Dessen Parameter bevorzugen Zeitpunkte mit hohen Klassifikationsgüten. Ein besser interpretierbarer Fuzzy-Klassifikator mit einem deutlich geringeren Speicheraufwand [290] erreicht geringfügig schlechtere Klassifikationsgüten.

Zukünftige Optimierungspotenziale liegen beispielsweise in der Erkennung von Benutzerreaktionen auf fehlerhafte Klassifikationsergebnisse [134].

Bei der Verwendung von invasiven Sensoren dominieren Regressionsansätze, die Aktionspotenziale bestimmter Neuronen messen und über Parameter anteilig zu zwei- oder dreidimensionalen Bewegungsrichtungen zuordnen (Übersicht in [414]). Mit den so erhaltenen Richtungs- und Geschwindigkeitsinformationen kann beispielsweise in Echtzeit ein Roboterarm angesteuert werden ([456] im Tierversuch mit einem Affen).

7.4.3 Diskussion

Hirnpotenziale sind entsprechend der vorgestellten Aktionen stets bestimmten Orten, zeitlichen Abläufen (Bewegungsplanung, Bewegungsausführung usw.) und Frequenzbereichen zuzuordnen. Das ermöglicht eine Vorauswahl von Merkmalen, die gezielt Frequenzinformationen über Ort und Zeit extrahieren (z. B. Amplituden von Kurzzeit-Fourier-Transformationen, spektrale Leistungsdichten, autoregressive Modelle, Wavelets). Viele Arbeiten nehmen zusätzlich eine Merkmalsselektion vor. Als Bewertungsmaße kommen sowohl klassifikationsorientierte Maße (siehe z. B. [52]) als auch multivariate Bewertungsmaße für Merkmale zum Einsatz (siehe z. B. [374]). Die ausgewählten Merkmale lokalisieren wertvolle Informationen für Orte (Welche Sensorpositionen sind notwendig?) und Frequenzbereiche (Welches Frequenzband?). Beide Informationen ermöglichen eine detaillierte physiologische Analyse mit einer guten Interpretierbarkeit (z. B. Positionen C3, C4 oberhalb des motorischen Kortex bei der Vorstellung von Handbewegungen [403]). Zudem ermöglichen sie eine Einsparung von Sensoren und eine Reduzierung des Rechenaufwands in der Anwendungsphase. Die Kodierung kann über Merkmalskategorien (Sensor, Frequenzbereich, u. U. Zeitdifferenz zu einem bekannten Stimulus) erfolgen.

Die Signale unterliegen aber großen individuellen Variationen. Deswegen ist stets ein patientenindividueller Entwurf eines BMIs erforderlich. Unterschiedliche Meinungen existieren hingegen zum notwendigen Trainingsumfang der Patienten zum Erlernen von BMIs und zur Bedeutung eines Feedbacks der Klassifikationsergebnisse zum Patienten. Während einige Gruppen [397] hier große Anstrengungen fordern, gehen andere Gruppen [52] von einer vollständigen Erlernbarkeit beliebiger Hirnpotenziale durch den Computer aus.

Als klinische Problemstellung dominiert die Auswahl von Steuerstrategien und die Suche nach alternativen Messverfahren. Zum Verständnis der pathologischen Wirkungsmechanismen sind aber auch Problemstellungen wie die Diagnose Patient – Proband, die Differentialdiagnose und die Suche nach unbekannten Patientengruppen von Bedeutung. Mittelfristig besteht auch ein Interesse an einer Therapieprognose, um frühzeitig vor einem aufwändigen Training die Realisierungschancen eines leistungsfähigen BMIs abzuschätzen (siehe erste Resultate in [167]).

Bei der Auswahl von Steuerstrategien sind Data-Mining-Verfahren geeignet in ein umfassenderes Steuerungskonzept zum Erreichen der vorgegebenen Ziele einzubetten. Die Aufwandswichtung des Data-Mining-Problems unterscheidet sich dabei von Fall zu Fall erheblich. Wichtig ist insbesondere ein geschickt komponiertes Gesamtkonzept, das die geeignete Konstruktion von möglichst fehlerfrei lösbaren Klassifikationsproblemen, die Echtzeitfähigkeit, komfortable Korrekturmöglichkeiten bei Fehlern und ein optionales Patientenfeedback berücksichtigt.

Die relativ schlechten Erkennungsraten verhindern bislang den Einsatz von BMIs in Anwendungsfeldern mit höheren Sicherheitsanforderungen, wie z. B. das Bedienen von Rollstühlen. Je schneller die Bewegungsabsichten für eine sinnvolle Ausführung erkannt werden müssen, desto höhere Anforderungen stellen sich zudem an die Echtzeitfähigkeit von Brain Machine Interfaces. Der heutige Entwicklungsstand lässt wegen der langen Erkennungszeiten und der geringen Klassifikationsgüte nur den praktischen Einsatz für Keyboards und (mit Einschränkungen) Greiffunktionen zu. Für solche Anwendungsgebiete sind aber derzeit EMG-basierte Systeme zu bevorzugen, wenn der Patient Muskeln willkürlich aktivieren kann.

Brain Machine Interfaces unterliegen aufgrund der kleinen Fallzahlen und der gravierenden Einschränkungen der Patienten einem vergleichsweise geringen ökonomischen Druck. Da die bisherigen Patientenkollektive ohnehin kaum mobil sind und im Rollstuhl sitzen, sind stationäre Lösungen meist akzeptabel. Das reduziert die Anforderungen an die Echtzeitfähigkeit der Lösungen und lässt aufwändigere Algorithmen zu (z. B. spektrale Leistungsdichten, Wavelet-Koeffizienten, Support-Vektor-Maschinen).

7.5 Bildgestützte Diagnose bei Mammakarzinomen

7.5.1 Aufgabenstellung

Brustkrebs (engl. breast cancer) ist in den Industrieländern eine der häufigsten Tumorarten. In den USA (Zahlen basieren auf dem nationalen US-amerikanischen Krebsregister 1975-2001 [377]) werden in einer Hochrechnung 215.990 weibliche Neuerkrankungen und 40.110 weibliche Todesfälle im Jahr 2004 geschätzt. Die 5-Jahres-Überlebensraten sind von 60 % im Jahr 1950 auf 89 % im Jahr 2000 angestiegen, was wesentlich auf eine bessere Früherkennung zurückzuführen ist. Dazu werden Reihenuntersuchungen mit Röntgenaufnahmen eingesetzt, bei denen vier Bilder auszuwerten sind (pro Brust ein kranio-kaudales Bild von oben und ein mediolaterales seitliches Bild, siehe Bild 7.21). Zunehmend finden sich bei vertiefenden Untersuchungen auch MRT- und Ultraschallaufnahmen (Übersicht siehe z. B. [317]). Alle drei Verfahren liefern Bilder, die heute tendenziell manuell ausgewertet werden. Bei der parallelen Verwendung mehrerer Messtechniken ergeben sich zusätzliche anspruchsvolle Registrierungsaufgaben beim Versuch einer Bildfusion oder des Wiederauffindens verdächtiger Regionen, weil die Brust bei Röntgenmammographien verformt wird (siehe z. B. [390] für entsprechende Untersuchungen).

In diesen Bildern sind nun verschiedene Anzeichen für Tumore zu detektieren (für eine Übersicht siehe z. B. [284, 474]). Ein wichtiges, aber besonders schwer identifizierbares Indiz für bösartige Brusttumore sind Ansammlungen von Mikroverkalkungen, bei denen mindestens drei bis fünf Mikroverkalkungen mit Durchmessern zwischen 0.1 bis 5 mm in einer Region von einem Kubikzentimeter auftreten. Zur Entscheidung über Gut- oder Bösartigkeit sind unter anderem Form, Größe und Helligkeit (Grauwert) auf dem Röntgenbild sowie die Anzahl von Mikroverkalkungen in einem Gebiet auszuwerten. Solche Mikroverkalkungen können nur von erfahrenen Klinikern durch eine sorgfältige Analyse gefunden und in Anzeichen für normales Gewebe, gutartige oder bösartige Tumore klassifiziert werden. Das Verfahren ist somit zweistufig – zunächst sind verdächtige Regionen mit Mikroverkalkungen aufzufinden und zu segmentieren sowie anschließend zu klassifizieren.

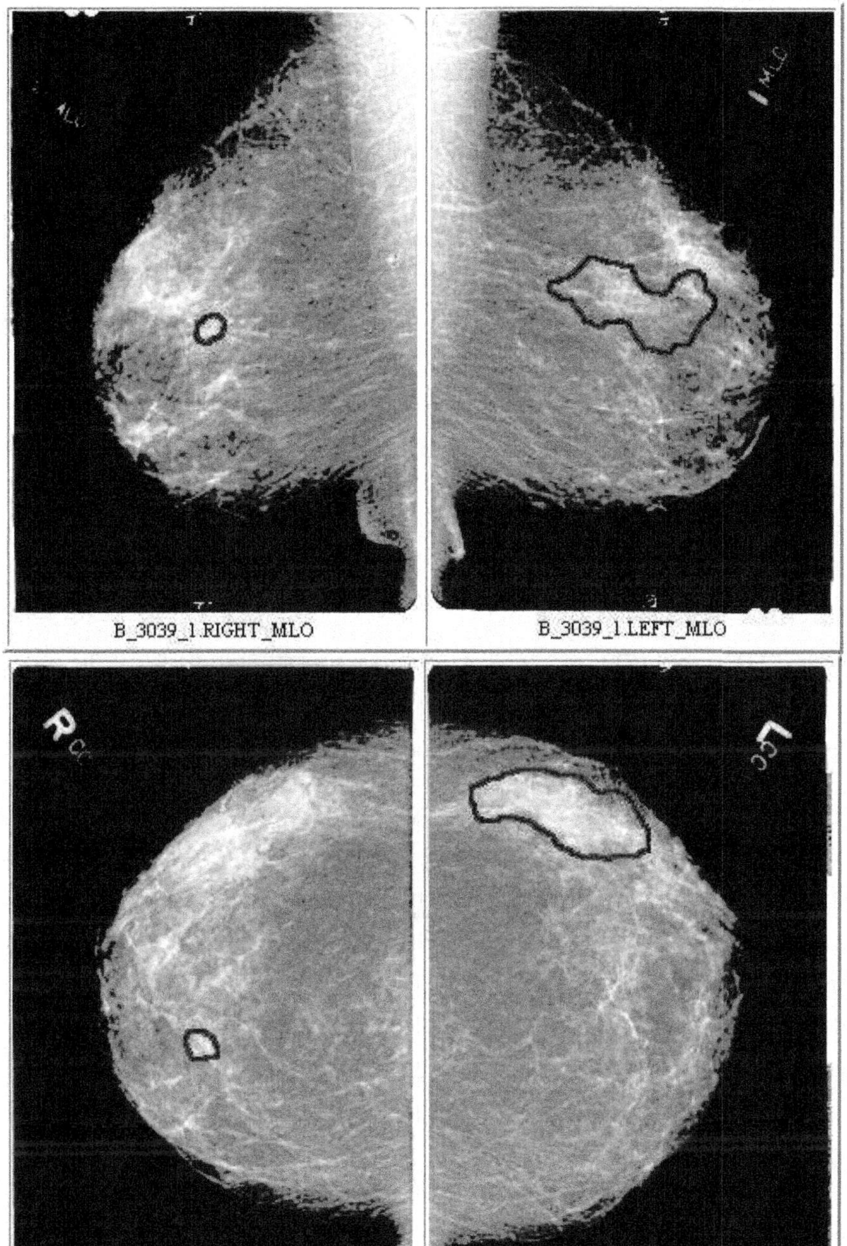

Bild 7.21: Röntgenaufnahmen mit Mikroverkalkungen und bösartigen Tumoren (Daten aus der DDSM-Datenbasis [159]), oben: medio-laterale Aufnahmen, unten: kranio-kaudale Aufnahmen

Deswegen besteht ein Interesse daran, mit Hilfe von Data-Mining-Verfahren aus den Röntgenbildern verdächtige Regionen automatisiert zu klassifizieren. Die Ergebnisse können als entscheidungsunterstützendes System entweder als eine Art Zweitgutachten (engl. second opinion) nach einer manuellen Beurteilung oder als Werkzeug einer Bildvorverarbeitung während einer Beurteilung durch einen Experten eingesetzt werden.

Aufgrund der großen Fallzahlen und der hohen Komplexität hat sich die bildgestützte Diagnose bei Mammakarzinomen zu einer Art Benchmarkproblem für das Data Mining von medizinischen Bildern entwickelt. Inzwischen existiert eine Reihe frei verfügbarer Datenbanken von digitalisierten (eingescannten) Mammographiebildern inkl. der zugehörigen Klasseneinteilungen für überwachtes Lernen (z. B. Digital Database for Screening Mammography (DDSM) mit $N = 2620$ Datentupeln [159]). Viele Arbeiten nutzen auch eine Datenbasis der Universität Nijmegen mit $N = 40$ Datentupeln zur Erkennung von Mikroverkalkungen [208, 209]. Zudem enthält das Benchmarkprojekt *UCI Repository of Machine Learning Databases* [329] den Wisconsin Breast Cancer Datensatz mit $N = 699$ Datentupeln und $s = 9$ bereits extrahierten Merkmalen, auf den sich viele Data-Mining-Projekte beziehen.

7.5.2 Methoden und Ergebnisse

Wegen der Bedeutung des Krankheitsbildes ist die Anzahl der Arbeiten sehr groß, die sich der Detektion von Mammakarzinomen widmen. An dieser Stelle kann folglich nur eine unvollständige Übersicht gegeben werden, um einen Eindruck über die Vorgehensweisen zu vermitteln. Weitere Informationen finden sich z. B. in den umfangreichen Übersichtsarbeiten [209, 467, 474].

Die Algorithmen in [208, 209] filtern zunächst das Bild, um eine adaptive Rauschschätzung vorzunehmen. Anschließend folgen eine Merkmalsextraktion und ein statistischer Klassifikator. Das Verfahren erreicht auf der Nijmegen-Datenbasis mit 40 Mammographien ca. 84 % Sensitivität bei ca. 0.2 False Positive (FP) per Bild oder ca. 90 % Sensitivität und ca. 1 FP per Bild. [478] nimmt zunächst eine Zerlegung (Kompression und Rekonstruktion) mit Wavelet-Koeffizienten vor, um niederfrequente Anteile, hochfrequentes Rauschen und Ortsfrequenzbereiche, in denen Mikroverkalkungen liegen, voneinander zu trennen. Aus diesen vorverarbeiteten Bildern werden für jede Region 31 Merkmale (z. B. Mittelwert, Standardabweichung, Merkmale aus Histogrammen zweiter Ordnung) generiert. Die nachfolgende Klassifikation erfolgt mit einem MLP-Netz. Dabei zeigt sich bei einer Analyse der Nijmegen-Datenbasis, dass 15 Merkmale ausreichen (90 % Sensitivität, 0.5 FP per Bild über Lern- und Validierungsdaten). [97] schlägt eine Bildvorverarbeitung mit Fuzzy-Methoden und eine nachfolgende Merkmalsextraktion mit speziell strukturierten Filtern vor. Wie bei Wavelets werden durch unterschiedliche Parameter mehrere Bilder erzeugt. Auch hier werden Künstliche Neuronale Netze und die Nijmegen-Datenbasis verwendet (86 % Sensitivität, 0.35 FP per Bild). [37] vergleicht anhand der Nijmegen-Datenbasis Support-Vektor-Maschinen, Künstliche Neuronale Netze und lineare Klassifikatoren. Die Ergebnisse über Testdaten zeigen eine leichte Überlegenheit der Support-Vektor-Maschinen (91 % Sensitivität bei 0.5 FP per Bild, 96 % Sensitivität bei 1 FP per Bild, AUC-Wert 0.963) gegenüber Künstlichen Neuronalen Netzen (AUC 0.958) und eine deutlichere Überlegenheit gegenüber einer linearen Diskriminanzanalyse (AUC 0.930). Die leichte Überlegenheit von Support-Vektor-Maschinen gegenüber Künstlichen Neuronalen Netzen bestätigt [128] auf einer anderen Datenbasis mit 140 Mammographien. [458] kombiniert Merkmalsselektionstechniken, Fuzzy-Regeln und Künstliche Neuronale Netze und erreicht auf der Nijmegen-Datenbasis Klassifikationsgüten von bis zu 89 % auf Testdaten, erlaubt aber keine detailliertere Analyse der Ergebnisse. Ein direkter Vergleich der Ergebnisse ist für alle genannten Arbeiten hochgradig problematisch, weil unterschiedliche Validierungstechniken verwendet wurden.

[213] untersucht verschiedene Texturmerkmale mit statistischen Methoden und berechnet dabei jeweils eine ROC-Kurve. Dabei erweist sich bei der Auswertung von 120 Mammographien eine Methode als überlegen, die für jedes Pixel Grauwertdifferenzen in drei verschiedenen benachbarten Regionen vergleicht. Die Ergebnisse werden anschließend durch ein Künstliches Neuronales Netz (MLP mit einer verdeckten Schicht) ausgewertet und einer Crossvalidierung unterzogen.

In [317] werden Hochpassfilter (Laplacefilter als Approximation der örtlichen zweiten Ableitung im Bild) verwendet, Merkmale extrahiert und klassifiziert. Zusätzlich findet eine Bildfusion statt, die eine Volumenrekonstruktion (inverse Radon-Transformation) auf der Basis beider aufgenommener Röntgenbilder vornimmt. Die Ausführung wird durch spezielle Hardwarechips beschleunigt.

Eine umfangreiche Analyse verschiedener regionenorientierter Merkmale und Klassifikatoren (Bayes-Klassifikator, Nearest-Neighbor-Klassifikator, MLP-Netz, Entscheidungsbaum) anhand verschiedener Benchmarkdatensätze findet sich in [474]. Besonders hervorzuheben ist hier die explizite Auswahl von sechs bis acht Merkmalen aus 42 Kandidaten. Diese Maßnahme verbessert die Interpretierbarkeit der Klassifikatoren. Die qualitativen Ergebnisse für eine Crossvalidierung zeigen eine leichte Überlegenheit von Nearest-Neighbor-Klassifikatoren gegenüber MLP-Netzen und Bayes-Klassifikatoren mit Euklidischer und vollständiger Entscheidungsregel. Binäre Entscheidungsbäume fallen gegenüber den anderen Verfahren deutlich ab.

[467] nimmt einen Methodenvergleich zur Klassifikation anhand bereits extrahierter Merkmale (Regressionsansatz, RBF-Netz, Nearest-Neighbor-Klassifikator, Diskriminanzanalyse) im Wisconsin Breast Cancer Datensatz vor und präferiert die Diskriminanzanalyse.

Einen Vergleich zwischen einer manuellen Auswertung und einer rein computergestützten Auswertung zeigt [454] für insgesamt 278 Mammographien. Die in [455] beschriebene Auswertemethodik stützt sich auf 16 geometrische Merkmale wie z. B. die Position verdächtiger Regionen sowie deren Anzahl, Größe, Orientierung, Kompaktheit und Form. Das Verfahren wählt daraus die neun besten Merkmale automatisch aus. Die Klassifikation erfolgt zweistufig mit einem Nearest-Neighbor-Verfahren und einer statistischen Auswertung der Ergebnisse in beiden Röntgenbildern. Dabei zeigt sich, dass der AUC-Wert der computergestützten Auswertung mit 0.83 besser ist als der Durchschnittswert von 15 Radiologen mit einem AUC-Wert von 0.63. Zu anderen Ergebnisse kommt eine randomisierte Vergleichsstudie [71]. Die Studie stellt fest, dass bei einer computergestützten Auswertung von Röntgenaufnahmen (Erkennung basiert auf Bildverarbeitungsalgorithmen und Künstlichen Neuronalen Netzen) durch erfahrene Experten keine statistisch signifikante Verbesserung gegenüber einer rein manuellen Auswertung durch erfahrene Experten nachweisbar ist. Allerdings zeigt die Studie immerhin eine leichte positive Tendenz zugunsten der computergestützten Auswertung.

Letztlich entstehen bei allen Data-Mining-Verfahren qualitative Aussagen zur Charakterisierung verschiedener Bildregionen, die im Prinzip bei geeigneter Interpretation auch eine manuelle regelbasierte Auswertung ermöglichen. Beispiele für solche Regeln finden sich in [110, 409], die Unterscheidungskriterien zwischen malignen und benignen Bildregionen in unterschiedlichen Typen von Mammographiebildern angeben.

Von einigen Herstellern sind inzwischen CAD-Softwarepakete (ImageChecker von R2 Technology, FDA-Zulassung 1998, CAD: Computer Aided Detection) oder digitale Komplettsysteme mit CAD-Komponenten verfügbar (Fuji Mammo Workstation MV-SR 657, Kodak – FDA-Zulassung 2004). Eine Marktübersicht bis 2003 über kommerziell verfügbare Systeme zur CAD-Unterstützung geben [28, 335]. In [335] findet sich zudem eine umfassende Übersicht und Wertung der durchgeführten klinischen Studien im Sinne einer Metaanalyse. Allen kommerziellen Systemen ist gemeinsam, dass nur wenige Informationen über die zugrundeliegenden Algorithmen vorliegen. So ist für R2 Technology lediglich bekannt, dass Künstliche Neuronale Netze zum Einsatz kommen.

[78] wertet die Ergebnisse einer großen klinischen Multi-Center-Studie mit 427 Patientinnen und dem System von R2 Technology aus. Dabei werden retrospektiv die vorhergehenden Mammographien solcher Patientinnen ausgewertet, bei denen zu einem späteren Untersuchungszeitpunkt (9-24 Monate nach dieser vorhergehenden Untersuchung) ein Mammakarzinom diagnostiziert wurde. Bei einer retrospektiven Wiederholung der Auswertung der vorherigen Untersuchung sind bei 286/427 Patientinnen die sich entwickelnden Mammakarzinome bereits erkennbar. Damit ist diese Aufgabenstellung besonders schwer, weil diese Mammakarzinome während der routinemäßigen manuellen Erst-Auswertung nicht gefunden wurden. Das CAD-System ist in der Lage, 171/286 der Mammakarzinome richtig zu markieren, wobei 87/110 Mikroverkalkungen und 84/176 Herdbefunde (engl. masses) detektiert werden. Dabei stufte das CAD-System pro Untersuchung durchschnittlich vier Regionen als verdächtig ein. Bemerkenswert ist dabei, dass der Einsatz des CAD-Systems die Zahl der notwendigen detaillierteren Folgeuntersuchungen bei Verdachtsfällen nicht signifikant änderte, was auf eine gute Selektivität des Gesamtsystems Arzt – CAD-System hindeutet. Andererseits zeigen die Zahlen, dass eine vollautomatische Diagnose ohne medizinischen Experten keinesfalls ausreicht.

Bei einer prospektiven Studie mit 12860 Patienten finden zwei erfahrene Radiologen ohne CAD-Unterstützung 41 histologisch bestätigte Mammakarzinome [137]. Eine nachfolgende CAD-unterstützte Entscheidungsfindung erhöht diese Zahl auf 49 Mammakarzinome. Auch hier ist die Sensitivität des CAD-Systems bei Mikroverkalkungen besser als bei Herdbefunden.

Insgesamt entstanden in den letzten Jahren Leitlinien, die den diagnostischen Prozess bei Mammakarzinomen detailliert festschreiben [407]. Sie beinhalten zum derzeitigen Zeitpunkt aber keine Aussagen zu einer automatisierten Bildauswertung im Sinne der Anwendungsphase eines Data-Mining-Verfahrens. Hierbei ist schwer zu beurteilen, inwieweit die publizierten Ergebnisse aus Data-Mining-Verfahren zur Spezifikation der Diagnoserichtlinien beigetragen haben.

Neben den genannten Analysen von Röntgenmammographien gibt es weitere Arbeiten mit anderen Messmethoden. Mit der Auswertung von Ultraschallmammographien beschäftigt sich [94]. Die Merkmale sind geschätzte Koeffizienten einer zweidimensionalen Autokorrelationsfunktion, die von einem Künstlichen Neuronalen Netz klassifiziert werden. Mit einer Datenbasis von 140 Bildern wird über Validierungsdaten (10-fache Crossvalidierung) eine Sensitivität von 98 %, eine Spezifität von 93 % und ein AUC-Wert von 0.956 erreicht. [266] zeigt die Auswertung von dynamischen MRT-Bildern mit Künstlichen Neuronalen Netzen, bei denen die Ausbreitung eines Kontrastmittels über 12 Minuten mit einer Abtastzeit von 23 s gemessen wird.

7.5.3 Diskussion

Die Ergebnisse verdeutlichen den langen Weg von ersten Data-Mining-Anwendungen bis hin zu einer vielleicht noch nicht routinemäßigen, aber doch zunehmend breiteren klinischen Anwendung. Als entscheidender Erfolgsfaktor erweist sich hier die Tatsache, dass ohnehin benötigte Bildauswertesysteme die Diagnose als Zusatzfunktionalität beinhalten und organisch in den Auswerteprozess integrieren. Somit sind Auswertezeiten von Sekunden bis Minuten akzeptabel, was mittlere bis geringe Anforderungen an die Echtzeitfähigkeit der Algorithmen bei leistungsfähigen PCs als Auswertemedium stellt. Die Entwicklung zeigt auch, dass Medizingeräte mit integrierten entscheidungsunterstützenden Data-Mining-Anwendungen in der Lage sind, die hohen Zertifizierungsanforderungen zu erfüllen.

Aus Sicht der klinischen Problemstellungen in Abschnitt 4.2 handelt es sich hauptsächlich um die Problemstellung Diagnose Patient – Proband (Verdacht auf malignen Brustkrebs – kein Verdacht). Zudem gibt es eine Reihe von Arbeiten zur Suche nach alternativen Messverfahren, um die patientenbelastenden Röntgenuntersuchungen abzulösen (z. B. durch Ultraschalluntersuchungen) und die Gleichwertigkeit der moderneren digitalen Auswertungen nachzuweisen.

Die Interpretierbarkeit der Lösungen wird in der Anwendungsphase dadurch gesichert, dass Verdachtsregionen im Bild markiert werden. Da der auswertende Arzt sich die Regionen daraufhin genauer ansieht, scheint hier kein Bedarf für weitergehende Erklärungsfunktionalitäten vorzuliegen.

Eine objektive Bewertung der vorgeschlagenen Methoden fällt schwer, weil unterschiedliche Merkmale, Klassifikations- und Validierungstechniken über verschiedenen Datensätzen verwendet werden. Die vorliegenden Resultate sprechen für gute Ergebnisse beim Einsatz Künstlicher Neuronaler Netze und von Support-Vektor-Maschinen, wobei der Qualität des Merkmalssatzes eine große Bedeutung zukommt. Die Vielfalt der Merkmale deutet aber darauf hin, dass viele Wege zum Ziel führen können, solange durch empirische oder bewertungsorientierte Voruntersuchungen eine geeignete Merkmalsextraktion und -selektion vorgenommen wird.

Ganz ähnlich ist die Situation bei der Analyse von pulmonalen Rundherden zur Früherkennung von Lungentumoren aus mehrschichtigen Computertomographie-Bildern (CT) [475]. Auch hier existieren klinische Studien, wie der Einsatz von computerbasierten Verfahren zur Entscheidungsunterstützung die Erkennungsraten erhöhen kann [46].

8 Vorgehensweise bei medizinischen Datenanalysen

In den vorangegangenen Kapiteln wurden medizinische Problemstellungen und Rahmenbedingungen erläutert sowie Begriffe, spezielle Verfahren, Softwarelösungen und Anwendungen für Data-Mining-Analysen vorgestellt.

Dieses Kapitel greift erneut das in Kapitel 4 vorgestellte Einsatzszenario auf. Als Orientierung dient das allgemeine Schema in Bild 4.1. Die dort zunächst in abstrakter Form vorgestellten Blöcke sind in den Spalten von Tabelle 8.1 aufgeführt. Durch Auswerten der Erfahrungen der exemplarischen Anwendungen aus Kapitel 7 können sie jetzt konkretisiert werden. Die Erfahrungen ermöglichen das Ableiten kompakter Empfehlungen für eine systematische Vorgehensweise, um die medizinische Datenanalyse für neue Problemstellungen zu erleichtern. Diese Empfehlungen sind als (Arbeits-) Schritte gegliedert, die sich an der Sichtweise des Ingenieurs oder Informatikers orientieren, der die Analyse durchführt. Zur Erhöhung der Übersichtlichkeit fasst Tabelle 8.1 die Schritte in den Zeilen nochmals zusammen und ordnet sie den Blöcken aus Bild 4.1 zu:

1. In einem ersten Schritt ist es notwendig, sich die klinische Problemstellung und eventuell bereits in der klinischen Datenbank verfügbare Daten vom Mediziner verbal erläutern zu lassen. Klinische Ein- und Ausschlusskriterien sind bereits hier festzulegen und später zu präzisieren. Beispiele für solche Betrachtungen finden sich im jeweiligen Abschnitt "Aufgabenstellung" für alle Anwendungen in Kapitel 7.
2. Anschließend ist das Problem einem oder mehreren Problemen aus Tabelle 4.1 zuzuordnen (z. B. Diagnose Patient – Proband bei der Bewegungsanalyse und Auswahl von Steuerstrategien bei Brain Machine Interfaces). In Zweifelsfällen ist hier eine erneute Diskussion entsprechend 1. notwendig.
3. Anhand der formalisierten Problemformulierung wird überprüft, ob die notwendigen Daten in der klinischen Datenbank bereits vorliegen. Wenn das der Fall ist, ist mit 4. fortzusetzen. Anderenfalls müssen diese zunächst erhoben werden (wie z. B. bei der Anpassung von Unterarmprothesen). Das erfordert ein geeignetes Studiendesign (Anzahl Patienten, Art, Ablauf und Zeitpunkt der Messungen, Randomisierung, Verblindung usw., siehe Abschnitt 2.2.2). Allgemeine Aussagen über eine Mindestanzahl an Patienten sind problematisch, solide Studien setzen aber in der Regel mindestens 15...20 Patienten pro Gruppe voraus.

Schritt	Klinische Datenbank	Problemformulierung (klinisch)	Zusammenstellung Lerndatensatz	Problemformulierung (formalisiert)	Bewertungsmaße	Datentupelselektion	Merkmals-extraktion	Merkmals-selektion	Merkmals-transformation	Klassifikation/ Regression	Visualisierung	Entscheidungs-findung (klinisch)
1	x	x										
2		x		x								
3	x		x	x								
4	x		x	x								
5	x	x	x	x								
6				x	x							
7				x	x	x		x			x	
8				(x)	(x)		x				(x)	
9				x	x			x			x	
10				x	x			(x)	x		x	
11				x	x					x	x	
12				x	x		x	x	x	x		
13	x	x	x	x								x
14					x		x	x	x	x	x	x
15							x	x	x	x		x

Tabelle 8.1: Zuordnung der Schritte für die empfohlene Vorgehensweise zu den Blöcken aus Bild 4.1. Die mit Kreuzen markierten Felder kennzeichnen die jeweiligen Hauptaufgaben, Kreuze in Klammern stehen für unterstützende Elemente.

4. Parallel dazu ist ein ingenieurwissenschaftliches Verständnis für die verwendeten Messverfahren aufzubauen. Daraus folgen zumindest qualitative Annahmen für erwartete zufällige oder systematische Messfehler. Diese bilden eine Basis für die Beurteilung von Ausreißern in den Daten und für die Bewertung relevanter oder irrelevanter Unterschiede zwischen verschiedenen Klassen.
5. Anhand der formalisierten Problemstellung wird der Lerndatensatz unter Beachtung der Ein- und Ausschlusskriterien zusammengestellt. Hierbei sind möglichst alle Einzelmerkmale zu importieren. Umfangreiche Rohmerkmale, wie Zeitreihen und Bilder, können geeignet zusammengefasst werden (z. B. Mittelwerte über mehrere Schritte wie in der Bewegungsanalyse, charakteristische Merkmale für Regionen). Der Datensatz muss alle notwendigen Informationen (z. B. Diagnosen und ausgewählte Therapien) enthalten. Anderenfalls sind diese zu beschaffen oder umzuwandeln (z. B. aus handschriftlichen Aufzeichnungen oder nicht standardisierten Texten in Bemerkungen). Der Lerndatensatz ist in eine Form mit numerischen Werten entsprechend Abschnitt 3.2 zu konvertieren. Typische Aufga-

ben sind dabei die Anonymisierung von Patienten durch Nummern, die Kodierung von sprachlichen Werten (z. B. ja/nein) und fehlenden Einträgen als Klassen, die Umwandlung von Datumsangaben in Zahlenwerte usw. Im Ergebnis entsteht ein Datensatz, der von der Auswertesoftware (vgl. Kapitel 6) lesbar ist.

6. Aus den Ergebnissen von 1.-5. sind nun Bewertungsmaße zu generieren. Dieser Schritt beinhaltet insbesondere die Umwandlung von verbalen Erläuterungen und qualitativen Bewertungen über die Wichtigkeit ergänzender Forderungen in quantitative Maße. Beispiele hierfür sind Merkmalspräferenzen gemäß Abschnitt 3.5.6, Kosten von Fehlentscheidungen gemäß (3.59) usw. Je nach Problemformulierung sind Interpretierbarkeitsforderungen (z. B. bei der Bewegungsanalyse) oder Anforderungen an die Implementierbarkeit (z. B. bei Unterarmprothesen) stärker zu gewichten.

7. Alle folgenden Schritte setzen eine leistungsfähige Auswertesoftware voraus. Unter deren Nutzung müssen nun die vorhandenen Daten einer intensiven Inspektion mit einer grafischen Visualisierung unterzogen werden. Dieser Schritt umfasst die Suche nach möglichen Messfehlern, fehlenden Werten und Ausreißern (Ausreißertests bzgl. der Messwerte oder der Ausgangsgröße, z. B. Zuordnung eines Datentupels als Patient inmitten des Referenzkollektivs oder umgekehrt) sowie möglichen Fehlklassifikationen (z. B. Verwechseln von Diagnosen). Alle nicht plausiblen Werte sind mit den Medizinern zu diskutieren und mit einer Datentupelselektion oder dem Löschen ganzer Zeitreihen oder Einzelmerkmale aus der weiteren Analyse auszuschließen. Nur bei extrem kleinen Datensätzen mit wenigen Datentupeln lohnt eine (in der Regel sehr aufwändige) Rekonstruktion. Bei allen nachfolgenden Schritten ist wieder zu Schritt 7 zurückzukehren, wenn dort bisher übersehene Ausreißer oder ähnliche Probleme detektiert werden.

8. In der folgenden Merkmalsextraktion ergeben sich Kandidaten für relevante Merkmale aus einer Befragung der Mediziner aus dem ersten Schritt (z. B. Raum-Zeit-Parameter und Extrema für eine Schrittphase bei der Bewegungsanalyse), aus einer umfassenden Literaturrecherche mit ähnlichen Problemstellungen (z. B. Normalcy-Index bei der Bewegungsanalyse) und aus einer Bibliothek mit standardisierten Merkmalen (z. B. Mittelwerte und Extrema von Geschwindigkeitszeitreihen, vgl. Abschnitt 4.4). Außerdem ist es oftmals sinnvoll, über Normierungen bestimmter Merkmale nachzudenken (z. B. auf Größe, Gewicht, maximale Amplitude von Zeitreihen usw.), um patienten- oder versuchsspezifische Unterschiede zu kompensieren.

9. Die folgenden Schritte sind für jede formalisierte Problemstellung (z. B. Diagnose, Therapieplanung) separat auszuführen. Das setzt u. U. mehrere temporäre

Datentupelselektionen voraus (z. B. für die Diagnose in der Bewegungsanalyse: Auswahl aller Datentupel mit prätherapeutischen Patientendaten und Probandendaten, Klassifikation über diese beiden Klassen, vgl. Tabelle 4.1). Eine bewährte Technik lautet, zunächst in Schritt 8 eine große Menge potenziell nützlicher Merkmale zu erzeugen und durch die jetzt folgende Merkmalsselektion zu reduzieren, um eine umfassende Übersicht über aussagekräftige Merkmale zu ermöglichen. Hierbei ist der vergleichende Einsatz von verschiedenen univariaten und multivariaten Bewertungsmaßen (u. a. ANOVA und MANOVA, informationstheoretische Maße, klassifikationsorientierte Maße) für das entsprechende Klassifikationsproblem zu empfehlen, um lineare und nichtlineare strukturelle Zusammenhänge zu identifizieren.

Wenn sich unerwartete Merkmale mit hohen Bewertungen finden, sind mögliche Ursachen intensiv zu prüfen und mit Medizinern zu besprechen. Solche Merkmale können sowohl auf neu entdeckte wertvolle Zusammenhänge, aber auch auf Artefakte und Fehler in der Studie hindeuten. Außerdem ist darauf zu achten, ob die von den Medizinern präferierten Merkmale die Erwartungen einhalten (Validierung des Expertenwissens). Korrelationen und Zusammenhänge zwischen Merkmalen sind durch Korrelationsanalysen und Visualisierungen zu prüfen, um je nach Aufgabe auf redundante Merkmale zu verzichten oder um ähnliche, aber besser interpretierbare Merkmale zu bevorzugen. In den meisten Projekten ist die Zahl der ausgewählten Merkmale soweit wie möglich zu reduzieren, weil das sowohl die Interpretierbarkeit als auch die Implementierbarkeit erhöht.

10. Eine Merkmalstransformation ist besonders dann sinnvoll, wenn die Implementierbarkeit eine wichtige Rolle und die Interpretierbarkeit eine untergeordnete Rolle spielt (z. B. für Unterarmprothesen und Brain Machine Interfaces). Oftmals reicht eine Reduzierung auf zwei bis drei transformierte Merkmale aus, um wesentliche Informationen in komprimierter Form zu erhalten. Besonders leistungsfähige Techniken sind die Diskriminanzanalyse oder verwandte Techniken wie modifizierte Merkmalstransformationen (z. B. Verfahren MD bei der Steuerung von Unterarmprothesen).

11. Auch die folgende Klassifikationsaufgabe hängt von der formalisierten Problemstellung und den entsprechend gewählten Bewertungsmaßen ab. Bei hohen Interpretierbarkeitsforderungen (wie z. B. bei der Bewegungsanalyse) sind Fuzzy-Klassifikatoren (eher mit einer großen Anzahl ausgewählter Merkmale) oder Bayes-Klassifikatoren mit zwei oder drei ausgewählten Merkmalen zu empfehlen. Bei Problemen, die nur auf eine hohe Klassifikationsgüte zielen, sind Support-Vektor-Maschinen, MLP-Netze und Bayes-Klassifikatoren eine gute Wahl.

Die Implementierbarkeit hängt hauptsächlich von der vorherigen Merkmalsselektion und -transformation ab. Hier sind Support-Vektor-Maschinen, Fuzzy-Regeln und Bayes-Klassifikatoren besonders interessant, weil sich die Entscheidungen bei entsprechender Darstellung teilweise durch Schwellwerte realisieren lassen. Künstliche Neuronale Netze erfordern hingegen einen hohen Implementierungsaufwand. Regressionsaufgaben treten hauptsächlich bei der Rekonstruktion von schwer messbaren Größen auf (siehe z. B. die quantitative Patientenbewertung bei der Bewegungsanalyse).

12. Aufgrund der intensiven Informationsgewinnung aus dem Datenmaterial sind sorgfältig geplante Validierungen für die komplette Verarbeitungskette Merkmalsselektion, -transformation und Klassifikation bzw. Regression unbedingt erforderlich. Als Validierungstechnik eignet sich z. B. eine Crossvalidierung (z. B. mit $n = 5 \ldots 10$, vgl. Abschnitt 3.7).
13. Aus den Schritten 1-12 können nun durch den Mediziner gemeinsam mit den Informatikern und Ingenieuren Hypothesen über allgemeine Zusammenhänge für die untersuchten Problemstellungen formuliert werden. Diese Hypothesen bilden die Grundlage für eine zukünftige klinische Entscheidungsfindung. Nach der Formulierung ist mit einem geeigneten Studiendesign für prospektive Studien die Erhebung zusätzlicher neuer Daten zu planen und auszuführen, um gefundene Zusammenhänge bezüglich der Robustheit gegen Überanpassung zu prüfen.
14. Die so durchgeführten prospektiven Studien orientieren sich bezüglich der statistischen Auswertung an klassischen und medizinisch akzeptierten univariaten Validierungstechniken wie t-Tests. Erst die Validierung aller Ergebnisse mit den Daten aus Schritt 13 vermeidet das Problem von multiplen Tests, das bei Data-Mining-Aufgaben sonst unvermeidlich ist. Solche zusätzlichen Daten sind außerdem die einzige Chance, zeitliche Veränderungen der Zusammenhänge zu erkennen, die nicht in den Lerndaten enthalten sind (Robustheit gegen Zeitvarianz). Diese Robustheit ist z. B. bei Unterarmprothesen und Brain Machine Interfaces von großer Bedeutung.
15. Bei der Implementierung für die Anwendungsphase eines Data-Mining-Verfahrens müssen nur noch ausgewählte Merkmale berechnet werden, wodurch die Merkmalsselektion als expliziter Schritt in der Regel entfällt. Die Merkmalstransformation ist meist als gewichtete Addition zu implementieren. Für Fuzzy-Regeln ist eine Implementierungsstrategie gemäß Abschnitt 5.5.7 zu empfehlen.

    Besonders recheneffizient sind Schwellwertvergleiche bei Support-Vektor-Maschinen mit linearen Kernen oder Bayes-Klassifikatoren in eindimensionalen Merkmalsräumen. Zur Realisierung bietet sich in allen betrachteten Fällen eine

automatische Codegenerierung (z. B. in der Zielsprache C) an, um die Auswertung zu beschleunigen und um teure Lizenzkosten der Softwarepakete während der routinemäßigen Anwendung einzusparen.
Die jeweilige Ausgangsgröße (z. B. Diagnose für einen Patienten, Griffart der Unterarmprothese) dient dann der klinischen Entscheidungsfindung. Bei den meisten diagnostischen und therapeutischen Problemstellungen entscheidet letztlich der Mediziner unter Einbeziehung der visualisierten Ausgangsgröße. In anderen Problemstellungen (z. B. Griffart Unterarmprothese) erfolgt eine vollautomatische Entscheidung. Zwischenstufen wie beispielsweise eine automatische Entscheidung unter der ständigen Überwachungen eines Mediziners (z. B. in der intensivmedizinischen Überwachung) sind ebenfalls weit verbreitet.

Die Schritte erläutern jeweils nur wesentliche Punkte, weiterführende detailliertere Hinweise finden sich insbesondere in den Abschnitten 4.2 bis 4.6. Darüber hinaus haben sich die folgenden allgemeinen Strategien bewährt, die für mehrere Schritte gelten:

- Es ist vorteilhaft, den kompletten Ablauf von der Zusammenstellung des Lerndatensatzes bis zur Klassifikation so weit wie möglich durch Auswerteskripte und Makros zu automatisieren sowie die Ergebnisse vollautomatisch in Dateien zu dokumentieren. Das reduziert den Aufwand bei nachfolgenden Korrekturen des Datensatzes in erheblichem Umfang. Typische und leider häufig auftretende Ursachen für solche Korrekturen sind z. B. die nachträgliche Erkennung von Ausreißern und die Korrektur von Klassenzuordnungen, die alle quantitativen Aussagen beeinflussen. Außerdem werden so Fehler durch die handschriftliche Übertragung von Ergebnissen in Tabellen vermieden.
- Alle Zwischen- und Endergebnisse sind durch eine Auswertesoftware zu visualisieren und kritisch zu überprüfen. Zusätzlich zur Überprüfung von Einzelmerkmalen und Zeitreihen lohnt sich auch die Visualisierung transformierter Merkmale im zwei- oder dreidimensionalen Raum, z. B. nach einer Hauptkomponenten- oder Diskriminanzanalyse. Nur so ist es möglich, Ausreißer, fehlerhafte Klassenzuordnungen und die grobe Verletzung zugrunde liegender statistischer Annahmen (z. B. Abweichungen von Normalverteilungen usw.) zu erkennen.
- Auch bei deutlicher Verletzung der zugrunde liegenden Annahmen (z. B. klassenspezifische Normalverteilungen bei Bayes-Klassifikatoren und Diskriminanzanalyse) können einige Verfahren wertvolle Aussagen liefern. Hier sind aber die Ergebnisse besonders intensiv zu evaluieren.
- Zum Erlangen schneller Ergebnisse reichen die in den jeweiligen Schritten genannten Verfahrensempfehlungen aus. Für detaillierte Untersuchungen hat es sich

hingegen bewährt, möglichst viele konkurrierende Verfahren zur Merkmalsselektion, -transformation und Klassifikation zu vergleichen. Ähnliche Ergebnisse deuten hierbei auf einen Datensatz mit offensichtlichen und gut trennbaren Zusammenhängen hin. Deutliche Abweichungen geben hingegen wertvolle Auskünfte über strukturelle Zusammenhänge im Datensatz.

- Bei allen Visualisierungen ist zu kontrollieren, ob es relevante Subgruppen gibt, die auf Heterogenitäten der Datentupel innerhalb einer Klasse schließen lassen. Bei deren Auftreten ist es sinnvoll, solche Subgruppen durch Clusterverfahren zu identifizieren und als separate Klassen in der formalisierten Problemstellung zu kennzeichnen, weil es sonst wegen der Annahme kompakter Klassen in vielen Bewertungsmaßen zu ungünstigen Bewertungen kommt. Außerdem ermöglichen die Subgruppen interessante Rückschlüsse zur medizinischen Interpretation der Ursachen.
- Gefundene Zusammenhänge in den Daten sind noch lange keine Ursache-Wirkungs-Beziehung! Solche Zusammenhänge können ebenso aus fehlerhaften Daten, Ungleichgewichten des Auftretens verschiedener Klassen in den Lerndatensätzen, Zufällen oder komplexeren Ketten von Zusammenhängen entstehen. Der Auswerter muss deshalb immer kritisch prüfen, ob sich unerwartete und scheinbar widersinnige Zusammenhänge (z. B. Abhängigkeit der Diagnosen vom Datum der Erstuntersuchung eines Patienten usw.) ergeben.

Die vorgestellten 15 Schritte und die allgemeinen Hinweise resultieren aus den bearbeiteten praktischen Projekten in Kapitel 7 und haben sich in einer Vielzahl von weiteren, hier nicht dokumentierten medizinischen Anwendungen bewährt. Sie bilden den Rahmen für eine standardisierte Vorgehensweise, die selbstverständlich mit dem jeweiligen Problemwissen zu vervollständigen ist. Jede neue Problemstellung enthält spezifische Aspekte, die an den beschriebenen Stellen (z. B. als Bewertungsmaße oder zu extrahierende Merkmale) einzubringen sind. Große Teile dieser Vorgehensweise sind nicht auf medizinische Probleme beschränkt und können nach entsprechenden Modifikationen auch Anregungen für technische Fragestellungen wie die Fehlerdiagnose in technischen Prozessen, die Optimierung des Betriebs technischer Anlagen auf der Basis von Prozessdaten usw. geben.

9 Zusammenfassung und Ausblick

Die Arbeit wendet sich hauptsächlich an Ingenieure, Informatiker und mathematisch interessierte Mediziner, die sich mit der Auswertung medizinischer Daten und der Integration der Auswerteverfahren in medizintechnische Geräte beschäftigen. Sie systematisiert erstmals Ziele, Einsatzszenarien, Vorgehensweisen, Methoden und Anwendungsfelder für eine automatisierte Datenanalyse in der Medizintechnik. Im Mittelpunkt steht dabei das Spannungsfeld zwischen medizinischen Anwendern und ihren Zielstellungen, den Potenzialen vorhandener Data-Mining-Verfahren sowie deren Integration in medizintechnische Geräte und Auswertetools. Ein wesentliches Ziel besteht darin, einen Beitrag zur Verringerung der Kommunikationsprobleme zwischen Medizinern und Ingenieuren zu leisten.

Ein wichtiges Ergebnis der vorliegenden Arbeit besteht in der Empfehlung, zum Erreichen dieses Ziels die folgenden methodischen Strategieelemente zu nutzen:

- Eine klare formalisierte Definition der Problemstellungen inklusive ihrer Ein- und Ausgangsgrößen sowohl aus klinischer als auch aus datenanalytischer Sicht vermeidet Missverständnisse.
- Die Verwendung großer Merkmalsräume sowie deren nachfolgende Bewertung und Selektion verbessert die Chancen, auch bisher unbekannte klinisch relevante Zusammenhänge zu entdecken. Dieser Vorteil wiegt schwerer als die resultierenden statistischen Bedenken beim Test vieler Hypothesen.
- Die konsequente Einbeziehung von Interpretierbarkeitsanforderungen in den Entwurfsprozess von Data-Mining-Verfahren erhöht die klinische Akzeptanz der Lösung.
- Die formalisierte Berücksichtigung von Implementierungsanforderungen im Entwurfsprozess von Data-Mining-Verfahren verbessert die Chance, die entwickelten Lösungen erfolgreich in den Routineeinsatz zu überführen.
- Eine zumindest teilweise standardisierte Vorgehensweise beim Entwurf von Data-Mining-Verfahren für konkrete Problemstellungen verkürzt Entwicklungszeiten und reduziert das Risiko von Misserfolgen.
- Die komplette Vorgehensweise ist durch geeignete Softwarelösungen zu unterstützen.

Die Strategieelemente tragen dazu bei, gemeinsame Vorgehensweisen in vielen Data-Mining-Aufgaben zu betonen. Sie öffnen den Weg zu einer stärkeren Übertragbarkeit von Lösungen für andere Aufgaben anstelle einer ausschließlichen Neuentwicklung einer Lösung für ein spezifisches Problem. Damit verbindet sich die Erwartung kürzerer Entwicklungszeiten für neue Anwendungsfelder und einer verbesserten subjektiv empfundenen Qualität der Lösung für den medizinischen Anwender. Die komplette Vorgehensweise wird anhand von praktischen medizinischen Anwendungen demonstriert.

Eine besondere Herausforderung liegt darin, die komplexen medizintechnischen Problemstellungen zu durchdringen und zu formalisieren, um die bereits erwähnten subjektiven Präferenzen so gut wie möglich durch quantitative Bewertungsmaße auszudrücken. Diesem Ziel dienen insbesondere die Einteilung klinischer Problemstellungen im zweiten Kapitel und die Systematisierungen verfahrensübergreifender Begriffe im dritten Kapitel. Kapitel 4 fusioniert beide Betrachtungsweisen. Die Arbeit soll dazu ermutigen, möglichst alle verbalen und qualitativen Forderungen zu analysieren und in eine quantitative Beschreibung umzuwandeln. Die Vorschläge in den genannten Kapiteln geben Anregungen zum problemspezifischen Entwurf solcher Beschreibungen. Sie sind als offenes Baukastensystem und Denkanstoß anzusehen, ohne bereits den Anspruch auf ein allumfassendes und abgeschlossenes Konzept zu erheben. Problemspezifische Erweiterungen sind allerdings nur sinnvoll, wenn sie nicht durch andere Maße abgedeckte Aspekte ergänzen und möglichst auf weitere Problemstellungen übertragbar sind. Anderenfalls tragen sie nur wieder zur Zersplitterung der existierenden Maße und Verfahren bei und laufen den Zielstellungen einer Systematisierung zuwider.

Die unterschiedlichen Data-Mining-Verfahren in Kapitel 5 überlappen sich bezüglich ihrer Einsetzbarkeit für verschiedene Problemstellungen. Alle Verfahren haben Vor- und Nachteile, die für verschiedene Aufgaben in unterschiedlichem Maße dominieren oder zu vernachlässigen sind. Ein generell zu bevorzugendes Verfahren ist nicht erkennbar und wird es wohl auch nicht geben. Oftmals ähneln sich unterschiedliche Verfahren in ihrer Lösungsqualität. Für detaillierte Untersuchungen ist es empfehlenswert, mehrere unterschiedliche Verfahren für eine Problemstellung einzusetzen und die Ergebnisse miteinander zu vergleichen. Diese Vorgehensweise gibt zumindest einen ersten Eindruck über das Ausmaß der enthaltenen Informationen und vergrößert die Chance, auch versteckte Informationen zu finden. Ansonsten reichen die in den jeweiligen Kapiteln bevorzugten Standardverfahren (z. B. Support-Vektor-Maschinen für eine hohe Klassifikationsgüte, Fuzzy-Regeln für eine gute Interpretierbarkeit) oftmals für ein effektives Arbeiten aus.

Das vorgestellte Szenario erfordert eine durchgängige Unterstützung durch komfortabel nutzbare und modular erweiterbare Softwarelösungen. In Kapitel 6 werden Anforderungen an solche Lösungen diskutiert und eine beispielhafte Umsetzung anhand der MATLAB-Toolbox Gait-CAD gezeigt.

Kapitel 7 stellt drei repräsentative medizinische und medizintechnische Applikationen vor und zeigt sowohl die Arbeitstechniken der modularen Vorgehensweise als auch ihre Potenziale auf. Die Applikationen decken sowohl grundlagenforschungsnahe Bereiche (Bewegungsanalyse, Brain Machine Interfaces) als auch produktnahe Themen (Unterarmprothesen, Diagnose bei Mammakarzinomen) ab. Die in den ersten drei Applikationen vorgestellten Ergebnisse entstammen hauptsächlich Projekten, die in der Arbeitsgruppe des Autors in den Jahren 2000-2007 bearbeitet wurden.

Aus dem Einsatzszenario und den Anwendungen werden Empfehlungen für eine systematische Vorgehensweise bei neuen Projekten abgeleitet (Kapitel 8), um hier mit möglichst kurzen Bearbeitungszeiten zu qualitativ guten Lösungen zu gelangen.

Medizingeräte, die nur vorprogrammierte und nicht patientenspezifische Abläufe abarbeiten können, werden immer auf Grenzen bezüglich eines optimalen Betriebs mit einem Patienten stoßen. Eine detaillierte Erfassung der Intentionen des Patienten und seines aktuellen Zustands eröffnet hier Perspektiven für eine bessere Anpassung des Medizingerätes. Das beginnt mit einer patientenindividuellen Einstellung des Medizingerätes und geht bis zu einer ständigen Erfassung und Auswertung des Zustands während des Gerätebetriebs. Deshalb hängt der zukünftige Erfolg neuer Medizingeräte maßgeblich von der Integration neuartiger Sensoren und deren Auswertung durch Data-Mining-Verfahren ab.

Beispielsweise werden bei Neuroprothesen mit dem Vorliegen der entsprechenden Technik die Anforderungen für Data-Mining-Verfahren schnell neue Größenordnungen erreichen. Chancen ergeben sich so bei der Erfassung von Bewegungsabsichten aus Hirn- und Nervensignalen (efferente Ableitung) sowie bei der Ansteuerung von Gliedmaßen, Retinaimplantaten und Auditory Brainstem Implants (jeweils afferente Stimulationen). Zwar bietet sich hier die Möglichkeit, auf eine Selbstadaption (neurologische Plastizität) des Gehirns zur Nutzung der Signale zu vertrauen, eine unterstützende Modellbildung (u. U. unter Einbeziehung evozierter Potenziale und bildgebender Verfahren) erscheint aber denkbar.

Auch aus methodischer Sicht bleiben offene Fragen. Alle genannten Methoden orientieren sich hauptsächlich an Problemstellungen mit Daten, die sich in eine strukturgleiche Form übertragen lassen. Abweichende Problemstellungen (z. B. fehlende Werte) verursachen sofort erhebliche Probleme. Für verteilte und heterogene Datenbanken (z. B. für Public Health) werden andere Algorithmen benötigt, für die es bislang nur erste Vorschläge gibt (siehe z. B. Distributed Data Mining [320]).

Viel Arbeit verbleibt auch bei Einsatzempfehlungen für Bewertungsmaße und Verfahren sowie bei der Automatisierung von Auswahlprozessen für verschiedene Verfahren. Geeignete Einsatzempfehlungen setzen ein tiefes Verständnis für zugrundeliegende Strukturen in Problemstellungen einerseits sowie Bewertungsmaßen und Verfahren andererseits voraus, die über Erfolg und Misserfolg der jeweiligen Kombinationen entscheiden.

Die meisten genannten Aspekte treffen auch auf nichtmedizinische Problemstellungen zu. Sicherlich unterscheiden sich technische oder ökonomische Systeme in vielen Fragestellungen von medizinischen Aufgaben, dennoch weisen sie weitgehende Übereinstimmungen bezüglich der auftretenden Datenstrukturen sowie der zu verwendenden Bewertungsmaße und Verfahren auf. Auch hier bestehen derzeit noch gravierende Defizite bei der quantitativen Durchdringung vieler Problemstellungen, die eine durchgehend gute Qualität aller Lösungen und eine schnelle Übertragbarkeit behindern. Kommunikationsprobleme treten nicht nur zwischen Medizinern einerseits sowie Ingenieuren und Informatikern andererseits auf. Sie existieren auch zwischen Ingenieuren unterschiedlicher Fachrichtungen, zwischen Ökonomen und Ingenieuren usw. Obwohl die vorliegende Arbeit ihre Anregungen und Fallbeispiele aus der Medizintechnik bezieht, lässt sie sich mit einem überschaubaren Aufwand auch auf Probleme in der Fehlerdiagnose und Modellbildung technischer Anlagen oder auf die Analyse soziologischer und ökonomischer Prozesse übertragen.

A Wichtige Symbole und Bezeichnungen

Beim hier gewählten Bezeichnungsapparat wurde ein Kompromiss zwischen einheitlichen und durchgängigen Bezeichnungen einerseits sowie literaturkonformen und einfachen Bezeichnungen andererseits gewählt.

Anmerkungen:

- Das Symbol $\hat{x}$ zeigt immer an, dass es sich um eine Schätzung für x handelt.
- Ein $\bar{x}$ bedeutet in der Statistik einen Mittelwert für das Symbol x, in der Logik eine Negation.
- Ein $\dot{x}$ kennzeichnet eine Ableitung des Merkmals x nach der Zeit t.
- Sofern nicht anderweitig vermerkt, kennzeichnen fett gedruckte Großbuchstaben Matrizen, fett gedruckte Kleinbuchstaben Vektoren und normal gesetzte Zeichen in Symbolen skalare Werte.
- Optimale Lösungen für ein Symbol x werden durch x_{opt} bezeichnet.
- Mengen werden durch das Aufzählen von Elementen mit beispielsweise $y \in \{0,1\}$, durch die Angabe von offenen Intervallen $y \in (0,1)$ (alle Werte zwischen Null und Eins gehören zur Menge) oder geschlossenen Intervallen $y \in [0,1]$ (Werte Null, Eins und alle Werte dazwischen gehören zur Menge) angegeben.

Symbol	Bezeichnung
$\mathbf{0}$	Matrix oder Vektor mit Null-Elementen
$\mathbf{1}$	Matrix oder Vektor mit Eins-Elementen
2CV	zweifache Crossvalidierung
2D	zweidimensional
3D	dreidimensional
5CV	fünffache Crossvalidierung
a, a_i	Parameter (allgemein)
$\mathbf{a}$	1. Transformationsvektor auf ein transformiertes Merkmal in der linearen Merkmalstransformation, 2. Parametervektor (allgemein)
$\mathbf{A}$	Transformationsmatrix in der linearen Merkmalstransformation
$\tilde{\mathbf{a}}$	Eigenvektor
$\tilde{\mathbf{A}}$	Transformationsmatrix aus Eigenvektoren
$A(z)$	Parameterpolynom in einer z-Übertragungsfunktion
a_0	Absolutwert
$A1-3$	Neuronen in Ausgabeschicht
$\mathbf{A}_{Faktor}$	Transformationsmatrix in der Faktoranalyse
$\mathbf{a}_H$	Transformationsvektor auf ein transformiertes Merkmal in einem höherdimensionalen Raum bei SVMs
$\mathbf{a}_l$	Vektor der Parameter der Zugehörigkeitsfunktionen aller Terme des Merkmals x_l

Symbol	Bezeichnung
$a_{l,i}$	Parameter der Zugehörigkeitsfunktion des Terms $A_{l,i}$ ($i=1$: rechtes Maximum Trapez-ZGF, $i=m_l$: linkes Maximum Trapez-ZGF, $i=2,\ldots,m_l-1$: Maximum Dreieck-ZGF)
$A_{l,i}$	i-ter linguistischer Term des l-ten Merkmals x_l
$a_{l,i}^{Start}$	Startiteration für Parameter der Zugehörigkeitsfunktion des Terms $A_{l,i}$
A_{l,R_r}	ODER-Verknüpfung linguistischer Terme des l-ten Merkmals x_l in der Teilprämisse der r-ten Regel
A_z	AUC-Wert
AK	Bewertung mit A-priori-Wahrscheinlichkeiten und Kosten
ALS	Amyotrophe Lateralsklerose
ANFIS	Adaptive Network based Fuzzy Inference System
ANOVA	(univariate) Varianzanalyse (ANalysis Of VAriances)
AR	Autoregressives Modell (siehe Tabelle 5.24 auf S. 223)
AR1-3	Koeffizienten eines autoregressiven Modells
argmax	Argument mit dem maximalen Wert
argmin	Argument mit dem minimalen Wert
ARIMA	AutoRegressive Integrated Moving Average model
ARIMAX	AutoRegressive Integrated Moving Average model with eXternal input
ARMA	AutoRegressive Moving Average model (siehe Tabelle 5.24 auf S. 223)
ARMAX	AutoRegressive Moving Average model with eXternal input (siehe Tabelle 5.24 auf S. 223)
ASIA	American Spinal Cord Injury Association
AUC	Fläche unter der ROC-Kurve (Area under Curve)
AW	Bewertung mit A-priori-Wahrscheinlichkeiten und wahrscheinlichster Entscheidung
b, b_i	Parameter
$\mathbf{B}$	Zwischenklassenvariationsmatrix der Merkmale – Dimension (s,s)
$B(z)$	Parameterpolynom einer z-Übertragungsfunktion
b_c	1. Parameter (allgemein), 2. Parameter der Zugehörigkeitsfunktion des Terms B_c
B_c	c-ter linguistischer Term der Ausgangsgröße y
B_{Rausch}	Rauschcluster
BCI	Brain Computer Interface
BJ	Box-Jenkins model (siehe Tabelle 5.24 auf S. 223)
BMI	Brain Machine Interface
BP	Bandpower (spektrale Leistungsdichte)
BP10	Bandpower 10-12 Hz (spektrale Leistungsdichte)
BP16	Bandpower 16-24 Hz (spektrale Leistungsdichte)
c	Laufindex für Klassen
C	1. Anzahl Cluster, 2. Wichtungsfaktor zur Bestrafung von Klassifikationsfehlern bei SVMs
$C(z)$	Parameterpolynom einer z-Übertragungsfunktion
c_i	Parameter von $C(z)$
C_r	1. Konklusion der r-ten Regel, 2. r-ter Klassifikator
C3	EEG-Sensor (Lage siehe Bild 7.15)
C4	EEG-Sensor (Lage siehe Bild 7.15)
C4.5	spezieller Algorithmus für Entscheidungsbäume

Symbol	Bezeichnung
CAD	Computer Aided Detection
card	Kardinalität (Anzahl von Elementen einer Menge)
CART	Classification and Regression Tree
CCD	Charge Coupled Device (elektronisches Bauelement, das u. a. bei Kameras verwendet wird)
COG	Schwerpunktmethode (Center of Gravity)
COGS	Schwerpunktmethode für Singletons (Center of Gravity for Singletons)
CT	Computertomographie
CV	Crossvalidierung
Cz	EEG-Sensor (Lage siehe Bild 7.15)
d	Distanz
$D(z)$	Parameterpolynom einer z-Übertragungsfunktion
d_{Bat}	Ähnlichkeitsmaß nach Bhattacharyya
d_c	1. Distanz zur c-ten Klasse der Ausgangsgröße, 2. Parameter in einer z-Übertragungsfunktion
d_{Euk}	Euklidische Distanz
D_i	Aufgaben und Bewertungsmaße im Data Mining (Entwurf), siehe Tabellen 3.3, 3.5 und 3.7
D_{iA}	Aufgaben und Bewertungsmaße im Data Mining (Anwendung), siehe Tabellen 3.4, 3.6
d_{KL}	Divergenz nach Kullback-Leibler
$d_{KL,min}$	untere Abschätzung der Divergenz nach Kullback-Leibler
d_{Mah}	Mahalanobis-Distanz
d_{Man}	Manhattan-Distanz
d_{Mink}	Minkowski-Distanz
$d_{QF,\mathbf{W}_{QF}}$	Distanz mit quadratischer Form
d_{Rausch}	Konstante, die Distanz zum Rauschcluster angibt
d_{Tr}	Triviale Distanz
DA	Diskriminanzanalyse
det	Determinante einer Matrix
diag	Diagonalmatrix
DNA	Desoxyribonukleinsäure
DS	Datensatz
DSP	Digitaler Signalprozessor
DSS	Entscheidungsunterstützendes System (Decision Support System)
$E(\cdot)$	Erwartungswert
E1-E3	Neuronen in Eingangsschicht
E_i	Ereignis (allgemein)
EBM	Evidenz-basierte Medizin
ECoG	Elektrokortikographie
EEG	Elektroencephalogramm
EK	Entscheidungskosten
EKG	Elektrokardiogramm
EMG	Elektromyogramm
ENG	Elektroneurogramm
ERD	Event-related Desynchronization

Symbol	Bezeichnung
ERS	Event-related Synchronization
ESS	erklärte Streuung (Explained Sum of Squares)
EU	Euklidische Distanz
exp	Exponentialfunktion
$\mathbf{F}$	Matrix mit transformierten Merkmalen bei Regressionsproblemen, Dimension (N, s_f)
$f(\cdot)$	allgemeine Funktion
$F(z)$	Parameterpolynom einer z-Übertragungsfunktion
f_i	Parameter
$F_p(x)$	Verteilungsfunktion
$f_r(\cdot)$	r-te Funktion
F_r	Anzahl fehlerhaft klassifizierter Datentupel der r-ten Regel
$f_{TP}(\cdot)$	Hilfsfunktion bei der Implementierung von Fuzzy-Systemen
FCM	Fuzzy-C-Means
FDA	Food and Drug Association
FFT	Fast Fourier Transformation
FIR	Finite Input Response
fMRT	funktionelle Magnetresonanztomographie
FN	False Negative (Anzahl der falsch klassifizierten Datentupel mit $y = B_c$ und Entscheidung $\hat{y} = \overline{B}_c$)
FP	False Positive (Anzahl der falsch klassifizierten Datentupel mit $y = \overline{B}_c$ und Entscheidung $\hat{y} = B_c$)
fro	frontale Ebene (von vorn)
$g(\cdot)$	allgemeine Funktion
GK	Gustafson-Kessel-Algorithmus
GZR	Geschwindigkeitszeitreihe
$\mathbf{H}$	Hesse-Matrix
$H(\cdot)$	1. Entropie, 2. kumuliertes Sterberisiko bei der Schätzung von Überlebenszeiten
$h(t)$	Sterberisiko (Hasard)
$H(x)$	Eingangsentropie
$H(x,y)$	Gesamtentropie der Größen x,y
$H(x;y)$	Transinformation
$H(x\|y)$	Äquivokation (Rückschlussentropie)
$H(y)$	Ausgangsentropie
$H(y\|x)$	Irrelevanz
H_0	Nullhypothese bei statistischen Tests
$h_0(t)$	Referenzkurve für das Sterberisiko (Hasard)
H_1	Alternativhypothese bei statistischen Tests (Gegenteil der Nullhypothese)
$H_i(\cdot)$	Entropie in einem Teil des Datensatzes (z. B. in einem Knoten eines Entscheidungsbaums)
HK	Hauptkomponentenanalyse ohne Varianznormierung
HKA	Hauptkomponentenanalyse (allgemein)
HKS	Hauptkomponentenanalyse mit Varianznormierung
i	Laufindex
$\mathbf{I}$	Einheitsmatrix

Symbol	Bezeichnung
$\mathbb{I}$	Indexmenge für Merkmale
i_G	Nummer des Gewinnerneurons
$\mathbb{I}_k$	Indexmenge für Kategorien
$\mathbb{I}_{k-NN}$	Indexmenge mit den k nächsten Nachbarn
i_x	Laufindex für Spalten in einem Bild
I_x	Anzahl Spalten in einem Bild
i_y	Laufindex für Zeilen in einem Bild
I_y	Anzahl Zeilen in einem Bild
i_z	Laufindex für Schichten in einem dreidimensionalen Bild
I_z	Anzahl Schichten in einem dreidimensionalen Bild
ICA	Unabhängigkeitsanalyse (Independent Component Analysis)
ICP	Infantile Zerebralparese
ID	Identifikationsnummer
ID3	spezieller Algorithmus für Entscheidungsbäume
IIR	Infinite Input Response
ISw	Initial Swing (5. Schrittphase)
j	Laufindex
k	1. Abtastzeitpunkt (in eckigen Klammern), 2. Anzahl Nachbarn bei k-Nearest-Neighbor-Klassifikatoren
K	Anzahl Abtastzeitpunkte
$K(\cdot,\cdot)$	Kernoperation
K_{neg}	Faktor bei der Berechnung von Konfidenzintervallen für Regeln
K_{pos}	Faktor bei der Berechnung von Konfidenzintervallen für Regeln
K_{stat}	Sicherheitsfaktor für Fehlerabschätzungen der Entropie
k_{Tot}	diskrete Totzeit
$\mathbf{K}_x$	Matrix der Merkmalskategorien
KDD	Knowledge Discovery in Databases
k-NN	k-Nearest Neighbor
KNN	Künstliches Neuronales Netz
KO	Knock Out
l	Laufindex
L	1. Kosten (allgemein), 2. linke Körperseite (Bewegungsanalyse)
$L(\hat{y} = B_c \mid y = B_i)$	Kosten für eine (Fehl-) Entscheidung zu Gunsten von Klasse B_c für ein Datentupel der Klasse B_i
$L_{fix,l}$	fixe Kosten für die Berechnung eines Merkmals x_l
l_k	Laufindex für Kategorien
$L_{var,l}$	variable Kosten für die Berechnung eines Datentupels des Merkmals x_l
LD	Lerndatensatz
LM	Linkes Maximum
ln	natürlicher Logarithmus
$\log_2$	Logarithmus zur Basis 2
logit	Logit-Funktion
LOLIMOT	Local linear model trees
LR	Loading Response (1. Schrittphase)
LS	Least Square
LVQ	Lernende Vektorquantisierung

Symbol	Bezeichnung
m	1. Parameter (Mittelwert), 2. Anzahl der linguistischen Terme aller Merkmale
$\mathbf{M}_i$	Matrix (allgemein)
m_l	Anzahl der linguistischen Terme des l-ten Merkmals x_l
m_y	Anzahl der linguistischen Terme (Klassen) der Ausgangsgröße
MA	Moving Average model (siehe Tabelle 5.24 auf S. 223)
MAN, MANOVA	multivariate Varianzanalyse (Multivariate ANalysis Of VAriances)
MAPO	Maximumposition: zugehöriger Abtastzeitpunkt zum Maximum
$\max$, MAX	Maximum
MD	Modifizierte Diskriminanzanalyse
MDL	Minimum Description Length
MEG	Magnetoencephalographie
MIMO	System mit mehreren Ein- und Ausgängen (Multiple Input Multiple Output)
$\min$, MIN	Minimum
MIPO	Minimumposition: zugehöriger Abtastzeitpunkt zum Minimum
MISO	System mit mehreren Eingängen und einem Ausgang (Multiple Input Single Output)
MKQ	Methode der kleinsten Fehler-Quadrate
MLP	Multi-Layer Perceptron
MM	Modifizierte Merkmalsselektion
MML	Minimum Message Length
MOM	Mean of Maximum
MRI	Magnetresonanztomographie (Magnetic Resonance Imaging)
MRT	Magnetresonanztomographie
MSt	Mid Stance (2. Schrittphase)
MSw	Mid Swing (6. Schrittphase)
MW	Mittelwert
n	1. Laufindex Datentupel, 2. allgemeine Bezeichnung für eine Anzahl
N	Anzahl Datentupel
$\mathbb{N}$	Menge der natürlichen Zahlen
$N(x_l = A_{l,i})$	Anzahl des Auftretens der Klasse $A_{l,i}$ für das Merkmal x_l
$N(x_l = A_{l,i} \cap y = B_c)$	Anzahl des Auftretens der UND-Verknüpfung von $x_l = A_{l,i}$ und $y = B_c$
$N(y = B_c)$	Anzahl des Auftretens der Ausgangsklasse B_c
$N300$	negativer Peak in einem EEG-Signal 300 ms nach einem Ereignis
n_a	Ordnung eines Polynoms $A(z)$
N_{Anw}	Anzahl auszuwertender Datentupel in der Anwendungsphase
n_b	Ordnung eines Polynoms $B(z)$
n_c	Ordnung eines Polynoms $C(z)$
N_c	Anzahl Datentupel der c-ten Ausgangsklasse
n_{Cl}	Laufindex Klassifikatoren bei Klassifikatorfusion
N_{Cl}	Anzahl Klassifikatoren bei Klassifikatorfusion
n_d	Ordnung eines Polynoms $D(z)$
$N_{\text{Diagnose c}}$	Anzahl Patienten mit einer Diagnose c
n_{EB}	Anzahl generierter Entscheidungsbäume

Symbol	Bezeichnung
n_f	Ordnung eines Polynoms $F(z)$
N_F	Anzahl an Freiheitsgraden einer Verteilung
N_{Hyp}	Anzahl getesteter Hypothesen
N_i	Anzahl Datentupel im Knoten v_i eines Entscheidungsbaums
N_{Knoten}	Anzahl Knoten in einem Entscheidungsbaum
N_{Lern}	Anzahl Datentupel im Lerndatensatz
N_{mod}	Anzahl ausgewählter Datentupel nach einer Datentupelselektion
$N_{\text{Population}}$	Anzahl Personen in einem untersuchten Kollektiv
N_r	Anzahl abgedeckter Datentupel durch die Prämisse der r-ten Regel
$N_S[k]$	Anzahl der zum Zeitpunkt k lebenden Personen
$N_{Schritt,Pat_i}$	Anzahl aller aufgenommenen Schritte des i-ten Patienten
$N_T[k]$	Anzahl der im Zeitraum zwischen $k-1$ und k verstorbenen Personen
N_{Test}	Anzahl Datentupel im Testdatensatz
n_x	Anzahl einbezogener vergangener Abtastzeitpunkte für die Merkmale
n_y	Anzahl einbezogener vergangener Abtastzeitpunkte für die Ausgangsgrö-ße
NARMAX	Nonlinear AutoRegressive Moving Average model with eXternal input
NEFCLASS	Neuro Fuzzy Approach for the Classification of Data
NEG	linguistischer Term Negativ
NG	linguistischer Term Negativ Groß
NK	linguistischer Term Negativ Klein
NM	linguistischer Term Negativ Mittel
NSG	linguistischer Term Negativ Sehr Groß
NSK	linguistischer Term Negativ Sehr Klein
O_i, O_j, O_K	Objekte, Elemente einer Menge
OE	Output error model (siehe Tabelle 5.24 auf S. 223)
OR	Odds ratio
OSG	Oberes Sprunggelenk
p	1. Parameter, 2. Irrtumswahrscheinlichkeit bei einem statistischen Test
$p(\cdot)$	Verteilungsdichtefunktion
$P(\cdot)$	Wahrscheinlichkeit
$\hat{\mathbf{P}}$	Vektor oder Matrix der Wahrscheinlichkeiten für Klassen einer skalaren Ausgangsgröße
P$+$	Förderrichtung Pumpe in Richtung Aktor
P$-$	Förderrichtung Pumpe aus Aktor heraus
P$\pm$	Förderrichtung Pumpe in Richtung Aktor bzw. aus Aktor heraus
$p(\mathbf{x}\|y=B_c)$	bedingte Wahrscheinlichkeit von $\mathbf{x}$ für die Ausgangsklasse $y=B_c$ ($\mathbf{x}$ mehrdimensional und reell)
$P(x_l=A_{l,i})$	Wahrscheinlichkeit des Auftretens der Klasse $A_{l,i}$ für das Merkmal x_l
$P(x_l=A_{l,i}\cap y=B_c)$	Wahrscheinlichkeit der UND-Verknüpfung von $x_l=A_{l,i}$ und $y=B_c$
$P(y=B_c)$	Wahrscheinlichkeit der Ausgangsklasse $y=B_c$
$P(y=B_c\|\mathbf{x})$	bedingte Wahrscheinlichkeit der Ausgangsklasse $y=B_c$ für $\mathbf{x}$ ($\mathbf{x}$ mehrdimensional und reell)
$\hat{\mathbf{P}}(y\|x_l)$	Matrix der geschätzten bedingten Wahrscheinlichkeiten für die Ausgangs-klassen von y für die m_l Klassen des Merkmals x_l für einen Datensatz

Symbol	Bezeichnung
$p_c(\cdot)$	Verteilungsdichtefunktion der Merkmale für die Ausgangsklasse $y = B_c$
$\mathbf{p}_i$	i-ter Positionsvektor bei Kohonen-Karten
$P_{ob}(\cdot)$	obere Schranke einer Wahrscheinlichkeit
$P_{un}(\cdot)$	untere Schranke einer Wahrscheinlichkeit
P300	positiver Peak in einem EEG-Signal 300 ms nach einem Ereignis
PAT	Patientenkollektiv
PAT_i	i-ter Patient
PC	Personalcomputer
PCA	Hauptkomponentenanalyse (Principal Component Analysis)
PET	Positronenemissionstomographie
PG	linguistischer Term Positiv Groß
PK	linguistischer Term Positiv Klein
PM	linguistischer Term Positiv Mittel
POS	linguistischer Term Positiv
POST	posttherapeutisches Patientenkollektiv
PRE	prätherapeutisches Patientenkollektiv
PROB	Probandenkollektiv
PSG	linguistischer Term Positiv Sehr Groß
PSK	linguistischer Term Positiv Sehr Klein
PSw	Pre Swing (4. Schrittphase)
q	Fuzzifier bei Clusterverfahren
Q	Bewertungsmaß (allgemein)
$Q_{Cluster}$	Bewertungsmaß beim (scharfen) Clustering
Q_D	Entscheidungskosten
$Q_{D,r}$	Entscheidungskosten für die r-te Regel
$Q_{D,r_{opt}}$	geringste Entscheidungskosten einer Regel aus mehreren Alternativen
Q_F	Kosten zur Auswertung eines Modells $f(\cdot)$
Q_{F0}	Kosten zur Auswertung eines Modells $f(\cdot)$ ohne Merkmalskosten
$Q_{F,l}$	Kosten zur Berechnung des Merkmals x_l
$Q_{F,r}$	Kosten zur Auswertung eines Modells $f(\cdot)$ für die r-te Regel
$Q_{Fuzzy-Cluster}$	Bewertungsmaß Fuzzy-Clustering
Q_{Gini}	Gini-Index
Q_K	Klassifikationsfehler
$Q_{K,0}$	Klassifikationsfehler eines Trivialmodells
$Q_{K,G}$	Klassifikationsgüte
$Q_{K,GV}$	Verbesserung der Klassifikationsgüte im Vergleich zu einem Trivialmodell
Q_{Klar}	Klarheit
$Q_{Klar,r}$	Klarheit einer Regel
Q_{Kp}	Klassifikationsfehler über geschätzte Wahrscheinlichkeiten von Fehlklassifikationen
$Q_{Kp,0}$	Klassifikationsfehler über geschätzte Wahrscheinlichkeiten von Fehlklassifikationen eines Trivialmodells
$Q_{Kp,G}$	Klassifikationsgüte über geschätzte Wahrscheinlichkeiten von Fehlklassifikationen
$Q_{Kp,GV}$	Verbesserung der Klassifikationsgüte über geschätzte Wahrscheinlichkeiten von Fehlklassifikationen im Vergleich zu einem Trivialmodell

Symbol	Bezeichnung
Q_{Kw}	gewichteter Klassifikationsfehler
Q_l	Merkmalsbewertung (allgemein)
Q_L	Bewertungsmaß in Lagrange-Formulierung bei SVMs
Q_{Lern}	beliebiges Bewertungsmaß für den Lerndatensatz
Q_{NR}	nichtrestringiertes Bewertungsmaß bei SVMs
Q_{PD}	Präferenz einer Entscheidung
Q_{PF}	Präferenz zur Auswertung eines Modells $f(\cdot)$
$Q_{PF,0}$	Präferenz zur Auswertung eines Modells $f(\cdot)$ ohne Präferenzen von Merkmalen
$Q_{PF,Imp}$	Präferenz bezüglich der Implementierbarkeit
$Q_{PF,Int}$	Präferenz bezüglich der Interpretierbarkeit
$Q_{PF,l}$	Merkmalspräferenz x_l
Q_{PFK,l_k}	Präferenz der l_k-ten Merkmalskategorie
Q_{PT}	Gesamtpräferenz (Entscheidung und Modell)
$Q_{R^2,F}$	Bestimmtheitsmaß mit Frobenius-Norm
$Q_{R^2,Norm}$	Bestimmtheitsmaß mit einer beliebigen Norm
$Q_{red}(\cdot,\cdot)$	Redundanzmaß
Q_{RS}	Bewertungsmaß nach einer Rückstufung redundanter Merkmale
$Q_{Sens,c}$	Sensitivität für Klasse B_c (ohne c: für nur eine Klasse und ihre Negation)
$Q_{Spez,c}$	Spezifität für Klasse B_c (ohne c: für nur eine Klasse und ihre Negation)
Q_{Stat}	statistische Absicherungsgüte
Q_T	Gesamtkosten (Entscheidungs- und Modellkosten)
Q_{Test}	beliebiges Bewertungsmaß für den Testdatensatz
Q_{Trenn}	Trennungsgrad
Q_{Twoing}	Twoing-Index
r	Laufindex Regel
R	rechte Körperseite (Bewegungsanalyse)
$\mathbb{R}$	Menge der reellen Zahlen
R^2	Bestimmtheitsmaß
r_e	letzter linguistischer Term in der ODER-Verknüpfung einer Teilprämisse
r_{max}	Anzahl Regeln in Regelbasis
R_r	r-te Regel
r_s	erster linguistischer Term in der ODER-Verknüpfung einer Teilprämisse
R_s	Spearman-Korrelationskoeffizient
r_{sonst}	Nummer der Sonst-Regel
$R_{SpW,l}$	Spannweite eines Merkmals x_l
$r_{y,\hat{y}}$	empirischer Korrelationskoeffizient zwischen y und $\hat{y}$
RB	Regelbasis
RCT	Randomized Controlled Trials
rd	Rundungsoperator
RM	Rechtes Maximum
ROC	Receiver Operator Characteristic
ROSA	Regelorientierte Statistische Analyse
RRG	Relative Regressionsgüte
RSS	nicht erklärte Streuung (Residual Sum of Squares)

Symbol	Bezeichnung
RU	Runden
RZR	Referenzabweichungszeitreihe
s	Anzahl der Merkmale
$\mathbf{S}$	Schätzung der Kovarianzmatrix der Merkmale
$S(t)$	erwartete Überlebensrate
s_b	Anzahl der Bilder, die zu einem Datentupel gehören
$\mathbf{S}_c$	Schätzung der Kovarianzmatrix der Merkmale für die c-te Ausgangsklasse
$\mathbf{S}_{c,Reg}$	wie $\mathbf{S}_c$, aber mit zusätzlicher Regularisierung
s_d	Anzahl der transformierten Merkmale
s_{dx}	Anzahl einbezogener Rohmerkmale (Abtastzeitpunkte und Merkmale) bei der Merkmalsextraktion für dynamische Systeme
s_{dy}	Anzahl einbezogener Rohmerkmale (Abtastzeitpunkte und Ausgangsgrößen) bei der Merkmalsextraktion für dynamische Systeme
s_{Ebene}	Anzahl Neuronen in einer Ebene einer Kohonen-Karte
s_f	Anzahl der Merkmale bei Regressionsansätzen
$\mathbf{S}_{F,c}$	Fuzzy-Kovarianzmatrix
S_G	Nummer Generalisierungsschritt beim Generalisieren von Einzelregeln
s_k	Anzahl der Kategorien
s_{KNN}	Parameteranzahl eines Künstlichen Neuronalen Netzes
s_m	Anzahl der ausgewählten Merkmale
$s_{Neuron,i}$	Anzahl der Neuronen in der i-ten Schicht eines Künstlichen Neuronalen Netzes
s_{Roh}	Anzahl der Rohmerkmale
$s_{Schicht}$	Anzahl der Schichten eines Künstlichen Neuronalen Netzes
s_v	Anzahl der Videos, die zu einem Datentupel gehören
s_y	Anzahl der Ausgangsgrößen
s_z	Anzahl der Zeitreihen, die zu einem Datentupel gehören
sag	sagittale Ebene (seitlich)
SAMS	Southampton Adaptive Manipulation Scheme
SCP	Slow Cortical Potentials
SICA	räumliche Unabhängigkeitsanalyse (Spatial Independent Component Analysis)
SISO	System mit einem Ein- und einem Ausgang (Single Input Single Output)
SOFM	Kohonen-Karte (Self Organizing Feature Map)
SOM	Kohonen-Karte (Self Organizing Map)
sp	Spur einer Matrix
SPECT	Single-Photon-Emission-Computertomographie
SpW	Spannweite
SSCP	Gesamtstreuung (Sum of Square and Cross Products)
SSE	nicht erklärte Streuung (Sum of Squares Error)
St	Standphase (Stand phase)
STD	Standardabweichung
Stri	Stride (Doppelschritt)
SVM	Support-Vektor-Maschine
Sw	Schwungphase (Swing phase)
SZR	Standardabweichungszeitreihe

Symbol	Bezeichnung
t	Zeit (wertekontinuierlich)
$\mathbf{T}$	Gesamtvariationsmatrix der Merkmale – Dimension (s,s)
T^2	Spur-Statistik
T_A	Abtastzeit
t_i	bestimmter Zeitpunkt
T_{name}	Textrahmen für Erklärungstexte
t_{POST}	Zeitpunkt einer Messung nach einer Therapie
t_{PRE}	Zeitpunkt einer Messung vor einer Therapie
t_{THER}	Zeitpunkt einer Therapie
THER	Therapie
TICA	zeitliche Unabhängigkeitsanalyse (Temporal Independent Component Analysis)
TP	True Positive (Anzahl richtig klassifizierter Datentupel einer Klasse B_c)
TN	True Negative (Anzahl richtig klassifizierter Datentupel einer Klasse $\overline{B}_c$)
tra	transversale Ebene (von oben)
TSS	Gesamtstreuung (Total Sum of Squares)
TSt	Terminal Stance (3. Schrittphase)
TSw	Terminal Swing (7. Schrittphase)
$u(t), \mathbf{u}(t)$	skalare bzw. vektorielle Eingangsgröße eines dynamischen Systems
$U(z)$	z-Transformierte der Eingangsgröße u
U^*	Produktkriterium
V1-6	1. Ventile 1-6 2. Neuronen in verdeckter Schicht
v_i	i-ter Knoten eines Entscheidungsbaums
$v_i(E)$	Endknoten eines Entscheidungsbaums
$v_i(W)$	Wurzelknoten eines Entscheidungsbaums
V_r	Prämisse der r-ten Regel
$V_{r,l}$	l-te Teilprämisse der Prämisse der r-ten Regel
VAS	Visuelle Analogskala
VC	Vapnik-Chervonensky-Dimension
VDF	Verteilungsdichtefunktion
VN	Varianznormierung
$\mathbf{w}$	Parametervektor bei Künstlichen Neuronalen Netzen (allgemein)
$\mathbf{W}$	Innerklassenvariationsmatrix der Merkmale – Dimension (s,s)
w_0	Absolutwert als Parameter bei Künstlichen Neuronalen Netzen
$\mathbf{w}_i$	Parametervektor bei Künstlichen Neuronalen Netzen (i-tes Neuron)
$\mathbf{w}_{MLP}$	Parametervektor bei MLP-Netzen
$\mathbf{W}_{QF}$	Wichtungsmatrix einer quadratischen Form
$\mathbf{W}_{QF,c}$	Wichtungsmatrix einer quadratischen Form für das c-te Cluster
$w_{QF,n}$	Diagonalelemente einer Wichtungsmatrix
$\mathbf{W}_{rek}$	Wichtungsmatrix bei der Aktualisierung von Parametervektoren
$\mathbf{w}_{SOM,i}$	Parametervektor des i-ten Neurons bei Kohonen-Karten
WISCI	Walking Index for Spinal Cord
x	Merkmal (allgemein)
$\mathbf{X}$	Matrix der Merkmale (N Zeilen, s Spalten)
$\overline{\mathbf{x}}$	Mittelwert der Merkmale

Symbol	Bezeichnung
$x(t), \mathbf{x}(t)$	skalare bzw. vektorielle Zustandsgröße eines dynamischen Systems
$x_{Bild,l}$	Pixel bzw. Voxel eines 2D- oder 3D-Bildes (siehe Tabelle 3.2)
$\mathbf{X}_c$	Matrix der Merkmale: nur Datentupel für Klasse c (N_c Zeilen, s Spalten)
$\overline{\mathbf{x}}_c$	Mittelwert der Merkmale für Klasse c
$x_{D,l}$	Differenzmerkmal
$x_{Dis,l}$	wertediskretes Merkmal x_l
$x_{GZR,l}[k,n]$	k-ter Abtastzeitpunkt der l-ten Geschwindigkeitszeitreihe (n-tes Datentupel)
$\mathbf{X}_{\mathbb{I}}$	Matrix der selektierten Merkmale (N Zeilen, s_m Spalten)
x_l	l-tes Merkmal
$x_l[n]$	n-tes Datentupel für das l-te Merkmal im Datensatz
$x_{l,krit}$	kritischer Wert für das l-te Merkmal (Konstante)
$\overline{x}_{l,Ref}[k]$	k-ter Abtastzeitpunkt des Mittelwertes der l-ten Zeitreihe für ein Referenzkollektiv
$x_l^{sort}[n]$	aufsteigend sortierte Werte für das Merkmal x_l in einem Datensatz
$\mathbf{X}_{Roh}$	Matrix der Rohmerkmale (N Zeilen, s_{Roh} Spalten)
$x_{RZR,l}[k,n]$	k-ter Abtastzeitpunkt der l-ten Referenzabweichungszeitreihe (n-tes Datentupel)
$x_{SZR,l,Pat_i}[k]$	k-ter Abtastzeitpunkt der l-ten Standardabweichungszeitreihe des i-ten Patienten (n-tes Datentupel)
$\mathbf{x}_{Ther}$	Vektor der Therapieentscheidungen
x_{Trans}	skalares transformiertes Merkmal
$\mathbf{x}_{Trans}$	Vektor der transformierten Merkmale (s_d Spalten)
$\mathbf{X}_{Trans}$	Matrix der transformierten Merkmale (N Zeilen, s_d Spalten)
$\mathbf{x}_{Trans,H}$	Vektor der transformierten Merkmale in einem höherdimensionalen Merkmalsraum
$x_{Video,l}$	Pixel bzw. Voxel eines 2D- oder 3D-Videobildes (siehe Tabelle 3.2)
$\mathbf{X}_{VN}$	Vektor varianznormierter Merkmale
$x_{ZR,l}[k,n]$	k-ter Abtastzeitpunkt der l-ten Zeitreihe (n-tes Datentupel)
y	skalare Ausgangsgröße
$\mathbf{y}$	Vektor der skalaren Ausgangsgröße (N Zeilen)
$\mathbf{Y}$	Matrix der Ausgangsgröße (N Zeilen, s_y Spalten)
$y(t), \mathbf{y}(t)$	skalare bzw. vektorielle Ausgangsgröße eines dynamischen Systems
$Y(z)$	z-Transformierte der Ausgangsgröße y
y_j	j-te Ausgangsgröße
$y_j[n]$	n-tes Datentupel für die j-te Ausgangsgröße im Datensatz
$y_{PatID}[n]$	zugehörige Patienten-ID des n-ten Datentupels
y_r	Parameter für die Ausgangsgröße für die Konklusion der r-ten Regel
$y_{ZR,j}[k]$	k-ter Abtastzeitpunkt der j-ten Zeitreihe der Ausgangsgröße
z	1. interner Zustand eines Neurons, 2. Verschiebungsoperator um einen Abtastzeitpunkt in einer Differenzengleichung
$\mathbf{Z}$	Zentriermatrix
$z(t), \mathbf{z}(t)$	skalare bzw. vektorielle Störgröße eines dynamischen Systems
$Z(z)$	z-Transformierte der Störgröße z
ZE	linguistischer Term Null
ZGF	Zugehörigkeitsfunktion

Symbol	Bezeichnung
ZR	Zeitreihe
α	1. statistisches Signifikanzniveau für das irrtümliche Verwerfen der Nullhypothese, 2. Wichtungsfaktor bzw. Parameter, 3. Frequenzband bei EEG-Daten, 4. Parameter der Diskretisierung von Fuzzy-Mengen (α-Schnitt)
α_i	Wichtungsfaktor für das i-te Modell
α_{krit}	Schwellwert
α_{Imp}	Wichtungsfaktor bezüglich der Implementierbarkeit
α_{Int}	Wichtungsfaktor bezüglich der Interpretierbarkeit
β	1. statistisches Signifikanzniveau für das irrtümliche Verwerfen der Alternativhypothese, 2. Wichtungsfaktor, 3. Frequenzband bei EEG-Daten
β_{Klar}	Wichtungsfaktor für Klarheit
β_l	Parameter eines Cox-Modells
$\beta_{l,i}$	Parameter beim Runden von Parametern für Zugehörigkeitsfunktionen
γ	1. Wichtungsfaktor, 2. Frequenzband bei EEG-Daten
δ	Frequenzband bei EEG-Daten
δ_c	Wichtungsfaktor bei der Regularisierung für Klasse c
$\Delta\hat{H}$	Fehlerabschätzungen für Entropie
$\boldsymbol{\varepsilon}$	Vektor der nicht erklärbaren Reste
θ	1. Parameter bei ROC-Kurven, 2. Frequenzband bei EEG-Daten
$\boldsymbol{\theta}$	Parametervektor
Θ	Menge zulässiger Parameter
λ	1. Eigenwert, 2. Lagrange-Multiplikator
Λ	Likelihood-Quotienten-Kriterium
λ_{sup}	Lagrange-Multiplikator eines Support-Vektors
μ	1. Zugehörigkeitswert zu einer Fuzzy-Menge, 2. Frequenzband bei EEG-Daten
$\mu_A(\cdot)$	Zugehörigkeitsfunktion zu einer Fuzzy-Menge A
$\boldsymbol{\mu}_A(\cdot)$	Vektor der Zugehörigkeitsfunktionen zu allen linguistischen Termen aller Merkmale
$\boldsymbol{\mu}_{A_l}(\cdot)$	Vektor der Zugehörigkeitsfunktionen zu allen linguistischen Termen des Merkmals x_l
$\mu_{A_{l,i}}(\cdot)$	Zugehörigkeitsfunktion zum i-ten linguistischen Term des Merkmals x_l
$\mu_{A,\alpha}$	diskretisierte Zugehörigkeitsfunktion bei einem α-Schnitt
$\boldsymbol{\mu}_B(\cdot)$	Vektor der Zugehörigkeitsfunktionen zu allen linguistischen Termen der Ausgangsgröße y
$\mu_{B_c}(\cdot)$	Zugehörigkeitsfunktion zum c-ten linguistischen Term der Ausgangsgröße y
$\mu_{B_c,AkI}(\cdot)$	Zugehörigkeitsfunktion zum c-ten linguistischen Term der Ausgangsgröße y nach der Akkumulation I
$\mu_{B_c,AkII}(\cdot)$	Zugehörigkeitsfunktion zum c-ten linguistischen Term der Ausgangsgröße y nach der Akkumulation II (Funktion höherer Ordnung, Ergebnis ist eine Funktion)

Symbol	Bezeichnung
$\boldsymbol{\mu}_c$	Vektor der Erwartungswerte der Merkmale, in den nur Datentupel der c-ten Ausgangsklasse eingehen (im Abschnitt Statistische Verfahren)
μ_n	Lagrange-Multiplikator bei SVMs
μ_r	Regelplausibilität
$\mu_{V_r}(\cdot)$	Zugehörigkeitsfunktion der Prämisse der r-ten Regel
$\mu_{V_{rl}}(\cdot)$	Zugehörigkeitsfunktion der l-ten Teilprämisse der r-ten Regel
$\boldsymbol{\mu}_\mathbf{X}$	Matrix der fuzzifizierten Merkmale (N Zeilen, $\sum_{l=1}^{s} m_l$ Spalten)
$\boldsymbol{\mu}_{\mathbf{x}_l}$	Matrix der Zugehörigkeitsgrade zu allen linguistischen Termen des Merkmals x_l für alle N Datentupel
$\boldsymbol{\mu}_\mathbf{y}$	Matrix der fuzzifizierten Ausgangsgröße (N Zeilen, m_y Spalten)
$\boldsymbol{\mu}_\mathbf{y}[n, n_{Cl}]$	Vektor der fuzzifizierten Ausgangsgröße für den Klassifikator n_{Cl} und das n-te Datentupel
$\mu_y(y, \mathbf{x})$	Zugehörigkeitsfunktion nach der Inferenz (Grad der Empfehlung für verschiedene Werte von y)
$\rho, \rho_0, \rho_{i,j}$	Lernfaktoren
ξ	Laufvariable für Integrale
ξ_n	Korrekturwert bei SVMs
σ	Standardabweichung
$\boldsymbol{\Sigma}$	Kovarianzmatrix der Merkmale
σ^2	Varianz
$\boldsymbol{\Sigma}_c$	Kovarianzmatrix der Merkmale, in die nur Datentupel der c-ten Ausgangsklasse eingehen
σ_l	Standardabweichung des Merkmals x_l
$\sigma_{l,Ref}[k]$	k-ter Abtastzeitpunkt der Standardabweichung der l-ten Zeitreihe für ein Referenzkollektiv
τ	Laufvariable für die Zeit in einem Integral
$\cup$	ODER-Verknüpfung
$\cap$	UND-Verknüpfung
$\|\cdot\|$	Norm (allgemein)
$\|\cdot\|_F$	Frobenius-Norm

B Abbildungsverzeichnis

C Tabellenverzeichnis

D Literaturverzeichnis

[1] Discriminant Analysis and Clustering - Panel on Discriminant Analysis, Classification and Clustering, Committee on Applied and Theoretical Statistics, Board on Mathematical Sciences, National Research Council. National Academic Press, 1988.

[2] Pharmaceuticals: The Rules Governing Medical Products in the European Union. Part 3c: Guidelines. Medical Products for Human Use. European Commission. Directorate General III - Industry, Pharmaceuticals and Cosmetics, 1998.

[3] Richtlinie 93/42/EWG. Amtsblatt der Europäischen Gemeinschaften (L 669, S.1 (1993); L331, S.1 (1998); L 313, S. 22-24 (2000)), 2000.

[4] Das Leitlinienmanual von AWMF und ÄZQ. Zeitschrift für ärztliche Fortbildung und Qualitätssicherung, 2001.

[5] VDI/VDE-Richtlinie 3550, Blatt 1: Künstliche Neuronale Netze in der Automatisierungstechnik - Begriffe und Definitionen. 2001.

[6] Entwurf Europanorm prEN 12052: Health Informatics - Digital Imaging - Communication, Workflow and Data Management. 2002.

[7] VDI/VDE-Richtlinie 3550, Blatt 2: Fuzzy-Logik und Fuzzy Control - Begriffe und Definitionen. 2002.

[8] Gesetz über Medizinprodukte (Medizinproduktegesetz). Bundesministerium für Gesundheit und Soziale Sicherung, 2003.

[9] Medizinprodukte - Merkblatt zur EU-Richtlinie 93/42/EWG. Bayerisches Staatsministerium für Wirtschaft, Verkehr und Technologie, 2003.

[10] PS 3.1-2003: Digital Imaging in Medicine (DICOM), Part 1: Introduction and Overview. National Electrical Manufacturers Association, 2003.

[11] VDI/VDE-Richtlinie 3550, Blatt 3: Evolutionäre Algorithmen - Begriffe und Definitionen. 2003.

[12] Gesetz über den Verkehr mit Arzneimitteln (Arzneimittelgesetz). Bundesministerium für Gesundheit und Soziale Sicherung, 2004.

[13] Leitlinie Unterarmprothesen. Bundesinnungsverband für Orthopädie-Technik, Bundesfachschule für Orthopädie-Technik (BUFA), 2004.

[14] Situation der Medizintechnik in Deutschland im internationalen Vergleich. Studie im Auftrag des BMBF. Aachener Kompetenzzentrum Medizintechnik, Deutsche Gesellschaft für Biomedizinische Technik im VDE, 2005.

[15] VDE-Studie zum Anwendungsfeld Neuroprothetik. VDE-Initiative Mikromedizin, 2005.

[16] Das Einsparpotenzial innovativer Medizintechnik im Gesundheitswesen. Spectaris - Deutscher Industrieverband für optische, medizinische und mechatronische Technologien e.V., Berlin; TU Berlin, FG Medizintechnik; Droege & Comp. GmbH, Düsseldorf, 2006.

[17] ABBOD, M. F.; LINKENS, D. A.; MAHFOUF, M.; DOUNIAS, G.: Survey on the Use of Smart and Adaptive Engineering Systems in Medicine. *Artificial Intelligence in Medicine* 26(3) (2002), S. 179–209.

[18] ABBOD, M. F.; VON KEYSERLINGK, D. G.; LINKENS, D. A.; MAHFOUF, M.: Survey of Utilisation of Fuzzy Technology in Medicine and Healthcare. *Fuzzy Sets and Systems* 120(2) (2001), S. 331–349.

[19] ABEL, R.: Quantifizierung von Bewegungsvarianz. Habilitationsschrift, Medizinische Fakultät Heidelberg der Ruprecht-Karls-Universität, 2004.

[20] ABEL, R.; PARSCH, D.; MIKUT, R.; GERNER, H. J.: Welche Chancen haben Patienten mit Querschnittlähmungen auf Grund von Wirbelsäulenmetastasen? In: *Nichttraumatische Querschnittlähmungen* (GRÜNINGER, W.; POTT, M., Hg.), S. 249–254, Darmstadt: Steinkopf-Verlag, 2003.

[21] ABEL, R.; RUPP, R.; SUTHERLAND, D.: Quantifying the Variability of a Complex Motor Task Specifically Studying the Gait of Dyskinetic CP Children. *Gait & Posture* 17 (2003), S. 50–58.

[22] ABEL, R.; SCHABLOWSKI, M.; RUPP, R.; GERNER, H.: Gait Analysis on the Treadmill - Monitoring Exercise in the Treatment of Paraplegia. *Spinal Cord* 40 (2002), S. 17–22.

[23] ABONYI, J.; ROUBOS, J. A.; SZEIFERT, F.: Data-Driven Generation of Compact, Accurate, and Linguistically Sound Fuzzy Classifiers Based on a Decision-Tree Initialization. *International Journal of Approximate Reasoning* 32(1) (2003), S. 1–21.

[24] ADLASSNIG, K.-P.: A Fuzzy Logical Model of Computer-Assisted Medical Diagnosis. *Methods of Information in Medicine* 19 (1980), S. 141–148.

[25] ADLASSNIG, K.-P.: Fuzzy Set Theory and Fuzzy Logic in Medicine. In: *Proc., 7th European Congress on Intelligent Techniques and Soft Computing EUFIT'99*, Aachen, 1999.

[26] AHRENS, H.; LÄUTER, J.: *Mehrdimensionale Varianzanalyse: Hypothesenprüfung, Dimensionserniedrigung, Diskrimination bei multivariaten Beobachtungen*. Berlin: Akademie-Verlag, 1974.

[27] ANDREASEN, L.; STRUIJK, J.: Skin Contact Forces Extracted from Human Nerve Signals - a Possible Feedback Signal for FES-Aided Control of Standing. *IEEE Transactions on Biomedical Engineering* 50(12) (2003), S. 1320–1325.

[28] ASTLEY, S. M.; GILBERT, F. J.: Computer-Aided Detection in Mammography. *Clinical Radiology* 59(5) (2004), S. 390–399.

[29] AUGUSTO, J. C.: Temporal Reasoning for Decision Support in Medicine. *Artificial Intelligence in Medicine* 33(1) (2005), S. 1–24.

[30] AXER, H.; JANTZEN, J.; V. KEYSERLINGK, D.; BERKS, G.: The Application of Fuzzy-Based Methods to Central Nerve Fiber Imaging. *Artificial Intelligence in Medicine* 29(3) (2003), S. 225–239.

[31] BACKHAUS, K.; ERICHSON, B.; PLINKE, W.; WEIBER, R.: *Multivariate Analysemethoden: Eine anwendungsorientierte Einführung*. Berlin u.a.: Springer, 2000.

[32] BAILEY, T.; ELKAN, C.: Estimating the Accuracy of Learned Concepts. In: *Proc., 13th International Joint Conference on Artificial Intelligence*, S. 895–890, Morgan Kaufmann, 1993.

[33] BALL, M. J.: Hospital Information Systems: Perspectives on Problems and Prospects, 1979 and 2002. *International Journal of Medical Informatics* 69 (2003), S. 83–89.

[34] BALL, T.; NAWROT, M.; PISTOHL, T.; AERTSEN, A.; SCHULZE-BONHAGE, A.; MEHRING, C.: Towards an Implantable Brain-Machine Interface Based on Epicortical Field Potentials. *Biomedizinische Technik* 49(2) (2004), S. 756–759.

[35] BANDEMER, H.; GOTTWALD, S.: *Einführung in Fuzzy Methoden*. Akademie-Verlag, Berlin, 1993.

[36] BARTON, J.; LEES, A.: An Application of Neural Networks for Distinguishing Gait Patterns on the Basis of Hip-Knee Joint Angle Diagrams. *Gait & Posture* 5 (1997), S. 28–33.

[37] BAZZANI, A.; BEVILACQUA, A.; BOLLINI, D.; BRANCACCIO, R.; CAMPANINI, R.; LANCONELLI, N.; RICCARDI, A.; ROMANI, D.: An SVM Classifier to Separate False Signals from Microcalcifications in Digital Mammograms. *Physics in Medicine and Biology* 46(6) (2001), S. 1651–1664.

[38] BECK, S.: *Ein Beitrag zum automatischen Entwurf von Fuzzy-Entscheidungssystemen bei unvollständiger Information.* Dissertation, Universität Karlsruhe, Universitätsverlag Karlsruhe, 2005.

[39] BECK, S.; MIKUT, R.; JÄKEL, J.: A Cost-Sensitive Learning Algorithm for Fuzzy Rule-Based Classifiers. *Mathware and Soft Computing* 11(2-3) (2004), S. 175–195.

[40] BECK, S.; MIKUT, R.; JÄKEL, J.; BRETTHAUER, G.: Decision-Theoretic Approaches in Fuzzy Rule Generation for Diagnosis and Fault Detection Problems. In: *Proc., Eusflat 2003*, S. 558–563, 2003.

[41] BECK, S.; MIKUT, R.; LEHMANN, A.; BRETTHAUER, G.: Model-Based Control and Object Contact Detection for a Fluidic Actuated Robotic Hand. In: *Proc., 42nd IEEE Conference on Decision and Control*, S. 6369–6374, 2003.

[42] BELLER, M.; STOTZKA, R.; GEMMEKE, H.: Merkmalsgesteuerte Segmentierung in der Medizinischen Mustererkennung. In: *Proc., Bildverarbeitung für die Medizin 2004*, Informatik Aktuell, S. 184–188, Springer, 2004.

[43] BELLER, M.; STOTZKA, R.; MÜLLER, T.: Application of an Interactive Feature-Driven Segmentation. *Biomedizinische Technik* 49 (E2) (2004), S. 210–211.

[44] BENDER, R.; LANGE, S.; ZIEGLER, A.: Multiples Testen. *Deutsche Medizinische Wochenzeitschrift* 127 (2002), S. T4–T7.

[45] BENDER, R.; ZIEGLER, A.; LANGE, S.: Logistische Regression. *Deutsche Medizinische Wochenschrift* 127 (2002), S. T11–T13.

[46] BEYER, F.; ZIEROTT, L.; FALLENBERG, E.; JUERGENS, K.; STOECKEL, J.; HEINDEL, W.; WORMANNS, D.: Comparison of Sensitivity and Reading Time for the Use of Computer-Aided Detection (CAD) of Pulmonary Nodules at MDCT as Concurrent or Second Reader. *European Radiology* 17(11) (2007) 11, S. 2941–2947.

[47] BEYERER, J.; LEON, F. P.: Die Radontransformierte in der digitalen Bildverarbeitung. *at - Automatisierungstechnik* 50(10) (2002), S. 472–480.

[48] BEZDEK, J. C.: *Pattern Recognition with Fuzzy Objective Function Algorithms.* New York: Plenum Press, 1981.

[49] BHATTACHARYYA, A.: On a Measure of Divergence between Two Statistical Populations Defined by their Probability Distributions. *Bulletin of Calcutta Maths Society* 35 (1943), S. 99–110.

[50] BIRBAUMER, N.; GHANAYIM, N.; HINTERBERGER, T.; IVERSEN, I.; KOTCHOUBEY, B.; KÜBLER, A.; PERELMOUTER, J.; TAUB, E.; FLOR, H.: A Spelling Device for the Paralysed. *Nature* 398 (1999), S. 297–298.

[51] BIRBAUMER, N.; HINTERBERGER, T.; KUBLER, A.; NEUMANN, N.: The Thought-Translation Device (TTD): Neurobehavioral Mechanisms and Clinical Outcome. *IEEE Transactions on Neural Systems and Rehabilitation Engineering* 11(2) (2003), S. 120–123.

[52] BLANKERTZ, B.; CURIO, G.; MÜLLER, K.-R.: Classifying Single Trial EEG: Towards Brain Computer Interfacing. In: *Proc., Advances in Neural Information Processing Systems*, S. 157–164, 2001.

[53] BLANKERTZ, B.; DORNHEGE, G.; SCHÄFER, C.; KREPKI, R.; KOHLMORGEN, J.; MÜLLER, K.-R.; KUNZMANN, V.; LOSCH, F.; CURIO, G.: Boosting Bit Rates and Error Detection for the Classification of Fast-Paced Motor Commands Based on Single-Trial EEG Analysis. *IEEE Transactions on Neural Systems and Rehabilitation Engineering* 11(2) (2003), S. 127–131.

[54] BLANKERTZ, B.; MÜLLER, K.-R.; CURIO, G.; VAUGHAN, T. M.; SCHALK, G.; WOLPAW, J. R.; SCHLÖGL, A.; NEUPER, C.; PFURTSCHELLER, G.; HINTERBERGER, T.; SCHRÖDER, M.; BIRBAUMER, N.: The BCI Competition 2003: Progress and Perspectives in Detection and Discri-

mination of EEG Single Trials. *IEEE Transactions on Biomedical Engineering* 51(6) (2004), S. 1044–1051.

[55] BLANKERTZ, B.; MÜLLER, K.-R.; KRUSIENSKI, D. J.; SCHALK, G.; WOLPAW, J. R.; SCHLÖGL, A.; PFURTSCHELLER, G.; MILLÁN, J. D. R.; SCHRÖDER, M.; BIRBAUMER, N.: The BCI Competition III: Validating Alternative Approaches to Actual BCI Problems. *IEEE Transactions on Neural Systems and Rehabilitation Engineering* 14(2) (2006), S. 153–159.

[56] BODENHOFER, U.; BAUER, P.: A Formal Model of Interpretability of Linguistic Variables. In: *Trade-off between Accuracy and Interpretability in Fuzzy Rule-Based Modelling* (CASILLAS, J.; CORDÓN, O.; HERRERA, F.; MAGDALENA, L., Hg.), Studies in Fuzziness and Soft Computing, Heidelberg: Physica, 2002.

[57] BOEGL, K.; ADLASSNIG, K.-P.; HAYASHI, Y.; ROTHENFLUH, T. E.; LEITICH, H.: Knowledge Acquisition in the Fuzzy Knowledge Representation Framework of a Medical Consultation System. *Artificial Intelligence in Medicine* 30(1) (2004), S. 1–26.

[58] BONARINI, A.: Evolutionary Learning of General Fuzzy Rules with Biased Evaluation Functions: Competition and Cooperation. In: *Proc., 1st IEEE Conference on Evolutionary Computation*, S. 51–56, IEEE Press, 1994.

[59] BONISSONE, P. P.; DECKER, K. S.: Selecting Uncertainty Calculi and Granularity: An Experiment in Trading-Off Precision and Complexity. In: *Uncertainty in Artificial Intelligence* (KANAL, L. N.; LEMMER, J. F., Hg.), S. 217–247, Amsterdam: North-Holland, 1986.

[60] BOOTH, V.; RINZEL, J.; KIEHN, O.: Compartmental Model of Vertebrate Motoneurons for Ca+2-Dependent Spiking and Plateau Potentials under Pharmacological Treatment. *Journal of Neurophysiology* 78 (1997), S. 3371 – 3385.

[61] BORGELT, C.: *Data Mining with Graphical Models.* Dissertation, O.-v.-Guericke Universität Magdeburg, 2000.

[62] BORGELT, C.; TIMM, H.; KRUSE, R.: Unsicheres und Vages Wissen. In: *Handbuch der Künstlichen Intelligenz* (GÖRZ, G.; ROLLINGER, C.-R.; SCHNEEBERGER, J., Hg.), München: Oldenbourg, 2000.

[63] BOSMAN, R. J. C.; VAN LEEUWEN, W. A.; WEMMENHOVE, B.: Combining Hebbian and Reinforcement Learning in a Minibrain Model. *Neural Networks* 17(1) (2004), S. 29–36.

[64] BOTHNER, U.; MEISSNER, F.: Data Mining und Data Warehouse: Wissen aus medizinischen Datenbanken nutzen. *Deutsches Ärzteblatt* 95(20) (1999), S. A1336–A1338.

[65] BOUCHON-MEUNIER, B.: Uncertainty Management in Medical Applications. In: *Nonlinear Biomedical Signal Processing, Vol. 1, Fuzzy Logic, Neural Networks, and New Algorithms* (AKAY, M., Hg.), S. 1–26, New York: John Wiley, 2000.

[66] BOYEN, X.; WEHENKEL, L.: Automatic Induction of Fuzzy Decision Trees and its Application to Power System Security Assessment. *Fuzzy Sets and Systems* 102 (1999), S. 3–19.

[67] BREAULT, J. L.; GOODALL, C. R.; FOS, P. J.: Data Mining a Diabetic Data Warehouse. *Artificial Intelligence in Medicine* 26(1-2) (2002), S. 37–54.

[68] BREIMAN, L.: Bagging Predictors. *Machine Learning* 24 (1996), S. 123–140.

[69] BREIMAN, L.: Technical Note: Some Properties of Splitting Criteria. *Machine Learning* 24 (1996), S. 41–47.

[70] BREIMAN, L.; FRIEDMAN, J. H.; OLSHEN, R. A.; STONE, C. J.: *Classification and Regression Trees.* Belmont, CA: Wadsworth, 1984.

[71] BREM, R. F.; SCHOONJANS, J. M.: Radiologist Detection of Microcalcifications with and without Computer-Aided Detection: A Comparative Study. *Clinical Radiology* 56(2) (2001), S. 150–154.

[72] BRETTHAUER, G.: *Identifikation rückgekoppelter Mehrgrößensysteme im Frequenzbereich*. Dissertation B, Technische Universität Dresden, 1983.

[73] BRETTHAUER, G.: Automatisierungstechnik - Quo vadis? Neun Thesen zur zukünftigen Entwicklung. *at - Automatisierungstechnik* 53 (2005), S. 155–157.

[74] BRISS, P. A.; ZAZA, S.; PAPPAIOANOU, M.; FIELDING, J.; AGÜERO, L. W.-D.; TRUMAN, B. I.; HOPKINS, D. P.; MULLEN, P. D.; THOMPSON, R. S.; WOOLF, S. H.; CARANDE-KULIS, V. G.: Developing an Evidence-Based Guide to Community Preventive Services - Methods. *American Journal of Preventive Medicine* 18 (1, E1) (2000), S. 35–43.

[75] BRONSTEIN, I.; SEMENDJAJEW, K.: *Taschenbuch der Mathematik*. Moskau, Leipzig: Verlag Nauka, BSB. B. G. Teubner Verlagsgesellschaft, 1989.

[76] DE BRUIJN, B.; MARTIN, J.: Getting to the (C)Ore of Knowledge: Mining Biomedical Literature. *International Journal of Medical Informatics* 67(1-3) (2002), S. 7–18.

[77] BURGES, C.: A Tutorial on Support Vector Machines for Pattern Recognition. *Knowledge Discovery and Data Mining* 2(2) (1998), S. 121–167.

[78] BURHENNE, L. J. W.; WOOD, S. A.; D'ORSI, C. J.; FEIG, S. A.; KOPANS, D. B.; O'SHAUGHNESSY, K. F.; SICKLES, E. A.; TABAR, L.; VYBORNY, C. J.; CASTELLINO, R. A.: Potential Contribution of Computer-Aided Detection to the Sensitivity of Screening Mammography. *Radiology* 215 (2000), S. 554–562.

[79] BURKE, H. B.; GOODMAN, P. H.; ROSEN, D. B.; HENSON, D. E.; WEINSTEIN, J. N.; HARRELL, F. E.; MARKS, J. R.; WINCHESTER, D. P.; BOSTWICK, D. G.: Artificial Neural Networks Improve the Accuracy of Cancer Survival Prediction. *Cancer* 79(4) (1997), S. 857–862.

[80] BURMEISTER, O.: Analyse von Zeitreihen in der Medizin: Informationsgehalt, Klassifikation und Unsicherheit. In: *Proc., 16. Workshop Computational Intelligence*, S. 234–247, Universitätsverlag Karlsruhe, 2006.

[81] BURMEISTER, O.: *Zeitvariante Klassifikatoren zur Analyse und Interpretation multimodaler Biosignale und deren Anwendung in der Prothetik und Rehabilitation*. Dissertation, Universität Karlsruhe (TH), Universitätsverlag Karlsruhe, in Vorbereitung, 2008.

[82] BURMEISTER, O.; MIKUT, R.; WOLF, S.: Towards a Data Mining Based Decision Support System for Treatment Planning in Instrumented Gait Analysis. *Biomedizinische Technik, Proc. DGBMT* (2006).

[83] BURMEISTER, O.; REISCHL, M.; GRÖLL, L.; MIKUT, R.: Zeitvariante Klassifikatoren zur Steuerung von Brain Machine Interfaces und Neuroprothesen. *at - Automatisierungstechnik* 54(11) (2006), S. 537–545.

[84] BURMEISTER, O.; REISCHL, R.; BRETTHAUER, G.; MIKUT, R.: Data-Mining-Analysen mit der MATLAB-Toolbox Gait-CAD. *at - Automatisierungstechnik* 56(7) (2008), S. 381–389.

[85] BURNS, A.: Scheduling Hard Real-Time Systems: A Review. *Software Engineering Journal* 6(3) (1991), S. 116–128.

[86] BUTUROVIC, L.: Toward Bayes-Optimal Linear Dimension Reduction. *IEEE Transactions on Pattern Analysis and Machine Intelligence* 16(4) (1994), S. 420 – 424.

[87] CALHOUN, V.; ADALI, T.; PEARLSON, G.; PEKAR, J.: A Method for Making Group Inferences from Functional MRI Data using Independent Component Analysis. *Human Brain Mapping* 14(3) (2001), S. 140–151.

[88] CALHOUN, V.; ADALI, T.; PEARLSON, G.; PEKAR, J.: Spatial and Temporal Independent Component Analysis of Functional MRI Data Containing a Pair of Task-Related Waveforms. *Human Brain Mapping* 13 (2001), S. 43–53.

[89] CANU, S.; GRANDVALET, Y.; RAKOTOMAMONJY, A.: SVM and Kernel Methods Matlab Toolbox. Perception Systèmes et Information, INSA de Rouen, Rouen, France, 2003.

[90] CARANO, R. A. D.; LYNCH, J. A.; REDEI, J.; OSTROWITZKI, S.; MIAUX, Y.; ZAIM, S.; WHITE, D. L.; PETERFY, C. G.; GENANT, H. K.: Multispectral Analysis of Bone Lesions in the Hands of Patients with Rheumatoid Arthritis. *Magnetic Resonance Imaging* 22(4) (2004), S. 505–514.

[91] CASILLAS, J.; CORDÓN, O.; HERRERA, F.; MAGDALENA, L.: Finding a Balance between Interpretability and Accuracy in Fuzzy Rule-Based Modeling: An Overview. In: *Trade-off between Accuracy and Interpretability in Fuzzy Rule-Based Modelling*, Studies in Fuzziness and Soft Computing, Heidelberg: Physica, 2002.

[92] CHAN, F.; YANG, Y.; LAM, F.; ZHANG, Y.; PARKER, P.: Fuzzy EMG Classification for Prosthesis Control. *IEEE Transactions on Rehabilitation Engineering* 8(3) (2000), S. 305–311.

[93] CHAU, T.: A Review of Analytical Techniques for Gait Data. *Gait & Posture* 13 (2001), S. 49–66 (Part 1); 102–120 (Part 2).

[94] CHEN, D.; CHANG, R.; HUANG, Y.: Computer-Aided Diagnosis Applied to US of Solid Breast Nodules by using Neural Networks. *Radiology* 213 (2) (1999), S. 407–412.

[95] CHEN, Y.: *A Concept for the Application of Neural Oscillators and Spinal Reflexes to Humanoid Robots and Neuroprostheses*. Master thesis, Universität Karlsruhe (TH), Institut für Regelungs- und Steuerungstechnik, Forschungszentrum Karlsruhe GmbH, 2008.

[96] CHEN, Y.; BAUER, C.; BURMEISTER, O.; RUPP, R.; MIKUT, R.: First Steps to Future Applications of Spinal Neural Circuit Models in Neuroprostheses and Humanoid Robots. In: *Proc., 17. Workshop Computational Intelligence*, S. 186–199, Universitätsverlag Karlsruhe, 2007.

[97] CHENG, H. D.; WANG, J.; SHI, X.: Microcalcification Detection using Fuzzy Logic and Scale Space Approaches. *Pattern Recognition* 37(2) (2004), S. 363–375.

[98] CIOS, K. (Hg.): *Medical Data Mining and Knowledge Discovery*, Bd. 60 von *Studies in Fuzziness and Soft Computing*. Heidelberg: Physica, 2001.

[99] CIOS, K.; MOORE, G.: Medical Data Mining and Knowledge Discovery: Overview of Key Issues. In: *Medical Data Mining and Knowledge Discovery* (CIOS, K., Hg.), Bd. 60 von *Studies in Fuzziness and Soft Computing*, S. 1–20, Heidelberg: Physica, 2001.

[100] CIOS, K. J.; MOORE, G. W.: Uniqueness of Medical Data Mining. *Artificial Intelligence in Medicine* 26(1-2) (2002), S. 1–24.

[101] CIOS, K. J.; PEDRYCZ, W.; SWINIARSKI, R. W.: *Data Mining Methods for Knowledge Discovery*. Boston: Kluwer Academic, 1998.

[102] CORDON, O.; GOMIDE, F.; HERRERA, F.; HOFFMANN, F.; MAGDALENA, L.: Ten Years of Genetic Fuzzy Systems: Current Framework and New Trends. *Fuzzy Sets and Systems* 141(1) (2004), S. 5–31.

[103] CORTES, C.; VAPNIK, V.: Support-Vector Networks. *Machine Learning* 20(3) (1995), S. 273–297.

[104] COVER, T.; HART, P.: Nearest Neighbor Pattern Classification. *IEEE Transactions on Information Theory* 13(1) (1967), S. 21–27.

[105] DAELEMANS, W.; ZAVREL, J.; VAN DER SLOOT, K.; VAN DEN BOSCH, A.: TiMBL: Tilburg Memory Based Learner, version 4.0, Reference Guide. Techn. Ber. ILK Technical Report 01-04, Tilburg University, 2001.

[106] DAFFERTSHOFER, A.; LAMOTH, C.; MEIJER, O.; BEEK, P.: PCA in Studying Coordination and Variability: A Tutorial. *Clinical Biomechanics* 19 (2004), S. 415–428.

[107] DAMMANN, V.; DÖSSEL, O.; MORGENSTERN, U.; NIPPA, J.; TRAMPISCH, W.: DGBMT Empfehlung: Akkreditierung von Studiengängen. Biomedizinische Technik. Klinik-Ingenieurwesen. Deutsche Gesellschaft für Biomedizinische Technik, 2005.

[108] DASEY, T.; MICHELI-TZANAKOU, E.: Detection of Multiple Sclerosis with Visual Evoked Potentials - An Unsupervised Computational Intelligence System. *IEEE Transactions on Information Technology in Biomedicine* 4(3) (2000), S. 216–224.

[109] DEHMESHKI, J.; RUTO, A.; ARRIDGE, S.; SILVER, N.; MILLER, D.; TOFTS, P.: Analysis of MTR Histograms in Multiple Sclerosis using Principal Components and Multiple Discriminant Analysis. *Magnetic Resonance in Medicine* 46(3) (2001), S. 600–609.

[110] DELORME, S.: Mammakarzinom Sonographie und Magnetresonanzmammographie. *Der Radiologe* 44(6) (2004), S. 621–640.

[111] DELUZIO, K.; WYSS, U.; COSTIGAN, P.; SORBIE, C.; ZEE, B.: Gait Assessment in Unicompartmental Knee Arthroplasty Patients: Principal Component Modelling of Gait Waveforms and Clinical Status. *Human Movement Science* 18 (1999), S. 701–711.

[112] DELUZIO, K.; WYSS, U. P.; ZEE, B.; COSTIGAN, P. A.; SORBIE, C.: Principal Component Models of Knee Kinematics and Kinetics: Normal vs. Pathological Gait Patterns. *Human Movement Science* 16 (1997), S. 201–218.

[113] DENOEUX, T.: A k-nearest Neighbor Classification Rule Based on Dempster-Shafer Theory. *IEEE Transactions on Systems, Man and Cybernetics* 25(5) (1995), S. 804–813.

[114] DHILLON, G. S.; KRÜGER, T. B.; SANDHU, J. S.; HORCH, K. W.: Effects of Short-Term Training on Sensory and Motor Function in Severed Nerves of Long-Term Human Amputees. *Journal of Neurophysiology* 93 (2005), S. 2625–2633.

[115] DIETERLE, J.; LOOSE, T.; SCHABLOWSKI, M.; MIKUT, R.; RUPP, R.; ABEL, R.: A New Measure for Assessing Gait Quality in SCI Patients with 3-D Gait Analysis. *Gait & Posture* 16(S1) (2002), S. 138.

[116] DIETRICH, C.: *Temporal Sensorfusion for the Classification of Bioacustic Time Series*. Dissertation, Universität Ulm, 2004.

[117] DIETTERICH, T. G.: An Experimental Comparison of Three Methods for Constructing Ensembles of Decision Trees: Bagging, Boosting, and Randomization. *Machine Learning* 40(2) (2000), S. 139–157.

[118] DIN 19226: *Leittechnik, Regelungstechnik und Steuerungstechnik*. Deutsches Institut für Normung e.V., 1994.

[119] DJAVAN, B.; REMZI, M.; ZLOTTA, A.; SEITZ, C.; SNOW, P.; MARBERGER, M.: Novel Artificial Neural Network for Early Detection of Prostate Cancer. *Journal of Clinical Oncology* 20(4) (2002), S. 921–929.

[120] DONCHIN, O.; GRIBOVA, A.; STEINBERG, O.; BERGMAN, H.; VAADIA, E.: Primary Motor Cortex is Involved in Bimanual Coordination. *Nature* 395 (1998), S. 274–278.

[121] DONOGHUE, J. P.: Connecting Cortex to Machines: Recent Advances in Brain Interfaces. *Nature Neuroscience* 5 (2002), S. 1085 – 1088.

[122] DÖRNER, D.: *Bauplan für eine Seele*. Rowohlt, 2002.

[123] DÖSSEL, O.: *Bildgebende Verfahren in der Medizin. Von der Technik zur medizinischen Anwendung*. Springer, 1999.

[124] DUANN, J.; JUNG, T.; KUO, W.; YEH, T.; MAKEIG, S.; HSIEH, J.; SEJNOWSKI, T.: Measuring the Variability of Event-Related Bold Signal. In: *Proc., 3rd International Conference on Independent Component Analysis and Blind Signal Separation*, S. 528–533, 2001.

[125] DUNCAN, J.; AYACHE, N.: Medical Image Analysis: Progress over Two Decades and the Challenges Ahead. *IEEE Transactions on Pattern Analysis and Machine Intelligence* 22(1) (2000), S. 85–105.

[126] DUNG, L. T.; OTTO, P.: FuzzyOpt – ein Werkzeug zum Entwurf optimaler Fuzzy-Systeme. *at - Automatisierungstechnik* 45(11) (1997), S. 555–556.

[127] EFRON, B.; TIBSHIRANI, R.: Cross-Validation and the Bootstrap: Estimating the Error Rate of a Prediction Rule. Techn. Ber. TR-477, Dept. of Statistics, Stanford University, 1995.

[128] EL-NAQA, I.; YANG, Y.; WERNICK, M.; GALATSANOS, N.; NISHIKAWA, R.: A Support Vector Machine Approach for Detection of Microcalcifications. *IEEE Transactions on Medical Imaging* 21(12) (2002), S. 1552–1563.

[129] ELLENIUS, J.; GROTH, T.: Methods for Selection of Adequate Neural Network Structures with Application to Early Assessment of Chest Pain Patients by Biochemical Monitoring. *International Journal of Medical Informatics* 57 (2-3) (2000), S. 18–202.

[130] ENGLEHART, K.; HUDGINS, B.; CHAN, A.: Continuous Multifunction Myoelectric Control using Pattern Recognition. *Technology and Disability* 15 (2003), S. 95–103.

[131] ENGLEHART, K.; HUDGINS, B.; PARKER, P.: A Wavelet-Based Continuous Classification Scheme for Multifunctional Myoelectric Control. *IEEE Transactions on Biomedical Engineering* 48(3) (2001), S. 302–311.

[132] ERIKSSON, L.; SEBELIUS, F.; BALKENIUS, C.: Neural Control of a Virtual Prosthesis. In: *Proc., International Conference on Artificial Neural Networks*, S. 905–910, Berlin: Springer, 1998.

[133] FAYYAD, U.; PIATETSKY-SHAPIRO, G.; SMYTH, P.: From Data Mining to Knowledge Discovery in Databases. *AI Magazine* 17 (1996), S. 37–54.

[134] FERREZ, P. W.; MILLÁN, J.: You are Wrong!—Automatic Detection of Interaction Errors from Brain Waves. In: *Proc., 19th Joint International Conference on Artificial Intelligence*, Edinburgh, UK, 2005.

[135] FINK, E.; KOKKU, P.; NIKIFOROU, S.; HALL, L.; GOLDGOF, D.; KRISCHER, J.: Selection of Patients for Clinical Trials: An Interactive Web-Based System. *Artificial Intelligence in Medicine* 31(3) (2004), S. 241–254.

[136] FLETCHER, R.: *Practical Methods of Optimization*. Chichester: John Wiley, 1987.

[137] FREER, T.; ULISSEY, M.: Screening Mammography with Computer-Aided Detection: Prospective Study of 12860 Patients in a Community Breast Center. *Radiology* 220 (2001), S. 781–786.

[138] FREUND, Y.; SCHAPIRE, R. E.: Experiments with a New Boosting Algorithm. In: *Proc., International Conference on Machine Learning*, S. 148–156, 1996.

[139] FRIEDMAN, J.: Regularized Discriminant Analysis. *Journal of the American Statistical Association* 84 (1989), S. 165–175.

[140] FRITSCH, M.: *Baumorientierte Regel-Induktionsstrategie für das ROSA-Verfahren zur Modellierung komplexer dynamischer Systeme*. Dissertation, Universität Dortmund, VDI-Verlag, Düsseldorf, 1996.

[141] FÜRNKRANZ, J.: Separate-and-Conquer Rule Learning. *Artificial Intelligence Review* 13 (1) (1999), S. 1–46.

[142] GERNER, H. J.: *Die Querschnittlähmung. Erstversorgung. Behandlungsstrategie. Rehabilitation*. Blackwell Wissenschafts-Verlag, 1992.

[143] GLASS, J. O.; REDDICK, W. E.: Hybrid Artificial Neural Network Segmentation and Classification of Dynamic Contrast-Enhanced MR Imaging (DEMRI) of Osteosarcoma. *Magnetic Resonance Imaging* 16 (9) (1998), S. 1075–1083.

[144] GÖRTZ, P.: *Implementierung und Spezifizierung von Mensch-Maschine-Schnittstellen für den Einsatz in Handprothesen*. Diplomarbeit, Universität Karlsruhe, 2006.

[145] GRÖLL, L.: Parameterrestriktionen bei der Identifikation am Beispiel des LSQ-Problems (Least Squares with a Single Quadratic Constraint). *at - Automatisierungstechnik* 52(1) (2004), S. 46–53.

[146] GRUBE, M.; MIKUT, R.; ALBER, T.; JAGIELLA, M.; BRETTHAUER, G.: A Self-Tuning and Process-Specific Approach in Sensor Lifetime Prediction. In: *Proc., Eurosens, Dresden*, 2008.

[147] GUGGENMOOS, I.; WERNECKE, K. D.: *Medizinische Statistik*. Blackwell, 1996.

[148] GUYON, I.; WESTON, J.; BARNHILL, S.; VAPNIK, V.: Gene Selection for Cancer Classification using Support Vector Machines. *Machine Learning* 46 (2002), S. 389–422.

[149] HAGBERG, G.: From Magnetic Resonance Spectroscopy to Classification of Tumors. A Review of Pattern Recognition Methods. *NMR in Biomedicine* 11 (4-5) (1997), S. 148–156.

[150] HAMMER, B.; VILLMANN, T.: Generalized Relevance Learning Vector Quantization. *Neural Networks* 15(8-9) (2002), S. 1059–1068.

[151] HANSEN, M. H.; YU, B.: Model Selection and the Principle of Minimum Description Length. *Journal of the American Statistical Association* 96(454) (2001), S. 746–774.

[152] HARTUNG, J.; ELPELT, B.; KLÖSENER, K.-H.: *Lehr- und Handbuch der Angewandten Statistik*. München: Oldenbourg, 11. Aufl., 1998.

[153] HASTIE, T.; TIBSHIRANI, R.: Discriminant Adaptive Nearest Neighbor Classification and Regression. In: *Advances in Neural Information Processing Systems* (TOURETZKY, D. S.; MOZER, M. C.; HASSELMO, M. E., Hg.), S. 409–415, The MIT Press, 1996.

[154] HASTIE, T.; TIBSHIRANI, R.: Classification by Pairwise Coupling. *Annals of Statistics* 26(2) (1998), S. 451–471.

[155] HAUX, R.; AMMENWERTH, E.; HERZOG, W.; KNAUP, P.: Health Care in the Information Society. A Prognosis for the Year 2013. *International Journal of Medical Informatics* 66(1-3) (2002), S. 3–21.

[156] HAYASHI, I.; MAEDA, T.; BASTIAN, A.; JAIN, L. C.: Generation of Fuzzy Decision Trees by Fuzzy ID3 with Adjusting Mechanism of AND/OR Operators. In: *Proc., IEEE International Conference on Fuzzy Systems*, S. 681–685, Piscataway, NJ, 1998.

[157] HAYASHI, Y.; SETIONO, R.; YOSHIDA, K.: A Comparison between Two Neural Network Rule Extraction Techniques for the Diagnosis of Hepatobiliary Disorders. *Artificial Intelligence in Medicine* 20(3) (2000), S. 205–216.

[158] HAYKIN, S.: *Neural Networks: A Comprehensive Foundation*. Upper Saddle River, NJ: Prentice Hall, 1994.

[159] HEATH, M.; BOWYER, K.; KOPANS, D.; MOORE, R.; KEGELMEYER, P.: The Digital Database for Screening Mammography. In: *Proc., 5th International Workshop on Digital Mammography*, Toronto, Canada: Medical Physics Publishing, 2000.

[160] HEINECKE, A.; HULTSCH, E.; REPGES, R.: *Medizinische Biometrie*. Springer, 1992.

[161] HERBERTS, P.; ALMSTROEM, C.; CAINE, K.: Clinical Application Study of Multifunctional Prosthetic Hands. *Journal of Bone and Joint Surgery* 60-B (4) (1978), S. 552–560.

[162] HERBST, M.: *Entwicklung und Evaluierung von Trainingsparadigmen für den Entwurf von Mensch-Maschine-Schnittstellen*. Studienarbeit, Universität Karlsruhe, 2006.

[163] HERRERA, F.; LOZANO, M.; VERDEGAY, J. L.: A Learning Process for Fuzzy Control Rules using Genetic Algorithms. *Fuzzy Sets and Systems* 100 (1998), S. 143–158.

[164] HILL, A. B.: *Statistical Methods in Clinical and Preventive Medicine*. Edinburgh: Churchill Livingstone, 1962.

[165] HILLMAN, G. R.; CHANG, C.-W.; YING, H. Y.; YEN, J.; KETONEN, L.; KENT, T. A.: A Fuzzy Logic Approach to Identifying Brain Structures in MRI using Expert Anatomic Knowledge. *Computers and Biomedical Research* 32(6) (1999), S. 503–516.

[166] HILTNER, J.: *Ein CI-unterstütztes Rahmenmodell für die medizinische Bildanalyse*. Dissertation, Universität Dortmund, 2001.

[167] HINTERBERGER, T.; WILHELM, B.; MELLINGER, J.; KOTCHOUBEY, B.; BIRBAUMER, N.: A Device for the Detection of Cognitive Brain Functions in Completely Paralyzed or Unresponsive Patients. *IEEE Transactions on Biomedical Engineering* 52(2) (2005), S. 211 – 220.

[168] HIRSCH, D. E.: An Expert System for Diagnosing Gait for Cerebral Palsy Patients. Techn. Ber. LCS/TR-388, MIT, 1987.

[169] HOCHBERG, L. R.; SERRUYA, M. D.; FRIEHS, G. M.; MUKAND, J. A.; SALEH, M.; CAPLAN, A. H.; BRANNER, A.; CHEN, D.; PENN, R. D.; DONOGHUE, J. P.: Neuronal Ensemble Control of Prosthetic Devices by a Human with Tetraplegia. *Nature* 442 (2006), S. 164–171.

[170] HODGKIN, A.; HUXLEY, A.: A Quantitative Description of Membrane Current and its Application to Conduction and Excitation in Nerve. *The Journal of Physiology* 117(4) (1952), S. 500–544.

[171] HOFFMANN, F.: Combining Boosting and Evolutionary Algorithms for Learning of Fuzzy Classification Rules. *Fuzzy Sets and Systems* 141 (2004), S. 47–58.

[172] HOFFMANN, F.; NELLES, O.: Genetic Programming for Model Selection of TSK-Fuzzy Systems. *Information Sciences* 136 (1-4) (2001), S. 7–28.

[173] HOFFMANN, F.; PFISTER, G.: Optimierung hierarchischer Fuzzy-Regler mit Genetischen Algorithmen. In: *Fuzzy Logik: Theorie und Praxis, Proc., 4. Dortmunder Fuzzy-Tage*, S. 97–89, Berlin: Springer, 1994.

[174] HOLLAND, H. J.: *Adaptation in Natural and Artificial Systems*. Ann Arbor: The University of Michigan Press, 1975.

[175] HOLLAND, J. H.; HOLYOAK, K. J.; NISBETT, K. J.; THAGARD, P. R.: *Induction: Processes of Inference*. Cambridge, MA: MIT Press, 1986.

[176] HOLVE, R.: "The curse of Dimensionality" – und was man dagegen tun kann ... Hierarchische Fuzzy Systeme zur Musterklassifikation. In: *Proc., 8. Workshop Fuzzy Control des GMA-FA 5.22*, S. 195–208, 1998.

[177] HOLZREITER, S.; KOHLE, M.: Assessment of Gait Patterns using Neural Networks. *Journal of Biomechanics* 26 (1993) 6, S. 645–651.

[178] HONG, T. P.; TSENG, S. S.: A Generalised Version Space Learning Algorithm for Noisy and Uncertain Data. *IEEE Transactions on Knowledge and Data Engineering* 9 (1997), S. 336–340.

[179] HONG, X.; HARRIS, C.; CHEN, S.; SHARKEY, P.: Robust Nonlinear Model Identification Methods using Forward Regression. *IEEE Transactions on Systems, Man, and Cybernetics, Part A*, 33(4) (2003), S. 514–523.

[180] HÖPPNER, F.; KLAWONN, F.; KRUSE, R.: *Fuzzy Cluster Analysis*. New York: John Wiley, 1999.

[181] HORVATH, A. R.; PEWSNER, D.: Systematic Reviews in Laboratory Medicine: Principles, Processes and Practical Considerations. *Clinica Chimica Acta* 342 (1-2) (2004), S. 23–39.

[182] HOWE, H. D.; CUTKOSKY, M. R.: Sensing Skin Acceleration for Slip and Texture Perception. In: *Proc., IEEE International Conference on Robotics and Automation, Scottsdale, Arizona, USA*, S. 145–150, 1989.

[183] HUDGINS, B.; PARKER, P.; SCOTT, R.: A New Strategy for Multifunction Myoelectric Control. *IEEE Transactions on Biomedical Engineering* 40 (1993), S. 82–94.

[184] HYVÄRINEN, A.: Survey on Independent Component Analysis. *Neural Computing Surveys* 2 (1999), S. 94–128.

[185] IDEKER, T.; LAUFFENBURGER, D.: Building with a Scaffold: Emerging Strategies for High- to Low-Level Cellular Modeling. *Trends in Biotechnology* 21(6) (2003), S. 255–262.

[186] IKEDA, S.; TOYAMA, K.: Independent Component Analysis for Noisy Data - MEG Data Analysis. *Neural Networks* 13(10) (2000), S. 1063–1074.

[187] INMANN, A.; HAUGLAND, M.; HAASE, J.; BIERING-SORENSEN, F.; SINKJAER, T.: Signals from Skin Mechanoreceptors Used in Control of a Hand Grasp Neuroprosthesis. *Neuroreport* 12(13) (2001), S. 2817–2820.

[188] JÄKEL, J.: *Linguistische Fuzzy-Systeme mit verallgemeinerten Konklusionen und ihre Anwendung zur Modellbildung und Regelung.* Dissertation, Universität Karlsruhe, VDI-Verlag, Düsseldorf, 1999.

[189] JÄKEL, J.; GRÖLL, L.: Schätzung der bedingten Wahrscheinlichkeit unscharfer Ereignisse. In: *Proc., 11. Workshop* Fuzzy Control des GMA-FA 5.22, *Dortmund*, S. 172–188, Forschungszentrum Karlsruhe (FZKA 6660), 2001.

[190] JÄKEL, J.; GRÖLL, L.; MIKUT, R.: Bewertungsmaße zum Generieren von Fuzzy-Regeln unter Beachtung linguistisch motivierter Restriktionen. In: *Proc., 8. Workshop Fuzzy Control des GMA-FA 5.22*, S. 15–28, 1998.

[191] JÄKEL, J.; GRÖLL, L.; MIKUT, R.: Tree-Oriented Hypothesis Generation for Interpretable Fuzzy Rules. In: *Proc., 7th European Congress on Intelligent Techniques and Soft Computing EUFIT'99*, S. 279–280, Aachen, CD-ROM, 1999.

[192] JÄKEL, J.; MIKUT, R.; BRETTHAUER, G.: Fuzzy Control Systems. In: Controls Systems, Robotics, and Automation, edited by H. Unbehauen, in Encyclopedia of Life Support Systems (EOLSS), Developed under the Auspices of the UNESCO, Eolss Publishers, Oxford, UK, 2003.

[193] JAKOB, W.: *Eine neue Methodik zur Erhöhung der Leistungsfähigkeit Evolutionärer Algorithmen durch die Integration lokaler Suchverfahren.* Dissertation, Universität Karlsruhe, Forschungszentrum Karlsruhe (FZKA 6965), 2004.

[194] JANG, J.-S. R.: ANFIS: Adaptive-Network-Based Fuzzy Inference Systems. *IEEE Transactions on Systems, Man, and Cybernetics* 23 (1993) 3, S. 665–685.

[195] JANG, J.-S. R.: Structure Determination in Fuzzy Modeling: A Fuzzy CART Approach. In: *Proc., IEEE International Conference on Fuzzy Systems*, S. 480–485, Orlando, Florida, 1994.

[196] JANIKOW, C. Z.: Fuzzy Processing in Decision Trees. In: *Proc., International Symposium on Artificial Intelligence*, S. 360–367, Monterrey, 1993.

[197] JANIKOW, C. Z.: Fuzzy Decision Trees: Issues and Methods. *IEEE Transactions on Systems, Man, and Cybernetics* 28(1) (1998), S. 1–14.

[198] JELLINGER, K.: Neurodegenerative Erkrankungen (ZNS) - Eine aktuelle Übersicht. *Journal für Neurologie, Neurochirurgie und Psychiatrie* 6(1) (2005), S. 9–18.

[199] JENSEN, E.; NEBOT, A.; CAMINAL, P.; HENNEBERG, S.: Identification of Causal Relations between Haemodynamic Variables, Auditory Evoked Potentials and Isoflurane by Means of Fuzzy Logic. *British Journal of Anaesthesia* 82(1) (1999), S. 25–32.

[200] JIN, Y.; VON SEELEN, W.; SENDHOFF, B.: An Approach to Rule-Based Knowledge Extraction. In: *Proc., IEEE Conference on Fuzzy Systems*, S. 1188–1193, Anchorage, Alaska, 1998.

[201] KAELBLING, L. P.; LITTMAN, M. L.; MOORE, A. W.: Reinforcement Learning: A Survey. *Journal of Artificial Intelligence Research* 4 (1996), S. 237–285.

[202] Kalatzis, I.; Piliouras, N.; Ventouras, E.; Papageorgiou, C. C.; Rabavilas, A. D.; Cavouras, D.: Design and Implementation of an SVM-Based Computer Classification System for Discriminating Depressive Patients from Healthy Controls using the P600 Component of ERP Signals. *Computer Methods and Programs in Biomedicine* 75(1) (2004), S. 11–22.

[203] Kalra, L.; Evans, A.; Perez, I.; Knapp, M.; Donaldson, N.; Swift, C.: Alternative Strategies for Stroke Care: A Prospective Randomised Controlled Trial. *The Lancet* 356 (2000), S. 894–899.

[204] Kälviäinen, H.; Hirvonen, P.; Xu, L.; Oja, E.: Probabilistic and Non-Probabilistic Hough Transforms: Overview and Comparisons. *Image and Vision Computing* 13(4) (1995), S. 239–252.

[205] Kampas, P.: Myoelektroden - optimal eingesetzt. *Medizinisch Orthopädische Technik* 1 (2001), S. 21–27.

[206] Kandaswamy, A.; Kumar, C. S.; Ramanathan, R.; Jayaraman, S.; Malmurugan, N.: Neural Classification of Lung Sounds using Wavelet Coefficients. *Computers in Biology and Medicine* 34 (2004), S. 523–537.

[207] Karr, C. L.: Design of an Adaptive Fuzzy Logic Controller using a Genetic Algorithm. In: *Proc., International Conference on Genetic Algorithms*, S. 450–457, San Mateo, 1991.

[208] Karssemeijer, N.: Adaptive Noise Equalization and Recognition of Microcalcification Clusters in Mammograms. *International Journal of Pattern Recognition and Artificial Intelligence (IJPRAI)* 7(6) (1993), S. 1357–1376.

[209] Karssemeijer, N.; Hendriks, J. H. C. L.: Computer-Assisted Reading of Mammograms. *European Radiology* 7(5) (1997), S. 743–748.

[210] Keller, H. B.: Learning Rules for Modelling Dynamic Systems Behaviour. In: *Proc., EUROSIM'95*, S. 1205–1210, Amsterdam: Elsevier Science, 1995.

[211] Kennedy, P.; Kirby, M.; Moore, M.; King, B.; Mallory, A.: Computer Control using Human Intracortical Local Field Potentials. *IEEE Transactions on Neural Systems and Rehabilitation Engineering* 12(3) (2004), S. 339–344.

[212] Kiendl, H.: *Fuzzy Control methodenorientiert*. München: Oldenbourg, 1997.

[213] Kim, J.; Park, H.: Statistical Textural Features for Detection of Microcalcifications in Digitized Mammograms. *IEEE Transactions on Medical Imaging* 18(3) (1999), S. 231–238.

[214] Kiviniemi, V.; Kantola, J.-H.; Jauhiainen, J.; Hyvärinen, A.; Tervonen, O.: Independent Component Analysis of Nondeterministic fMRI Signal Sources. *Neuroimage* 19 (2) (2003), S. 253–260.

[215] Klawonn, F.; Höppner, F.: An Alternative Approach to the Fuzzifier in Fuzzy Clustering to Obtain Better Clustering Results. In: *Proc., 3rd Eusflat Conference*, S. 730–734, Hochschule Zittau, 2003.

[216] Klir, G. J.: Generalized Information Theory: Aims, Results, and Open Problems. *Reliability Engineering & System Safety* 85 (1-3) (2004), S. 21–38.

[217] Klose, A.: *Partially Supervised Learning of Fuzzy Classification Rules*. Dissertation, Universität Magdeburg, 2004.

[218] Klose, A.; Nürnberger, A.: Applying Boolean Transformations to Fuzzy Rule Bases. In: *Proc., 7th European Congress on Intelligent Techniques and Soft Computing EUFIT'99*, S. 215–217, Aachen, 1999.

[219] Knott, V.; Mahoney, C.; Kennedy, S.; Evans, K.: EEG Power, Frequency, Asymmetry and Coherence in Male Depression. *Psychiatry Research: Neuroimaging* 106(2) (2001), S. 123–140.

[220] KOCH, M.; KUHN, T.; WERNSTEDT, J.: *Fuzzy Control: Optimale Nachbildung und Entwurf optimaler Entscheidungen*. München: Oldenbourg, 1996.

[221] KOHONEN, T.: *Self-Organizing Maps*. Berlin: Springer, 1995.

[222] KOHONEN, T.: *Learning Vector Quantization*. MIT Press Cambridge, MA, USA, 1998.

[223] KOHONEN, T.: The Self-Organizing Map. *Neurocomputing* 21(1-3) (1998), S. 1–6.

[224] KOSTOFF, R. N.; BLOCK, J. A.; STUMP, J. A.; PFEIL, K. M.: Information Content in Medline Record Fields. *International Journal of Medical Informatics* 73(6) (2004), S. 515–527.

[225] KRABS, M.; KIENDL, H.: Automatische Generierung von Fuzzy-Regeln mit dem ROSA-Verfahren. In: *Proc., Fuzzy-Control, GMA-Aussprachetag, Langen*, VDI-Bericht 1113, S. 29–40, Düsseldorf: VDI-Verlag, 1994.

[226] KRAUT, D.: *Entwicklung einer Testumgebung für mikrocontroller-basierte Steuerungen von myoelektrischen Handprothesen*. Diplomarbeit, Berufsakademie Karlsruhe, Forschungszentrum Karlsruhe, 2003.

[227] KREMLING, A.; JAHREIS, K.; LENGELER, J. W.; GILLES, E. D.: The Organization of Metabolic Reaction Networks: A Signal-Oriented Approach to Cellular Models. *Metabolic Engineering* 2(3) (2000), S. 190–200.

[228] KRONE, A.: *Datenbasierte Generierung von relevanten Fuzzy-Regeln zur Modellierung von Prozesszusammenhängen und Bedienstrategien*. Dissertation, Universität Dortmund, VDI-Verlag, Düsseldorf, 1999.

[229] KRONE, A.; BÄCK, T.; TEUBER, P.: Evolutionäres Suchkonzept zum Aufstellen signifikanter Fuzzy-Regeln. *at - Automatisierungstechnik* 44(8) (1996), S. 405–411.

[230] KRONE, A.; KIENDL, H.: Automatic Generation of Positive and Negative Rules for Two-Way Fuzzy Controllers. In: *Proc., 2nd European Congress on Intelligent Techniques and Soft Computing EUFIT'94*, S. 438–442, Aachen, 1994.

[231] KRONE, A.; KIENDL, H.: An Evolutionary Concept for Generating Relevant Fuzzy Rules from Data. *International Journal of Knowledge-based Intelligent Engineering Systems* 1(4) (1997), S. 207–213.

[232] KRONE, A.; TAEGER, H.: Data-Based Fuzzy Rule Test for Fuzzy Modelling. *Fuzzy Sets and Systems* 123(3) (2001), S. 343–358.

[233] KRÜGER, T.; REISCHL, M.; LAGO, N.; BURMEISTER, O.; MIKUT, R.; RUFF, R.; HOFFMANN, K.-P.; NAVARRO, X.; STIEGLITZ, T.: Analysis of Microelectrode-Signals in the Peripheral Nervous System, In-Vivo and Post-Processing. In: *Proc., Mikrosystemtechnik Kongress Deutschland*, S. 69–72, Freiburg: VDE-Verlag, 2005.

[234] KRUSE, R.; GEBHARDT, J.; KLAWONN, F.: *Fuzzy-Systeme*. Stuttgart: B. G. Teubner, 1993.

[235] KULLBACK, S.; LEIBLER, R. A.: Information and Sufficiency. *Annals of Mathematics and Statistics* 22 (1951), S. 79–86.

[236] KUMAR, N.; ANDREOU, A. G.: Heteroscedastic Discriminant Analysis and Reduced Rank HMMs for Improved Speech Recognition. *Speech Communication* 26(4) (1998), S. 283–297.

[237] KUNCHEVA, L. I.: Switching between Selection and Fusion in Combining Classifiers: An Experiment. *IEEE Transactions on Systems, Man, and Cybernetics – Part B: Cybernetics* 32(2) (2002), S. 146–156.

[238] KUNZ, H.; DERZ, C.; TOLXDORFF, T.; BERNARDING, J.: Feature Extraction and Supervised Classification of MR Images to Support Proton Radiation Therapy of Eye Tumors. *Computer Methods and Programs in Biomedicine* 73(3) (2004), S. 173–260.

[239] KVASNICKA, H. M.; THIELE, J.; WERDEN, C.; ZANKOVICH, R.; DIEHL, V.; FISCHER, R.: Prognostic Factors in Idiopathic (Primary) Osteomyelofibrosis. *Cancer* 80 (4) (1997), S. 708–719.

[240] KYBERD, P. J.; CHAPPELL, P. H.: Characterization of an Optical and Acoustic Touch and Slip Sensor for Autonomous Manipulation. *Measuring Science & Technology* 3 (1992), S. 969–975.

[241] LAL, T.; SCHRÖDER, M.; HINTERBERGER, T.; WESTON, J.; BOGDAN, M.; BIRBAUMER, N.; SCHÖLKOPF, B.: Support Vector Channel Selection in BCI. *IEEE Transactions on Biomedical Engineering* 51(6) (2004), S. 1003–1010.

[242] LAMPERT, U.; BUNGART, B.; ARNDT, S.; THOMECZEK, C.; OLLENSCHLÄGER, G.: Der Online-Informationsdienst "LEITLINIEN-IN-FO" – ein Beitrag zum Qualitätsmanagement im Gesundheitswesen. *Zeitschrift für ärztliche Fortbildung und Qualitätssicherung* 99 (1999), S. 39–44.

[243] LAUER, R. T.; PECKHAM, P.; KILGORE, K. L.: EEG-Based Control of a Hand Grasp Neuroprosthesis. *Neuroreport* 10(8) (1999), S. 1767–1771.

[244] LAUER, R. T.; PECKHAM, P. H.; KILGORE, K. L.; HEETDERKS, W. J.: Applications of Cortical Signals to Neuroprosthetic Control: A Critical Review. *IEEE Transactions on Rehabilitation Engineering* 8(2) (2000), S. 205–208.

[245] LAVRAC, N.: Selected Techniques for Data Mining in Medicine. *Artificial Intelligence in Medicine* 16 (1999), S. 3–23.

[246] LEHMANN, T.; MEYER ZU BEXTEN, E.: *Handbuch der Medizinischen Informatik*. München: Hanser-Verlag, 2002.

[247] LEITICH, H.; KIENER, P.; KOLARZ, G.; SCHUH, C.; GRANINGER, W.; ADLASSNIG, K.-P.: A Prospective Evaluation of the Medical Consultation System CADIAG-II/RHEUMA in a Rheumatological Outpatient Clinic. *Methods of Information in Medicine* 20 (2001), S. 213–220.

[248] LEMM, S.; SCHÄFER, C.; CURIO, G.: BCI Competition 2003 – Data Set III: Probabilistic Modeling of Sensorimotor μ Rhythms for Classification of Imaginary Hand Movements. *IEEE Transactions on Biomedical Engineering* 51(6) (2004), S. 1077–1080.

[249] LEMM, S.; SCHÄFER, C.; CURIO, G.: Aggregating Classification Accuracy across Time: Application to Single Trial EEG. *Advances In Neural Information Processing Systems* 19 (2007), S. 825.

[250] LIGHT, C.; CHAPPELL, P.; HUDGINS, B.; ENGLEHART, K.: Intelligent Multifunction Myoelectric Control of Hand Prostheses. *Journal of Medical Engineering & Technology, UK: Taylor & Francis* 26(4) (2002), S. 139–146.

[251] LIN, C.; WEN, U.: A Labeling Algorithm for the Fuzzy Assignment Problem. *Fuzzy Sets and Systems* 142(3) (2004), S. 373–391.

[252] LINES, G. T.; KAVLI, T.: *The Equivalence of Spline Models and Fuzzy Logic Applied to Model Construction and Interpretation*, Kap. 11. Singapore: World Scientific, 1996.

[253] LIPOVEI, M.: *Evaluation of Biometric Signal Characteristics for Movement Classification*. Diplomarbeit, Universität Bukarest, Forschungszentrum Karlsruhe, 2004.

[254] LISBOA, P. J. G.: A Review of Evidence of Health Benefit from Artificial Neural Networks in Medical Intervention. *Neural Networks* 15(1) (2002), S. 11–39.

[255] LIU, J.; SHIFFMAN, R.: Operationalization of Clinical Practice Guidelines using Fuzzy Logic. In: *Proc., AMIA Annual Fall Symposium*, S. 283–287, 1997.

[256] LJUNG, L.: *System Identification - Theory for the User*. Prentice Hall, 1999.

[257] LOEB, G. E.; DAVOODI, R.: The Functional Reanimation of Paralyzed Limbs. *IEEE Engineering in Medicine and Biology* 24(5) (2005), S. 45–51.

[258] LOOSE, T.: *Konzept für eine modellgestützte Diagnostik mittels Data Mining am Beispiel der Bewegungsanalyse*. Dissertation, Universität Karlsruhe, Universitätsverlag Karlsruhe, 2004.

[259] LOOSE, T.; DIETERLE, J.; MIKUT, R.; RUPP, R.; ABEL, R.; SCHABLOWSKI, M.; BRETTHAUER, G.; GERNER, H. J.: Automatisierte Interpretation von Zeitreihen am Beispiel von klinischen Bewegungsanalysen. *at - Automatisierungstechnik* 52 (2004), S. 359–369.

[260] LOOSE, T.; JÄKEL, J.; MIKUT, R.: Datenbasierte Generierung natürlichsprachlicher Erklärungstexte am Beispiel der Instrumentellen Ganganalyse. In: *Proc., 12. Workshop Fuzzy Systeme*, S. 43–57, Forschungszentrum Karlsruhe (FZKA 6767), 2002.

[261] LOOSE, T.; MALBERG, H.; MIKUT, R.; DIETERLE, J.; SCHABLOWSKI, M.; WOLF, S.; ABEL, R.; DÖDERLEIN, L.; RUPP, R.: Ein modulares Verfahren zur automatisierten Auswertung von Ganganalysedaten. *Biomedizinische Technik* 47(E1) (2002), S. 700–703.

[262] LOOSE, T.; MIKUT, R.; BRETTHAUER, G.: Fuzzy-Clustering über simultan aufgezeichnete Ganganalyse-Zeitreihen. In: *Proc., 13. Workshop Fuzzy Systeme*, S. 5–22, Forschungszentrum Karlsruhe (FZKA 6900), 2003.

[263] LOOSE, T.; MIKUT, R.; RUPP, R.; SCHABLOWSKI, M.: Gait-CAD - A Matlab Toolbox for Application of Data Mining Methods in Gait Analysis. *Gait & Posture* 18(E2) (2003), S. 114–115.

[264] LOSLEVER, P.; LAASSEK, E.; ANGUE, J.-C.: Combined Statistical Study of Joint Angles and Ground Reaction Forces using Component and Multiple Correspondence Analysis. *IEEE Transactions on Biomedical Engineering* 41 (1994), S. 1160–1167.

[265] LUCAS, P. J. F.: Model-Based Diagnosis in Medicine. *Artificial Intelligence in Medicine* 10(3) (1997), S. 201–208.

[266] LUCHT, R.; DELORME, S.; BRIX, G.: Neural Network-Based Segmentation of Dynamic MR Mammographic Images. *Magnetic Resonance Imaging* 20(2) (2002), S. 147–154.

[267] MACHADO, A.; GEE, J.; CAMPOS, M.: Structural Shape Characterization Via Exploratory Factor Analysis. *Artificial Intelligence in Medicine* 30(2) (2004), S. 97–118.

[268] MAHFOUF, M.; ABBOD, M. F.; LINKENS, D. A.: A Survey of Fuzzy Logic Monitoring and Control Utilisation in Medicine. *Artificial Intelligence in Medicine* 21(1-3) (2001), S. 27–42.

[269] MAHFOUF, M.; ASBURY, J.; LINKENS, D. A.: Unconstrained and Constrained Generalised Predictive Control of Depth of Anaesthesia during Surgery. *Control Engineering Practice* 11(12) (2003), S. 1501–1515.

[270] MAINTZ, J. B. A.; VIERGEVER, M. A.: A Survey of Medical Image Registration. *Medical Image Analysis* 2(1) (1998), S. 1–36.

[271] MAIR, J.; SMIDT, J.; LECHLEITNER, P.; DIENSTL, F.; PUSCHENDORF, B.: A Decision Tree for the Early Diagnosis of Acute Myocardial Infarction in Nontraumatic Chest Pain Patients at Hospital Admission. *Chest* 108 (1995), S. 1502 – 1509.

[272] MAKEIG, S.; JUNG, T.; BELL, A.; GHAHREMANI, D.; SEJNOWSKI, T.: Blind Separation of Auditory Event-Related Brain Responses Into Independent Components. In: *Proc., National Academy of Sciences of the United States of America, 94(20)*, S. 10979–10984, 1997.

[273] MALBERG, H.: *Modellierung, Analyse und Klassifikation von autonomen Regulationsprozessen des Herz-Kreislauf-Systems*. Dissertation, TU Ilmenau, VDI-Verlag, Düsseldorf, 2000.

[274] MALBERG, H.; WESSEL, N.; HASART, A.; OSTERZIEL, K.; VOSS, A.: Advanced Analysis of Spontaneous Baroreflex Sensitivity, Blood Pressure and Heart Rate Variability in Patients with Dilated Cardiomyopathy. *Clinical Science* 102(4) (2002), S. 465–473.

[275] MARTIN, J.: *Ein Beitrag zur Integration von Sensoren in eine anthropomorphe künstliche Hand mit flexiblen Fluidaktoren*. Dissertation, Universität Karlsruhe, Universitätsverlag Karlsruhe, 2004.

[276] MARTIN, J.; BECK, S.; LEHMANN, A.; MIKUT, R.; PYLATIUK, C.; SCHULZ, S.; BRETTHAUER, G.: Sensors, Identification and Low Level Control of a Flexible Anthropomorphic Robot Hand. *International Journal of Humanoid Robotics* 1(3) (2004), S. 517–532.

[277] MASON, S. G.; BIRCH, G. E.: A General Framework for Brain-Computer Interface Design. *IEEE Transactions on Neural Systems and Rehabilitation Engineering* 11(1) (2003), S. 70–85.

[278] MASULLI, F.; VALENTINI, G.: Comparing Decomposition Methods for Classification. In: *Proc., 4th International Conference on Knowledge-Based Intelligent Engineering Systems and Allied Technologies*, S. 788–791, Piscataway, NJ, 2000.

[279] MAYORAZ, E.; MOREIRA, M.: On the Decomposition of Polychotomies into Dichotomies. In: *Proc., 14th International Conference on Machine Learning*, S. 291–226, Nashville, TN: Morgan-Kaufmann, 1997.

[280] MCINERNEY, T.; TERZOPOULOS, D.: Deformable Models in Medical Image Analysis: A Survey. *Medical Image Analysis* 1(2) (1996), S. 91–108.

[281] MEGALOOIKONOMOU, V.; FORD, J.; SHEN, L.; MAKEDON, F.; SAYKIN, A.: Data Mining in Brain Imaging. *Statistical Methods in Medical Research* 9(4) (2000), S. 359–394.

[282] MEGALOOIKONOMOU, V.; HERSKOVITS, E.: *Mining Structure-Function Associations in a Brain Image Database*, Bd. 60 von *Studies in Fuzziness and Soft Computing*, S. 153–180. Heidelberg: Physica, 2001.

[283] MEHRING, C.; RICKERT, J.; VAADIA, E.; CARDOSA DE OLIVEIRA, S.; AERTSEN, A.; ROTTER, S.: Inference of Hand Movements from Local Field Potentials in Monkey Motor Cortex. *Nature Neuroscience* 6(12) (2003), S. 1253–1254.

[284] MEYER-BÄSE, A.: *Pattern Recognition for Medical Imaging.* Elsevier Academic Press, 2004.

[285] MEYER-GRAMANN, K. D.; JÜNGST, E.-W.: Fuzzy Control – schnell und kostengünstig implementiert mit Standard-Hardware. *at - Automatisierungstechnik* 41 (1993) 5, S. 166–172.

[286] MICERA, S.; SABATINI, A.; DARIO, P.; ROSSI, B.: A Hybrid Approach to EMG Pattern Analysis for Classification of Arm Movements using Statistical and Fuzzy Techniques. *Medical Engineering and Physics* 21 (1999), S. 303–311.

[287] MICHIE, D.; SPIEGELHALTER, D.; TAYLOR, C.: *Machine Learning, Neural and Statistical Classification.* Ellis Horwood, 1994.

[288] MIKUT, R.: Fuzzy-Modellbildung für den Benchmarkdatensatz Kfz-Aggregate. In: *Proc., 12. Workshop Fuzzy Systeme*, S. 127–134, Forschungszentrum Karlsruhe (FZKA 6767), 2002.

[289] MIKUT, R.: *Automatisierte Datenanalyse in der Medizin und Medizintechnik.* Habilitation, Universität Karlsruhe (TH), 2007.

[290] MIKUT, R.; BURMEISTER, O.; GRÖLL, L.; REISCHL, M.: Takagi-Sugeno-Kang Fuzzy Classifiers for a Special Class of Time-Varying Systems. *IEEE Transactions on Fuzzy Systems* (2008), accepted paper.

[291] MIKUT, R.; BURMEISTER, O.; GRUBE, M.; REISCHL, M.; BRETTHAUER, G.: Interaktive Auswertung von aufgezeichneten Zeitreihen für Fehlerdiagnosen und Mensch-Maschine-Interfaces. *atp - Automatisierungstechnische Praxis* 49(8) (2007), S. 30–34.

[292] MIKUT, R.; BURMEISTER, O.; REISCHL, M.; LOOSE, T.: Die MATLAB-Toolbox Gait-CAD. In: *Proc., 16. Workshop Computational Intelligence*, S. 114–124, Universitätsverlag Karlsruhe, 2006.

[293] MIKUT, R.; JÄKEL, J.; GRÖLL, L.: Automatic Design of Interpretable Membership Functions. In: *Proc., 8th Zittau Fuzzy Colloquium*, S. 103–111, Hochschule Zittau/Görlitz, 2000.

[294] MIKUT, R.; JÄKEL, J.; GRÖLL, L.: Inference Methods for Partially Redundant Rule Bases. In: *Fuzzy Control: Theory and Practice* (HAMPEL, R.; WAGENKNECHT, M.; CHAKER, N., Hg.), Advances in Soft Computing, S. 177–185, Heidelberg: Physica, 2000.

[295] MIKUT, R.; JÄKEL, J.; GRÖLL, L.: Boolesche Algebra und Fuzzy-Operatoren. In: *Proc., 11. Workshop Fuzzy Control des GMA-FA 5.22*, S. 58–72, 2001.

[296] MIKUT, R.; JÄKEL, J.; GRÖLL, L.: Interpretability Issues in Data-Based Learning of Fuzzy Systems. *Fuzzy Sets and Systems* 150(2) (2005), S. 179–197.

[297] MIKUT, R.; JÄKEL, J.; MALBERG, H.; BRETTHAUER, G.: Datenbasierter Entwurf von Fuzzy-Systemen für medizinische Diagnoseaufgaben. *at - Automatisierungstechnik* 48(7) (2000), S. 317–326.

[298] MIKUT, R.; KÖNIG, S.; DUMITRIU, B.; BRETTHAUER, G.; GARBE, J.: Ein Konzept für den Einsatz von Fuzzy-Logik zur Regelung und Qualitätssicherung in Stranggießanlagen. In: *Proc., 6. Workshop Fuzzy Control des GMA-UA 1.4.2*, S. 113–126, 1996.

[299] MIKUT, R.; KRÜGER, T.; REISCHL, M.; BURMEISTER, O.; RUPP, R.; STIEGLITZ, T.: Regelungs- und Steuerungskonzepte für Neuroprothesen am Beispiel der oberen Extremitäten. *at - Automatisierungstechnik* 54(11) (2006), S. 523–536.

[300] MIKUT, R.; LOOSE, T.; BURMEISTER, O.; BRAUN, S.; REISCHL, M.: Dokumentation der MATLAB-Toolbox Gait-CAD. Techn. Ber., Forschungszentrum Karlsruhe GmbH, 2006.

[301] MIKUT, R.; LOOSE, T.; JÄKEL, J.: Rule-oriented Information Acquisition from Biological Time Series in Clinical Decision Making. In: *Proc., 10th Fuzzy Colloquium*, S. 300–307, 2002.

[302] MIKUT, R.; PETER, N.; MALBERG, H.; JÄKEL, J.; GRÖLL, L.; BRETTHAUER, G.; ABEL, R.; DÖDERLEIN, L.; RUPP, R.; SCHABLOWSKI, M.; GERNER, H.: *Diagnoseunterstützung für die instrumentelle Ganganalyse (Projekt GANDI)*. Forschungszentrum Karlsruhe (FZKA 6613), 2001.

[303] MIKUT, R.; REISCHL, M.; BURMEISTER, O.; LOOSE, T.: Data Mining in Medical Time Series. *Biomedizinische Technik* 51(5/6) (2006), S. 288–293.

[304] MILLAN, J. R.; MOURINO, J.: Asynchronous BCI and Local Neural Classifiers: An Overview of the Adaptive Brain Interface Project. *IEEE Transactions on Neural Systems and Rehabilitation Engineering* 11(2) (2003), S. 159 – 161.

[305] MILLER, G. A.: Note on the Bias of Information Estimates. In: *Information Theory in Psychology* (QUASTLER, H., Hg.), S. 95–100, Glencoe, Illinois: Free Press, 1955.

[306] MINDER, C.; BEDNARSKI, T.: A Robust Method for Proportional Hazards Regression. *Statistics in Medicine* 15 (1996), S. 1033–1047.

[307] MITRA, S.; HAYASHI, Y.: Neuro-Fuzzy Rule Generation: Survey in Soft Computing Framework. *IEEE Transactions on Neural Networks* 11(3) (2000), S. 748–768.

[308] MITTERMAYER, V.; MÜLLER, V.; RASPE, H.: Evidenzbasierte und konsentierte Leitlinie Diagnostik, Prävention und Therapie der glukokortikoidinduzierten Osteoporose. *Der Klinikarzt* 32 (2003), S. 168–173.

[309] MORIK, K.; IMBOFF, M.; BROCKHAUSEN, P.; JOACHIMS, T.; GATHER, U.: Knowledge Discovery and Knowledge Validation in Intensive Care. *Artificial Intelligence in Medicine* 19(3) (2000), S. 225–249.

[310] MORIK, K.; PIGEOT, I.; ROBERS, U.: CORA-A Knowledge-Based System for the Analysis of Case-Control Studies. *Computer Methods and Programs in Biomedicine* 58 (1) (1999), S. 35–50.

[311] MOUNIER, S.: *Entwicklung einer realitätsnahen Kraftrückkopplung bei fluidisch betriebenen Handprothesen*. Dissertation, Universität Karlsruhe, Forschungszentrum Karlsruhe (FZKA 7004), 2004.

[312] MOUNT, D. W.: *Bioinformatics: Sequence and Genome Analysis*. Cold Spring Harbor Laboratory Press, 2001.

[313] MÜLLER, G. R.; NEUPER, C.; RUPP, R.; KEINRATH, C.; GERNER, H. J.; PFURTSCHELLER, G.: Event-Related Beta EEG Changes during Wrist Movements Induced by Functional Electrical Stimulation of Forearm Muscles in Man. *Neuroscience Letters* 340(2) (2003), S. 143–147.

[314] MÜLLER, H.; MICHOUX, N.; BANDON, D.; GEISSBUHLER, A.: A Review of Content-Based Image Retrieval Systems in Medical Applications - Clinical Benefits and Future Directions. *International Journal of Medical Informatics* 73(1) (2004), S. 1–23.

[315] MÜLLER, K.; TANGERMANN, M.; DORNHEGE, G.; KRAULEDAT, M.; CURIO, G.; BLANKERTZ, B.: Machine Learning for Real-Time Single-Trial EEG-Analysis: From Brain–Computer Interfacing to Mental State Monitoring. *Journal of Neuroscience Methods* 167(1) (2008), S. 82–90.

[316] MÜLLER, P. H. (Hg.): *Lexikon der Stochastik*. Berlin: Akademie-Verlag, 1991.

[317] MÜLLER, T.; STOTZKA, R.; NEIBER, H.-J.; EPPLER, W.; GEMMEKE, H.: Bildgebende Verfahren in der Diagnose des Mammakarzinoms. *Nachrichten - Forschungszentrum Karlsruhe* 32 (1-2) (2000), S. 19–26.

[318] MÜLLER-PUTZ, G. R.; SCHERER, R.; PFURTSCHELLER, G.; RUPP, R.: EEG-Based Neuroprosthesis Control: A Step Towards Clinical Practice. *Neuroscience Letters* 382 (2005), S. 169–174.

[319] MURTHY, S. K.; KASIF, S.; SALZBERG, S.: A System for Induction of Oblique Decision Trees. *Journal of Artificial Intelligence Research* 2 (1994), S. 1–32.

[320] NAKHAEIZADEH, G. (Hg.): *Data Mining: theoretische Aspekte und Anwendungen*, Bd. 27 von *Beiträge zur Wirtschaftsinformatik*. Heidelberg: Physica, 1998.

[321] NAUCK, D.: Fuzzy Data Analysis with NEFCLASS. *International Journal of Approximate Reasoning* 32(2-3) (2003), S. 103–130.

[322] NAUCK, D.; KRUSE, R.: NEFCLASS – a Neuro-Fuzzy Approach for the Classification of Data. In: *Proc., ACM Symposium on Applied Computing, Nashville*, S. 461–465, New York: ACM Press, 1995.

[323] NAVARRO, X.; KRÜGER, T. B.; LAGO, N.; MICERA, S.; STIEGLITZ, T.; DARIO, P.: A Critical Review of Interfaces with the Peripheral Nervous System for the Control of Neuroprostheses and Hybrid Bionic Systems. *Journal of the Peripheral Nervous System* 10(3) (2005), S. 229–258.

[324] NELLES, O.; FISCHER, M.: Local Linear Model Trees (LOLIMOT) for Nonlinear System Identification of a Cooling Blast. In: *Proc., 4th European Congress on Intelligent Techniques and Soft Computing EUFIT'96*, S. 1187–1191, Aachen, 1996.

[325] NELLES, O.; HECKER, O.; ISERMANN, R.: Automatische Strukturselektion für Fuzzy-Modelle zur Identifikation nichtlinearer, dynamischer Prozesse. *at - Automatisierungstechnik* 46(6) (1998), S. 302–311.

[326] NEUMANN, A.; HOLSTEIN, J.; GALL, J.-R. L.; LEPAGE, E.: Measuring Performance in Health Care: Case-Mix Adjustment by Boosted Decision Trees. *Artificial Intelligence in Medicine* 32(2) (2004), S. 97–113.

[327] NEUMANN, J.; MORGENSTERN, O.: *Theory of Games and Economic Behavior*. Princeton University Press, 1953.

[328] NEUPER, C.; MÜLLER, G. R.; KÜBLER, A.; BIRBAUMER, N.; PFURTSCHELLER, G.: Clinical Application of an EEG-Based Brain Computer Interface: A Case Study in a Patient with Severe Motor Impairment. *Clinical Neurophysiology* 114(3) (2003), S. 399–409.

[329] NEWMAN, D.; HETTICH, S.; BLAKE, C.; MERZ, C.: UCI Repository of Machine Learning Databases. University of California, Dept. of Information and Computer Sciences, 1998.

[330] NIEDERLAG, W.; RIENHOFF, O.; LEMKE, H. U. (Hg.): *Smart Cards in Telemedizinischen Netzwerken*. Health Academy, Dresden, 2004.

[331] NIEDERSTADT, C. J.; DOERING, T. J.; FISCHER, G. C.: Allgemeinmedizinische Leitlinien-Entwicklung: Problematik der Dichotomisierenden Algorithmenbildung. *Zeitschrift für ärztliche Fortbildung und Qualität im Gesundheitswesen* 95 (2000), S. 561–566.

[332] NIELSEN, F.: Bibliographies on Independent Component Analysis in Functional Neuroimaging. Techn. Ber., Technical University of Denmark, 2005.

[333] NISHIKAWA, D.: *Studies on Electromyogram to Motion Classifier*. Dissertation, Graduate School of Engineering, Hokkaido University, Sapporo, Japan, 2001.

[334] N.N.: Das Leitlinien-Manual von AWMF und ÄZQ. *Zeitschrift für ärztliche Fortbildung und Qualitätssicherung* E1 (2001), S. 1–84.

[335] N.N.: Computer-Aided Detection (CAD) in Mammography. Techn. Ber. 17, Technology Evaluation Center (TEC), Blue Cross and Blue Shield Association, 2002.

[336] N.N.: *Informationsgesellschaft Deutschland 2006 - Aktionsprogramm der Bundesregierung*. Bundesministerium für Wirtschaft und Arbeit, Bundesministerium für Bildung und Forschung, 2003.

[337] NORRIS, S. L.; NICHOLS, P. J.; CASPERSEN, C. J.; GLASGOW, R. E.; ENGELGAU, M. M.; JACK, L.; ISHAM, G.; SNYDER, S. R.; CARANDE-KULIS, V. G.: The Effectiveness of Disease and Case Management for People with Diabetes: A Systematic Review. *American Journal of Preventive Medicine* 22(4, Suppl.1) (2002), S. 39–66.

[338] NUNES, C.; MAHFOUF, M.; LINKENS, D.: Fuzzy Modelling for Controlled Anaesthesia in Hospital Operating Theatres. *Control Engineering Practice* 14(5) (2006), S. 563–572.

[339] NUTT, C.; MANI, D.; BETENSKY, R.; ET AL.: Gene Expression-Based Classification of Malignant Gliomas Correlates Better with Survival than Histological Classification. *Cancer Research* 63(7) (2003), S. 1602–1607.

[340] OHLSSON, M.: WeAidU-a Decision Support System for Myocardial Perfusion Images using Artificial Neural Networks. *Artificial Intelligence in Medicine* 30(1) (2003), S. 49–60.

[341] OLLENSCHLÄGER, G.; KIRCHNER, H.; FIENE, M.: Leitlinien in der Medizin - scheitern sie an der praktischen Umsetzung? *Der Internist* 42 (2001), S. 473–483.

[342] OLNEY, S.; GRIFFIN, M.; MCBRIDE, I.: Multivariate Examination of Data From Gait Analysis of Persons with Stroke. *Physical Therapy* 78 (1998), S. 814–828.

[343] O'MALLEY, M.: Normalization of Temporal-Distance Parameters in Pediatric Gait. *Journal of Biomechanics* 25(5) (1996), S. 619–625.

[344] ONIDA, F.; KANTARJIAN, H. M.; SMITH, T. L.; BALL, G.; KEATING, M. J.; ESTEY, E. H.; GLASSMAN, A. B.; ALBITAR, M.; KWARI, M. I.; BERAN, M.: Prognostic Factors and Scoring Systems in Chronic Myelomonocytic Leukemia: A Retrospective Analysis of 213 Patients. *Blood* 99(3) (2002), S. 840–849.

[345] PANDIT, M.; HENGEN, H.; HEGER, T.: Bildverarbeitung für Klassifikationsaufgaben in der Medizin und Qualitätssicherung. *at - Automatisierungstechnik* 50(10) (2002), S. 481–489.

[346] PARSCH, D.; MIKUT, R.; ABEL, R.: Postacute Management of Patients with Spinal Cord Injury due to Metastatic Tumour Disease: Survival and Efficacy of Rehabilitation. *Spinal Cord (England)* 41(4) (2003), S. 205–10.

[347] PECKHAM, P. H.; KNUTSON, J. S.: Functional Electrical Stimulation for Neuromuscular Applications. *Annual Review of Biomedical Engineering* 7 (2005), S. 327–360.

[348] PELTONEN, L.; MCKUSICK, V. A.: Dissecting Human Disease in the Postgenomic Era. *Science* 291 (2001), S. 1224–1229.

[349] PERRY, J.: *Gait Analysis. Normal and Pathological Function*. Thorofare: Slack Inc, 1992.

[350] PETERSEN, K.; HANSEN, L.; KOLENDA, T.; ROSTRUP, E.; STROTHER, S.: On the Independent Components of Functional Neuroimages. In: *Proc., 3rd International Conference on Independent Component Analysis and Blind Source Separation (ICA2000)*, S. 615–620, 2000.

[351] PETRIDIS, S.; PERANTONIS, S.: On the Relation between Discriminant Analysis and Mutual Information for Supervised Linear Feature Extraction. *Pattern Recognition* 37(5) (2004), S. 857–874.

[352] PFURTSCHELLER, G.; LOPES DA SILVA, F. H.: Event-Related EEG/MEG Synchronization and Desynchronization: Basic Principles. *Clinical Neurophysiology* 110 (1999), S. 1842–1857.

[353] PFURTSCHELLER, G.; MÜLLER, G. R.; PFURTSCHELLER, J.; GERNER, H. J.; RUPP, R.: 'Thought' - Control of Functional Electrical Stimulation to Restore Hand Grasp in a Patient with Tetraplegia. *Neuroscience Letters* 351(1) (2003), S. 33–36.

[354] PFURTSCHELLER, G.; NEUPER, C.; MÜLLER, G. R.; OBERMAIER, B.; KRAUSZ, G.; SCHLÖGL, A.; SCHERER, R.; GRAIMANN, B.; KEINRATH, C.; SKLIRIS, D.; WÖRTZ, M.; SUPP, G.; SCHRANK, C.: Graz-BCI: State of the Art and Clinical Applications. *IEEE Transactions on Neural Systems and Rehabilitation Engineering* 11(2) (2003), S. 177–180.

[355] POHLE, R.: *Computerunterstützte Bildanalyse zur Auswertung medizinischer Bilddaten*. Habilitationsschrift, Universität Magdeburg, 2004.

[356] PRIBER, U.; KRETZSCHMAR, W.: Inspection and Supervision by Means of Hierarchical Fuzzy Classifiers. *Fuzzy Sets and Systems* 85 (1997), S. 263–274.

[357] PUCHHAMMER, G.: Der taktile Rutschsensor: Integration miniaturisierter Sensorik in einer Myo-Hand. *Orthopädie-Technik* 7 (1999), S. 564–569.

[358] PYLATIUK, C.; REISCHL, M.; MIKUT, R.; KARGOV, A.; BRETTHAUER, G.: Determination of Stability in Multi-Contact Grasping. *Biomedizinische Technik, Proc. DGBMT* (2006).

[359] QUINLAN, J. R.: Induction of Decision Trees. *Machine Learning* 1 (1986), S. 81–106.

[360] QUINLAN, J. R.: Learning with Continuous Classes. In: *Proc., 5th Australian Joint Conference on Artificial Intelligence*, S. 343–348, 1992.

[361] QUINLAN, J. R.: *C4.5: Programs for Machine Learning*. San Mateo, CA: Morgan Kaufmann, 1993.

[362] REISCHL, M.: Steuerungskonzept - Prothese. Techn. Ber., Forschungszentrum Karlsruhe, 2002.

[363] REISCHL, M.: *Ein Verfahren zum automatischen Entwurf von Mensch-Maschine-Schnittstellen am Beispiel myoelektrischer Handprothesen*. Dissertation, Universität Karlsruhe, Universitätsverlag Karlsruhe, 2006.

[364] REISCHL, M.; BURMEISTER, O.; MIKUT, R.: Robust Design of Man Machine Interfaces for Time-Variant Biosignals. *Biomedizinische Technik* 50(E1) (2005), S. 774–775.

[365] REISCHL, M.; GRÖLL, L.; MIKUT, R.: Optimierte Klassifikation für Mehrklassenprobleme am Beispiel der Bewegungssteuerung von Handprothesen. In: *Proc., 13. Workshop Fuzzy Systeme*, S. 124–143, Forschungszentrum Karlsruhe, 2003.

[366] REISCHL, M.; GRÖLL, L.; MIKUT, R.: EMG-Control of Prostheses by Switch Signals: Extraction and Classification of Features. In: *Proc., IEEE International Conference on Systems, Man and Cybernetics*, S. 94–96, The Hague, 2004.

[367] REISCHL, M.; GRÖLL, L.; MIKUT, R.: Optimized Classification of Multiclass Problems Applied to EMG-Control of Hand Prostheses. In: *Proc., IEEE International Joint Conference on Neural Networks*, S. 1473–1478, Budapest, 2004.

[368] REISCHL, M.; MIKUT, R.: Validierung hierarchischer Klassifikatoren für Mehrklassenprobleme. In: *Proc., 14. Workshop Fuzzy-Systeme und Computational Intelligence*, S. 175–188, Universitätsverlag Karlsruhe, 2004.

[369] REISCHL, M.; MIKUT, R.: Computational Intelligence in den Lebenswissenschaften: Robustheitsprobleme bei Mensch-Maschine-Schnittstellen. In: *Proc., GMA-Kongress 2007*, VDI-Verlag, 2007.

[370] REISCHL, M.; MIKUT, R.; BRETTHAUER, G.: Robust Training and Control Strategies for the Grasp Type Selection of Hand Prostheses. In: *Proc., 4th IFAC Symposium on Mechatronic Systems, Heidelberg*, S. 478–483, 2006.

[371] REISCHL, M.; MIKUT, R.; PYLATIUK, C.; SCHULZ, S.: Control Strategies for Hand Prostheses using Myoelectric Patterns. In: *Proc., 9th Zittau Fuzzy Colloquium*, S. 168–174, 2001.

[372] REISCHL, M.; MIKUT, R.; PYLATIUK, C.; SCHULZ, S.: Erkennung von Bewegungsabsichten für myoelektrisch angesteuerte Handprothesen. In: *Proc., 11. Workshop Fuzzy Control des GMA-FA 5.22*, S. 106–119, Forschungszentrum Karlsruhe (FZKA 6660), 2001.

[373] REISCHL, M.; MIKUT, R.; PYLATIUK, C.; SCHULZ, S.; BECK, S.; BRETTHAUER, G.: Steuerungs- und Signalverarbeitungskonzepte für eine multifunktionale Handprothese. *at - Automatisierungstechnik* 50(6) (2002), S. 279–286.

[374] REISCHL, M.; MIKUT, R.; SCHLÖGL, A.: Comparison of Fuzzy and Statistical Classifiers for Brain-Computer Interfaces. *Biomedizinische Technik* 49(E1) (2004), S. 762–763.

[375] RENOOIJ, S.; WITTEMAN, C. L. M.: Talking Probabilities: Communicating Probabilistic Information with Words and Numbers. *International Journal of Approximate Reasoning* 22 (1999), S. 169–194.

[376] REUTER, H.: *Zur Identifikation nichtlinearer Systemmodelle mit wenig A-priori-Informationen*. Dissertation, Universität-GH Duisburg, 1995.

[377] RIES, L.; EISNER, M.; KOSARY, C.; HANKEY, B.; MILLER, B.; CLEGG, L.; MARIOTTO, A.; EJ, E. F.; EDWARDS, B.: *SEER Cancer Statistics Review, 1975-2001*. National Cancer Institute. Bethesda, MD, http://seer.cancer.gov/csr/1975_2001, 2004.

[378] RISO, R. R.; MOSALLAIE, F. K.; JENSEN, W.; SINKJAER, T.: Nerve Cuff Recordings of Muscle Afferent Activity from Tibial and Peroneal Nerves in Rabbit during Passive Ankle Motion. *IEEE Transactions on Rehabilitation Engineering* 8(2) (2000), S. 244–258.

[379] RISSANEN, J.: Modeling by Shortest Data Description. *Automatica* 14 (1978), S. 465–471.

[380] RISSANEN, J.: *Stochastic Complexity in Statistical Inquiry*. Singapore: World Scientific, 1989.

[381] RIVES, J.: FID3: Fuzzy Induction Decision Tree. In: *Proc., 1st International Symposium Uncertainty, Modelling and Analysis*, S. 457–462, Los Alamitos: IEEE Computer Society Press, 1990.

[382] ROBB, R. A.: The Biomedical Imaging Resource at Mayo Clinic. *IEEE Transactions on Medical Imaging* 20(9) (2001), S. 854 – 867.

[383] RODRIGUES, R.: Information Systems: The Key to Evidence-Based Health Practice. *Bulletin of the World Health Organization* 78(11) (2000), S. 1344–1351.

[384] RODRIGUEZ, J.; GONI, A.; ILLARRAMENDI, A.: Real-time Classification of ECGs on a PDA. *IEEE Transactions on Information Technology in Biomedicine* 9(1) (2005), S. 23–34.

[385] ROETMAN, B.; ZUMTOBEL, V.: Klinische Informationssysteme: Strategien zur Einführung. *Deutsches Ärzteblatt* 98 (14) (2001), S. A892–A894.

[386] ROJAS, R.: *Theorie der neuronalen Netze: Eine systematische Einführung*. Berlin: Springer, 1996.

[387] ROSS, J.; MASON, D.; LINKENS, D.; EDWARDS, N.: Self-Learning Fuzzy Logic Control of Neuromuscular Block. *British Journal of Anaesthesia* 78(4) (1997), S. 412–415.

[388] ROSSDEUTSCHER, W.: Steuerungsmöglichkeiten in der Armprothetik. *Orthopädie-Technik* 10(51) (2000), S. 865–868.

[389] RÜGHEIMER, F.; KRUSE, R.: Datenanalyse-Plattform InformationMiner. In: *Proc., 15. Workshop Computational Intelligence*, S. 117–128, Universitätsverlag Karlsruhe, 2005.

[390] RUITER, N.: *Registration of X-Ray Mammograms and MR Volumes of the Female Breast Based on Simulated Mammographic Deformation*. Dissertation, Universität Mannheim, 2003.

[391] RUNKLER, T.; ROYCHOWDHURY, S.: Generating Decision Trees and Membership Functions by Fuzzy Clustering. In: *Proc., 7th European Congress on Intelligent Techniques and Soft Computing EUFIT'99*, S. 128–129, Aachen, 1999.

[392] RUPP, R.; ABEL, R.: Funktionelle Rehabilitation von Querschnittgelähmten durch Neuroprothetik. *Orthopädie* 34 (2005), S. 144–151.

[393] RUPP, R.; MÜLLER, G.; PFURTSCHELLER, G.; GERNER, H.: Gedankensteuerung der Greiffunktion eines Tetraplegikers: I. Funktionelle Elektrostimulation (FES). *Biomedizinische Technik* 48(E1) (2003), S. 300–301.

[394] RYBAK, I.; STECINA, K.; SHEVTSOVA, N.; MCCREA, D.: Modelling Spinal Circuitry Involved in Locomotor Pattern Generation: Insights from the Effects of Afferent Stimulation. *Journal of Physiology* 577 (2006), S. 641–658.

[395] SCHABLOWSKI-TRAUTMANN, M.: *Konzept zur Analyse der Lokomotion auf dem Laufband bei inkompletter Querschnittlähmung mit Verfahren der nichtlinearen Dynamik*. Dissertation, Universität Karlsruhe, Universitätsverlag Karlsruhe, 2006.

[396] SCHABLOWSKI-TRAUTMANN, M.; KÖGEL, M.; RUPP, R.; MIKUT, R.; GERNER, H.: From Diagnostics to Therapy - Conceptional Basis for Realtime Movement Feedback in Rehabilitation Medicine. *Biomedizinische Technik* 51(5/6) (2006), S. 299–304.

[397] SCHERER, R.; MÜLLER, G. R.; NEUPER, C.; GRAIMANN, B.; PFURTSCHELLER, G.: An Asynchronously Controlled EEG-Based Virtual Keyboard: Improvement of the Spelling Rate. *IEEE Transactions on Biomedical Engineering* 51(6) (2004), S. 979–984.

[398] SCHLÖGL, A.: Outcome of the BCI-Competition 2003 on the Graz Data Set. In: *http://ida.first.fraunhofer.de/projects/bci/competition/*, 2003.

[399] SCHLÖGL, A.: The BIOSIG project. http://biosig.sf.net/, 2003 - 2004.

[400] SCHLÖGL, A.: Tentative Report on the Results of the BCI Competition 2005 for Data Set IIIa and IIIb. TU Graz, 2005.

[401] SCHLÖGL, A.; NEUPER, C.; PFURTSCHELLER, G.: Estimating the Mutual Information of an EEG-Based Brain-Computer-Interface. *Biomedizinische Technik* 47 (1-2) (2002), S. 3–8.

[402] SCHMIDT, F.; SCHAIBLE, H.: *Neuro- und Sinnesphysiologie*. Berlin: Springer, 2001.

[403] SCHMIDT, R. F.; THEWS, G.; LANG, F. (Hg.): *Physiologie des Menschen*. Springer, 2005.

[404] SCHÖLKOPF, B.; MÜLLER, K.-R.; SMOLA, A.: Lernen mit Kernen - Support-Vektor-Methoden zur Analyse hochdimensionaler Daten. *Informatik Forschung und Entwicklung* 14(3) (1999), S. 154–163.

[405] SCHÖLLHORN, W. I.: Applications of Artificial Neural Nets in Clinical Biomechanics. *Clinical Biomechanics* 19(9) (2004), S. 876–898.

[406] SCHUH, C.; HIESMAYR, M.; KAIPEL, M.; ADLASSNIG, K.-P.: Towards an Intuitive Expert System for Weaning from Artificial Ventilation. In: *Proc., IEEE Annual Meeting NAFIPS*, S. 1008–1012, 2004.

[407] SCHULZ, K.-D.; ALBERT, U. (Hg.): *Stufe-3-Leitlinie Brustkrebsfrüherkennung in Deutschland.* München: W. Zuschwerdt Verlag, 2003.

[408] SCHULZ, S.: *Eine neue Adaptiv-Hand-Prothese auf der Basis flexibler Fluidaktoren.* Dissertation, Universität Karlsruhe, Shaker-Verlag, 2004.

[409] SCHULZE-WENDTLAND, R.; SINN, H.-P.: Radiologische Diagnostik des Mammakarzinoms Teil 1: Pathologie und Röntgenmammographie. *Der Radiologe* 44(5) (2004), S. 517–540.

[410] SCHÜRMANN, J.: *Pattern Classification.* New York: John Wiley, 1996.

[411] SCHÜRMANN, T.: Bias Analysis in Entropy Estimation. *Journal of Physics: Mathematical and General* 37 (2004), S. L295–L301.

[412] SCHUTTE, L.; NARAYANAN, U.; STOUT, J.; SELBER, P.; GAGE, J.; SCHWARTZ, M.: An Index for Quantifying Deviations from Normal Gait. *Gait & Posture* 11 (2000), S. 25–31.

[413] SCHÜTTLER, M.; RISO, R.; DALMOSE, A.; STEFANIA, D.; STIEGLITZ, T.: Selective Stimulation of Pig Radial Nerve: Comparison of 12-Polar and 18-Polar Cuff Electrodes. *Biomedizinische Technik* 47(E1) (2002), S. 696–699.

[414] SCHWARTZ, A.; TAYLOR, D.; TILLERY, S.: Extraction algorithms for cortical control of arm prosthetics. *Current Opinion in Neurobiology* 11(6) (2001), S. 701–708.

[415] SCHWEFEL, H.-P.: *Evolution and Optimum Seeking.* New York: John Wiley, 1995.

[416] SEBER, G.: *Multivariate Observations.* New York: John Wiley, 1984.

[417] SEILER, C.; KNAEBEL, H.-P.; WENTE, M.; ROTHMUND, M.; BÜCHLER, M.: Plädoyer für mehr evidenzbasierte Chirurgie. *Deutsches Ärzteblatt* 101 (2004), S. A338 – A344.

[418] SEISING, R.: Eine kleine Geschichte der Fuzzy-Systeme in der Medizin. In: *Proc., 12. Workshop Fuzzy-Systeme*, S. 27–42, Forschungszentrum Karlsruhe (FZKA 6767), 2002.

[419] SERMESANT, M.; FOREST, C.; PENNEC, X.; DELINGETTE, H.; AYACHE, N.: Deformable Biomechanical Models: Application to 4D Cardiac Image Analysis. *Medical Image Analysis* 7(4) (2003), S. 475–488.

[420] SETNES, M.; ROUBOS, J.: GA-Fuzzy Modeling and Classification: Complexity and Performance. *IEEE Transactions on Fuzzy Systems* 8(5) (2000), S. 509–522.

[421] SHALALA, D. E.; HENNEY, J. E.; WOODCOCK, J.; TRENTER, M. L.: From Test Tube to Patient: Improving Health Through Human Drug. Food and Drug Administration (USA), 1999.

[422] SHANNON, C. E.: A Mathematical Theory of Communication. *The Bell System Technical Journal* 27 (1948), S. 379–423.

[423] SHEARER, C.: The CRISP-DM Model: The New Blueprint for Data Mining. *Journal of Data Warehousing* 5(4) (2000), S. 13–22.

[424] SHIEH, J. S.; LINKENS, D. A.; PEACOCK, J. E.: Hierarchical Rule-Based and Self-Organizing Fuzzy Logic Control for Depth of Anaesthesia. *IEEE Transactions on Systems, Man, and Cybernetics, Part C: Applications and Reviews* 29(1) (1999), S. 98–109.

[425] SINKJAER, T.; HAUGLAND, M.; INMANN, A.; HANSEN, M.; NIELSEN, K.: Biopotentials as Command and Feedback Signals in Functional Electrical Stimulation Systems. *Medical Engineering and Physics* 25 (2003), S. 29–40.

[426] SLAWINSKI, T.: *Analyse und effiziente Generierung von relevanten Fuzzy-Regeln in hochdimensionalen Suchräumen.* Dissertation, Universität Dortmund, VDI-Verlag, Düsseldorf, 2001.

[427] SMITH, B.; SIEBERT, D.: Ontologie und Medizin: Warum benutzen Ärzte keine Computer? *Deutsches Ärzteblatt* 101(11) (2004), S. 18–20.

[428] SMITH, S. F.: *A Learning System Based on Genetic Adaptive Systems.* Dissertation, University of Pittsburgh, 1980.

[429] SPROULE, B. A.; NARANJO, C. A.; TÜRKSEN, I. B.: Fuzzy Pharmacology: Theory and Applications. *Trends in Pharmacological Sciences* 23(9) (2002), S. 412–417.

[430] STADLER, A.: *Ein Beitrag zur Ableitung regelbasierter Modelle aus Zeitreihen*. Dissertation, Universität Karlsruhe, Universitätsverlag Karlsruhe, 2005.

[431] STAPFF, M.: Die Arzneimittelforschung in Deutschland. *Deutsche Zeitschrift für Klinische Forschung* 1-2 (2001), S. 24–32.

[432] STEINMANN, F.: *Diagnostic Monitoring of Clinical Time Series*. Dissertation, Technische Universität Wien, 1995.

[433] STELTZER, H.; TRUMMER, B.; HÖLTERMANN, W.; KOLOUSEK, G.; FRIDRICH, P.; LEWANDOWSKI, K.; ADLASSNIG, K.; HAMMERLE, A.: Wissensbasierte Diagnostik und Therapieempfehlung mit Methoden der Fuzzy-Set-Theorie bei Patienten mit akutem Lungenversagen (ARDS). *Anästhesiologie - Intensivmedizin - Notfallmedizin - Schmerztherapie* 34 (1999), S. 218 – 223.

[434] STEPHAN, C.; JUNG, K.; CAMMANN, H.; VOGEL, B.; BRUX, B.; KRISTIANSEN, G.; RUDOLPH, B.; HAUPTMANN, S.; LEIN, M.; SCHNORR, D.: An Artificial Neural Network Considerably Improves the Diagnostic Power of Percent Free Prostate-Specific Antigen in Prostate Cancer Diagnosis: Results of a 5-Year Investigation. *International Journal of Cancer* 99(3) (2002), S. 466–473.

[435] STEYERBERG, E. W.; EIJKEMANS, M. J.; HARRELL, F. E.; HABBEMA, J. D.: Prognostic Modeling with Logistic Regression Analysis: In Search of a Sensible Strategy in Small Data Sets. *Medical Decision Making* 21(1) (2001), S. 45–56.

[436] STIEGLITZ, T.; MEYER, J.-U.: Neural Implants in Clinical Practice. In: *BioMEMS* (URBAN, G. A., Hg.), S. 41–70, Dordrecht, Springer, 2006.

[437] STONE, J.: Independent Component Analysis: An Introduction. *Trends in Cognitive Sciences* 6(2) (2002), S. 59–64.

[438] STRIETZEL, R.: *Fuzzy-Regelung*. München: Oldenbourg, 1996.

[439] SUTHERLAND, D.; KAUFMAN, K.; WYATT, M.; CHAMBERS, H.; MUBARAK, S.: Double-Blind Study of Botulinum A Toxin Injections Into the Gastrocnemius Muscle in Patients with Cerebral Palsy. *Gait & Posture* 10 (1999), S. 1–9.

[440] SZCZEPANIAK, P.; LISBOA, P.; KACPRZYK, J. (Hg.): *Fuzzy Systems in Medicine*, Bd. 41 von *Studies in Fuzziness and Soft Computing*. Heidelberg: Physica, 2000.

[441] TANAKA, K.; MATSUNAGA, K.; WANG, H. O.: Electroencephalogram-Based Control of an Electric Wheelchair. *IEEE Transactions on Robotics* 21(4) (2005), S. 762–766.

[442] TATSUOKA, M. M.: *Multivariate Analysis*. New York: Macmillan, 1988.

[443] TENNER, H.: *Data Mining in der medizinischen Literaturdatenbank MEDLINE*. Dissertation, TU München, Klinikum Rechts der Isar, 2004.

[444] TIMM, H.: *Fuzzy-Clusteranalyse: Methoden zur Exploration von Daten mit fehlenden Werten sowie klassifizierten Daten*. Dissertation, Otto-von-Guericke-Universität Magdeburg, 2002.

[445] TINGLEY, M.; WILSON, C.; BIDEN, E.; KNIGHT, W.: An Index to Quantify Normality of Gait in Young Children. *Gait & Posture* 16 (2002), S. 149–158.

[446] TORGO, L.: *Inductive Learning of Tree-Based Regression Models*. Dissertation, University of Porto, 1999.

[447] TRAMPISCH, H. J.; WINDELER, J.: *Medizinische Statistik*. Springer, 2000.

[448] TURNEY, P.: Types of Cost in Inductive Concept Learning. In: *Proc., Workshop on Cost-Sensitive Learning at the 17th International Conference on Machine Learning (WCSL at ICML-2000)*, S. 15–21, Stanford University, California., 2000.

[449] UTGOFF, P. E.; BRODLEY, C. E.: Linear Machine Decision Trees. Techn. Ber. COINS 91-10, University of Massachusetts, 1991.

[450] VAIDYANATHAN, M.; CLARKE, L. P.; HALL, L. O.; HEIDTMAN, C.; VELTHUIZEN, R.; GOSCHE, K.; PHUPHANICH, S.; WAGNER, H.; GREENBERG, H.; SILBIGER, M. L.: Monitoring Brain Tumor Response to Therapy using MRI Segmentation. *Magnetic Resonance Imaging* 15(3) (1997), S. 323–334.

[451] VAN'T VEER, L. J.; DAI, H.; DE VIJVER, M. J. V.; ET AL.: Gene Expression Profiling Predicts Clinical Outcome of Breast Cancer. *Nature* 415 (2002), S. 530–536.

[452] VAPNIK, V.: *The Nature of Statistical Learning Theory*. Springer New York Berlin Heidelberg, 1995.

[453] VAPNIK, V.; LEVIN, E.; CUN, Y. L.: Measuring the VC-Dimension of a Learning Machine. *Neural Computation* 6(5) (1994), S. 851–876.

[454] VELDKAMP, W. J. H.; KARSSEMEIJER, N.; HENDRIKS, J. H. C. L.: Experiments with Radiologists and a Fully Automated Method for Characterization of Microcalcification Clusters. *International Congress Series* 1230 (2001), S. 586–592.

[455] VELDKAMP, W. J. H.; KARSSEMEIJER, N.; OTTEN, J. D. M.; HENDRIKS, J. H. C. L.: Automated Classification of Clustered Microcalcifications Into Malignant and Benign Types. *Medical Physics* 27(11) (2000), S. 2600–2608.

[456] VELLISTE, M.; PEREL, S.; SPALDING, M. C.; WHITFORD, A. S.; SCHWARTZ, A. B.: Cortical Control of a Prosthetic Arm for Self-Feeding. *Nature* (2008), in press.

[457] VENTER, J. C.; ET AL.: The Sequence of the Human Genome. *Science* 291 (5507) (2001), S. 1304–1351.

[458] VERMA, B.; ZAKOS, J.: A Computer-Aided Diagnosis System for Digital Mammograms Based on Fuzzy-Neural and Feature Extraction Techniques. *IEEE Transactions on Information Technology in Biomedicine* 5(1) (2001), S. 46 – 54.

[459] VESANTO, J.; HIMBERG, J.; ALHONIEMI, E.; PARHANKANGAS, J.: SOM Toolbox for MATLAB. Techn. Ber., Helsinki University of Technology, 2000.

[460] VOELKEL, B.: *Auswertung von Patientendaten zur Evaluierung von EMG-Steuerungsstrategien*. Diplomarbeit, Forschungszentrum Karlsruhe, FH Stralsund, 2004.

[461] WALLACE, C. S.; BOULTON, D. M.: An Information Measure for Classification. *Computer Journal* 11 (1968) 2, S. 185–194.

[462] WANG, C.-H.; HONG, T.-P.; TSENG, S.-S.: Inductive Learning from Fuzzy Examples. In: *Proc., the 5th IEEE International Conference on Fuzzy Systems*, S. 13–18, New Orleans, LA, USA, 1996.

[463] WARDA, F.; NOELLE, G.: *Telematik und eHealth in Deutschland: Materialien und Empfehlungen für eine nationale Telematikplattform*. DIMDI - Deutsches Institut für medizinische Dokumentation und Information, 2002.

[464] WARWICK, K.; GASSON, M.; HUTT, B.; GOODHEW, I.; KYBERD, P.; ANDREWS, B.; TEDDY, P.; SHAD, A.: The Application of Implant Technology for Cybernetic Systems. *Archives in Neurology* 60 (2003), S. 1369–1373.

[465] WEHRENS, R.; PUTTER, H.; BUYDENS, L.: The Bootstrap: A Tutorial. *Chemometrics and Intelligent Laboratory Systems* 54 (2000), S. 35–52.

[466] WESSBERG, J.; STAMBAUGH, C. R.; KRALIK, J. D.; BECK, P. D.; LAUBACH, M.; CHAPIN, J. K.; KIM, J.; BIGGS, S. J.; SRINIVASAN, M. A.; NICOLELIS, M. A. L.: Real-Time Prediction of Hand Trajectory by Ensembles of Cortical Neurons in Primates. *Nature* 408 (2000), S. 361–365.

[467] WEST, D.; WEST, V.: Model Selection for a Medical Diagnostic Decision Support System: A Breast Cancer Detection Case. *Artificial Intelligence in Medicine* 20 (3) (2000), S. 183–204.

[468] WILSON, D.; MARTINEZ, T.: Improved Heterogeneous Distance Functions. *Journal of Artificial Intelligence Research* 6 (1997), S. 1–34.

[469] WINDISCHBERGER, C.; BARTH, M.; LAMM, C.; SCHROEDER, L.; BAUER, H.; GUR, R.; MOSER, E.: Fuzzy Cluster Analysis of High-Field Functional MRI Data. *Artificial Intelligence in Medicine* 29(3) (2003), S. 203–223.

[470] WISCHNEWSKY, M. B.; SCHMID, P.; POSSINGER, K.: Intelligente Systeme in der Onkologie zur Unterstützung von Diagnose, Therapie und Dokumentation. *Innovartis (Novartis Pharma GmbH; Nürnberg)* (2000), S. 25–31.

[471] WISMÜLLER, A.; LANGE, O.; DERSCH, D.; LEISINGER, G.; HAHN, K.; PÜTZ, B.; AUER, D.: Cluster Analysis of Biomedical Image Time-Series. *International Journal of Computer Vision* 46 (2) (2002), S. 103–128.

[472] WOLF, S.; LOOSE, T.; SCHABLOWSKI, M.; DÖDERLEIN, L.; RUPP, R.; GERNER, H. J.; BRETTHAUER, G.; MIKUT, R.: Automated Feature Assessment in Instrumented Gait Analysis. *Gait & Posture* 23(3) (2006), S. 331–338.

[473] WOLPAW, J. R.; BIRBAUMER, N.; MCFARLAND, D. J.; PFURTSCHELLER, G.; VAUGHAN, T. M.: Brain-Computer Interfaces for Communication and Control. *Clinical Neurophysiology* 113 (2002), S. 767–791.

[474] WOODS, K. S.: *Automated Image Analysis Techniques for Digital Mammography.* Dissertation, University of South Florida, 1994.

[475] WORMANNS, D.; FIEBICH, M.; SAIDI, M.; DIEDERICH, S.; HEINDEL, W.: Automatic Detection of Pulmonary Nodules at Spiral CT: Clinical Application of a Computer-Aided Diagnosis System. *European Radiology* 12(5) (2002) 5, S. 1052–1057.

[476] YOSHIDA, H.; NÄPPI, J.: Three Dimensional Computer Aided Diagnosis Scheme for Detection of Colonic Polyps. *IEEE Transactions on Medical Imaging* 20(12) (2001), S. 1261–1274.

[477] YOU, L.: Toward Computational Systems Biology. *Cell Biochemistry and Biophysics* 40(2) (2004), S. 167–184.

[478] YU, S.; GUAN, L.: A CAD System for the Automatic Detection of Clustered Microcalcifications in Digitized Mammogram Films. *IEEE Transactions on Medical Imaging* 19(2) (2000), S. 115–126.

[479] YUAN, Y.; SHAW, M. J.: Induction of Fuzzy Decision Trees. *Fuzzy Sets and Systems* 69 (1995) 2, S. 125–139.

[480] ZADEH, L.: Fuzzy Sets. *Information and Control* 8 (1965), S. 338–353.

E Index